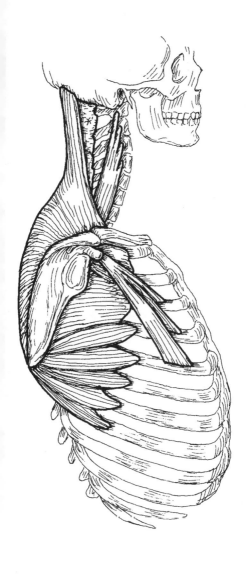

ANATOMIA
UM LIVRO PARA COLORIR

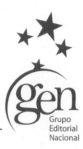

O GEN | Grupo Editorial Nacional – maior plataforma editorial brasileira no segmento científico, técnico e profissional – publica conteúdos nas áreas de ciências da saúde, exatas, humanas, jurídicas e sociais aplicadas, além de prover serviços direcionados à educação continuada e à preparação para concursos.

As editoras que integram o GEN, das mais respeitadas no mercado editorial, construíram catálogos inigualáveis, com obras decisivas para a formação acadêmica e o aperfeiçoamento de várias gerações de profissionais e estudantes, tendo se tornado sinônimo de qualidade e seriedade.

A missão do GEN e dos núcleos de conteúdo que o compõem é prover a melhor informação científica e distribuí-la de maneira flexível e conveniente, a preços justos, gerando benefícios e servindo a autores, docentes, livreiros, funcionários, colaboradores e acionistas.

Nosso comportamento ético incondicional e nossa responsabilidade social e ambiental são reforçados pela natureza educacional de nossa atividade e dão sustentabilidade ao crescimento contínuo e à rentabilidade do grupo.

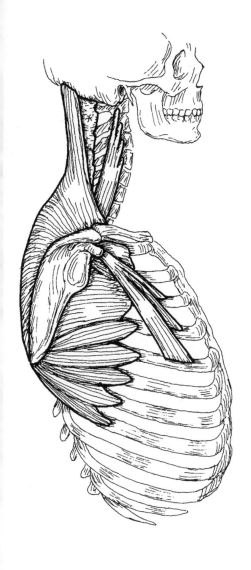

Wynn Kapit / Lawrence M. Elson

ANATOMIA
UM LIVRO PARA COLORIR

Revisão técnica

Marco Aurélio Rodrigues da Fonseca Passos

Médico. Mestre em Anatomia pela Universidade Federal do Rio de Janeiro. Doutor em Ciências pela Universidade do Estado do Rio de Janeiro. Professor Titular de Anatomia da Faculdade de Medicina de Petrópolis. Professor Adjunto do Departamento de Anatomia da Universidade do Estado do Rio de Janeiro.

Tradução

Patricia Lydie Voeux

Quarta edição

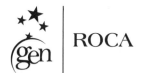

- Os autores deste livro e a editora empenharam seus melhores esforços para assegurar que as informações e os procedimentos apresentados no texto estejam em acordo com os padrões aceitos à época da publicação. Entretanto, tendo em conta a evolução das ciências, as atualizações legislativas, as mudanças regulamentares governamentais e o constante fluxo de novas informações sobre os temas que constam do livro, recomendamos enfaticamente que os leitores consultem sempre outras fontes fidedignas, de modo a se certificarem de que as informações contidas no texto estão corretas e de que não houve alterações nas recomendações ou na legislação regulamentadora.

- Os autores e a editora se empenharam para citar adequadamente e dar o devido crédito a todos os detentores de direitos autorais de qualquer material utilizado neste livro, dispondo-se a possíveis acertos posteriores caso, inadvertida e involuntariamente, a identificação de algum deles tenha sido omitida.

- **Atendimento ao cliente: (11) 5080-0751 | faleconosco@grupogen.com.br**

- Authorized translation from the English language edition, entitled **THE ANATOMY COLORING BOOK**, 4th Edition by WYNN KAPIT; LAWRENCE ELSON, published by Pearson Education, Inc, publishing as Benjamin Cummings, Copyright © 2014, 2002, 1995, 1977 by Pearson Education, Inc.

- All rights reserved. No part of this book may be reproduced or transmitted in any form or by any means, electronic or mechanical, including photocopying, recording or by any information storage retrieval system, without permission from Pearson education, Inc.

- PORTUGUESE language edition published by EDITORA ROCA, Copyright © 2014.

- Tradução autorizada da edição da língua inglesa, intitulada **THE ANATOMY COLORING BOOK**, 4th Edição por WYNN KAPIT; LAWRENCE ELSON, publicada por Pearson Education, Inc, publishing as Benjamin Cummings, Copyright © 2014, 2002, 1995, 1977 by Pearson Education, Inc.

- Reservados todos os direitos. É proibida a duplicação ou reprodução deste volume, no todo ou em parte, em quaisquer formas ou por quaisquer meios (eletrônico, mecânico, gravação, fotocópia, distribuição pela Internet ou outros), sem permissão, por escrito, da Pearson education, Inc.

- Edição em português publicada pela EDITORA ROCA, Copyright © 2014.

- Direitos exclusivos para a língua portuguesa
  Copyright © 2014 pela
  EDITORA ROCA LTDA.
  Uma editora integrante do GEN | Grupo Editorial Nacional
  Travessa do Ouvidor, 11
  Rio de Janeiro – RJ – CEP 20040-040
  www.grupogen.com.br

- Capa: Wynn Kapit, Riezebos Holzbaur Design Group

  Editoração eletrônica: Anthares

- Ficha catalográfica

K26a
4. ed.

Kapit, Wynn
Anatomia: um livro para colorir / Wynn Kapit e Lawrence M. Elson; tradução Patricia Lydie Voeux; revisão técnica Marco Aurélio Rodrigues da Fonseca Passos. – 4. ed. – [Reimpr.]. – São Paulo: Roca, 2025.
il.

Tradução de: The anatomy: coloring book
ISBN 978-85-412-0397-5

1. Anatomia humana. 2. Livros para colorir. I. Elson, Lawrence M. II. Título.

14-09093   CDD: 611
                      CDU: 611

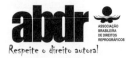

Sobre os autores

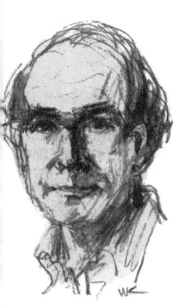

Wynn Kapit, o desenhista e ilustrador deste livro, seguiu carreira em direito, desenho gráfico e publicidade, pintura e licenciatura.

Em 1955, graduou-se com distinção em direito pela University of Miami e foi admitido no Tribunal da Flórida. Exerceu a profissão antes e depois do serviço militar. Quatro anos depois, decidiu realizar um desejo da infância e inscreveu-se na escola que hoje é o Art Center College, em Los Angeles, onde estudou desenho gráfico. Depois disso, trabalhou no mundo da propaganda durante seis anos em Nova York, como desenhista e diretor de arte. Abandonou o cargo no final da década de 1960, voltou à Califórnia e começou a pintar. Suas numerosas exposições incluíram uma individual no California Palace of the Legion of Honor, em 1968. Voltou ao estudo e obteve o mestrado em pintura pela University of California, em Berkeley, em 1972.

Kapit ensinava desenho no Adult Ed em São Francisco, em 1975, quando decidiu que precisava aprender mais sobre ossos e músculos. Inscreveu-se na aula de anatomia do Dr. Elson no San Francisco City College. Enquanto estudante, criou o formato de termos e ilustrações para colorir, que lhe parecia ser uma maneira notavelmente efetiva de aprender o assunto. Mostrou ao Dr. Elson alguns esboços e expressou a sua intenção de fazer um livro para colorir sobre ossos e músculos, destinado a artistas. O Dr. Elson, reconhecendo imediatamente o potencial desse método, encorajou Kapit a produzir um livro "completo" de anatomia para colorir e se ofereceu para colaborar no projeto. A primeira edição de *Anatomia | Um Livro para Colorir* foi publicado em 1977, e o seu sucesso imediato inspirou o desenvolvimento de um campo totalmente novo de publicações: livros educativos para colorir.

Kapit prosseguiu e criou o *Fisiologia | Um Livro para Colorir*, com a assistência de dois professores que lecionavam em Berkeley: o Dr. Robert I. Macey e o Dr. Esmail Meisami. Esse livro foi publicado em 1987 e já teve duas edições. No início da década de 1990, Kapit escreveu e projetou *The Geography Coloring Book*, que atualmente está em sua segunda edição.

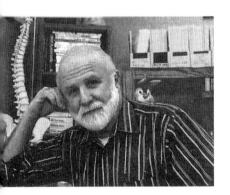

Lawrence M. Elson, PhD, planejou o conteúdo e a organização, forneceu esboços e redigiu o texto do livro. Este é o sétimo texto do autor, que é também o autor de *It's Your Body* e *The Zoology Coloring Book* e coautor de *The Human Brain Coloring Book* e *The Microbiology Coloring Book*. Ele tornou-se Bacharel em zoologia e graduou-se no curso pré-médico pela University of California, em Berkeley, onde continuou estudando até obter o seu PhD em anatomia humana. Dr. Elson também foi professor assistente de anatomia no Baylor College of Medicine, em Houston, participou no desenvolvimento do Physician's Assistant Program, lecionou e ensinou dissecção e anatomia na University of California School of Medicine, em São Francisco, e ensinou anatomia geral, dos protozoários aos seres humanos, no City College de São Francisco.

Em sua juventude, Dr. Elson treinou para tornar-se aviador da marinha e pilotou bombardeiros de porta-aviões no oeste do Pacífico. Enquanto cursava a faculdade e fazia pós-graduação, permaneceu na Naval Air Reserve e pilotou aviões de patrulha antissubmarinos e helicópteros. Sua última ocupação na carreira de 20 anos na marinha foi a de comandante de um esquadrão de helicópteros antissubmarinos de reserva.

Além disso, Dr. Elson é consultor de seguradoras e de advogados especializados em danos corporais e negligência médica em questões de nexo de causalidade/mortes, um trabalho que o levou a viajar pelos EUA e pelo Canadá. Ele testemunhou em centenas de processos e arbitragens sobre danos corporais. Seus interesses de pesquisa estão focados nas bases anatômicas da dor miofascial que ocorre após acidentes de baixa velocidade.

O Dr. Elson pode ser contatado pelo e-mail docelson@gmail.com.

Dedicatória

A minha mulher, Lauren, e aos nossos filhos, Neil e Eliot.

Wynn Kapit

Esta edição é dedicada aos milhões de estudantes de anatomia e a seus professores, que escolheram este livro com o propósito de visualizar e compreender a estrutura e a função do corpo humano, colocando a "mão na massa" ao pintar as estruturas, a nomenclatura associada e as relações estruturais e funcionais. A aquisição rápida e efetiva do conhecimento anatômico e a aplicação em suas vidas profissional e pessoal fornecem a prova do valor da aprendizagem cinestésica (tátil). Que o seu novo aprendizado possa tornar o mundo um lugar melhor.

Larry Elson

Prefácio

"Uma imagem vale mais que mil palavras", diz um provérbio chinês. Outros até afirmam "... um milhão de palavras". Isso é a pura verdade! E estamos orgulhosos em apresentar a nossa quarta edição com *design* aprimorado, refletindo-se principalmente no tamanho maior das ilustrações e no acréscimo de uma página para o texto adjacente a cada ilustração.

Este pode ser o seu primeiro livro científico de nível superior (faculdade, pós-graduação e nível profissional) para colorir. De fato, reconhecemos isso. Ao folhear o livro, pode parecer, à primeira vista, assustador! Procure nos acompanhar, seguir nossa orientação e você sairá dessa experiência com um entendimento muito maior do que pode imaginar.

Você talvez já tenha passado por essa experiência: enquanto conversava com o seu professor, você ficou perdido com suas explicações. O professor pegou então um bloco de papel e disse, enquanto começou a desenhar: "Olhe", e seus olhos ficaram cravados no papel à medida que ia se desvelando a explicação ilustrativa. E, quando o professor concluiu sua explicação, você finalmente entendeu. Portanto, a sua aprendizagem ocorre visualmente! Você olhou para o desenho por apenas um minuto e, em seguida, declarou: "Posso desenhar o que eu vejo, e você então me diz se estou no caminho certo?" Você pega então um lápis e ilustra como você entende, e, à medida que o esboço vai sendo construído, o significado torna-se ainda mais claro. Dessa maneira, você também é uma pessoa que aprende por meios *cinestésicos* ("com a mão na massa") – você aprende fazendo! Este livro foi planejado e dedicado para você.

Fornecemos instruções a um público muito mais diversificado do que os textos habituais, e pode haver tópicos a serem pintados que representam um desafio ao estudante universitário do primeiro ano, mas que não são tão complicados para um estudante de medicina ou de fisioterapia de primeiro ano. Se alguma página de ilustrações for confusa para você, volte a páginas anteriores e examine os desenhos no contexto de sua localização no corpo. Volte a estudar as vistas maiores e mais ampliadas até que você se sinta familiarizado com esse nível; só então passe para um nível mais profundo. Faça uma revisão da sequência numérica de coloração na lista dos nomes; pode ser que você tenha omitido algo. Verifique o glossário e consulte o texto ou as referências fornecidas. Além disso, se tiver qualquer sugestão quanto a possíveis correções, por favor entre em contato comigo (Elson). Nós realmente queremos ter uma experiência de aprendizagem positiva e ter uma sensação de recompensa ao ver o seu trabalho concluído. Afinal de contas, trata-se de seu corpo!

Somos gratos aos milhares de coloristas que nos aconselharam e incentivaram, incluindo técnicos, treinadores, professores, paramédicos, fisiculturistas, oficiais de justiça, advogados, peritos de reclamações de seguro, juízes, estudantes e profissionais das áreas de odontologia e higiene oral, enfermagem, cirurgia, quiropraxia, podologia, massoterapia, mioterapia, fisioterapia, terapia ocupacional, terapia do exercício, dança e música! Os seguidores mais informais de autorrealização e os portadores de deficiências também foram atraídos pelo livro *Anatomia | Um Livro para Colorir*, em virtude de sua abordagem mais leve e visual para compreender esse assunto. Verdadeiramente, uma imagem vale mais que mil palavras! Boa pintura!

Agradecimentos

Mary e Jason Luros, suas informações e conselhos foram muito bem recebidos e agradeço por isso.

Lindsey Fairleigh, agradecemos por editar o roteiro e configurar o Microsoft Word de modo que eu pudesse datilografar o texto de maneira consistente, assim como por ter sido uma boa "ouvinte", uma editora de grande competência e amiga ao longo de todo o projeto.

Bill Neuman, PE, somos gratos pela valiosa ajuda nos princípios básicos e forças gravitacionais e todos os aspectos de engenharia relacionados com o corpo humano.

Glen Giesler, PhD, sua contribuição na organização funcional dos nervos cranianos foi muito apreciada.

Hedley Emsley, PhD, MRCP, somos gratos por ter tido a gentileza de proceder à revisão do mapa de dermátomos usado neste livro.

Eric Ewig, PT, seu entendimento da função e disfunção musculoesqueléticas dentro de uma perspectiva clínica de um fisioterapeuta foi de inestimável valor. Você nos ajudou muito!

E por último, mas não menos importante, *Ellyn*, com todo o seu amor e sua compreensão, sem os quais esse projeto nunca teria sido concluído.

Wynn Kapit
Santa Barbara, CA

Larry Elson
Napa Valley, CA

Introdução à colorização

(Dicas importantes para aproveitar ao máximo este livro)

Organização do livro

O livro está dividido em seções, que contêm diversos tópicos. Cada tópico consiste em uma página de ilustrações e uma coluna de texto na página de fronte.

Não é importante pintar as seções em sua ordem; todavia, qualquer que seja a seção que escolha, *você deve pintar as páginas na ordem recomendada*. Você pode querer ler todo o texto antes de pintar e fazer uma nova leitura mais cuidadosa depois, ou você pode decidir pintar primeiro. Mas *sempre leia as notas de como colorir (NC) antes de pintar.* Elas indicam se é necessário o uso de determinadas cores, bem como qual a sequência apropriada para pintar e o que procurar.

Materiais para colorir

Os lápis de cor são preferidos. A cor não irá transparecer no outro lado da página. Se for utilizar canetas coloridas, experimente cada cor em uma página no final do livro para ver se ela transparece. As cores mais claras e as canetas hidrográficas têm menos tendência a fazê-lo; suas qualidades de transparência também possibilitam a visualização dos detalhes e dísticos na ilustração.

São necessárias pelo menos 10 cores. Uma delas deve ser cinza médio. Um único lápis colorido pode praticamente criar muitas cores, visto que variando a pressão exercida na ponta, obtemos uma gama de tonalidades claras e escuras. Se você comprar suas cores separadamente, como em lojas que vendem materiais para pintura, escolha principalmente as cores mais claras. Você irá precisar de vermelho, azul, roxo, amarelo, cinza e preto. A aquisição de cores separadamente também permite substituir um lápis quando perdido ou usado até o fim.

Como funciona o sistema de colorização

As estruturas (*i.e.*, as partes das ilustrações a serem pintadas) são identificadas por nomes apresentados com letras vazadas (para colorir). Cada nome é seguido por uma letra menor (A-Z). Essa letra liga o nome à sua estrutura na ilustração. *O nome e a estrutura devem receber a mesma cor.* Olhe a capa do livro para ter um exemplo.

Os limites das estruturas são definidos por linhas escuras. Pinte toda a área dentro dos limites. O dístico pode ser encontrado dentro da estrutura ou ligado a ela por uma linha. Nem toda estrutura a ser pintada tem dísticos. Quando estruturas de tamanho e formato semelhantes são adjacentes entre si, devem ser todas pintadas com a mesma cor, mesmo se algumas não tiverem dísticos.

É importante pintar os nomes; eles irão orientá-lo na ordem de colorir. A colorização também promove a memorização. Você também pode encontrar pequenos espaços entre as letras nos nomes de acordo com as sílabas. Um recuo de margem na lista dos nomes reflete relações importantes entre as estruturas.

É necessária uma cor diferente para cada nome e sua letra de identificação, exceto quando diferentes nomes são seguidos pela mesma letra, porém com diferentes sobrescritos (p. ex., D^1, D^2, mostrados na página seguinte). Todos recebem a cor de "A", devido à existência de uma estreita relação entre as estruturas às quais se referem. Mesmo quando limitado a uma única cor, você pode diferenciar esses nomes relacionados e estruturas, criando diferentes tonalidades ao variar a pressão exercida no lápis. Se você ficar sem cores, devido a uma lista muito longa de nomes, será obviamente necessário repetir uma cor e usá-la em mais de um nome. Exceto quando indicado, você pode escolher as suas próprias cores. Cores mais claras são aconselhadas para grandes áreas, e cores escuras ou vivas, para as estruturas menores de visualização mais difícil.

O vermelho é habitualmente associado às artérias, o azul, às veias, o roxo, aos capilares, o amarelo, aos nervos e o verde, aos vasos linfáticos. Entretanto, nas páginas que tratam exclusivamente de qualquer uma dessas estruturas, você naturalmente terá que utilizar muitas cores para as diferentes estruturas pertencentes ao mesmo grupo.

Símbolos usados ao longo do livro

NOME DA ESTRUTURA_A (Dístico)
(Pintar tanto o nome quanto as duas estruturas indicadas por A usando a mesma cor)

NOVO NOME_B (Pintar com nova cor)

NOVO NOME_C (Pintar com nova cor)

NOVO NOME_D (Pintar com nova cor)

   NOVO NOME_D¹ (Pintar tanto o nome quanto a estrutura com nova cor de D)

   NOVO NOME_D² (Pintar tanto o nome quanto a estrutura com nova cor de D)

NOVO NOME_E⁻¦⁻ (Não pintar o nome ou qualquer estrutura com este indicador)

NOVO NOME_F✱ (Pintar o nome de cinza, assim como qualquer estrutura com esse indicador)

NOVO NOME_G• (Pintar o nome ou a estrutura de preto)

NOVO NOME_H– (Pintar o nome, porém não há estrutura para pintar)

 (O item é de dimensão microscópica)

------ (Limite da estrutura localizado abaixo ou atrás da estrutura localizada acima)

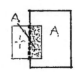

Abreviaturas

No texto, as seguintes abreviaturas (em maiúsculas ou minúsculas) podem preceder ou suceder os nomes das estruturas indicadas, devido a limitações de espaço.

p. ex., m. auricular post., a. braquial, m. escaleno med.

A. = artéria

Ant. = anterior

Inf. = inferior

Lat. = lateral

Lig. = ligamento

M., Mm. = músculo(s)

Med. = medial

Méd. = médio

N. = nervo

Post. = posterior

Sup. = superior, superficial

Tr. = trato

V. = veia

Sumário

ORIENTAÇÃO DO CORPO

1. Planos Anatômicos e Cortes
2. Termos de Posição e Direção
3. Sistemas do Corpo (1)
4. Sistemas do Corpo (2)
5. Cavidades e Revestimentos

CÉLULAS E TECIDOS

6. Célula | Características Gerais
7. Divisão Celular | Mitose
8. Tecido Epitelial
9. Tecidos | Tecido Conectivo Propriamente Dito
10. Tecidos | Tecidos Conectivos de Sustentação
11. Tecido Muscular
12. Tecidos | Microestrutura do Músculo Esquelético
13. Tecido Nervoso
14. Integração dos Tecidos

TEGUMENTO COMUM

15. Tegumento Comum | Epiderme
16. Tegumento Comum | Derme

SISTEMAS ESQUELÉTICO E ARTICULAR

17. Estrutura dos Ossos Longos
18. Ossificação Endocondral
19. Esqueletos Axial | Apendicular
20. Classificação das Articulações
21. Termos de Movimento
22. Ossos do Crânio (1)
23. Ossos do Crânio (2)
24. Articulação Temporomandibular (Craniomandibular)
25. Coluna Vertebral
26. Vértebras Cervicais e Torácicas
27. Vértebras Lombares, Sacrais e Coccígeas
28. Esqueleto do Tórax
29. Membro Superior | Cíngulo do Membro Superior e Úmero
30. Membro Superior | Articulação do Ombro para B e C
31. Membro Superior | Ossos do Antebraço
32. Membro Superior | Articulações do Cotovelo
33. Membro Superior | Ossos | Articulação do Punho e da Mão
34. Membro Superior | Revisão dos Ossos | Articulações
35. Membro Inferior | Osso do Quadril, Cíngulo do Membro Inferior e Pelve
36. Membro Inferior | Pelves Masculina e Feminina
37. Membro Inferior | Articulações Sacroilíaca e do Quadril
38. Membro Inferior | Ossos da Coxa e da Perna
39. Membro Inferior | Articulação do Joelho
40. Membro Inferior | Articulação do Tornozelo e Ossos do Pé
41. Membro Inferior | Revisão dos Ossos e das Articulações

SISTEMA MUSCULAR

42. Introdução à Musculatura Esquelética
43. Integração da Ação Muscular
44. Cabeça | Músculos da Expressão Facial
45. Cabeça | Músculos da Mastigação
46. Pescoço | Músculos Anteriores e Laterais
47. Tronco | Músculos Profundos do Dorso e da Região Cervical Posterior
48. Tronco | Músculos do Tórax e da Parede Posterior do Abdome
49. Tronco | Músculos da Parede Anterior do Abdome e Região Inguinal
50. Tronco | Músculos da Pelve
51. Tronco | Músculos do Períneo
52. Membro Superior | Músculos Estabilizadores da Escápula
53. Membro Superior | Músculos do Manguito Rotador
54. Membro Superior | Movimentadores da Articulação do Ombro
55. Membro Superior | Movimentadores das Articulações do Cotovelo e Radiulnares
56. Membro Superior | Movimentadores das Articulações do Punho e da Mão (Músculos Extrínsecos)
57. Membro Superior | Movimentadores das Articulações da Mão (Músculos Intrínsecos)
58. Membro Superior | Revisão dos Músculos
59. Membro Inferior | Músculos da Região Glútea
60. Membro Inferior | Músculos Posteriores da Coxa
61. Membro Inferior | Músculos Mediais da Coxa
62. Membro Inferior | Músculos Anteriores da Coxa
63. Membro Inferior | Músculos dos Compartimentos Anterior e Lateral da Perna
64. Membro Inferior | Músculos Posteriores da Perna
65. Membro Inferior | Músculos do Pé (Intrínsecos)
66. Membro Inferior | Revisão dos Músculos
67. Visão Geral Funcional

xii Anatomia | Um Livro para Colorir

SISTEMA NERVOSO
68 Organização
69 Classificação Funcional dos Neurônios
70 Sinapses e Neurotransmissores
71 Integração Neuromuscular

PARTE CENTRAL DO SISTEMA NERVOSO
72 Desenvolvimento da Parte Central do Sistema Nervoso (SNC)
73 Hemisférios Cerebrais
74 Tratos e Núcleos dos Hemisférios Cerebrais
75 Diencéfalo
76 Tronco Encefálico/Cerebelo
77 Medula Espinal
78 Tratos (Vias) Ascendentes
79 Tratos Descendentes

PARTE CENTRAL DO SISTEMA NERVOSO | CAVIDADES E ENVOLTÓRIOS
80 Ventrículos Encefálicos
81 Meninges
82 Circulação do Líquido Cerebrospinal (LCS)

PARTE PERIFÉRICA DO SISTEMA NERVOSO
83 Nervos Cranianos
84 Nervos Espinais e Raízes Nervosas
85 Reflexos Espinais
86 Distribuição dos Nervos Espinais
87 Plexo Braquial e Nervos do Membro Superior
88 Plexos Lombar e Sacral | Nervos do Membro Inferior
89 Dermátomos
90 Receptores Sensitivos

DIVISÃO AUTÔNOMA DO SISTEMA NERVOSO (VISCERAL)
91 SNA | Parte Simpática (1)
92 SNA | Parte Simpática (2)
93 SNA | Parte Parassimpática

SENTIDOS ESPECIAIS
94 Sistema Visual (1)
95 Sistema Visual (2)
96 Sistema Visual (3)
97 Sistemas Auditivo e Vestibular (1)
98 Sistemas Auditivo e Vestibular (2)
99 Paladar e Olfato

SISTEMA CIRCULATÓRIO
100 Sangue e Elementos Figurados
101 Esquema da Circulação Sanguínea
102 Vasos Sanguíneos
103 Mediastino, Paredes e Envoltórios do Coração

104 Câmaras Cardíacas
105 Sistema de Condução Cardíaco e ECG
106 Artérias Coronárias e Veias Cardíacas
107 Artérias da Cabeça e do Pescoço
108 Artérias do Encéfalo
109 Artérias e Veias do Membro Superior
110 Artérias do Membro Inferior
111 Aorta, Ramos e Vasos Relacionados
112 Artérias do Sistema Digestório e Órgãos Relacionados
113 Artérias da Pelve e do Períneo
114 Revisão das Principais Artérias
115 Veias da Cabeça e do Pescoço
116 Sistemas das Veias Cava e Ázigo
117 Veias do Membro Inferior
118 Sistema Porta do Fígado
119 Revisão das Principais Veias

SISTEMA LINFÁTICO
120 Drenagem Linfática e Circulação dos Linfócitos

SISTEMA IMUNE (LINFÁTICO)
121 Introdução
122 Imunidade Inata e Imunidade Adaptativa
123 Timo e Medula Óssea Vermelha
124 Baço
125 Linfonodo
126 Tecido Linfático Associado à Túnica Mucosa (MALT)

SISTEMA RESPIRATÓRIO
127 Visão Geral
128 Nariz, Septo Nasal e Cavidade Nasal
129 Seios Paranasais
130 Faringe e Laringe
131 Lobos e Pleura dos Pulmões
132 Vias Respiratórias Inferiores
133 Mecanismo da Respiração

SISTEMA DIGESTÓRIO
134 Visão Geral
135 Cavidade Oral e suas Relações
136 Anatomia de um Dente
137 Faringe e Deglutição
138 Peritônio
139 Esôfago e Estômago
140 Intestino Delgado
141 Intestino Grosso
142 Fígado
143 Sistema Biliar e Pâncreas

SISTEMA URINÁRIO
144 Trato Urinário
145 Rins e Estruturas Retroperitoneais Relacionadas

146 Rim e Ureter
147 Néfron
148 Função Tubular e Circulação Renal

SISTEMA ENDÓCRINO
149 Introdução
150 Hipófise e Hipotálamo
151 Hipófise e Órgãos-alvo
152 Glândula Tireoide e Glândulas Paratireoides
153 Glândulas Suprarrenais
154 Ilhotas Pancreáticas

SISTEMA GENITAL
155 Sistema Genital Masculino
156 Testículo

157 Estruturas Urogenitais Masculinas
158 Sistema Genital Feminino
159 Ovário
160 Útero, Tubas Uterinas e Vagina
161 Ciclo Menstrual
162 Mama | Glândula Mamária

BIBLIOGRAFIA

APÊNDICE A: Respostas

APÊNDICE B: Inervação Espinal dos Músculos Esqueléticos

GLOSSÁRIO

ÍNDICE ALFABÉTICO

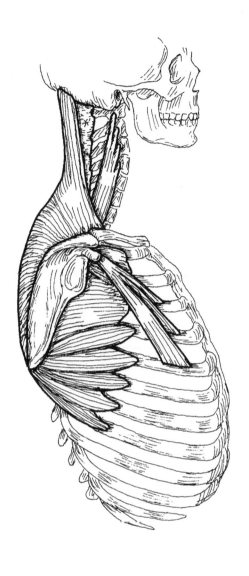

ANATOMIA
UM LIVRO PARA COLORIR

O estudo do corpo humano requer uma visualização organizada de suas partes internas. Dissecção é o termo utilizado como sinônimo da preparação do corpo para uma inspeção interna geral ou específica. A estrutura interna do corpo é estudada de acordo com cortes realizados ao longo de superfícies planas imaginárias denominadas *planos*. Estes são definidos em relação à postura ereta do corpo, com os membros superiores em extensão ao lado do corpo, as palmas das mãos e os dedos dos pés voltados para frente, e os polegares, para fora. Veja essa "posição anatômica" na página seguinte. A visualização das partes internas do corpo durante a vida e após a morte pode ser obtida por diversas técnicas que disponibilizam, por computador, imagens da estrutura do corpo humano em séries (cortes) ao longo de um ou mais planos. Essas imagens anatômicas podem ser produzidas por tomografia computadorizada (TC) e ressonância magnética (RM).

O **plano mediano** é longitudinal e passa pela linha mediana, dividindo a cabeça e o tronco em metades direita e esquerda. A coluna vertebral e a medula espinal seccionadas na linha mediana são características desse plano. Os planos paralelos ao mediano são sagitais. Fique atento! O termo "medial" não se refere a um plano.

O **plano sagital** é longitudinal e divide o corpo (cabeça, tronco e membros) ou suas partes em direita e esquerda (e *não* metades). É paralelo ao mediano.

O **plano coronal** ou **frontal** é um plano longitudinal e divide o corpo ou suas partes em *metades ou partes* anterior e posterior. É perpendicular aos planos sagitais, inclusive o mediano.

O **plano transversal** ou **horizontal** divide o corpo em metades ou partes superior e inferior (cortes transversais). É perpendicular aos planos longitudinais. Os planos transversais são planos horizontais do corpo na posição anatômica.

ORIENTAÇÃO DO CORPO
PLANOS ANATÔMICOS E CORTES

NC: Use suas cores mais claras para A a D. (1) Pinte um plano do corpo no diagrama central; em seguida, pinte o seu nome, a vista seccional correspondente e o exemplo do corte corporal. (2) Pinte tudo que está dentro dos contornos escuros dos cortes.

MEDIANO_A
SAGITAL_B
CORONAL, FRONTAL_C
TRANSVERSAL, HORIZONTAL_D

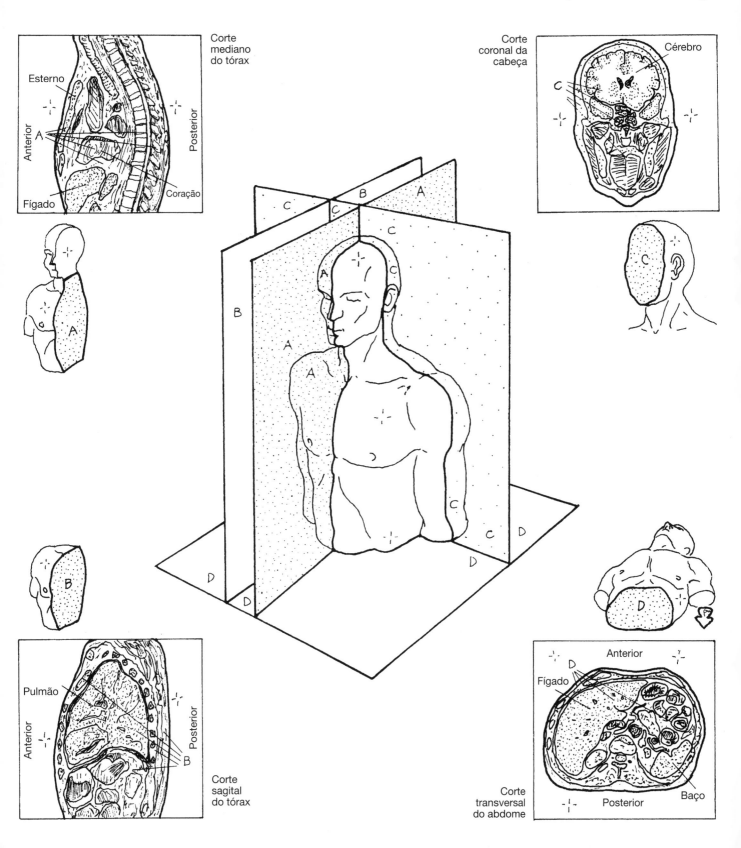

Os **termos de posição e direção** descrevem a relação entre uma estrutura do corpo e outra, tendo como referência a *posição anatômica*: posição ereta do corpo com os membros superiores em extensão, as palmas das mãos voltadas para frente e os polegares dirigidos para fora.

Os termos **cranial** e **superior** referem-se a uma estrutura que está mais próxima do ápice da cabeça do que outra estrutura localizada na cabeça, no pescoço ou no tronco (sem incluir os membros).

O termo **anterior** refere-se a uma estrutura que está mais à frente do que outra no corpo. Já **ventral** refere-se ao lado abdominal; nos bípedes, é sinônimo de anterior. E **rostral** refere-se a uma estrutura que se assemelha a um bico na frente da cabeça ou do encéfalo, que se projeta para a frente.

Os termos **posterior** e **dorsal** referem-se a uma estrutura que está mais atrás do que outra no corpo. *Dorsal* é sinônimo de *posterior* (o termo preferido), exceto nos quadrúpedes.

Medial é uma estrutura que está mais próxima do plano mediano do que qualquer outra no corpo.

Lateral refere-se a uma estrutura que está mais distante do plano mediano do que outra no corpo.

O termo **proximal**, utilizado apenas para os membros, refere-se a uma estrutura que está mais próxima do plano mediano ou da raiz do membro do que outra.

Já **distal**, utilizado apenas para os membros, refere-se a uma estrutura mais distante do plano mediano da raiz do membro em relação a outra estrutura no membro.

Caudal e **inferior** referem-se a uma estrutura que está mais próxima dos pés ou da parte inferior do corpo do que outra estrutura. Esses termos não são usados para os membros. Nos quadrúpedes, *caudal* refere-se a uma estrutura mais próxima da cauda.

O termo **superficial** é sinônimo de *externo*, e **profundo**, sinônimo de *interno*. Tendo como ponto de referência a parede do tórax, uma estrutura mais próxima da superfície do corpo é superficial, enquanto uma mais distante da superfície é profunda.

O termo **ipsilateral** significa "do mesmo lado" (neste caso, como ponto de referência), enquanto **contralateral** significa "do lado oposto" (do ponto de referência).

Os **quadrúpedes** apresentam quatro pontos de direção: extremidade da cabeça (cranial), extremidade da cauda (caudal), lado da barriga (ventral) e lado do dorso (dorsal).

ORIENTAÇÃO DO CORPO
TERMOS DE POSIÇÃO E DIREÇÃO

NC: Pinte as setas e os nomes das posições e direções, mas não as ilustrações.

CRANIAL, SUPERIOR_A
ANTERIOR, VENTRAL_B
 ROSTRAL_B1
POSTERIOR, DORSAL_C
MEDIAL_D
LATERAL_E
PROXIMAL_F
DISTAL_G
CAUDAL, INFERIOR_H
SUPERFICIAL_I
PROFUNDO_J
IPSILATERAL_K
CONTRALATERAL_L

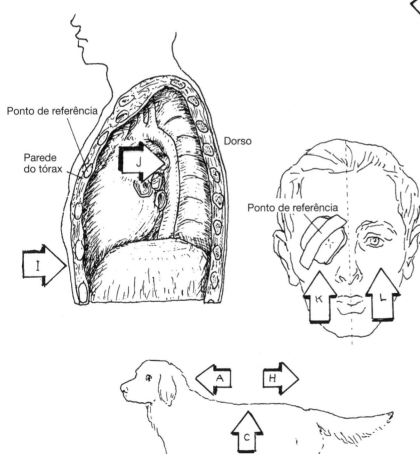
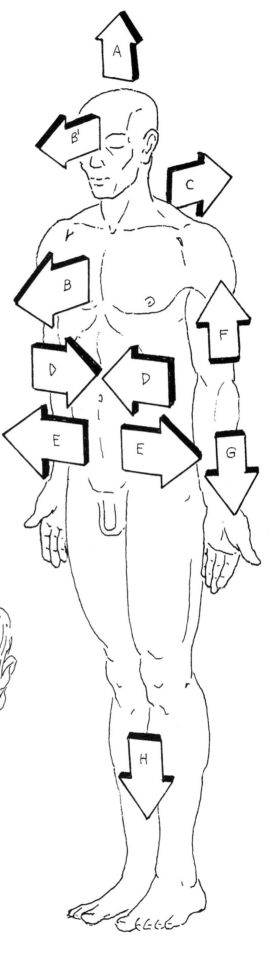

QUADRÚPEDE

Conjuntos de células semelhantes formam *tecidos*. Os quatro tecidos básicos são integrados na parede corporal e nas estruturas viscerais/órgãos. Um **sistema** é um conjunto de órgãos e estruturas que compartilham uma função comum. Os órgãos e as outras estruturas de um determinado sistema ocupam diversas regiões no corpo e não estão necessariamente agrupados.

O **sistema esquelético** é constituído pelos ossos e ligamentos que fixam os ossos nas articulações.

O **sistema articular** compreende as articulações tanto móveis quanto fixas.

O **sistema muscular** inclui os músculos esqueléticos que movimentam o esqueleto, a face e outras estruturas que dão forma ao corpo; o músculo cardíaco bombeia sangue através do coração; o músculo liso movimenta o conteúdo das vísceras, dos vasos e das glândulas, e também move os pelos na pele.

O **sistema circulatório** compreende o coração, que é formado por quatro câmaras; por artérias, que conduzem o sangue aos tecidos; por capilares, por meio dos quais os nutrientes, gases e material molecular entram e saem dos tecidos; e por veias, que retornam o sangue dos tecidos ao coração.

O **sistema linfático** é um sistema de vasos que auxiliam as veias na recuperação dos líquidos teciduais do corpo e seu retorno ao coração. Os linfonodos filtram a linfa em todo o corpo.

O **sistema nervoso** consiste em tecido gerador e condutor de impulsos, dividido em parte central do sistema nervoso (encéfalo e medula espinal) e parte periférica do sistema nervoso (nervos). A parte periférica do sistema nervoso inclui a divisão autônoma do sistema nervoso (visceral), que está envolvida nas respostas involuntárias de "luta ou fuga" e funções vegetativas.

O **sistema endócrino** é constituído por glândulas que secretam agentes químicos (hormônios) nos líquidos teciduais e no sangue, afetando a função de múltiplas áreas do corpo – incluindo o encéfalo. Os hormônios ajudam a manter o equilíbrio das funções metabólicas em muitos dos sistemas corporais.

O **tegumento comum** consiste na pele, suprida de numerosas glândulas, receptores sensitivos, vasos, células imunes, anticorpos e camadas de células e queratina que resistem aos fatores ambientais prejudiciais ao corpo.

ORIENTAÇÃO DO CORPO
SISTEMAS DO CORPO (1)

NC: É importante usar cores bem claras nesta e na próxima página para manter os detalhes dos sistemas corporais ilustrados. Para futura referência, tente gravar uma imagem geral de cada sistema, sem detalhes específicos. (1) Para maior realismo, pinte o sistema muscular B de marrom; o sistema linfático, E, de verde; o sistema nervoso, F, de amarelo; o sistema endócrino, G, de laranja; e o tegumento comum, H, da cor da sua pele. (2) O nome do sistema circulatório não deve ser pintado; as artérias C e as veias D são pintadas de vermelho e azul, respectivamente. (3) Use variações de vermelho e de azul para os vasos menores.

ESQUELÉTICO A
ARTICULAR A¹
MUSCULAR B
CIRCULATÓRIO
ARTÉRIAS C
VEIAS D
LINFÁTICO E
NERVOSO F
ENDÓCRINO G
TEGUMENTO COMUM H

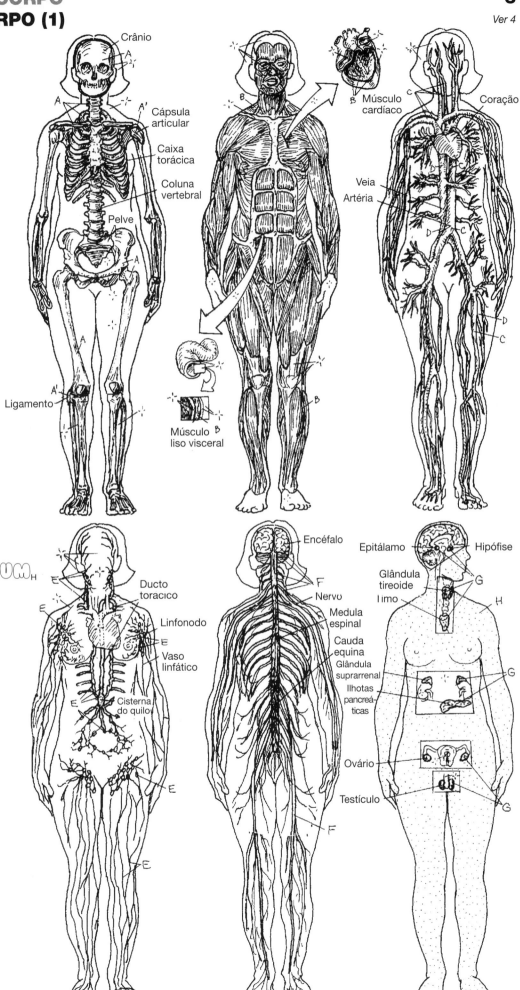

O **sistema respiratório** compreende as vias respiratórias superiores (do nariz até a laringe) e inferiores (da traqueia até os espaços aéreos dos pulmões). A maior parte do sistema consiste em vias de condução aérea; apenas nos espaços aéreos (alvéolos), nos bronquíolos muito pequenos, ocorrem as trocas gasosas entre os alvéolos e os capilares pulmonares.

O **sistema digestório** é constituído de um canal alimentar e glândulas. É responsável pela decomposição, digestão e assimilação dos alimentos, bem como pela excreção dos resíduos. As glândulas incluem o fígado, o pâncreas e o sistema biliar (vesícula biliar e ductos relacionados).

O **sistema urinário** é responsável pela conservação da água e manutenção do equilíbrio acidobásico neutro nos líquidos corporais. Os rins constituem os principais elementos funcionais desse sistema; o líquido residual (urina) é excretado através dos ureteres na bexiga urinária, onde é retido e lançado ao exterior através da uretra.

O **sistema imune/linfático** consiste em múltiplos órgãos envolvidos com a defesa do corpo. Esse sistema inclui uma distribuição difusa de células relacionadas com a imunidade por todo o corpo; essas células resistem aos microrganismos invasores e removem as células lesionadas ou anormais sob outros aspectos.

O **sistema genital feminino** secreta hormônios sexuais, produz e transporta células germinativas (óvulos), recebe e transporta espermatozoides até o local de fertilização e sustenta o desenvolvimento do embrião/feto até o nascimento.

O **sistema genital masculino** secreta hormônios sexuais masculinos, produz e mantém as células germinativas (espermatozoides) e as transporta até o sistema genital feminino.

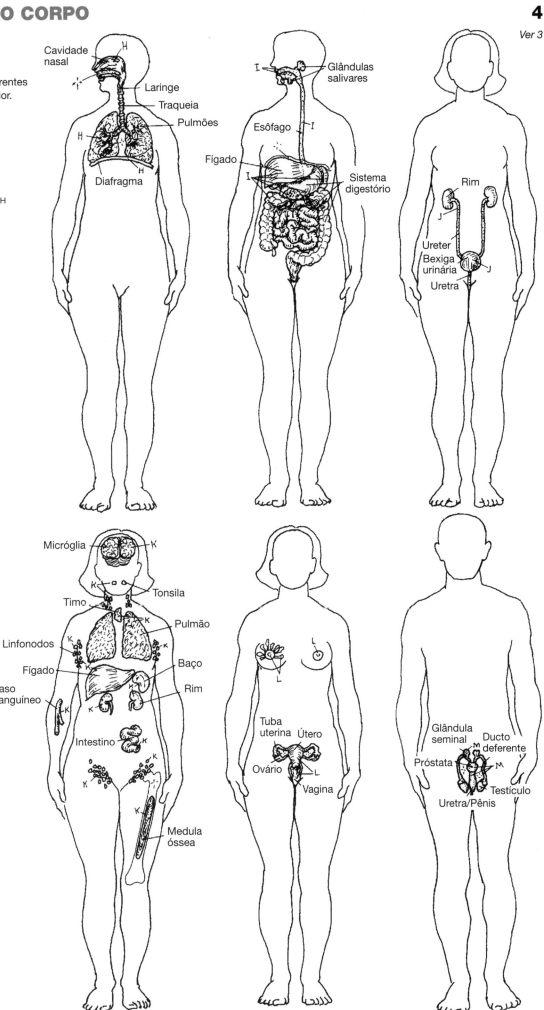

CAVIDADES CORPORAIS FECHADAS

As **cavidades corporais fechadas** não se abrem para fora do corpo. Embora os órgãos possam passar através delas ou existir em seu interior, suas cavidades não se abrem para essas cavidades fechadas. As cavidades corporais fechadas são revestidas por uma membrana.

A **cavidade do crânio** é ocupada pelo encéfalo e seus revestimentos, nervos cranianos e vasos sanguíneos (p. 68). O **canal vertebral** abriga a medula espinal, seus revestimentos, vasos associados e raízes nervosas (p. 77). Ambas as cavidades são revestidas pela **dura-máter**, uma membrana fibrosa e resistente. A dura-máter espinal do canal vertebral é contínua com a parte encefálica no forame magno.

A **cavidade torácica** contém os pulmões, o coração e outras estruturas do tórax. Suas paredes esqueléticas são constituídas pelas vértebras torácicas e costelas posteriormente, pelas costelas anterolateralmente e pelo esterno e cartilagens costais anteriormente (p. 28). O teto da cavidade é membranáceo; o assoalho é constituído pelo músculo diafragma (p. 48). A parte central da cavidade torácica, denominada *mediastino* (p. 103), é uma divisão ocupada por estruturas (p. ex., o coração). Ele separa a cavidade torácica em partes direita e esquerda, que são revestidas pela **pleura**, e contém os pulmões.

A **cavidade abdominopélvica**, que contém o sistema digestório e suas glândulas associadas, o sistema urinário e numerosos vasos e nervos, apresenta paredes musculares anterolaterais (p. 49), as costelas inferiores e músculos laterais e as vértebras lombares e sacrais e músculos posteriores (p. 48). O teto da cavidade abdominal é constituído pelo músculo diafragma. As cavidades abdominal e pélvica são contínuas entre si. A cavidade pélvica, que contém a bexiga urinária, o reto, os órgãos genitais e o sistema digestório inferior, tem paredes musculares anteriormente, paredes ósseas lateralmente e o sacro posteriormente. A superfície interna da parede abdominal é revestida por uma membrana serosa, o **peritônio**, que é contínuo com o revestimento externo das vísceras abdominais (p. 138). As secreções serosas possibilitam o deslizamento das vísceras abdominais móveis sem atrito durante o movimento.

CAVIDADES VISCERAIS ABERTAS

As **cavidades viscerais abertas** são, em grande parte, passagens (tratos) tubulares de órgãos viscerais que se abrem para fora do corpo (p. 14). Incluem o **sistema respiratório**, que se abre no nariz e na boca, o **sistema digestório**, que se abre na boca e no ânus, e o **sistema urinário**, que se abre no períneo, no óstio externo da uretra. Essas cavidades são revestidas por uma camada secretora de muco (**túnica mucosa**), que constitui o tecido funcional das cavidades abertas (secreção, absorção e proteção). A túnica mucosa é revestida por células epiteliais e sustentada por uma camada de tecido conectivo vascularizado e uma camada de músculo liso.

ORIENTAÇÃO DO CORPO
CAVIDADES E REVESTIMENTOS

NC: Use cores claras para as cavidades A a D e tonalidades ligeiramente mais escuras da mesma cor para os revestimentos A^1 a D^1. (1) Comece pelos nomes e pinte A nas duas ilustrações superiores e termine ambos os lados antes de passar para B, C e D. (2) Pinte os nomes e as cavidades viscerais abertas na parte inferior da página. Observe que o revestimento interno, H é da mesma cor; escolha uma cor viva para ele.

CAVIDADES CORPORAIS FECHADAS

DO CRÂNIO_A
DURA-MÁTER_A^1
VERTEBRAL_B
DURA-MÁTER_B^1
TORÁCICA_C
PLEURA_C^1
ABDOMINOPÉLVICA_D
PERITÔNIO_D^1

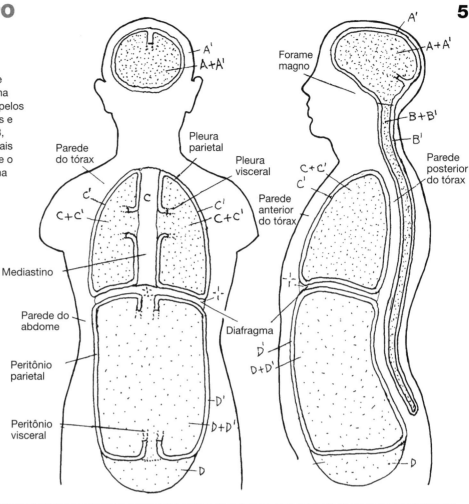

CAVIDADES VISCERAIS ABERTAS

SISTEMA RESPIRATÓRIO_E
SISTEMA URINÁRIO_F
SISTEMA DIGESTÓRIO_G
TÚNICA MUCOSA_H

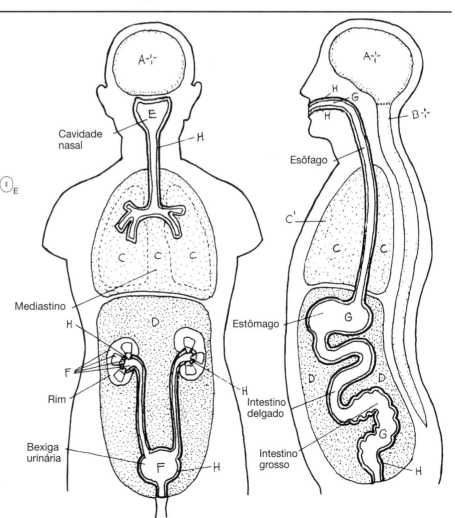

A *célula* é a unidade básica da estrutura viva no organismo humano. Uma estrutura corporal mais complexa do que uma célula é representada por um conjunto de células (tecidos, órgãos) e seus produtos. As atividades das células constituem o processo da vida. Que processos vitais básicos você reconhece nos 10 trilhões de células de seu corpo?

Organelas celulares: "pequenos órgãos"; o conjunto de estruturas funcionais delimitadas pela membrana celular, incluindo núcleo, mitocôndrias etc.

Membrana celular: membrana limitante de lipoproteína da célula. Mantém a estrutura interna e possibilita a exportação e a importação de materiais por meio de dobramentos para dentro e para fora, conforme observado na formação de pseudópodes pelos leucócitos.

Membrana nuclear: membrana limitante porosa de lipoproteína que regula a passagem de moléculas para dentro e para fora do núcleo.

Nucleoplasma: substância nuclear que contém cromatina e RNA.

Nucléolos: massa constituída, em grande parte, de RNA; forma o RNA ribossômico (RNAr), que passa para o citoplasma e se torna o local de síntese proteica.

Citoplasma: a substância fundamental da célula, excluindo o núcleo. Contém as organelas e inclusões citoplasmáticas (coleções de lipídios, glicogênio e pigmentos, sem membrana).

Retículo endoplasmático (RE) liso/rugoso: túbulos convolutos delimitados por membrana, aos quais os ribossomos podem se fixar (RE rugoso: achatado) ou não. O RE liso é abundante nas células que sintetizam esteroides (lipídios) como no fígado. Armazena íons cálcio no músculo.

Ribossomos: local de síntese proteica, onde aminoácidos são ligados em determinada sequência dirigida pelo RNA mensageiro do núcleo.

Complexo de Golgi: sacos achatados revestidos por membrana, que emitem pequenas vesículas a partir das bordas do complexo; coletam os produtos secretores e os acondicionam para uso ou para exportação.

Mitocôndria: estrutura oblonga membranácea, cuja membrana interna é sinuosa como um labirinto; nessas organelas, ocorre uma complexa série de reações entre oxigênio e produtos da digestão, produzindo energia para o funcionamento da célula.

Vacúolos: veículos de transporte revestidos de membrana, que podem se fundir entre si ou com outras estruturas delimitadas por membrana (p. ex., membrana celular, lisossomos).

Lisossomos: vesículas delimitadas por membrana contendo enzimas (proteínas) com capacidade de destruir microrganismos, partes lesionadas de células e nutrientes ingeridos.

Centríolo: feixe de microtúbulos em forma de barril, localizado próximo ao núcleo, no centro celular (centrossomo); habitualmente em pares e perpendiculares um ao outro. Os centríolos dos fusos são usados pelas cromátides em migração durante a divisão celular.

Microtúbulos: parte do citoesqueleto; irradiam-se do centrossomo; fornecem um suporte estrutural e móvel para as organelas.

Microfilamentos: filamentos de actina envolvidos na alteração da membrana para a endocitose e exocitose e a formação de pseudópodes.

CÉLULAS E TECIDOS
CÉLULA I CARACTERÍSTICAS GERAIS

NC: Pinte de cinza a variedade de formatos das células na parte superior, à esquerda. Use as cores mais claras para A, C, D, F e G. (1) Os pequenos círculos que representam ribossomos, H, são encontrados em todo o citoplasma, F, e no retículo endoplasmático rugoso, G[1]; pinte em primeiro lugar as áreas maiores, incluindo os ribossomos e, em seguida, pinte novamente os ribossomos com uma cor mais escura.

ORGANELAS

MEMBRANA CELULAR_A
ENDOCITOSE_B
EXOCITOSE_B[1]
MEMBRANA NUCLEAR_C
NUCLEOPLASMA_D
NUCLÉOLO_E
CITOPLASMA_F
RETÍCULO ENDOPLASMÁTICO LISO_G, RUGOSO_G[1]
RIBOSSOMO_H
COMPLEXO DE GOLGI_I
MITOCÔNDRIA_J
VACÚOLO_K
LISOSSOMO_L
CENTRÍOLO_M
MICROTÚBULO_N
MICROFILAMENTO_N[1]

FORMATOS DAS CÉLULAS

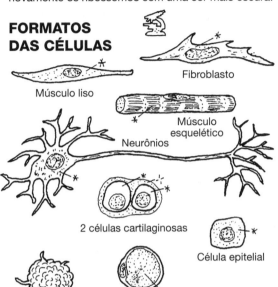

Músculo liso
Fibroblasto
Neurônios
Músculo esquelético
2 células cartilaginosas
Célula epitelial
Leucócito
Adipócito

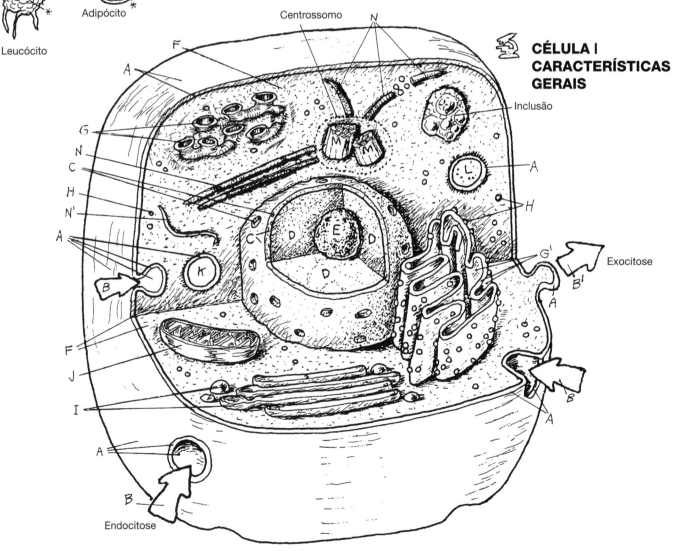

CÉLULA I CARACTERÍSTICAS GERAIS

Centrossomo
Inclusão
Exocitose
Endocitose

A capacidade de reproduzir a sua espécie é uma característica dos seres vivos. As células se reproduzem em um processo de multiplicação e divisão, denominado **mitose**. Resumidamente, a **cromatina** nuclear (uma rede difusa de DNA e proteínas associadas), uma vez duplicada, transforma-se em 46 **cromossomos**, que se dividem em subunidades pareadas (92 **cromátides**); essas cromátides separam-se e movem-se para extremidades opostas da célula em divisão, formando os 46 cromossomos das **células-filhas** recém-formadas. Para maior clareza, mostramos apenas quatro pares de cromátides e cromossomos.

Interfase: refere-se à fase entre divisões sucessivas, constituindo o período mais longo do ciclo reprodutivo. A duplicação do DNA (na cromatina) ocorre durante essa fase. A cromatina dispersa (D*) é uma rede de fibrilas finas, que não aparecem como entidades isoladas no nucleoplasma. O núcleo e o **nucléolo** estão intactos. Os centríolos pareados dividem-se no centrossomo.

Prófase: a cromatina dispersa (D*) sofre espessamento, se encurta e espirala, formando a cromatina condensada dos cromossomos (D^{1*}). Cada cromossomo consiste em duas cromátides (E e F) conectadas por um centrossomo. Cada cromátide tem a quantidade de DNA equivalente a um cromossomo. Na prófase, a membrana nuclear e o nucléolo se rompem/dissolvem. Os centríolos se separam e migram para os polos opostos da célula, onde projetam microtúbulos (fibras **fusiformes**), denominados **ásteres**. Os **cinetocoros** (G^1) formam-se nos centrômeros.

Metáfase: feixes de microtúbulos desenvolvem-se através do centro da célula a partir dos centríolos pareados. As cromátides ligam-se às fibras do fuso no centrômero e se alinham no centro da célula, metade (46 cromátides) de um lado, outra metade do outro lado.

Anáfase: os centrômeros-filhos ativados (G^1; cinetocoros), cada um ligado a uma cromátide, movem-se para o polo ipsilateral da célula, ao longo das fibras do fuso, levando consigo suas cromátides. As cromátides separadas constituem os cromossomos. A anáfase termina quando os cromossomos-filhos alcançam seus respectivos polos (46 em cada lado).

Telófase: a célula se estreita no centro, formando duas células-filhas idênticas à célula-mãe (supondo que não tenha havido qualquer mutação). O citoplasma e as organelas, que se duplicaram anteriormente, são segregados nas suas respectivas células recém-formadas. À medida que o núcleo é reconstituído, e a **membrana nuclear** e o nucléolo reaparecem em cada célula nova, os cromossomos se transformam em cromatina dispersa, e o centrômero desaparece. A clivagem completa da célula-mãe em células-filhas, tendo cada uma delas um conteúdo celular idêntico, encerra o processo mitótico. Cada célula-filha entra em interfase para reiniciar o processo.

CÉLULAS E TECIDOS
DIVISÃO CELULAR | MITOSE

NC: Use as cores que empregou na página anterior para A, B, C e H. Use cores contrastantes para E a E^2 e F a F^2; utilize cinza para D a D^1. (1) Comece pela célula na interfase. (2) Pinte o nome de cada estágio e sua seta de progressão apropriada. Observe que, na interfase, a cromatina no início D* é pintada diferentemente nas células-filhas, E^2, F^2; todavia, trata-se da mesma cromatina.

MEMBRANA CELULAR_A
MEMBRANA NUCLEAR_B
NUCLÉOLO_C
CROMATINA_D*
  CROMOSSOMO_{D^1}*
  CROMÁTIDE_E
    CROMOSSOMO_{E^1}
    CROMATINA_{E^2}
  CROMÁTIDE_F
    CROMOSSOMO_{F^1}
    CROMATINA_{F^2}
CENTRÔMERO_G
  CINETOCORO_{G^1}
CENTRÍOLO_H
ÁSTER_I
FUSO_J

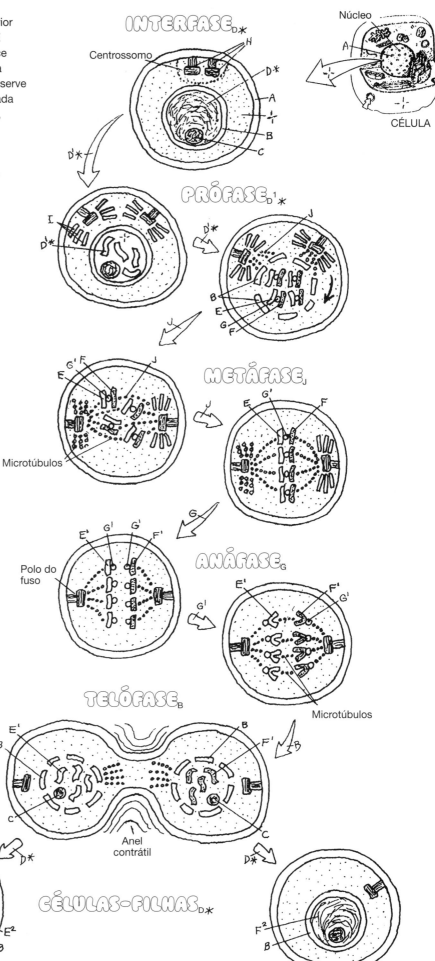

Os **tecidos epiteliais**, um dos quatro tipos básicos de tecidos, formam a superfície da pele e de todas as cavidades corporais, incluindo glândulas, ductos e vasos. Eles protegem, secretam e absorvem. São também sensíveis; alguns deles até mesmo se contraem (mioepitélios). As células epiteliais se interconectam por uma ou mais junções celulares. A camada mais profunda dos epitélios em um tecido está ligada ao tecido conectivo subjacente por uma membrana basal.

EPITÉLIO SIMPLES

Esse tecido de superfície atua na filtração, difusão, secreção e absorção. Os **epitélios simples** revestem os alvéolos, os vasos sanguíneos e linfáticos, as glândulas, as membranas das cavidades corporais e as vísceras.

Os **epitélios simples pavimentosos** são constituídos por células achatadas semelhantes a placas. Atuam na difusão. Revestem o coração, todos os vasos sanguíneos e linfáticos, os alvéolos, as cavidades corporais e os glomérulos do sistema urinário.

Os **epitélios simples cúbicos** consistem geralmente em células secretoras, formando glândulas em todo o corpo, túbulos renais e bronquíolos terminais dos pulmões.

Os **epitélios simples colunares** revestem o sistema digestório e estão relacionados com a secreção e a absorção. Sua superfície livre (apical) pode ser coberta de projeções digitiformes da membrana celular (microvilosidades), que aumentam a área de superfície da célula para a sua função de secreção/absorção.

As células dos **epitélios colunares pseudoestratificados**, agrupadas em uma única camada, parecem estar estratificadas, embora isso não ocorra. Cada uma está fixada à membrana basal. Elas revestem os sistemas reprodutor e respiratório. Existem cílios na superfície livre, que, em conjunto, deslocam materiais presentes na superfície por meio de movimentos ondulatórios poderosos, alternados com movimentos brandos de retorno em repouso.

EPITÉLIOS ESTRATIFICADOS

Os **epitélios estratificados** caracterizam-se por mais de uma camada de células.

Esse tecido de múltiplas camadas é designado pelas células achatadas (**pavimentosas**) na superfície do tecido. Podem ser queratinizados (pele) ou não (cavidade oral, esôfago etc.). As células basais são, em geral, colunares e se multiplicam. Os epitélios **estratificados** são resistentes à lesão por uso e desgaste, em virtude da rápida substituição das células.

O **epitélio estratificado de transição**, que é o tecido de revestimento das vias excretoras do sistema urinário, consiste em camadas variáveis de células que têm a capacidade de se estender ou de se contrair em resposta a mudanças no volume de urina.

EPITÉLIOS GLANDULARES

As células glandulares produzem e secretam/excretam materiais de composição variável, tais como hormônios, suor e sebo.

As **glândulas exócrinas** (p. ex., glândulas sudoríferas, sebáceas, pancreáticas, mamárias) surgem como evaginações do tecido epitelial, mantendo um ducto até a superfície livre da cavidade ou da pele, excretando suor ou sebo.

As **glândulas endócrinas** surgem como evaginações epiteliais, porém perdem suas conexões com a superfície durante o desenvolvimento. Essas glândulas estão intimamente associadas a uma densa rede capilar na qual secretam seus produtos (p. ex., hormônios).

CÉLULAS E TECIDOS
TECIDO EPITELIAL

NC: Use as cores mais claras. (1) Pinte todas as células dos tecidos epiteliais, mas não as membranas basais ou os tecidos conectivos fibrosos. (2) Pinte as setas que apontam para a localização dos tecidos epiteliais em vários órgãos do corpo.

EPITÉLIO SIMPLES
PAVIMENTOSO_A
CÚBICO_B
COLUNAR_C
COLUNAR PSEUDOESTRATIFICADO_D

EPITÉLIOS ESTRATIFICADOS
ESTRATIFICADO PAVIMENTOSO_E
TRANSIÇÃO_F

EPITÉLIOS GLANDULARES
EXÓCRINO_G
ENDÓCRINO_H

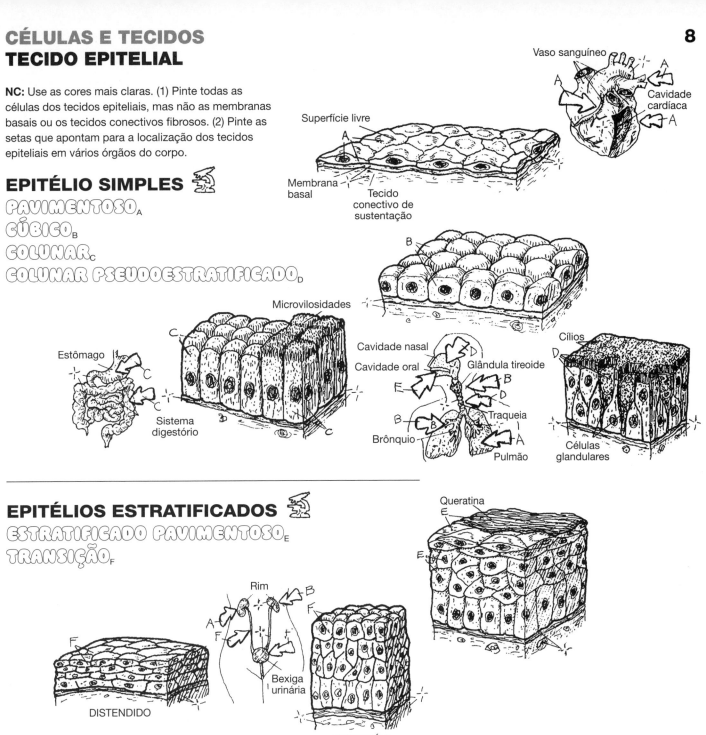
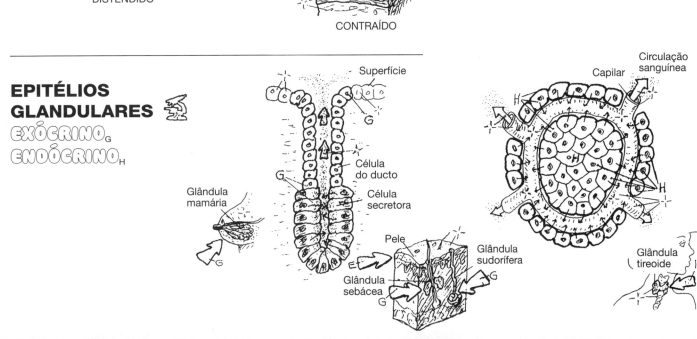

O **tecido conectivo propriamente dito** é constituído por um número variável de células e fibras em matriz viscosa. Os tecidos conectivos estão coletivamente relacionados com a conexão, a ligação e a sustentação das estruturas corporais. Quando examinado com aumento de cerca de 600×, observa-se que o tecido conectivo consiste em arranjos frouxos e densos de fibras. Todas essas fibras constituem o "material de preenchimento" do corpo, mantendo os ossos unidos, associando articulações aos músculos esqueléticos e protegendo as estruturas neurovasculares em todo o corpo.

O **tecido conectivo frouxo** caracteriza-se por muitas células, por arranjo frouxo e irregular de fibras e por matriz fluida moderadamente viscosa. Os **fibroblastos** secretam as fibras desse tecido. O **colágeno** (fibrilas de proteína que exibem grande força de tensão) e as **fibras elásticas** (constituídas pela proteína elastina) são os principais elementos fibrosos de sustentação desse tecido. As fibras reticulares, uma forma menor de colágeno, sustentam pequenos grupos de células dos tecidos hematopoéticos, tecidos linfáticos e tecido adiposo. Os **macrófagos** móveis fagocitam restos celulares, material estranho e microrganismos em associação à resposta imune (p. 122). As **células adiposas**, que armazenam lipídios, podem ser vistas em pequeno ou grande número (tecido adiposo). Os **plasmócitos** secretam anticorpos em resposta à infecção (p. 121). Os **mastócitos**, que são encontrados perto dos capilares, estão envolvidos na resposta inflamatória (p. 122) e respondem principalmente nas reações alérgicas. Outras células podem transitar pelo tecido fibroso frouxo, incluindo leucócitos. A **matriz** é a **substância fundamental** intercelular na qual todas as células anteriores funcionam. Esse tecido é suprido por numerosos **capilares**. O tecido conectivo frouxo da *tela subcutânea* também é encontrado profundamente nos tecidos epiteliais das túnicas mucosas e serosas das vísceras ocas.

O **tecido conectivo adiposo** é um agregado de células adiposas, sustentado por fibras reticulares e colágeno e estreitamente associado a capilares tanto sanguíneos como linfáticos. Atua como fonte de combustível, isolante e amortecedor mecânico; além disso, armazena vitaminas lipossolúveis.

O **tecido conectivo denso modelado**, que consiste em massas de fibras de colágeno/elásticas dispostas paralelamente, forma os ligamentos e os tendões que são poderosamente resistentes a forças de tensão axiais, mas que, contudo, possibilitam algum estiramento. Esse tipo de tecido contém poucas células, em grande parte fibroblastos.

O **tecido conectivo denso não modelado** consiste em massas de fibras de colágeno (e algumas elásticas) entrelaçadas, de disposição irregular, em matriz viscosa. Esse tecido forma as cápsulas articulares, envolve o tecido muscular (fáscias musculares), encapsula certos órgãos viscerais (fígado, baço e outros) e constitui, em grande parte, a derme da pele. É resistente a impactos, contém poucas células e tem vascularização mínima.

CÉLULAS E TECIDOS
TECIDOS | TECIDO CONECTIVO PROPRIAMENTE DITO

NC: Use amarelo para C e C¹ e vermelho para J. Sugerimos não pintar a matriz, I. Entretanto, se você decidir pintá-la, use uma cor muito clara em cada um dos quatro desenhos e pinte I apenas após ter pintado as outras estruturas. (1) Pinte o título "Frouxo" acima do boxe na parte superior, à esquerda; pinte o quadro e os componentes no seu interior. Repita com os outros três boxes. (2) Pinte as áreas representativas nas quais esses tecidos são encontrados.

CÉLULAS
FIBROBLASTO_A
MACRÓFAGO_B
CÉLULA ADIPOSA_C
PLASMÓCITO_D
MASTÓCITO_E

FIBRAS
COLÁGENO_F
ELÁSTICAS_G
RETICULARES_H

MATRIZ, SUBSTÂNCIA FUNDAMENTAL_I
CAPILAR_J

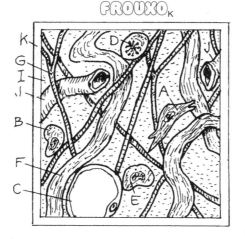

TECIDO CONECTIVO FROUXO_K

TECIDO CONECTIVO ADIPOSO_C¹

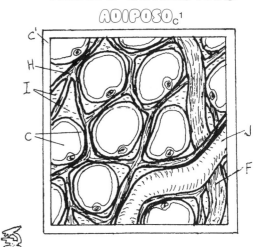

TECIDO CONECTIVO DENSO MODELADO_F¹

TECIDO CONECTIVO DENSO NÃO MODELADO_F²

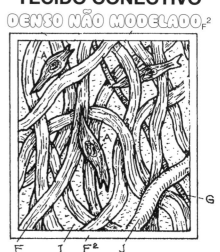

CARTILAGEM

O exame de cortes microscópicos de tecido **cartilaginoso** revela células (**condrócitos**) situadas em pequenas cavidades (**lacunas**), circundadas por matriz rígida, porém flexível, de água ligada a moléculas complexas de açúcar-proteína (proteinoglicanos, glicosaminoglicanos ou GAG) e **fibras colágenas**. Essa matriz caracteriza a cartilagem. O componente fibroso determina o tipo de cartilagem: hialina, elástica ou fibrosa. A cartilagem, avascular, recebe a sua nutrição por difusão a partir de vasos sanguíneos presentes no pericôndrio. A cartilagem não apresenta boa regeneração após uma lesão.

Bem conhecida como forma de revestimento das extremidades dos ossos (cartilagem articular), a **cartilagem hialina** é avascular, insensível e compressível. É porosa, aumentando a absorção de nutrientes e oxigênio. Sustenta a parte externa do nariz (sinta o seu nariz e compare-o com a cartilagem elástica da orelha). Trata-se do principal suporte estrutural da laringe e de grande parte das vias respiratórias inferiores. Forma o modelo para a maioria dos ossos no início do desenvolvimento (p. 18).

A **cartilagem elástica** consiste essencialmente em cartilagem hialina com fibras elásticas e algum colágeno. Sustenta a orelha externa e a epiglote da laringe. Sinta a sua flexibilidade singular em sua própria orelha.

A **fibrocartilagem** consiste em tecido conectivo denso intercalado com células cartilaginosas e matriz intercelular. Proporciona resistência com flexibilidade, resistindo tanto a impactos quanto a forças de tensão. O melhor exemplo desse tecido é o disco intervertebral.

OSSO

O **osso** é singular pela sua matriz mineralizada (65% de mineral, 35% de substâncias orgânicas por peso). O esqueleto, formado por ossos, proporciona o local de fixação para os músculos, os tendões e os ligamentos. Abriga muitas vísceras, ajuda no mecanismo da respiração e constitui um reservatório de cálcio. A cavidade interna em certos ossos constitui um centro de formação de células sanguíneas.

O osso pode ser do tipo compacto e do tipo trabecular (esponjoso) (p. 17). O **osso compacto** é a camada de osso resistente a impactos e de sustentação de peso, revestida por uma bainha de periósteo fibroso de sustentação. O osso compacto consiste em colunas denominadas **sistemas de Havers** ou ósteons: camadas concêntricas (**lamelas**) de matriz de colágeno mineralizada em torno de um **canal central de Havers** que contém **vasos sanguíneos**. Os **canais de Volkmann** interconectam os canais de Havers. Observe as lamelas intersticiais entre as colunas e as lamelas circunferenciais envolvendo as colunas. Entre as lamelas, existem pequenas cavidades (**lacunas**) interconectadas por pequenos canais (**canalículos**). As células ósseas (**osteócitos**) e suas múltiplas extensões preenchem esses espaços, que se comunicam com o canal de Havers. Em áreas de reabsorção da matriz óssea, podem ser vistos grandes osteoclastos multinucleados e avidamente fagocíticos, com múltiplas projeções citoplasmáticas voltadas para a matriz que eles estão destruindo. As células formadoras de osso (*osteoblastos*; não ilustrados) desenvolvem-se no periósteo.

O osso **esponjoso** situa-se profundamente ao osso compacto e é facilmente visto nas extremidades dos ossos longos. Consiste em feixes entrelaçados de formato irregular (*trabéculas*) de osso, que não apresentam sistemas de Havers.

CÉLULAS E TECIDOS
TECIDOS | TECIDOS CONECTIVOS DE SUSTENTAÇÃO

NC: Use as mesmas cores da página anterior para o colágeno, D, as fibras elásticas, E, e a matriz, C. Use uma cor castanho-clara ou amarela para F e vermelho para L. Use cores claras para A, B, G, I e I[1]. Conforme já mencionado, se quiser pintar a matriz, faça-o por último. (1) Complete a seção sobre cartilagem antes de pintar a seção sobre ossos.

CARTILAGEM
CONDRÓCITO_A
LACUNA_B
MATRIZ_C
FIBRA DE COLÁGENO_D
FIBRA ELÁSTICA_E

OSSO
OSSO_F
  PERIÓSTEO_F1
  OSSO COMPACTO_G
    SISTEMA DE HAVERS
      CANAL DE HAVERS_H
      LAMELAS_G1
      OSTEÓCITO_I
      OSTEOCLASTO_I1
      LACUNA_B
      CANALÍCULOS_J
      CANAL DE VOLKMAN_K
      VASO SANGUÍNEO_L
  OSSO ESPONJOSO_G2

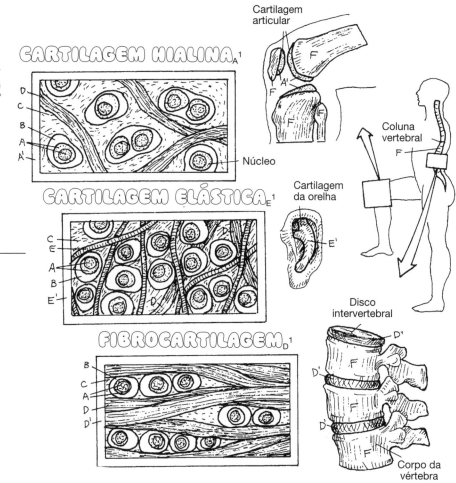

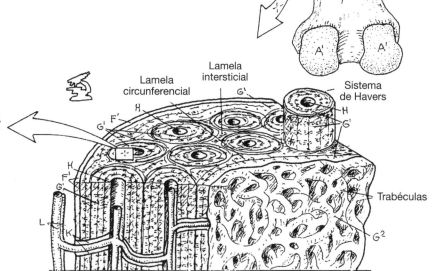

MÚSCULO ESTRIADO ESQUELÉTICO

As **células do músculo esquelético** são longas, estriadas e multinucleadas, formadas por miofibrilas, **mitocôndrias** e organelas no citoplasma (*sarcoplasma*). Cada célula é envolvida por uma membrana celular (**sarcolema**). Grupamentos de células musculares formam o denominado *ventre* (ou porção contrátil) de um músculo. Os músculos esqueléticos contribuem, em grande parte, para o formato do corpo. Entre as inserções ósseas, os músculos atravessam uma ou mais articulações, movimentando-as. Os músculos sempre tracionam, nunca empurram.

As contrações dos músculos esqueléticos consistem em rápidos encurtamentos pequenos, que normalmente geram considerável força. Cada célula que se contrai encurta-se ao máximo. A contração do músculo esquelético requer nervos (*inervação*). Se não há suprimento nervoso (*desnervação*), as células musculares esqueléticas cessam de se encurtar; sem reinervação (uma conexão nervosa), elas acabam morrendo. Uma região desnervada de músculo perde o seu tônus e torna-se flácida. Com o tempo, todo o músculo sofre atrofia. A contração muscular está geralmente sob controle voluntário, porém o encéfalo mantém involuntariamente certo grau de contração da musculatura esquelética do corpo (*tônus muscular*). Após a ocorrência de lesão, as células musculares esqueléticas com capacidade funcional moderada são capazes de se regenerar a partir dos mioblastos. Ocorre também hipertrofia da musculatura esquelética em resposta ao treinamento/exercício.

MÚSCULO ESTRIADO CARDÍACO

As **células musculares cardíacas** que constituem o músculo cardíaco são células estriadas e ramificadas, com um ou dois núcleos de localização central e um sarcolema circundando o sarcoplasma. Estão conectadas umas às outras por meio de complexos juncionais, denominados **discos intercalares**. Sua estrutura assemelha-se à das células musculares esqueléticas, porém menos organizada. O músculo cardíaco é ricamente vascularizado; suas contrações são rítmicas, fortes e bem reguladas por um conjunto especial de células musculares condutoras de impulsos, e não por nervos. O ritmo de contração do músculo cardíaco é mediado pela divisão autônoma do sistema nervoso.

MÚSCULO LISO VISCERAL

As **células musculares lisas** são células longas, delgadas e não estriadas, com núcleos de localização central. Cada célula é circundada por uma membrana celular (**plasmalema**). Os miofilamentos cruzam-se uns com os outros em um padrão menos organizado que o do músculo esquelético. Essas células musculares ocupam as paredes dos órgãos viscerais e servem para propelir o conteúdo ao longo da extensão das cavidades desses órgãos por meio de contrações rítmicas, lentas, sustentadas e frequentemente poderosas (considere as cólicas menstruais ou intestinais). As células musculares lisas também atuam como comportas (*esfíncteres*) em locais específicos, regulando o fluxo (como no retardo do fluxo de urina). As fibras musculares lisas bem vascularizadas contraem-se em resposta a nervos autônomos e a hormônios. Elas também têm a capacidade de contração espontânea.

CÉLULAS E TECIDOS
TECIDO MUSCULAR

NC: Use vermelho para C e suas cores mais claras para B, E, G e I. (1) O sarcolema, F, que recobre cada célula muscular esquelética e cardíaca só deve ser colorido nas extremidades dos cortes. O plasmalema, F^1, que recobre cada célula muscular lisa, também só é colorido nas extremidades dos cortes. (2) Os núcleos, A, das células musculares cardíacas e lisas, localizados na profundidade das células, devem ser coloridos apenas nas extremidades dos cortes. (3) Um disco intercalar, H, de uma célula cardíaca foi separado para revelar a sua estrutura (esquematicamente).

NÚCLEO$_A$
TECIDO CONECTIVO$_B$
CAPILARES$_C$
MITOCÔNDRIA$_D$

MÚSCULO ESTRIADO ESQUELÉTICO

MÚSCULO$_E$
CÉLULA$_{E^1}$
SARCOLEMA$_F$

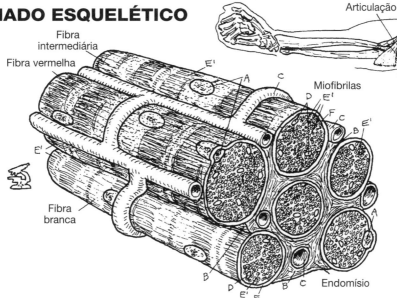

MÚSCULO ESTRIADO CARDÍACO

MÚSCULO$_G$
CÉLULA$_{G^1}$
DISCO INTERCALAR$_H$

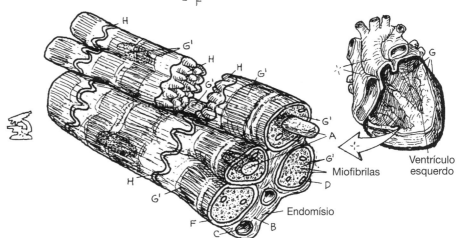

MÚSCULO LISO VISCERAL

MÚSCULO$_I$
CÉLULA$_{I^1}$
PLASMALEMA$_{F^1}$

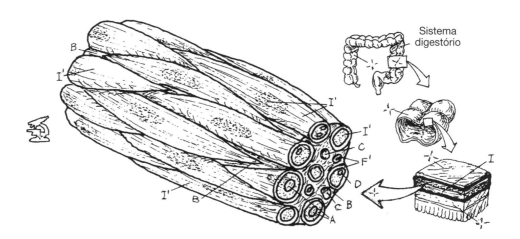

A ilustração mostra um corte de uma **célula muscular esquelética** com o **sarcolema** aberto para revelar parte do conteúdo celular. Os elementos mais visíveis são as **miofibrilas**, as unidades contráteis das células. As miofibrilas são envolvidas por um **retículo sarcoplasmático** (RS) tubular plano que, em parte, regula a distribuição dos íons cálcio (Ca^{++}) nas miofibrilas. Extensões tubulares do sarcolema para dentro da célula, denominadas **sistema de túbulos transversos** (STT), seguem um trajeto transverso pelo RS, no nível das linhas Z das miofibrilas. O STT, que contém reservas de íons sódio (Na^+) e íons cálcio (Ca^{++}), conduz a excitação eletroquímica do sarcolema para as miofibrilas. As **mitocôndrias** fornecem a energia necessária para o trabalho celular.

As miofibrilas consistem em *miofilamentos*: os **filamentos grossos** (em grande parte **miosina**), com cabeças que se projetam para fora como *pontes cruzadas*, e filamentos finos (em grande parte **actina**), compostos de dois feixes entrelaçados. Esses dois tipos de filamentos estão dispostos em unidades contráteis, denominadas **sarcômero**. Cada miofibrila é composta de vários sarcômeros de disposição radial. Na extremidade de cada sarcômero, os filamentos finos ficam permanentemente fixados à **linha Z**, que separa um sarcômero do seguinte. A disposição negativa dos filamentos grossos e finos do sarcômero cria as *bandas/zonas claras* (I, H) e *escuras* (A) e a **linha M**, todas contribuindo para a aparência de estrias transversais dos músculos esqueléticos e cardíacos.

O encurtamento de uma miofibrila ocorre quando os filamentos finos deslizam em direção ao centro (**zona H**), aproximando as linhas Z em cada sarcômero. Os filamentos não se encurtam; os filamentos de miosina não se movem. A relação íntima do STT com as linhas Z sugere que esse local constitui a "zona de disparo" para a indução do mecanismo de deslizamento. Esse movimento de deslizamento é induzido por **pontes cruzadas** (cabeças dos filamentos grossos imóveis), que estão conectadas com os filamentos finos. Ativadas por ligações de alta energia do ATP, as pontes cruzadas, semelhantes a remos, movem-se de modo coordenado em direção à zona H, trazendo os filamentos finos junto a elas. O sarcômero se encurta quando os filamentos finos opostos se encontram ou até mesmo se superpõem na linha M.

Ocorrendo simultaneamente em todas ou na maioria das miofibrilas de uma célula muscular, o encurtamento dos sarcômeros se traduz em um encurtamento variável do comprimento da célula muscular em repouso. Repetida em centenas de milhares de células musculares condicionadas de um atleta profissional, a força contrátil resultante pode mover um taco de beisebol por um arco suficiente para arremessar uma bola dura a centenas de metros ou mais pelo ar.

CÉLULAS E TECIDOS
TECIDOS | MICROESTRUTURA DO MÚSCULO ESQUELÉTICO

NC: Use as mesmas cores da página precedente para o sarcolema, A, e a mitocôndria, D. Use cores claras para G e J, uma cor escura para H e cores bem escuras para F e K. (1) Comece pelo desenho do braço e pinte o A no corte do músculo dissecado. (2) Pinte as partes A até H na célula muscular da ilustração grande. (3) Pinte as partes da miofibrila exposta (inferior) na ilustração grande, bem como as letras relacionadas com a cor, bandas, linhas e zonas. Observe que a extremidade de corte dessa miofibrila recebe a cor E, para identificação; e faz parte da banda A do sarcômero mostrado de modo esquemático logo abaixo. (4) Pinte o sarcômero relaxado e contraído, os filamentos e o mecanismo de contração, observando a relação das cores com a miofibrila e suas partes.

CÉLULA MUSCULAR ESQUELÉTICA
SARCOLEMA_A
RETÍCULO SARCOPLASMÁTICO_B
SISTEMA DE TÚBULOS TRANSVERSOS_C
MITOCÔNDRIAS_D

MIOFIBRILAS_E
  SARCÔMERO_F
    BANDA I_H
      FILAMENTO FINO (ACTINA)_{G¹}
    LINHA Z_{F¹}
    BANDA A_H
      FILAMENTO GROSSO (MIOSINA)_{H¹}
      PONTE CRUZADA_I
    ZONA H_J
    LINHA M_K

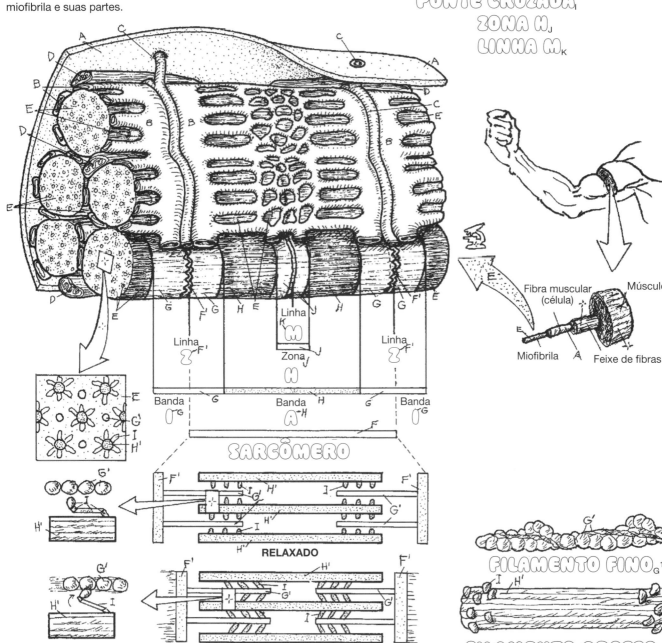
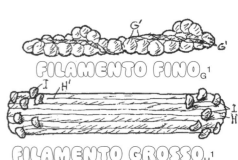

O **tecido nervoso** consiste em neurônios (células nervosas) e neuróglia. Os neurônios geram e conduzem impulsos eletroquímicos por meio de processos neuronais (celulares). A neuróglia é constituída pelas células de sustentação do sistema nervoso, que não geram nem conduzem impulsos. A principal parte do neurônio, aquela que contém o núcleo, é o **corpo celular**. Seu citoplasma contém as organelas celulares habituais. Como característica singular, o retículo endoplasmático ocorre em grupos, denominados *substância de Nissl*. O crescimento neuronal consiste na migração e arborização dos processos. Os neurônios são as células condutoras de impulsos do encéfalo e da medula espinal (**parte central do sistema nervoso ou SNC**) e dos nervos cranianos e espinais (**parte periférica do sistema nervoso ou SNP**).

TIPOS DE NEURÔNIOS

Os **neurônios** são divididos em três categorias estruturais, com base no número de processos (*polos*): unipolares, bipolares e multipolares. Os processos altamente ramificados (arborizados) e sem envoltório são denominados **dendritos**. Conduzem impulsos para o corpo celular de origem (do qual fazem parte). Os processos delgados, longos e com arborização mínima, denominados **axônios**, conduzem impulsos a partir do corpo celular de origem. Dentro de cada categoria estrutural, existe uma grande variedade de formatos e tamanhos de neurônios. Os neurônios **unipolares** têm ou parecem ter (pseudounipolares) um processo que se divide perto do corpo celular em um processo central e outro periférico (neurônio sensitivo no SNP, na parte inferior, à esquerda da ilustração). Ambos os processos conduzem impulsos na mesma direção, e cada um deles é denominado axônio. Os neurônios **bipolares** apresentam dois processos (um central e outro periférico) (denominados axônios), que conduzem impulsos na mesma direção. Os neurônios **multipolares** apresentam três ou mais processos, um dos quais é um axônio. Os neurônios motores enviam impulsos para outros neurônios ou para efetores (músculos esqueléticos/lisos). Os neurônios unipolares e bipolares geralmente conduzem impulsos sensitivos.

Os axônios são, em sua maioria, envolvidos por uma ou mais (até 200) camadas de um fosfolipídio isolante (**mielina**), que aumenta a velocidade de condução dos impulsos. A mielina é produzida pelos **oligodendrócitos** no SNC e pelas **células de Schwann** no SNP. Todos os axônios do SNP estão envolvidos por uma bainha constituída pelas membranas celulares das células de Schwann (*neurilema*), mas não necessariamente por mielina. As lacunas existentes entre as células de Schwann são denominados **nós de Ranvier**, que possibilitam a rápida condução de impulsos de um nó para outro. As células de Schwann possibilitam a regeneração axonal no SNP.

A **neuróglia** é encontrada tanto no SNC quanto no SNP (células de Schwann). Os **astrócitos protoplasmáticos** ocorrem principalmente na substância cinzenta do SNC (dendritos, corpos celulares), enquanto os **astrócitos fibrosos** ocorrem entre os axônios mielinizados da substância branca no SNC. Seus processos se fixam tanto a neurônios como a vasos sanguíneos e parecem fornecer sustentação metabólica, nutricional e física. Podem desempenhar papel na barreira hematencefálica. Os oligodendrócitos são menores do que os astrócitos, têm menos processos e são encontrados perto de neurônios. A **micróglia** refere-se às pequenas células de "limpeza" (fagócitos) do encéfalo e da medula espinal.

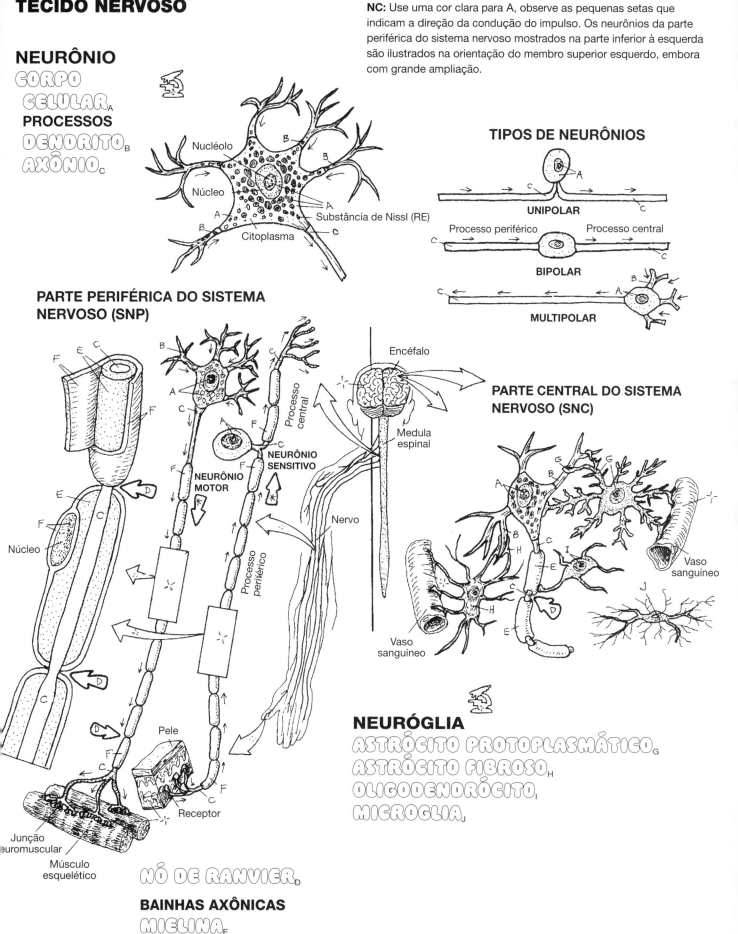

Existem numerosas variações no modo pelo qual esses quatro tecidos (epitelial, conectivo, muscular e nervoso) contribuem para uma construção distinta do soma (parede corporal) e dos órgãos do corpo. Aqui, iremos comparar uma estrutura musculoesquelética com a parede do intestino delgado.

ESTRUTURA SOMÁTICA

A **estrutura somática**, que se refere ao arcabouço musculoesquelético coberto de pele do corpo, desempenha as funções de estabilidade, movimento e proteção. O revestimento mais externo da parede corporal é constituído pelo **tecido epitelial estratificado pavimentoso** queratinizado (epiderme). Outros tecidos epiteliais na estrutura somática incluem as camadas internas dos vasos sanguíneos e glândulas (não mostradas). As camadas de **tecido conectivo** da parede corporal incluem a **camada profunda da pele** (derme) que consiste em tecido conectivo denso não modelado, e a **tela subcutânea** subjacente, de mobilidade variável (tecido conectivo frouxo e tecido adiposo), que contém nervos cutâneos, pequenos vasos e, ocasionalmente, veias de grande calibre. A **fáscia muscular** é um tecido conectivo mais vascularizado, sensível, denso não modelado. Ela envolve o músculo esquelético (tecido miofascial), bem como os nervos e vasos de sustentação. Os **ligamentos** (tecido conectivo denso modelado) ligam os **ossos** entre si por meio de inserções profundas no **periósteo** (tecido conectivo denso não modelado, celular e vascularizado) e o osso subjacente (fibras de Sharpey). Os **músculos esqueléticos** e seus **nervos** são reunidos em grupos, separados por septos deslizantes da fáscia muscular, que também fixam feixes neurovasculares. Os envoltórios fibrosos do músculo esquelético convergem nas extremidades dos músculos para formar tendões, que se inserem no periósteo, à semelhança dos ligamentos.

ESTRUTURA VISCERAL

A **estrutura visceral** geralmente desempenha as funções de absorção, secreção, captação e/ou movimentação dos alimentos, do ar, das secreções e/ou produtos de degradação em suas cavidades. O **tecido epitelial** forma a camada superficial (**revestimento mucoso**) da parede visceral interna. Voltada para o lume, uma única camada de células pode degradar enzimaticamente o material de superfície para absorção, ou pode simplesmente proporcionar uma superfície recoberta de muco para transporte, com o auxílio das contrações peristálticas. As secreções das **glândulas** unicelulares ou multicelulares auxiliam na preparação do material para absorção. A **túnica mucosa** inclui uma camada subepitelial de tecido conectivo frouxo (**lâmina própria**), que sustenta células móveis, glândulas, vasos e nervos. A camada mais profunda da túnica mucosa (quando presente) consiste em uma camada fina de músculo liso, que move as projeções digitiformes (vilosidades) da superfície da túnica mucosa. Profundamente na mucosa, existe um tecido fibroso denso (**tela submucosa**), repleto de vasos de grande calibre e pequenos nervos/células nervosas que suprem a túnica mucosa. Ainda mais profundamente, duas ou três camadas de **músculo liso** (*túnica muscular*), inervadas por células nervosas locais, movimentam a parede intestinal em contrações peristálticas. A camada mais externa do sistema digestório é a **túnica serosa** deslizante, que consiste em uma camada epitelial simples pavimentosa secretora externa e em uma camada interna de sustentação de tecido conectivo frouxo.

CÉLULAS E TECIDOS
INTEGRAÇÃO DOS TECIDOS

NC: Use cores claras e contrastantes para A e B, um marrom médio para C e amarelo para D. Os vasos sanguíneos e linfáticos e os nervos não devem ser pintados, visto que são constituídos de múltiplos tecidos. (1) Comece pelo desenho superior e pinte-o totalmente antes de passar para o desenho da parte inferior da página.

ESTRUTURA SOMÁTICA

TECIDO EPITELIAL
PELE (CAMADA EXTERNA)_A

TECIDO CONECTIVO
PELE (CAMADA PROFUNDA)_B
TELA SUBCUTÂNEA_{B¹}
FÁSCIA MUSCULAR_{B²}
LIGAMENTO_{B³}
OSSO_{B⁴}
  PERIÓSTEO_{B⁵}

TECIDO MUSCULAR
MÚSCULO ESQUELÉTICO_C

TECIDO NERVOSO
NERVO_D

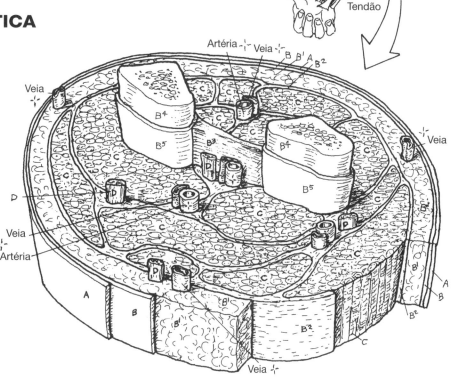

ESTRUTURA VISCERAL

TECIDO EPITELIAL
REVESTIMENTO MUCOSO_{A¹}
GLÂNDULA_{A²}
TÚNICA SEROSA (CAMADA EXTERNA)_{A³}

TECIDO CONECTIVO
LÂMINA PRÓPRIA_{B⁶}
TELA SUBMUCOSA_{B⁷}
TÚNICA SEROSA (CAMADA INTERNA)_{B⁸}

TECIDO MUSCULAR
MÚSCULO LISO_{C¹}

TECIDO NERVOSO
CÉLULAS NERVOSAS_{D¹}

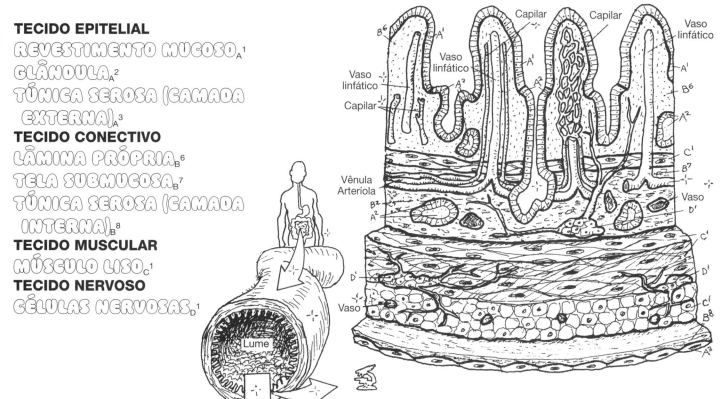

"Não existe nenhum manto de mago que possa se comparar à pele em suas diversas funções de impermeabilizar, revestir, proteger do sol, defender e resfriar, proporcionando, ao mesmo tempo, sensibilidade ao toque de uma pluma, à temperatura e à dor, suportando o uso e desgaste de 70 anos de vida e proporcionando o seu próprio reparo."[1]

A **epiderme** é uma camada de epitélio estratificado pavimentoso avascular. Como a **camada basal** germinativa localiza-se adjacente à derme, você deverá pintar a ilustração de baixo para cima. Essa camada única de células cúbicas a colunares baixas está sempre em atividade mitótica. É suprida por líquidos capilares que se difundem da derme subjacente através da membrana basal. A sua progênie migra para a **camada espinhosa** adjacente, na qual as células têm aparência espinhosa ao exame microscópico. À medida que se afastam mais do "armazém de alimentos" (capilares), as células começam a se desintegrar e apresentam grânulos de querato-hialina (**queratinócitos**). Afastando-se ainda mais da membrana basal, os queratinócitos revelam grânulos de coloração intensa, formando a **camada granulosa**. Quando não há capilares, as camadas externas do epitélio são nutridas de maneira inadequada. A **camada córnea** mais externa consiste em células (**corneócitos**) que contêm poucas organelas, à exceção de grânulos de queratina e lipídios, criando uma barreira à hidratação abaixo. As camadas mais externas se desprendem naturalmente, um processo auxiliado pelo banho. A **camada lúcida** é encontrada na pele glabra, espessa, representando outro estágio de desintegração intracelular.

Os **melanócitos** produzem grânulos de melanina que se distribuem ao longo das extensões citoplasmáticas, os *dendritos*. Estes estão entrelaçados entre as células da camada basal e camada espinhosa e disseminam melanina entre os queratinócitos. A *melanina* protege a pele da radiação ultravioleta (UV). As ***células de Merkel*** são sensores da deformação mecânica (toque) da superfície da pele e conduzem impulsos para o nervo que as acompanha. As **células de Langerhans (dendríticas)** são encontradas tanto na camada basal como na camada espinhosa, e na derme. São essencialmente fagocíticas e apresentam antígenos aos linfócitos T (p. 122).

As **unhas** são placas de células compactas altamente queratinizadas da camada córnea. São translúcidas, revelando o **leito ungueal** vascularizado subjacente. O leito ungueal consiste apenas na camada basal e camada espinhosa. A parte proximal do corpo da unha (**raiz da unha**) se encaixa em um sulco sob a prega ungueal proximal. Os epitélios ao redor da raiz são o tecido-fonte (A^2) do corpo da unha e estendem-se da região da raiz ungueal até a *lúnula*. O **corpo da unha** aumenta à medida que os epitélios da **matriz** crescem distalmente.

---

[1] *Fonte*: Reimpresso, com autorização, de Lockhart, R. D., Hamilton, G. F., and Fyfe, F. W. *Anatomy of the Human Body* (2nd ed.). J.B. Lippincott & Co., Philadelphia, 1959.

TEGUMENTO COMUM
TEGUMENTO COMUM | EPIDERME

NC: Use cores bem claras em todos os desenhos.
(1) Comece por pintar de cinza o pequeno bloco de epiderme na parte superior da página. (2) Pinte os nomes e as camadas da epiderme na ilustração maior, na parte superior da página, à direita. A sequência para pintar aqui é diferente: comece pelo nome da camada basal, A, e, em seguida, pinte a camada A correspondente. Continue pintando os nomes e as camadas B, C e E, em direção superior, que também é a direção do crescimento da epiderme. (3) O nome da camada lúcida, D, não é colorido, visto que aparece apenas na espessa pele glabra. (4) Pinte a figura ampliada da epiderme na parte inferior, à direita, da mesma maneira que em ("2"), usando uma cor cinza-escura para o melanócito e um cinza mais claro para as células de Merkel e as células dendríticas. Observe, porém, sem pintar, a derme vascular abaixo da membrana basal. (5) Pinte o corte longitudinal do corpo da unha e seus elementos correspondentes na parte inferior, à esquerda.

EPIDERME
CAMADA CÓRNEA_E
CAMADA LÚCIDA_D (Não mostrada)
CAMADA GRANULOSA_C
CAMADA ESPINHOSA_B
CAMADA BASAL_A

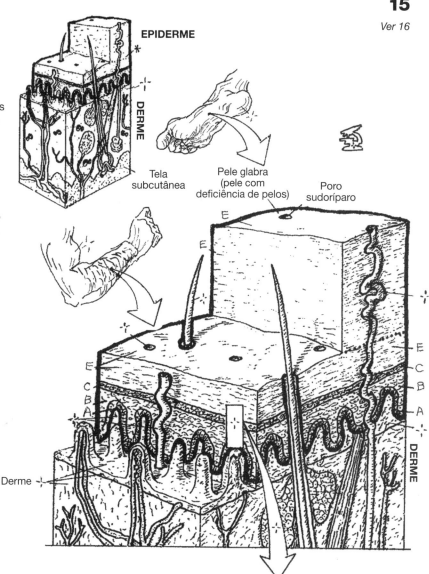

UNHA
CORPO DA UNHA_F
RAIZ DA UNHA_F1
LEITO UNGUEAL_A1
MATRIZ_A2

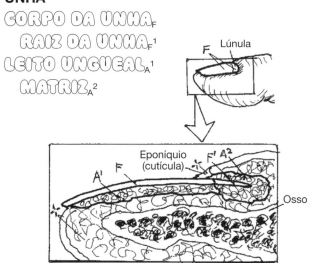

CORPO DA UNHA E RELAÇÕES

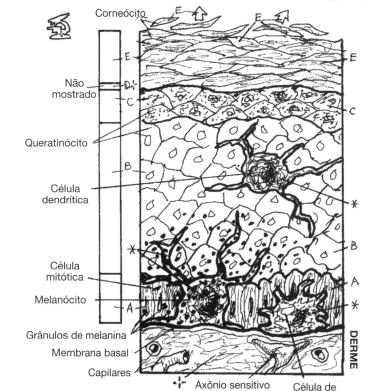

CAMADAS DA EPIDERME E SEUS CONSTITUINTES

A **derme**, a mais profunda das duas camadas da pele, caracteriza-se por tecido conectivo frouxo na parte superior (20%) (**camada papilar**), com projeções na epiderme, denominadas **papilas dérmicas**, sem violar a membrana basal (*junção dermoepidérmica*), e por uma rede fibrosa reticulada e irregular, na parte inferior (80%). Durante o desenvolvimento, vários derivados da epiderme (apêndices cutâneos) crescem para dentro da derme (eixos dos pelos e folículos pilosos, glândulas sebáceas, glândulas sudoríferas). As **artérias** e **veias** formam capilares que alcançam as papilas, juntamente com capilares linfáticos, **nervos** e **receptores** sensitivos. Em sua parte mais profunda, a derme é delimitada pela *tela subcutânea* (hipoderme), uma camada de tecido conectivo frouxo com quantidades variáveis de tecido adiposo.

Os **eixos dos pelos** surgem a partir dos **folículos** epidérmicos que se desenvolvem na derme/hipoderme da pele relativamente fina durante o desenvolvimento. *Não* são encontrados na pele espessa, nos lábios, nos orifícios urogenitais e em partes das mãos e dos pés. O folículo começa no local em que o pelo deixa a epiderme e termina em sua base, na forma de um bulbo. A base do bulbo é voltada para dentro (*invaginada*) para acomodar uma papila dérmica vascularizada. Aqui, as células germinativas (matriz) contribuem para a formação do eixo do pelo. A raiz do pelo começa no bulbo e estende-se até o ponto em que o eixo do pelo deixa a pele. Os eixos dos pelos são compostos de camadas de queratina circundadas por camadas de células foliculares. Um feixe de músculo liso disposto obliquamente fixa a membrana externa do folículo a uma projeção papilar dérmica. Trata-se do **músculo eretor do pelo**; quando contraído, o pelo fixado se eleva. Em muitos mamíferos, os pelos "eriçados" constituem um sinal de vigilância redobrada.

As **glândulas sebáceas** são agrupamentos em forma de cacho de uvas (*ácinos*) de células com um ducto comum que circundam os folículos pilosos. A base de cada glândula é mitoticamente ativa; as células-filhas movem-se para o centro da glândula e são preenchidas por lipídio. O produto secretor e os resíduos celulares constituem o *sebo*. O ducto glandular transporta o sebo até a superfície da epiderme ou para a parte superior do folículo piloso. O sebo, que é inodoro, reveste a pele e os pelos, proporcionando certo grau de impermeabilização.

As **glândulas sudoríferas** são glândulas tubulosas enoveladas, que se localizam na parte profunda da derme. Os ductos dessa glândula atravessam a epiderme, espiralando-se ao redor dos queratinócitos e abrindo-se na superfície. As células glandulares produzem o **suor**, que consiste, em grande parte, em água salgada, com traços de ureia e outras moléculas. A sudorese proporciona certos graus de resfriamento por evaporação.

TEGUMENTO COMUM
TEGUMENTO COMUM | DERME

NC: Use a cor vermelha para I, azul para J, verde para K, amarelo para L e cores claras para o restante. (1) No corte de pele, pinte os eixos dos pelos, C, e os poros sudoríparos, G, na epiderme não colorida. (2) Acompanhe cuidadosamente o texto à medida que for pintando as vistas ampliadas das glândulas sebáceas, E, e glândulas sudoríferas, G.

DERME

CAMADA PAPILAR_A (Tecido conectivo frouxo)
   PAPILA DÉRMICA_A1
CAMADA RETICULAR_B (Tecido conectivo denso)
   EIXO DO PELO_C
     FOLÍCULO_C1
   MÚSCULO ERETOR DO PELO_D
   GLÂNDULA SEBÁCEA_E
     CÉLULA EPITELIAL_E1
     SECREÇÃO_F
     CÉLULA EPITELIAL ROMPIDA_E2
     SEBO_{F+E2}
   GLÂNDULA SUDORÍFERA_G
     EPITÉLIO DO DUCTO_G1
     EPITÉLIO GLANDULAR_G2
     SUOR_H

ARTÉRIA_I
VEIA_J
VASO LINFÁTICO_K
NERVO_L
   RECEPTOR_L1

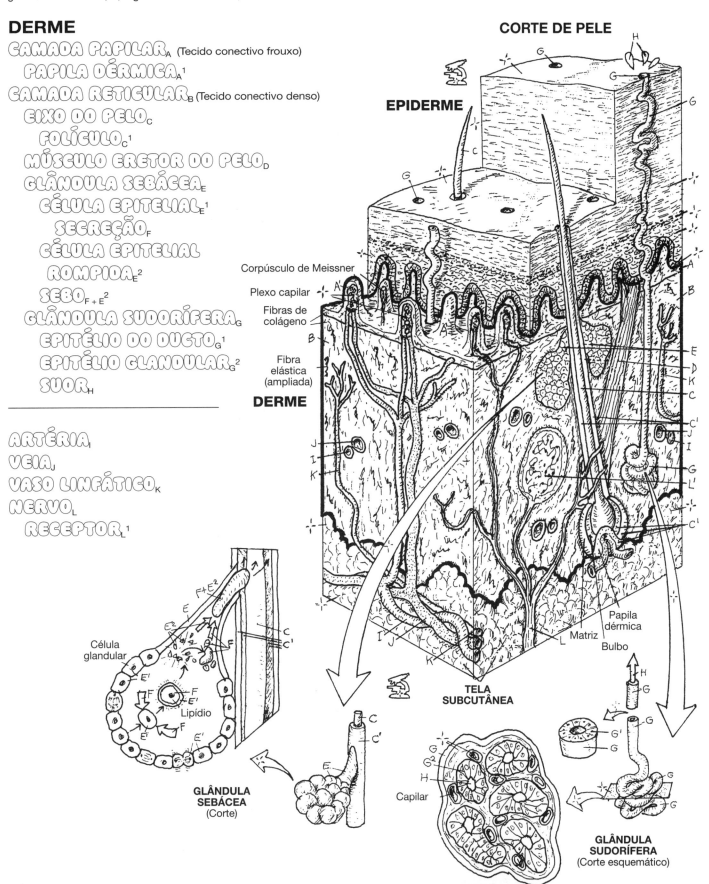

O osso é uma estrutura viva e vascularizada, composta de tecidos orgânicos e minerais. O componente orgânico (células, fibras, matriz extracelular, vasos sanguíneos, nervos) representa cerca de 35% do peso de um osso, enquanto os 65% restantes consistem em minerais (hidroxiapatita de cálcio). O osso funciona como (1) uma estrutura de sustentação; (2) um local de fixação dos músculos esqueléticos, ligamentos, tendões e cápsulas articulares; (3) uma fonte de cálcio; e (4) um importante local de desenvolvimento de células sanguíneas. O fêmur é classificado como **osso longo**.

A **epífise** refere-se à extremidade de um osso longo. A epífise madura consiste, em grande parte, em osso esponjoso. Sua superfície articular é revestida por 3 a 5 mm de cartilagem hialina (articular).

A **diáfise** é a parte central alongada de um osso longo. É constituída de uma cavidade medular preenchida por medula óssea e circundada por osso compacto, que é revestido externamente pelo periósteo formador de células ósseas e internamente pelo endósteo formador de osso (não mostrado).

A **cartilagem articular** é lisa, deslizante, porosa, maleável, insensível e avascular; constitui a única evidência remanescente do passado cartilaginoso de um osso adulto. Forma a superfície de articulação nas articulações de movimento livre.

O **periósteo** é uma bainha de sustentação vital, fibrosa, celular, vascularizada e altamente sensível do osso, que proporciona uma fonte de células ósseas durante toda a vida.

O **osso esponjoso (trabecular)** consiste em feixes (trabéculas) entrelaçados de osso nas epífises dos ossos longos, nos corpos das vértebras e em outros ossos sem cavidades. Os espaços entre as trabéculas são preenchidos por medula óssea vermelha ou amarela e vasos sanguíneos. O osso esponjoso forma uma treliça dinâmica capaz de alterações mecânicas em resposta aos estresses do peso, mudança postural e tensão muscular.

O **osso compacto** forma as paredes espessas na diáfise e a superfície externa mais fina de outros ossos desprovidos de cartilagem articular (p. ex., os ossos planos do crânio).

A **cavidade medular** é a cavidade da diáfise. Contém medula óssea: vermelha nos indivíduos jovens, tornando-se amarela em muitos ossos longos na maturidade. É revestida por fina camada de tecido conectivo com numerosas células formadoras de osso (*endósteo*).

A **medula óssea vermelha** é uma substância gelatinosa vermelha, composta de eritrócitos e leucócitos em vários estágios de desenvolvimento (*tecido hematopoético*) e capilares especializados (*sinusoides*) emaranhados no tecido reticular. Nos adultos, a medula óssea vermelha limita-se, em geral, a esterno, vértebras, costelas, ossos do quadril, clavículas e ossos do crânio.

A **medula óssea amarela** consiste em tecido conectivo adiposo, que não produz células sanguíneas.

A **artéria nutrícia** é a principal artéria que fornece oxigênio e nutrientes à diáfise ou corpo de um osso; seus **ramos** serpenteiam através dos canais labirínticos dos sistemas de Havers e outras cavidades tubulares dos ossos.

SISTEMAS ESQUELÉTICO E ARTICULAR
ESTRUTURA DOS OSSOS LONGOS

NC: Use azul-claro para C, cor de pele bronzeada para D, cores muito claras para E e F, amarelo para I e vermelho para J. (1) Pinte a barra vertical à direita, que representa a epífise, A, e a diáfise, B, do osso longo. Em seguida, pinte as partes do osso longo e o desenho menor à esquerda. (2) Deixe a cavidade medular, G, sem pintar.

ESTRUTURA DOS OSSOS LONGOS
EPÍFISE_A
DIÁFISE_B
CARTILAGEM ARTICULAR_C
PERIÓSTEO_D
OSSO ESPONJOSO (TRABECULAR)_E
OSSO COMPACTO_F
CAVIDADE MEDULAR_G
MEDULA ÓSSEA VERMELHA_H (Não mostrada)
MEDULA ÓSSEA AMARELA_I
ARTÉRIA NUTRÍCIA_J
  RAMOS_J[1]

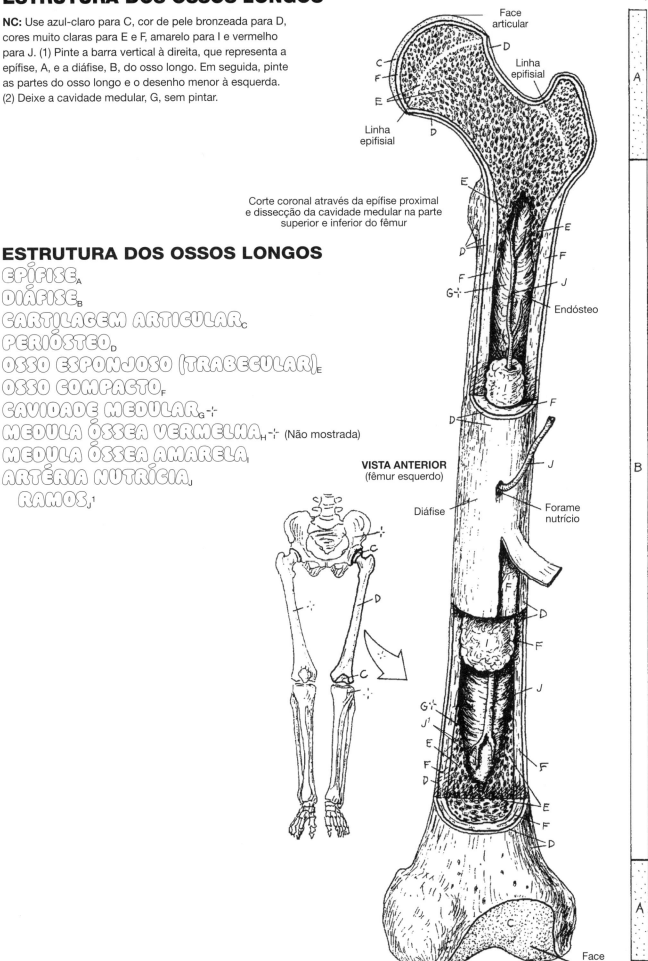

Corte coronal através da epífise proximal e dissecção da cavidade medular na parte superior e inferior do fêmur

VISTA ANTERIOR (fêmur esquerdo)

O **desenvolvimento do osso** ocorre por ossificação intramembranosa e/ou endocondral. Mostramos aqui cortes longitudinais de um osso longo em desenvolvimento, demonstrando ambas as formas de ossificação, porém com ênfase no crescimento ósseo endocondral.

O processo endocondral começa aproximadamente 5 semanas após a fertilização, com formação de modelos cartilaginosos (protótipos ósseos) a partir do tecido conectivo embrionário. Subsequentemente (ao longo dos 16 a 25 anos seguintes), a cartilagem é substituída, em grande parte, por osso (vistas 2 a 8). A velocidade e a duração desse processo determinam, em grande parte, a estatura da pessoa.

A **ossificação endocondral** começa com um modelo de cartilagem hialina (1). À medida que a estrutura cartilaginosa cresce, a sua parte central se desidrata. Nesse local, as células cartilaginosas começam a degenerar: aumentam, morrem e sofrem calcificação. Ao mesmo tempo, os vasos sanguíneos trazem células formadoras de osso (*osteoblastos*) para a cintura do modelo cartilaginoso, e forma-se um colar de osso (2) em torno do corpo cartilaginoso dentro do pericôndrio membranáceo. Essa membrana fibrosa, celular e vascularizada ao redor do colar ósseo é agora denominada *periósteo.* O novo colar ósseo (**osso periosteal**) passa a constituir um corpo tubular de sustentação para o modelo cartilaginoso, com o seu núcleo de cartilagem em degeneração e calcificação (3).

Os **vasos sanguíneos** do periósteo fibroso penetram no colar ósseo, entram no modelo cartilaginoso por meio de um *broto periosteal* (4) e proliferam, conduzindo osteoblastos do periósteo para dentro do modelo cartilaginoso (4). A partir de 8 semanas após a fertilização, aproximadamente, essas células formadoras de osso alinham-se ao longo de penínsulas de cartilagem calcificada (5) nas extremidades do corpo (**diáfise**) e secretam osso novo (5). A cartilagem calcificada degenera e é absorvida pelo sangue. Dessa maneira, o **osso endocondral** substitui a cartilagem calcificada. Os dois locais dessa atividade são denominados *centros de ossificação primários.* O crescimento nesses locais ocorre em direção às extremidades do osso em desenvolvimento. A cartilagem calcificada e parte do osso endocondral da diáfise são subsequentemente absorvidas, formando a cavidade medular (5). Essa cavidade do corpo tubular do osso em desenvolvimento torna-se preenchida por medula óssea vermelha gelatinosa no feto. Os centros primários (diafisários) produtivos de ossificação estão bem estabelecidos por ocasião do nascimento.

A partir dos primeiros anos após o nascimento, surgem os *centros de ossificação secundários* nas epífises, à medida que os vasos sanguíneos penetram na cartilagem (6). A cartilagem saudável entre os centros de ossificação nas epífises e na diáfise torna-se a **lâmina epifisial** (7). O seu crescimento é responsável pelo alongamento do osso. A substituição gradual dessa cartilagem por células ósseas na metáfise (7) afina essa placa e, por fim, possibilita a fusão dos centros de ossificação da epífise e da diáfise (8), completando o crescimento longitudinal do osso (aos 12 a 20 anos de idade). Áreas densas de osso no local de fusão (**linha epifisial**) podem permanecer na maturidade.

SISTEMAS ESQUELÉTICO E ARTICULAR
OSSIFICAÇÃO ENDOCONDRAL

NC: Separe as cores usadas para C, F e E na página anterior e utilize-as aqui para a cartilagem hialina, A, o osso periosteal, B, e o osso endocondral, E. Use vermelho para D. (1) Complete cada estágio antes de prosseguir. (2) Não pinte o periósteo, que aparece adjacente ao osso periosteal na etapa 3 e prossiga até o final. (3) Pinte as pequenas formas, E, que aparecem nas epífises e diáfises, vistas 5 a 8. Elas representam osso esponjoso (trabecular) de origem endocondral.

TODAS AS VISTAS SÃO CORTES LONGITUDINAIS

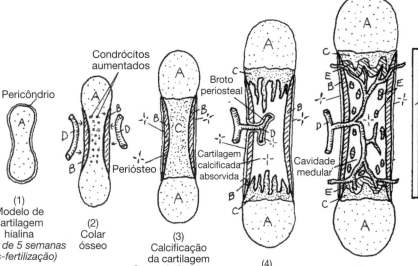

(1) Modelo de cartilagem hialina — *Cerca de 5 semanas (Pós-fertilização)*
(2) Colar ósseo
(3) Calcificação da cartilagem — *Cerca de 8 semanas (Pós-fertilização)*
(4) Invasão do broto periosteal
(5) Local de ossificação primária na diáfise — *Ao nascimento (38 semanas pós-fertilização)*

OSSO EM DESENVOLVIMENTO

CARTILAGEM HIALINA_A
OSSO PERIOSTEAL_B
CARTILAGEM CALCIFICADA_C
VASO SANGUÍNEO_D
OSSO ENDOCONDRAL_E

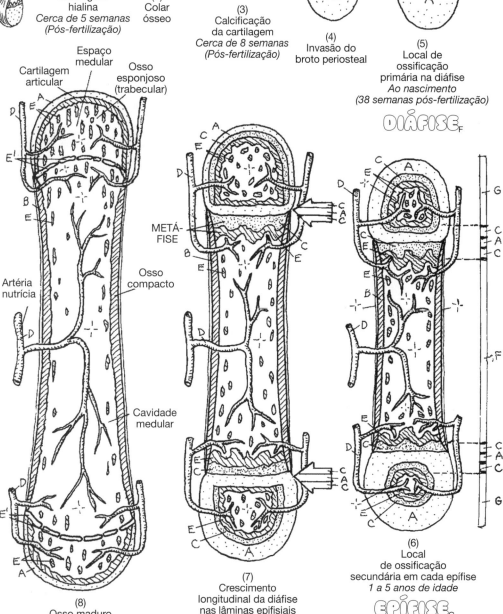

(8) Osso maduro mostrando as linhas epifisiais — *12 a 20 anos de idade*
(7) Crescimento longitudinal da diáfise nas lâminas epifisiais
(6) Local de ossificação secundária em cada epífise — *1 a 5 anos de idade*

DIÁFISE_F
EPÍFISE_G
LINHA EPIFISIAL_E1
LÂMINA (CRESCIMENTO) EPIFISIAL — A / C

Redesenhada e reproduzida, com autorização, de Bloom and Fawcett, *A Textbook of Histology* (10th ed.). W.B. Saunders Co., Philadelphia, 1975.

O **esqueleto axial**, que constitui a principal estrutura de sustentação do corpo, está orientado ao longo de seu eixo longitudinal mediano. Inclui o crânio, as vértebras, o esterno, as costelas e o osso hioide. Grande parte da mobilidade do tronco deve-se às múltiplas articulações ao longo de toda a coluna vertebral.

O **esqueleto apendicular** inclui os cíngulos do membro superior e do membro inferior e os ossos dos braços, antebraços, punhos, mãos, coxas, pernas e pés. As articulações do esqueleto apendicular possibilitam um considerável grau de liberdade de movimento para os membros superiores e inferiores. As fraturas e as luxações são mais comuns nessa parte do esqueleto, porém são frequentemente mais graves no esqueleto axial.

CLASSIFICAÇÃO DOS OSSOS

Os ossos têm uma variedade de formatos e a sua classificação com base na forma é desafiadora; mesmo assim, esse tipo de classificação existe historicamente. Os **ossos longos** são claramente mais longos em um eixo do que nos outros; caracterizam-se por uma cavidade medular, uma diáfise de osso compacto e pelo menos duas epífises (p. ex., fêmur, falanges). Os **ossos curtos** são aproximadamente cuboides; são constituídos predominantemente de osso esponjoso, com um córtex fino de osso compacto, e não apresentam cavidade (p. ex., ossos carpais e ossos tarsais). Os **ossos planos** (ossos do crânio, escápulas, costelas) geralmente são mais planos do que arredondados. Os **ossos irregulares** (vértebras) têm dois ou mais formatos diferentes. Os ossos que não são especificamente longos nem curtos são incluídos nesta última categoria.

Os **ossos sesamoides** desenvolvem-se em tendões (p. ex., tendão patelar); são constituídos em grande parte de osso, frequentemente misturado com tecido fibroso e cartilagem. Apresentam uma face articular cartilaginosa voltada para a face articular de um osso adjacente; podem fazer parte de uma articulação sinovial, envoltos por uma cápsula articular fibrosa. As estruturas são, em geral, do tamanho de uma ervilha e são mais comumente encontradas em determinados tendões/ cápsulas articulares das mãos e dos pés e, ocasionalmente, em outras articulações dos membros superiores e inferiores. O maior osso sesamoide é a patela, integrada ao tendão do músculo quadríceps femoral. Os ossos sesamoides resistem ao atrito e à compressão, aumentam o movimento articular e podem auxiliar na circulação local.

SISTEMAS ESQUELÉTICO E ARTICULAR
ESQUELETOS AXIAL | APENDICULAR

NC: Utilize cores claras, porém contrastantes, para A e B. (1) Pinte o esqueleto axial, A, em todas as três vistas. Não pinte os espaços intercostais (entre as costelas). (2) Pinte o esqueleto apendicular delineado mais escuro, B. (3) Pinte as setas identificando o formato/classificação dos ossos.

ESQUELETO AXIAL_A
ESQUELETO APENDICULAR_B

CLASSIFICAÇÃO DOS OSSOS
LONGOS_C
CURTOS_D
PLANOS_E
IRREGULARES_F
SESAMOIDES_G

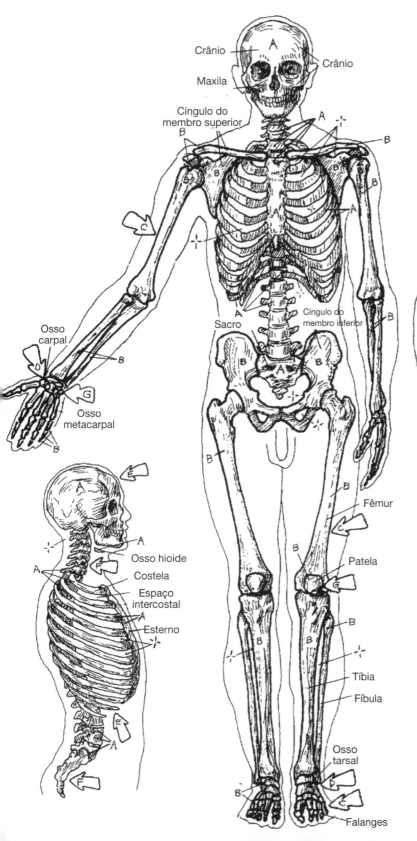
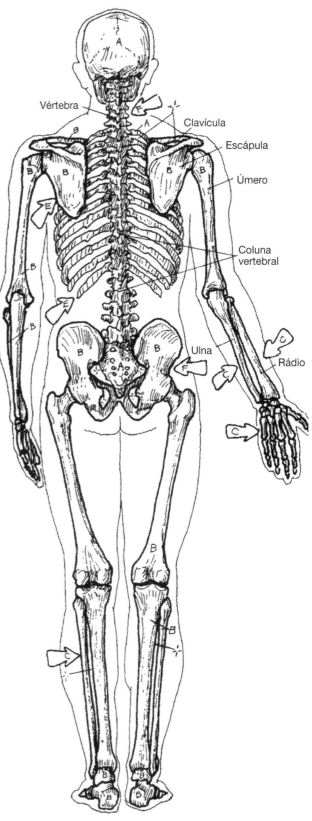

Os ossos são conectados entre si por **articulações**. Todos os ossos movem-se nas articulações. Do ponto de vista funcional, as articulações são classificadas em imóveis (*sinartroses*), semimóveis (*anfiartroses*) ou livres (*diartroses*). A classificação estrutural das articulações livremente móveis é apresentada a seguir.

As **articulações fibrosas** (*sinartroses*) são aquelas em que os ossos são conectados por tecido fibroso (tecido conectivo denso). As suturas do crânio são essencialmente articulações fibrosas **imóveis**, particularmente após a ocorrência de ossificação com a idade. Os dentes em seus alvéolos são articulações fibrosas fixas (*gonfoses*). As *sindesmoses* são articulações fibrosas **semimóveis**, como as membranas interósseas entre os ossos do antebraço ou os da perna.

As **articulações cartilagíneas** (*sincondroses*) são essencialmente **articulações imóveis** observadas durante o crescimento, como lâminas de crescimento (epifisiais) e a articulação entre a primeira costela e o esterno. As articulações cartilagíneas com fibrocartilagem (*anfiartroses*) são **semimóveis** (p. ex., os discos intervertebrais e parte da articulação sacroilíaca). As sínfises também são articulações cartilagíneas com fibrocartilagem, semimóveis, como aquela no púbis (sínfise púbica) e entre o manúbrio e o corpo do esterno (ângulo esternal).

As **articulações sinoviais** (*diartroses*) são **livremente móveis** dentro dos limites dos ligamentos e da arquitetura óssea. Caracterizam-se por **ossos articulantes**, cujas extremidades são revestidas por **cartilagem articular** e encerradas em uma **cápsula** fibrosa (**articular**) reforçada por ligamentos e sensível, revestida internamente por uma **membrana sinovial** vascularizada, que secreta um líquido lubrificante dentro da cavidade. A **membrana sinovial** não recobre a cartilagem articular.

As membranas sinoviais ou secretoras de líquido seroso revestem sacos de tecido fibroso (**bolsas** que ocorrem em todo o corpo, em áreas de atrito entre duas estruturas adjacentes). Essas bolsas facilitam o movimento sem atrito. Essas bolsas estão frequentemente associadas às articulações sinoviais, particularmente às articulações do quadril, do ombro e do joelho, para mencionar algumas.

As **articulações esferóideas** são mais bem visualizadas no quadril e no ombro. Essas articulações possibilitam movimentos em todas as direções: flexão, extensão, adução, abdução, rotação medial e lateral e circundução.

A **articulação gínglimo** possibilita o movimento em apenas um plano: flexão/extensão. As articulações talocrural (tornozelo), interfalângicas e do cotovelo (umeroulnar) são gínglimos.

A **articulação selar** (p. ex., articulação carpometacarpal na base do polegar) tem duas faces articulares côncavas, possibilitando todos os movimentos, exceto a rotação.

A **articulação elipsóidea** (condiloide, condilar) é uma configuração esferóidea reduzida, da qual a rotação significativa é, em grande parte, excluída (p. ex., as articulações bicondilares do joelho, temporomandibular e radiocarpal (do punho)).

A **articulação cilíndrica** tem um anel de osso em torno de um pino; por exemplo, a vértebra C I faz rotação em torno do dente da vértebra C II, o capítulo do úmero arredondado sobre o qual gira a cabeça do rádio.

As **articulações planas** (p. ex., deslizantes) (p. ex., os processos articulares das vértebras, as articulações acromioclavicular, intercarpais e intertarsais) geralmente apresentam faces articulares planas.

SISTEMAS ESQUELÉTICO E ARTICULAR
CLASSIFICAÇÃO DAS ARTICULAÇÕES

NC: Utilize azul-claro para D, preto para F e cinza para H. (1) Não pinte os ossos na metade superior da página. (2) Abaixo, pinte as setas que apontam para a localização das articulações e suas representações.

ARTICULAÇÃO FIBROSA
IMÓVEL_A
SEMIMÓVEL_A¹

ARTICULAÇÃO CARTILAGÍNEA
IMÓVEL_B
SEMIMÓVEL_B¹

ARTICULAÇÃO SINOVIAL
(Livremente móvel)
OSSOS ARTICULANTES_C
CARTILAGEM ARTICULAR_D
MEMBRANA SINOVIAL_E
CAVIDADE (LÍQUIDO) SINOVIAL_F
CÁPSULA ARTICULAR_G
BOLSA_H
LIGAMENTO COLATERAL_I*

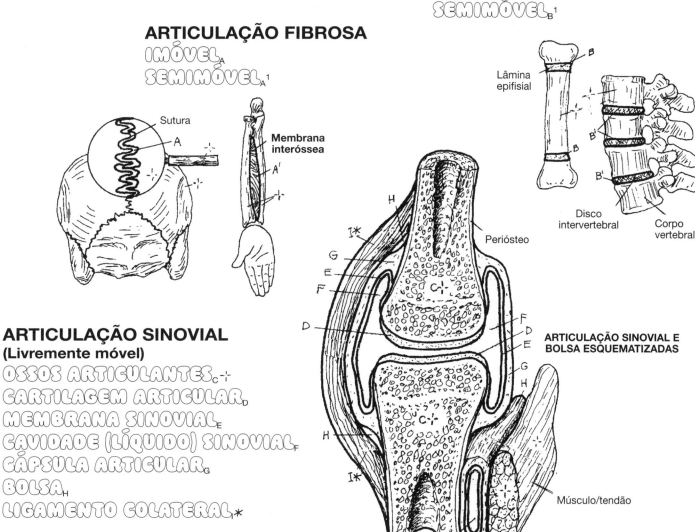

TIPOS DE ARTICULAÇÕES SINOVIAIS

ESFERÓIDEA_J   GÍNGLIMO_K   SELAR_L
ELIPSÓIDEA_M   CILÍNDRICA_N   PLANA_O

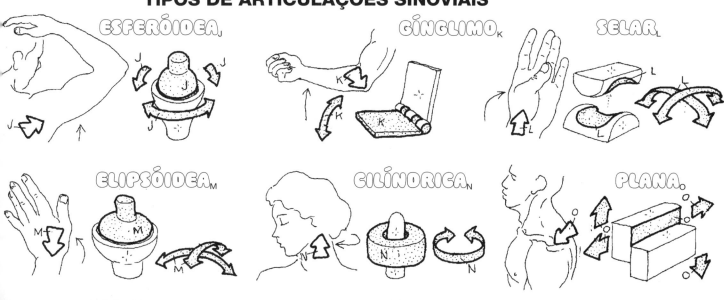

Os movimentos dos ossos ocorrem nas articulações. Os termos relativos ao movimento aplicam-se, portanto, às articulações, e não aos ossos (p. ex., a flexão dos ossos tende a fraturá-los!). A amplitude de movimento é limitada pela arquitetura óssea de uma articulação, pelos ligamentos correlatos e pelos músculos que cruzam a articulação. Com base na posição anatômica, é possível delinear claramente direções específicas de movimento e medir sua amplitude de movimento.

A **extensão** de uma articulação geralmente significa a sua retificação. Na posição anatômica, as articulações estão, em sua maioria, em extensão relaxada (posição neutra). Em relação à posição anatômica, os movimentos de extensão são dirigidos no plano sagital. A extensão extrema, até mesmo anormal, é denominada *hiperextensão.* Nas articulações do tornozelo e do punho, a extensão é denominada **flexão plantar** e **dorsiflexão**, respectivamente.

A **flexão** de uma articulação consiste em dobrá-la, diminuindo o ângulo entre os ossos que formam a articulação. Os movimentos de flexão ocorrem no plano sagital. Na articulação do tornozelo, a flexão é denominada **flexão dorsal**.

A **adução** de uma articulação move um osso em direção à linha mediana do corpo (ou, no caso dos dedos das mãos ou dos pés, em direção à linha mediana da mão ou do pé). Em relação à posição anatômica, os movimentos de adução são dirigidos no plano coronal.

A **abdução** de uma articulação afasta um osso da linha mediana do corpo (ou da mão ou do pé). Os movimentos de abdução são dirigidos no plano coronal.

A **circundução** é um movimento circular, que pode ocorrer nas articulações esferóideas, condilares e selares. A circundução caracteriza-se pela sequência de flexão, abdução, extensão e adução da articulação.

A **rotação** de uma articulação consiste em girar o osso móvel em torno de seu eixo. A rotação de um membro em direção ao corpo é denominada *rotação medial*; a rotação do membro afastando-se do corpo é denominada *rotação lateral.*

A **supinação** é a rotação lateral da articulação umerorradial, em que a mão e o punho são virados com a palma para cima. No pé, a supinação da articulação talocalcânea (subtalar) e da articulação transversa do tarso (articulações talocalcaneonavicular e calcaneocubóidea; ver p. 40) movimenta a planta do pé em direção medial.

A **pronação** é a rotação medial da articulação umerorradial, em que a mão e o punho estão voltados com a palma para baixo. No pé, a pronação das articulações subtalar e transversa do tarso gira o pé em direção lateral.

A **inversão** gira a planta do pé medialmente, elevando a sua margem medial, em consequência da supinação nas articulações subtalar e transversa do tarso e adução da parte anterior do pé. Ver Glossário.

A **eversão** gira a planta do pé lateralmente, elevando a sua margem lateral em consequência da pronação das articulações subtalar e transversa do tarso e abdução da parte anterior do pé.

SISTEMAS ESQUELÉTICO E ARTICULAR
TERMOS DE MOVIMENTO

NC: Observe a posição anatômica do corpo em vista lateral entre as figuras da parte superior, com flexão das articulações B, C e D e extensão das articulações A. (1) Pinte os termos listados de movimento e as setas relacionadas que apontam para as várias articulações em cada uma das figuras. (2) À medida que pintar cada seta, movimente a sua própria articulação na mesma direção.

EXTENSÃO_A
DORSIFLEXÃO_B
FLEXÃO_C
FLEXÃO PLANTAR_D
ADUÇÃO_E
ABDUÇÃO_F
CIRCUNDUÇÃO_G
ROTAÇÃO_H
SUPINAÇÃO_I
PRONAÇÃO_J
INVERSÃO_K
EVERSÃO_L

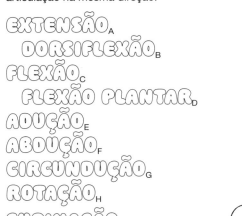
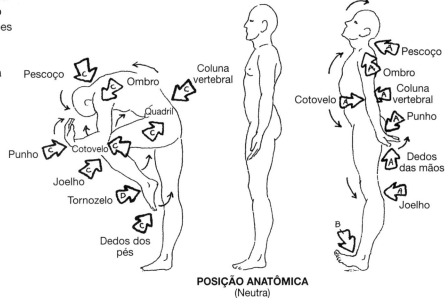

POSIÇÃO ANATÔMICA (Neutra)

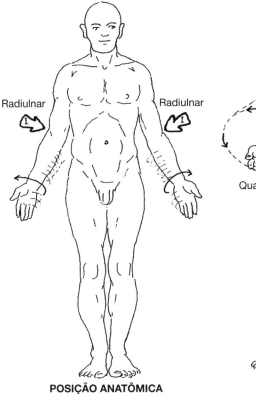

POSIÇÃO ANATÔMICA (Neutra)

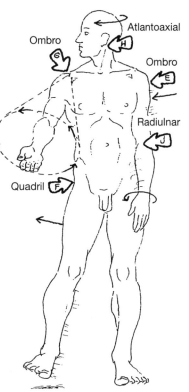

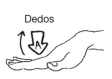
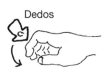
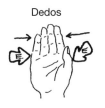
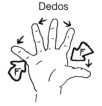
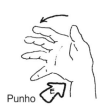
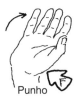
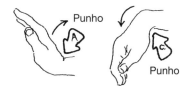
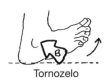

O crânio é constituído pelos **ossos do crânio**, que formam um cofre para o encéfalo, e pelos **ossos da face**, que fixam os músculos da expressão facial e proporcionam um contraforte para proteger o encéfalo. Com exceção da articulação temporomandibular (uma articulação sinovial), todos os ossos estão conectados por suturas fibrosas geralmente imóveis que, com o passar do tempo, tendem a sofrer ossificação e desenvolver sinostoses.

A órbita é composta de sete ossos (C, E, F, I, J, K e L), um dos quais (K) faz uma pequena contribuição para o assoalho da órbita e não é visível nesses desenhos. A órbita, que tem duas fissuras e um canal, abriga o olho e os músculos, nervos e vasos sanguíneos associados. O osso mais delicado do crânio encontra-se na parede medial da órbita (I). O nariz externo é, em grande parte, cartilaginoso e, portanto, não faz parte do crânio ósseo, com exceção dos ossos **nasais**.

Em certos locais do crânio, o osso é particularmente espessado, formando pilares (*contrafortes*). Proporcionam forte resistência contra forças impostas, transmitindo as forças para longe das vulneráveis órbitas, cavidades nasais e encéfalo e, assim, resistindo a fraturas. Três dos reforços mais evidentes da órbita são as paredes superior, lateral e inferior, que você pode facilmente sentir. Existem reforços em torno da boca (mastigatórios), no mento (tubérculo mental) e no dorso do crânio (**occipital**).

Numerosos forames proporcionam vias de passagem para os nervos cranianos e os vasos sanguíneos para dentro e para fora do crânio. Muitas dessas passagens neurovasculares são identificadas na página 23. Observe os três pares de forames no plano vertical acima e abaixo da órbita e na **mandíbula**. Constituem locais de saída para os nervos supraorbital, infraorbital e mental que fornecem fibras sensitivas para a pele da face. Todos são ramos cutâneos das três divisões do nervo trigêmeo (V^1, V^2 e V^3; ver p. 83).

Coloque o dedo em sua orelha enquanto faz movimentos de mastigação e examine o meato acústico externo na vista lateral do crânio da ilustração adjacente. É a cabeça da mandíbula que você sente subir contra o assoalho do meato acústico externo. Logo acima, você pode perceber o **arco zigomático**, e, mais profundamente, o músculo temporal e o seu resistente revestimento fascial (p. 45). Essa parede osteomusculofascial ajuda a proteger a artéria meníngea média (que segue o seu trajeto em um sulco na face interna do osso **temporal**) após impacto na parte lateral da cabeça.

SISTEMAS ESQUELÉTICO E ARTICULAR
OSSOS DO CRÂNIO (1)

8 OSSOS DO CRÂNIO
OCCIPITAL (1)_A, PARIETAIS (2)_B, FRONTAL (1)_C,
TEMPORAIS (2)_D, ETMOIDE (1)_E, ESFENOIDE (1)_F

14 OSSOS DA FACE
NASAIS (2)_G, VÔMER (1)_H, LACRIMAIS (2)_I,
ZIGOMÁTICOS (2)_J, PALATINOS (2)_K, MAXILA (2)_L,
MANDÍBULA (1)_M, CONCHAS NASAIS INFERIORES (2)_N

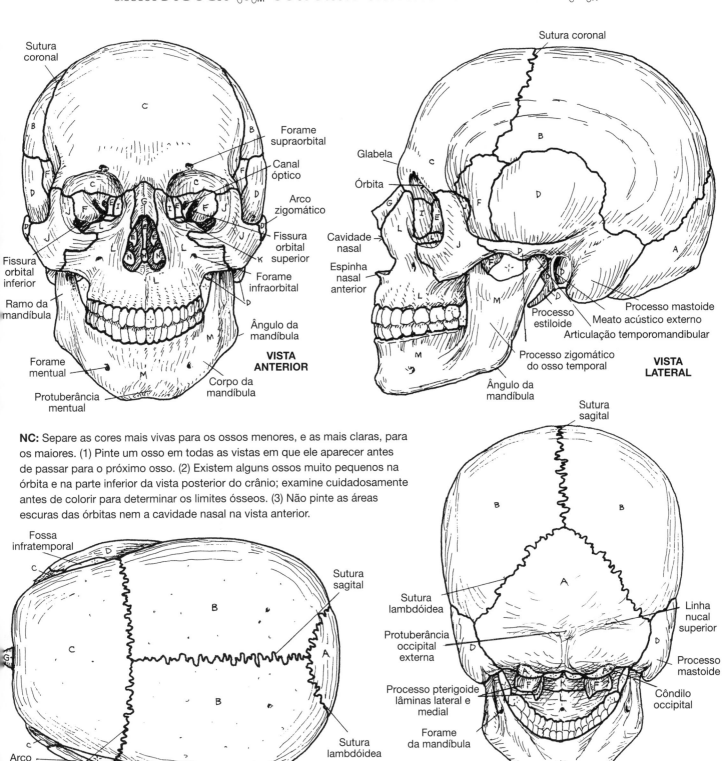

NC: Separe as cores mais vivas para os ossos menores, e as mais claras, para os maiores. (1) Pinte um osso em todas as vistas em que ele aparecer antes de passar para o próximo osso. (2) Existem alguns ossos muito pequenos na órbita e na parte inferior da vista posterior do crânio; examine cuidadosamente antes de colorir para determinar os limites ósseos. (3) Não pinte as áreas escuras das órbitas nem a cavidade nasal na vista anterior.

Na ilustração superior, você está olhando o interior do lado direito do crânio. Comece anteriormente e observe o septo ósseo que divide a cavidade **nasal** em cavidades esquerda e direita. O **vômer** e a lâmina perpendicular do **etmoide** contribuem significativamente para o septo nasal. A ruptura traumática do septo nasal pode resultar em "desvio de septo", uma condição que pode dificultar a respiração nasal. Existem cavidades ósseas (seios paranasais) no crânio (p. 129), e, nesta ilustração, o grande seio **esfenoidal** pode ser visto no osso esfenoide. A hipófise encontra-se na sela turca acima do seio esfenoidal. Em ambos os lados da sela turca, há um grande seio preenchido com sangue venoso (seio cavernoso). Em certas ocasiões, o fluxo que passa pelo seio pode ser interrompido por resíduos associados a infecção, provocando trombose do seio cavernoso, com olhos de guaxinim (pretos), edema e risco de hemorragia venosa oculta.

Na ilustração inferior, à esquerda, olhe para o assoalho da cavidade craniana (base interna do crânio) e identifique a fossa anterior do crânio que sustenta os lobos frontais do cérebro (p. 73); os tratos olfatórios repousam sobre as lâminas cribriformes, através das quais passam os nervos olfatórios (p. 99) (sentido do olfato). A fossa média do crânio envolve os lobos temporais; observe os numerosos forames (canais) para os nervos cranianos e vasos sanguíneos. A fossa posterior do crânio retém o cerebelo posteriormente e o tronco encefálico anteriormente (p. 76), bem como os nervos cranianos e vasos sanguíneos que entram na fossa posterior do crânio ou que dela saem (p. 83). Uma queda ou outro traumatismo na parte posterior da cabeça frequentemente causam pouca ou nenhuma lesão nessa região, porém farão com que a base dos lobos frontais raspe pela fossa *anterior* do crânio, resultando em possível contusão por contragolpe de um ou de ambos os lobos frontais/ áreas pré-frontais.

A ilustração inferior à direita mostra uma vista da base externa do crânio. A extensa superfície externa do osso **occipital** é o local de fixação de camadas da musculatura cervical posterior (p. 47). O forame magno proporciona a passagem da parte caudal do tronco encefálico/medula espinal. Os grandes côndilos occipitais articulam-se com as faces articulares do atlas ou primeira vértebra cervical. A parede muscular da faringe fixa-se ao redor das aberturas nasais posteriores.

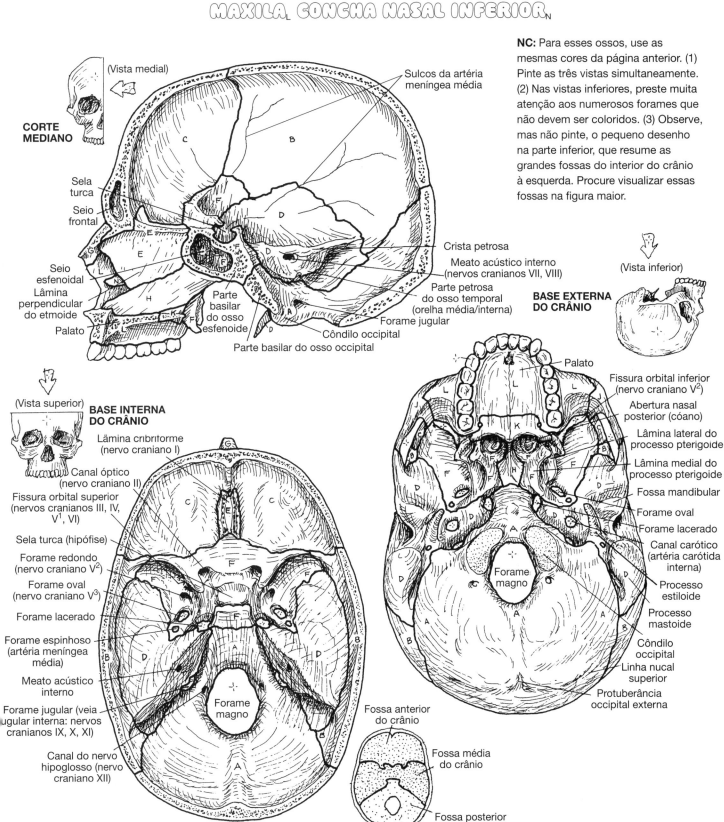

Duas **articulações temporomandibulares** formam a articulação craniomandibular, que consiste na articulação das cabeças dos **processos condilares** esquerdo e direito da **mandíbula** com o par de fossas mandibulares dos **ossos temporais**. O movimento ou o traumatismo de uma dessas duas articulações temporomandibulares (ATM) sempre envolve a articulação contralateral. A ATM é uma articulação sinovial complexa, que desliza, movimenta-se obliquamente e gira durante o que parece ser um simples movimento de dobradiça da mandíbula. Os movimentos da ATM podem ser vistos na página 45.

A ATM é envolvida por uma cápsula (articular) fibrosa, o único ligamento verdadeiro dessa articulação. O **disco articular** é uma placa oval fibrocartilaginosa situada entre a fossa articular recoberta de cartilagem e a cartilagem articular do processo condilar. Ele divide a **cavidade sinovial** em **espaços articulares superior** e **inferior**. O disco incorpora duas bandas avasculares, cujos eixos longitudinais situam-se no plano coronal. Podem ser vistas em corte transversal nas vistas das ilustrações inferiores à esquerda. Essas bandas são conectadas por uma zona intermediária de tecido fibroso. O disco é bem conectado, anteriormente com o músculo pterigóideo lateral, posteriormente com o **coxim retrodiscal** elástico vascularizado na região bilaminar, a partir da qual obtém a sua nutrição, e medial/lateralmente com o processo condilar. Quando a boca está fechada, a cabeça do processo condilar entra em contato com a **banda posterior** maior. Quando a boca se abre, a cabeça do côndilo sofre rotação para frente e para baixo, entrando em contato com a **banda anterior** com a sua abertura total (35 a 50 mm entre os incisivos superiores e inferiores). Durante a abertura da boca, o próprio disco articular sofre estiramento enquanto é empurrado para a frente com a cabeça da mandíbula.

O **disco articular** da ATM pode sofrer desgaste ou luxação ou desprender-se com o processo de envelhecimento, abuso (traumatismo) ou uso incorreto (cerramento, bruxismo). Essa condição pode estar associada a cefaleias bitemporais (uso excessivo do músculo temporal), estalos durante o movimento da mandíbula e redução da amplitude de movimento. O disco também pode ser estruturalmente incompleto (e até mesmo perfurado) congenitamente.

SISTEMAS ESQUELÉTICO E ARTICULAR
ARTICULAÇÃO TEMPOROMANDIBULAR (CRANIOMANDIBULAR)

NC: Use azul-claro para C, cores claras para A e B e deixe E^1-E^2 sem pintar.
(1) Comece a pintar a ATM e os ligamentos correspondentes na grade da ilustração superior da direita. (2) Na ilustração central ("Faces articulares da ATM"), use a mesma cor para a face articular do processo condilar e da fossa articular. (3) Pinte a mandíbula na ilustração inferior da direita. (4) Pinte a vista lateral da ATM e as duas vistas dessa articulação no plano sagital, com a boca fechada (à esquerda) e a boca aberta (à direita).

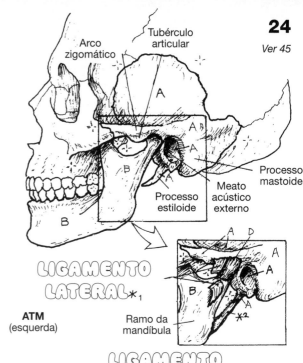

ATM (esquerda)

LIGAMENTO LATERAL*₁

LIGAMENTO ESTILOMANDIBULAR*₂

ARTICULAÇÃO TEMPOROMANDIBULAR
OSSO TEMPORAL_A
MANDÍBULA_B
  PROCESSO CONDILAR_B¹

ESTRUTURAS ARTICULARES
CARTILAGEM ARTICULAR_C
CÁPSULA ARTICULAR_D
CAVIDADE SINOVIAL_E•
  ESPAÇO ARTICULAR SUPERIOR_E¹
  ESPAÇO ARTICULAR INFERIOR_E²
DISCO ARTICULAR_F
  BANDA ANTERIOR_F¹
  BANDA POSTERIOR_F²
COXIM RETRODISCAL_G

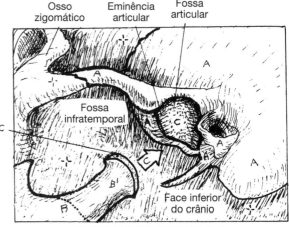

FACES ARTICULARES DA ATM
(Vista inferolateral do crânio)

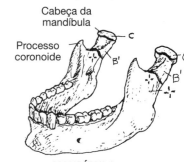

MANDÍBULA

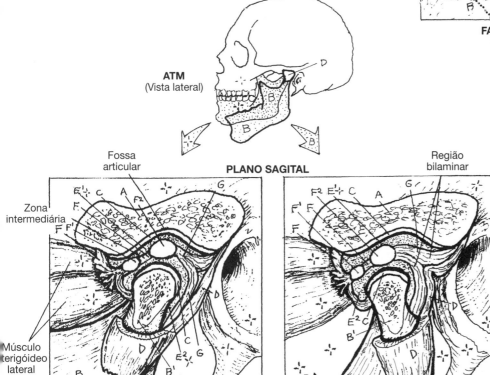

ATM (Vista lateral)

PLANO SAGITAL

BOCA FECHADA   **BOCA ABERTA**

A coluna vertebral tem 24 vértebras individuais dispostas nas seguintes regiões: **cervical** (7), **torácica** (12) e **lombar** (5). Observe que as cinco vértebras **sacrais** são fundidas, formando o *sacro,* enquanto as quatro vértebras **coccígeas** formam o *cóccix.* O número de vértebras em cada região é notavelmente constante; raramente pode ocorrer fusão de C I e C II com o osso occipital do crânio. L V pode estar fundida com o sacro (vértebra lombar sacralizada), ou S I pode estar livre (vértebra de transição). A coluna cervical normalmente se encurva (*lordose cervical*) com a convexidade voltada anteriormente; a coluna torácica é normalmente encurvada, com a convexidade voltada posteriormente, e a convexidade da coluna lombar é voltada anteriormente. Todas essas curvas formam-se secundariamente ao desenvolvimento dos reflexos posturais cerca de 3 meses após o nascimento. Exemplos de curvaturas excessivas da coluna são mostrados nas ilustrações inferiores à esquerda. O sacro forma o alicerce de um arco de sustentação de peso, que envolve os ossos do quadril. A curvatura sacral/coccígea é congênita.

Cada par de vértebras individuais não fundidas, mais o disco intervertebral, processos articulares e ligamentos, constitui um **segmento móvel**, a unidade básica de movimento da coluna vertebral. Movimentos combinados dos segmentos móveis são responsáveis pela movimentação do pescoço e das regiões superior, média e inferior do dorso. Cada par de vértebras em um segmento móvel, à exceção de C I-C II, é unido por três articulações: um *disco intervertebral* parcialmente móvel, anteriormente, e um par de *articulações sinoviais* dos processos articulares (zigapofisárias), posteriormente. Os ossos são unidos por **ligamentos**, e cápsulas articulares fibrosas envolvem os processos articulares. A série longitudinal de **forames vertebrais** forma o canal vertebral (ou neural), dando passagem à medula espinal e aos seus envoltórios, vasos e raízes nervosas. Localizadas bilateralmente entre cada par de pedículos vertebrais, existem passagens para a entrada e saída do canal vertebral (denominadas *forames intervertebrais*) que dão passagem a nervos espinais, seus envoltórios/vasos e vasos para a medula espinal e provenientes dela.

O **disco intervertebral** é uma articulação fibrocartilaginosa parcialmente móvel entre duas vértebras, que consiste (1) no **anel fibroso** de sustentação de carga (camadas de fibras colágenas entrelaçadas concêntricas, integradas com células cartilaginosas) fixado acima e abaixo aos corpos vertebrais, e (2) no **núcleo pulposo** de localização mais central (massa de colágeno fino e degenerado e proteoglicanos em água). A água do núcleo pulposo (como a água em qualquer outro local do corpo) não é compressível; ela transmite a carga imposta ao anel. Os discos viabilizam o movimento entre os corpos vertebrais. Com o envelhecimento, os discos sofrem desidratação e tornam-se delgados, resultando em diminuição da altura. Os discos cervicais e lombares, em particular, estão sujeitos à degeneração precoce. O enfraquecimento e/ou a laceração do anel fibroso pode resultar em protrusão localizada (focal) do núcleo e parte adjacente do anel, podendo comprimir um **nervo espinal** no forame intervertebral ou recesso lateral do canal vertebral.

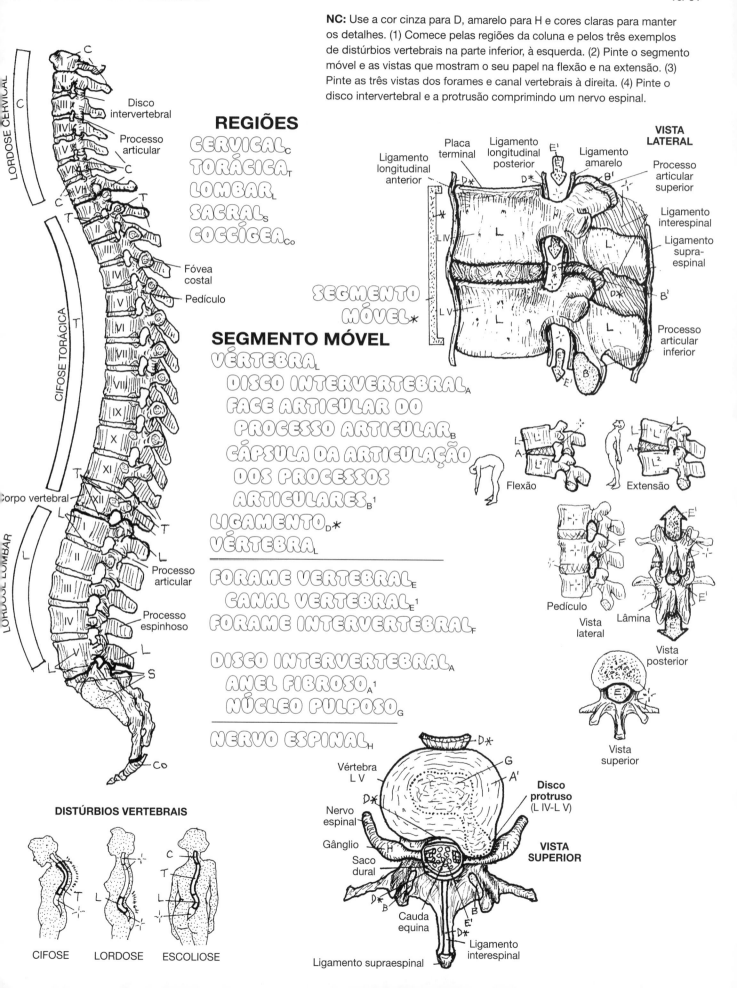

As sete vértebras cervicais relativamente pequenas sustentam e movem a cabeça e o pescoço, sustentadas pelos discos intervertebrais entre C II e T I, ligamentos e músculos paracervicais (paravertebrais), cujo formato lembra uma correia. O *atlas* (C I) em formato de anel não tem corpo; por conseguinte, não existem discos de sustentação de peso entre o occipital do crânio e C I, nem entre C I e C II (o *áxis*). O peso da cabeça é transferido para C III pelos grandes **processos articulares** e **faces articulares** de C I e C II. As articulações atlantoccipitais, juntamente com os processos articulares de C III-C VII, possibilitam um notável grau de flexão/extensão (movimentos de aquiescência, "sim"). O dente de C II projeta-se na parte anterior do anel de C I, formando uma articulação cilíndrica, que possibilita a rotação da cabeça e C I em até 80° (movimentos repetitivos de "não"). Essa capacidade de rotação é viabilizada pela orientação relativamente horizontal das faces articulares cervicais. As vértebras C III-C VI são semelhantes; C VII destaca-se pelo seu **processo espinhoso** proeminente, que é facilmente palpável (verifique no seu próprio corpo). A curvatura cervical anteriormente dirigida (convexidade anterior) e a extensa musculatura paracervical geralmente impedem a palpação dos outros processos espinhosos cervicais.

As **artérias vertebrais** originam-se das artérias *subclávias* e alcançam o tronco encefálico por meio dos *forames* dos **processos transversos** das seis vértebras cervicais superiores; esses vasos fazem uma curva em S no forame magno. Estão sujeitos a lesões por estiramento com a rotação cervical extrema do pescoço hiperestendido.

O canal vertebral cervical conduz a parte cervical da medula espinal e seus envoltórios (não mostrados). Os segmentos móveis de C IV-C V e de C V-C VI são os mais móveis da região cervical e estão particularmente sujeitos à degeneração dos discos e faces articulares com o processo de envelhecimento.

As doze **vértebras torácicas** – caracterizadas por processos espinhosos longos e delgados, **corpos** em formato de coração, **faces** articulares de orientação quase vertical e onze discos intervertebrais – sustentam o tórax e articulam-se com as **costelas** bilateralmente. Em geral, cada costela forma uma articulação sinovial com duas **hemifóveas** nos corpos de vértebras adjacentes e uma única fóvea no processo transverso da vértebra inferior. São observadas variações dessas articulações costovertebrais em T I, T XI e T XII. A existência das costelas na região torácica contribui para a amplitude de movimento relativamente reduzida nessa parte da coluna vertebral.

SISTEMAS ESQUELÉTICO E ARTICULAR
VÉRTEBRAS CERVICAIS E TORÁCICAS

NC: Use as mesmas cores empregadas na página anterior para C e T. Use vermelho para M e cores escuras para N, O e R. (1) Comece pelas partes de uma vértebra cervical, observando que K e L recebem diferentes cores para diferenciá-las das vértebras cervicais típicas C. Pinte K e L. (2) Pinte as partes de uma vértebra torácica e a porção torácica da coluna vertebral. Observe as três cores diferentes usadas para as diferentes faces articulares N, O e P.

Crânio
Processo mastoide
Mandíbula
Occipital
C I
Disco
C II
Forame intervertebral
C III
VISTA LATERAL
C IV
C V
Processo articular
C VI
C VII
Vértebra proeminente
M

ATLAS K
ÁXIS L

Arco anterior
Dente
Face articular superior para o côndilo occipital
Forame transverso
Forame transversário
Canal vertebral
Arco posterior
Espinha bífida
Tubérculo posterior
VISTA POSTEROSSUPERIOR

VÉRTEBRA CERVICAL TÍPICA (C IV)
Forame transversário
Forame vertebral
VISTA SUPERIOR
Espinha bífida

ARTÉRIA VERTEBRAL M

VÉRTEBRA CERVICAL C
CORPO C¹
PEDÍCULO B
PROCESSO TRANSVERSO G
PROCESSO ARTICULAR H
FACE ARTICULAR H
LÂMINA I
PROCESSO ESPINHOSO J

Disco
III
T IV
T V
T VI
VISTA LATERAL
T VII
T VIII
* Ligamento supraespinal
T IX
T X
T XI
T XII

FLEXÃO LATERAL
ROTAÇÃO
FLEXÃO
EXTENSÃO
MOVIMENTOS DA CABEÇA E DO PESCOÇO

VÉRTEBRA TORÁCICA TÍPICA (T V)
Forame vertebral
Forame intervertebral
Processo articular superior
Processo articular inferior
Fóvea costal superior
Fóvea costal inferior
Fóvea costal do processo transverso
Contorno da costela
VISTA SUPEROLATERAL

VÉRTEBRA TORÁCICA
CORPO T¹
FÓVEA COSTAL N
HEMIFÓVEA (FÓVEA COSTAL)
FÓVEA DO PROCESSO TRANSVERSO P

COSTELA Q
LIGAMENTO D *

As cinco **vértebras lombares** são as mais maciças de todas as vértebras individuais. Seus processos espessos fixam numerosos ligamentos e músculos/tendões. A flexão e extensão são significativas nos segmentos móveis lombares e lombossacral, particularmente em L IV-L V e L V-S I. Aproximadamente em L I, termina a medula espinal e começa a cauda equina (feixe de raízes nervosas lombares, sacrais e coccígeas; ver p. 68). Os **forames intervertebrais** lombares são grandes e dão passagem a raízes nervosas e suas bainhas, que ocupam apenas cerca de 50% do volume desses forames. A degeneração dos discos e faces articulares, com redução do espaço dos forames, é comum nos segmentos L IV-L V e L V-S I, aumentando o risco de irritação/compressão de raízes nervosas. Em certas ocasiões, a vértebra L V sofre fusão parcial ou completa com o sacro (L V sacralizada), deixando apenas quatro vértebras lombares. A vértebra S I pode sofrer fusão parcial ou completa com L V (S I lombarizada), resultando essencialmente em seis vértebras lombares e um sacro constituído de quatro vértebras fundidas.

Os **planos das faces articulares** influenciam fortemente, porém não determinam por completo, a direção e o grau de movimento do segmento móvel. O plano das **faces articulares cervicais** forma um ângulo de cerca de 30° com o plano horizontal, proporcionando ao pescoço considerável liberdade de movimentos, particularmente na rotação. As **faces articulares torácicas** exibem orientação mais vertical no plano coronal e praticamente não sustentam peso. Nessa região, a amplitude de movimento é significativamente limitada em todos os planos, particularmente a rotação. O plano das **faces articulares lombares** é, em grande parte, sagital, resistindo à rotação da coluna lombar. As faces articulares de L IV-L V possibilitam o maior grau de movimento lombar na flexão/extensão. Essas faces articulares lombares inferiores, orientadas no plano sagital, estão sujeitas a reorientação para o plano coronal em caso de estresse rotacional contínuo. Essa mudança facilita a ocorrência de traumatismo discal em L IV-L V e L V-S I ao possibilitar uma rotação maior do que o normal quando o indivíduo gira o tronco para a esquerda ou para a direita enquanto sustenta cargas.

O **sacro** consiste em cinco vértebras fundidas; nessa região, os **discos intervertebrais** são, em grande parte, substituídos por osso. O canal sacral **(vertebral)** revestido de dura-máter (rever a p. 5) contém o saco terminal (dural ou tecal) da dura-máter, que termina em S II. As raízes nervosas sacrais (e coccígeas) continuam inferiormente na forma de cauda equina, atravessando os seus respectivos forames sacral e intervertebrais. Esse saco é relativamente seguro para injeção ou retirada de líquido cerebrospinal. O sacro une-se com o ílio do osso do quadril na face auricular, formando a articulação sacroilíaca. O sacro e os ílios dos ossos do quadril formam um arco para a transmissão e a distribuição das forças de sustentação de peso da coluna para as cabeças dos fêmures.

O **cóccix** consiste em 2 a 4 pequenas vértebras rudimentares fundidas. Em raras ocasiões, pode haver mais vértebras coccígeas. As quedas que ocorrem sobre o cóccix geralmente constituem as experiências mais desagradáveis da vida.

SISTEMAS ESQUELÉTICO E ARTICULAR
VÉRTEBRAS LOMBARES, SACRAIS E COCCÍGEAS

Ver 84

NC: Use as mesmas cores que empregou nas duas páginas anteriores para C, T, L, E, F, A, S e Co. (1) Comece pelas três grandes vistas das vértebras lombares. (2) Pinte os diferentes planos das faces articulares entre as três regiões vertebrais móveis. (3) Pinte as quatro vistas do sacro e do cóccix. Observe que o canal vertebral no corte mediano do sacro, S, recebe a cor do canal vertebral E^1.

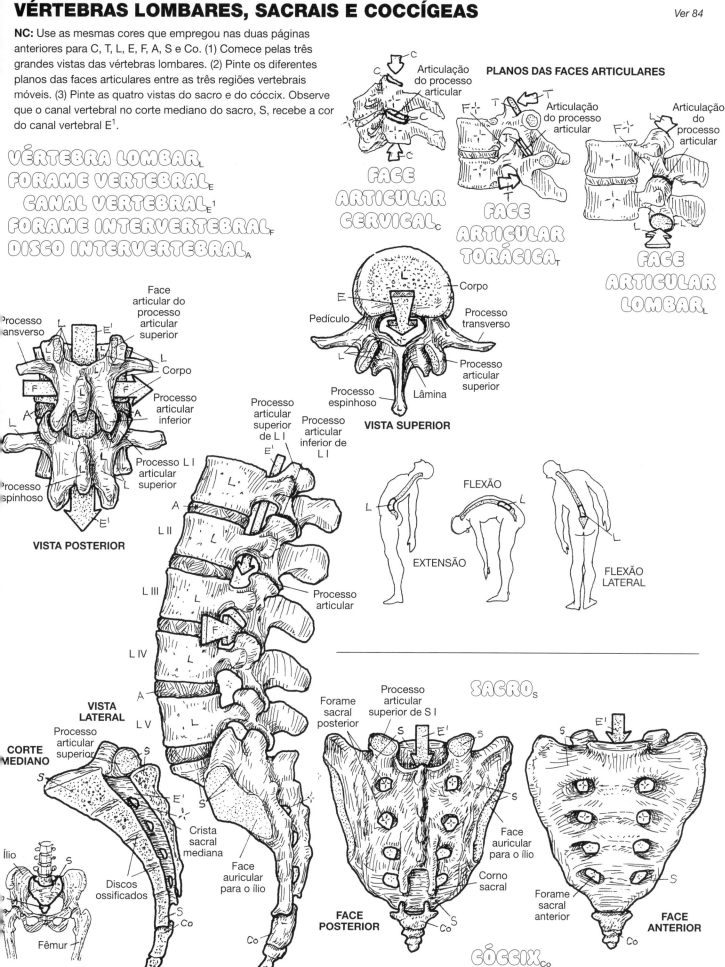

O **tórax ósseo** (caixa torácica) é o esqueleto do tórax, que abriga o coração, os pulmões, outros órgãos, vasos sanguíneos e nervos. A abertura superior do tórax ou entrada do tórax é uma via de passagem entre o pescoço e o tórax, pela qual passam o esôfago, a traqueia, nervos e importantes ductos e vasos sanguíneos. A abertura inferior do tórax (saída do tórax) é essencialmente selada pelo diafragma musculotendíneo, através do qual passam a aorta, a veia cava inferior e o esôfago (p. 133). O diafragma separa as cavidades torácica e abdominal e é responsável por cerca de 75% do esforço respiratório.

Existem 12 pares de costelas; todas elas, exceto 2, conectam-se anteriormente, direta ou indiretamente, com as faces laterais do esterno. A articulação fibrocartilaginosa entre o **manúbrio** e o **corpo do esterno** (ângulo do esterno, sínfise manubriesternal) possibilita movimentos sutis semelhantes aos de uma dobradiça durante a respiração, o que é particularmente importante para a expansão dos pulmões durante a inspiração. O processo **xifoide** estabelece uma articulação fibrocartilaginosa (sínfise xifosternal) com o corpo do esterno. O esterno é, em grande parte, um osso esponjoso que contém medula óssea vermelha.

As extremidades anteriores de todas as costelas são cartilaginosas (**cartilagens costais**). A cartilagem e o osso de cada costela estão conectados por uma articulação cartilagínea (costocondral). A primeira cartilagem costal (superior) forma uma articulação cartilagínea (esternocostal) com o manúbrio. As segunda a sétima cartilagens costais estão ligadas ao esterno por articulações sinoviais esternocostais do tipo deslizante. As costelas 1 a 7 que se conectam diretamente com o esterno são denominadas **costelas verdadeiras**. As articulações intercondrais entre as cartilagens costais VI e VII, VII e VIII e VIII e IX são articulações sinoviais planas; as articulações entre as costelas IX e X são fibrosas (sindesmoses). Como essas cinco costelas inferiores não se articulam diretamente com o esterno, são denominadas **costelas falsas**. As costelas XI e XII não têm nenhuma fixação anterior e são denominadas **costelas flutuantes**. Essas costelas terminam na musculatura abdominal lateral, e suas extremidades anteriores são revestidas de cartilagem costal (que podem se ossificar posteriormente durante a vida). A região entre cada par de costelas é denominada espaço intercostal e contém músculo, fáscias, vasos sanguíneos e nervos (p. 48).

Posteriormente, todas as 12 **costelas** formam articulações sinoviais com as **vértebras torácicas** I a XII (articulações costovertebrais). Em cada uma das articulações costovertebrais II a IX, a costela forma uma articulação sinovial com a **fóvea costal** do corpo vertebral superior e a fóvea costal do corpo vertebral inferior (articulações costovertebrais). Além disso, o tubérculo da costela articula-se com a **fóvea costal** cartilagínea do processo transverso da vértebra inferior (articulação costotransversária). As costelas I, X, XI e XII unem-se, cada uma, com uma vértebra, enquanto as costelas XI e XII não têm articulações costotransversárias.

A caixa torácica é uma estrutura dinâmica; o movimento das costelas em conjunto é responsável por cerca de 25% do esforço respiratório (inspiração, expiração). Esse esforço pode aumentar quando o indivíduo está sem respirar: de pé, incline-se para frente, colocando as mãos sobre os joelhos com os cotovelos estendidos. Essa postura faz com que os músculos dos membros superiores que têm a sua origem na caixa torácica atuem como movimentadores do tórax, aumentando o esforço respiratório.

SISTEMAS ESQUELÉTICO E ARTICULAR
ESQUELETO DO TÓRAX

Ver 26, 48, 133

NC: Use as mesmas cores empregadas na página 26 para as costelas verdadeiras, D; as vértebras torácicas, G; as faces articulares das costelas, H; as fóveas costais vertebrais, I; e as fóveas costais do processo transverso, J. Use cores vivas para A-C. (1) Pinte as vistas anterior, posterior e lateral do esqueleto torácico. Pinte cada costela completamente antes de prosseguir. (2) Quando pintar as articulações das costelas abaixo, observe que as fóveas costais vertebrais, H, desenhadas em linhas pontilhadas, devem ser coloridas, mesmo estando situadas profundamente às costelas.

ESTERNO
MANÚBRIO_A
CORPO_B
PROCESSO XIFOIDE_C

12 COSTELAS
7 COSTELAS VERDADEIRAS_D
5 COSTELAS FALSAS_E
(2 COSTELAS FLUTUANTES)_E[1]

CARTILAGEM COSTAL (12)_F
VÉRTEBRAS TORÁCICAS (12)_G

FÓVEAS COSTAIS
FACES ARTICULARES DAS COSTELAS_H
FÓVEA COSTAL VERTEBRAL_I
FÓVEA COSTAL DO PROCESSO TRANSVERSO_J

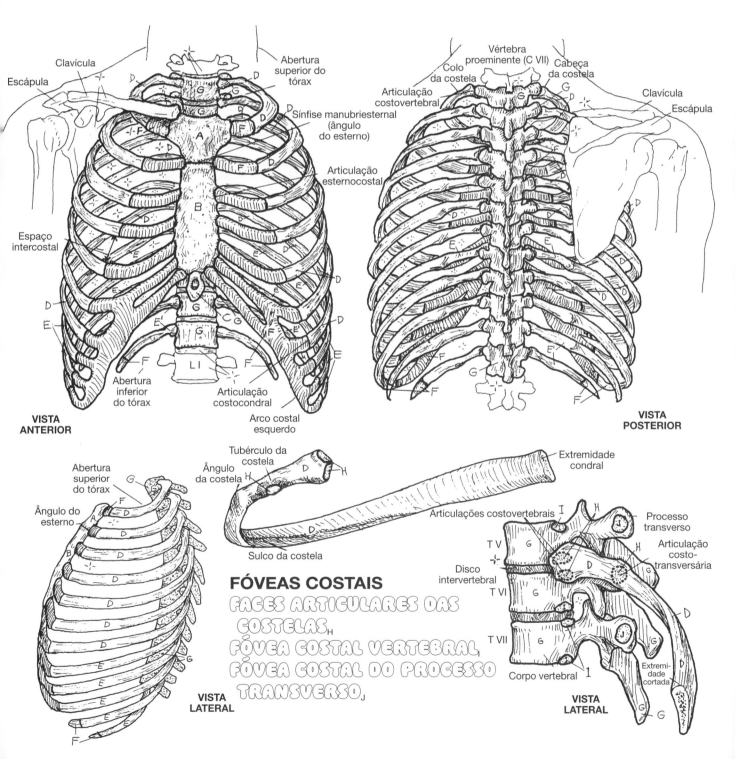

A mobilidade do membro superior depende, em grande parte, do **cíngulo do membro superior**, composto de duas **escápulas** e duas **clavículas**. Essa "cintura", que circunda quase totalmente a parte superior da caixa torácica, é mais bem observada na vista superior, na parte inferior da página. A *única* conexão óssea do cíngulo do membro superior com o esqueleto axial é feita pelas articulações esternoclaviculares (articulação sinovial, do tipo selar, com disco articular). Esse disco suporta cargas significativas como nas quedas sobre o ombro. O disco, estabilizado por ligamentos, raramente sofre luxação, sendo mais provável que ocorra fratura da clavícula nessas quedas. A face lateral da escápula é o local da articulação do ombro livremente móvel, que necessita de espaço para operar. A clavícula mantém a escápula (e a articulação do ombro) afastada da parede corporal óssea. A extremidade distal de cada clavícula articula-se com o acrômio da escápula por meio de uma articulação sinovial plana, denominada *articulação acromioclavicular (AC)*. A articulação AC pode sofrer disjunção (ombro separado) em determinadas atividades, um evento que não deve ser confundido com a luxação da articulação do ombro.

As escápulas não têm nenhuma conexão óssea direta com o esqueleto axial. Com efeito, são mantidas dinamicamente suspensas por diversos músculos que se estendem desses ossos para diferentes partes do esqueleto axial. Esses músculos de "amarração" proporcionam a cada escápula uma notável estabilidade, bem como mobilidade sobre a parede posterior do tórax. A parte fina e plana (*corpo*) da escápula raramente sofre fratura, visto que é envolvida por músculos.

O **úmero** une-se à escápula na articulação do ombro, uma articulação esferóidea (p. 30). Nessa articulação, o úmero tem uma grande amplitude de movimento, aumentada pela mobilidade escapular (movimentação escapulotorácica). Caso surja a oportunidade, durante uma visita ao jardim zoológico, observe atentamente as atividades acrobáticas do gibão, um macaco do Sudeste Asiático. Nesse pequeno animal arbóreo, as escápulas têm localização mais lateral que as dos seres humanos, conferindo-lhes mobilidade para frente e para trás verdadeiramente notável enquanto passam de um ramo para outro e de uma árvore para outra balançando com seus longos membros superiores, que são mais compridos do que os membros inferiores!

As fraturas do úmero geralmente ocorrem no colo cirúrgico, a porção média do corpo ou extremidade distal. A sensação "aguda" produzida quando o nervo ulnar é atingido sob o epicôndilo medial do úmero deu origem à expressão "osso louco". É curioso que o úmero também seja conhecido como "osso engraçado".

SISTEMAS ESQUELÉTICO E ARTICULAR | MEMBRO SUPERIOR
CÍNGULO DO MEMBRO SUPERIOR E ÚMERO

Ver 32, 54, 55

NC: Use cores muito claras para manter os detalhes de superfície. (1) Pinte cada vista por completo antes de prosseguir. (2) Pinte de cinza os vários ligamentos da articulação esternoclavicular na parte superior da página e os ligamentos das articulações do ombro e acromioclavicular no detalhe da ilustração do meio da página.

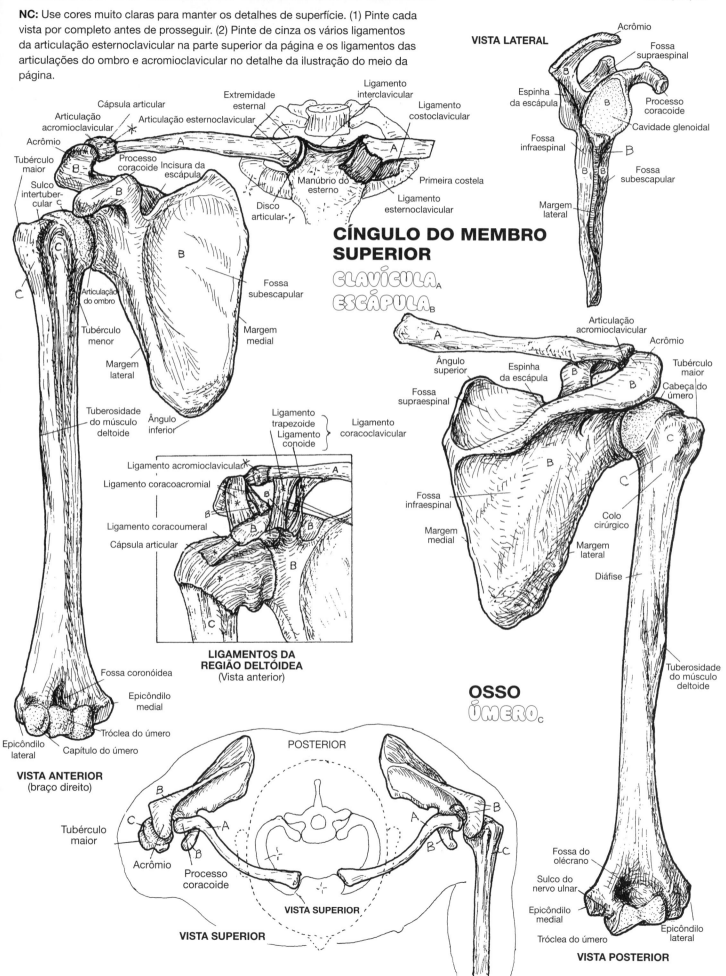

A **articulação do ombro** é uma articulação multiaxial, sinovial esferóidea entre a cavidade glenoidal da **escápula** e a cabeça do **úmero**. A cavidade glenoidal e a cabeça do úmero são, cada uma, recobertas por uma fina camada de cartilagem articular (hialina). A cavidade rasa é aprofundada pela presença do **lábio glenoidal** fibrocartilaginoso em torno de sua margem.

Compare essa cavidade com a da articulação do quadril (p. 37) e questione a função de sustentação do peso desta última articulação: houve alguma influência adaptativa sobre o formato e a profundidade da articulação do quadril?

O lábio glenoidal da escápula e a cabeça do úmero são encapsulados por uma **cápsula articular fibrosa**, revestida internamente por uma **membrana sinovial** e contendo pequena quantidade de líquido sinovial. A cápsula articular fibrosa consiste em três camadas de colágeno, duas das quais paralelas entre o úmero e o lábio glenoidal (no plano coronal) e a terceira entre o tendão do músculo supraespinal e o tendão do músculo subescapular. A face posterior da cápsula articular é consideravelmente mais fina do que a anterior, visto que não há nenhum ligamento específico dentro de sua cápsula. A face anterior da cápsula articular incorpora bandas espessas dos **ligamentos glenoumerais**: superior, médio e inferior.

Habitualmente isolados da cápsula articular e de sua cavidade (mas nem sempre!), existem numerosos sacos fibrosos preenchidos por líquido sinovial (**bolsas**). As bolsas se interpõem entre os músculos e os tendões que cruzam os ossos e outros tendões e músculos, atuando para reduzir a irritação causada pelo atrito. Uma dessas bolsas, a bolsa subacromial, é comumente sujeita a uso excessivo e irritação (ver p. 53). Entre os ligamentos glenoumerais superior e médio, a bolsa subtendínea do músculo subescapular (entre o colo da escápula e o músculo subescapular) comunica-se com a cavidade articular; está comumente associada à sinovite da cápsula articular. Dependendo da tensão exercida sobre a cápsula articular, pode haver protrusões ou recessos na parede capsular. Uma protrusão bastante distinta da cápsula articular ocorre entre o ligamento glenoumeral inferior e a parte posterior da cápsula articular (recesso axilar).

O complexo cápsula articular do ombro/ligamentos é reforçado por um manguito musculotendíneo (p. 53) que proporciona grande flexibilidade e estabilidade dinâmica ao ombro, uma tarefa que os ligamentos (que funcionam passivamente) não podem realizar.

O **tendão** da cabeça longa do músculo **bíceps braquial** origina-se no tubérculo supraglenoidal da escápula e osso adjacente, logo acima do ponto do lábio glenoidal na posição dos ponteiros do relógio ao meio-dia (olhando para a cavidade glenoidal como a face de um relógio). Envolvido por uma bainha de sinóvia, o tendão passa sobre a cabeça do úmero no interior da cápsula fibrosa e emerge abaixo da cápsula no sulco intertubercular para se unir à cabeça curta do músculo bíceps braquial proveniente do processo coracoide da escápula.

A articulação costuma sofrer excesso de uso em atletas e em trabalhos com os braços elevados acima da cabeça, o mesmo ocorrendo com a articulação acromioclavicular. As cápsulas tornam-se anormalmente frouxas, as inserções do lábio se rompem, o tendão da cabeça longa do músculo bíceps braquial sofre desgaste e ruptura, e as luxações repetitivas da cabeça do úmero podem provocar lesão da cartilagem articular.

SISTEMAS ESQUELÉTICO E ARTICULAR | MEMBRO SUPERIOR
ARTICULAÇÃO DO OMBRO PARA B E C

Ver 29, 53, 54

NC: Use as mesmas cores de B e C na página 29 para A e B. (1) Pinte todos os ligamentos de cinza. Como os ligamentos glenoumerais são espessamentos da cápsula articular E, devem ser pintados de cinza e da cor empregada para E. (2) Na vista lateral da ilustração inferior à esquerda, o tendão do músculo bíceps braquial foi removido medialmente para melhor exposição da cápsula articular, E, e da cartilagem articular da cavidade glenoidal C.

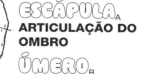

ESCÁPULA_A
ARTICULAÇÃO DO OMBRO
ÚMERO_B

VISTA ANTERIOR

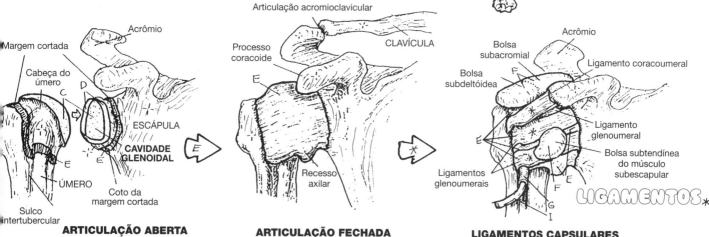

ARTICULAÇÃO ABERTA — **ARTICULAÇÃO FECHADA** — **LIGAMENTOS CAPSULARES**

ESTRUTURAS ARTICULARES

CARTILAGEM ARTICULAR_C
LÁBIO GLENOIDAL_D
CÁPSULA ARTICULAR_E
BOLSA_F
MEMBRANA SINOVIAL_G
CAVIDADE SINOVIAL_H•
TENDÃO DO MÚSCULO BÍCEPS BRAQUIAL_I

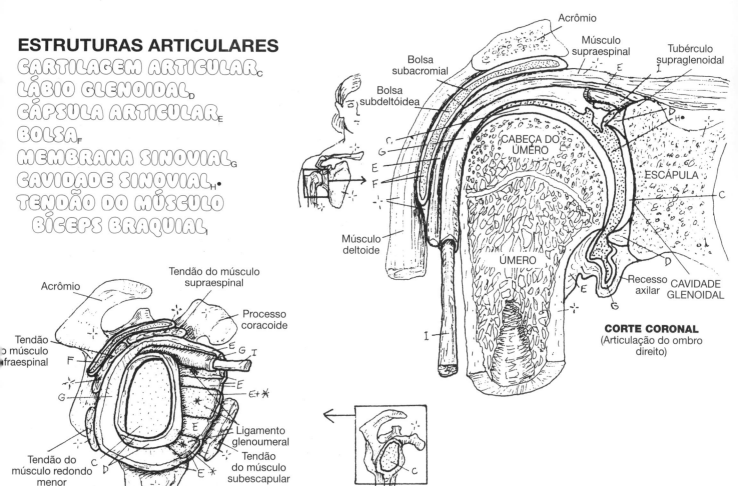

CORTE CORONAL (Articulação do ombro direito)

VISTA LATERAL (Articulação aberta com úmero removido)

ESCÁPULA

Os dois ossos do antebraço e suas articulações são admiráveis em sua mecânica; como dois irmãos, um é resistente para proporcionar estabilidade e força, enquanto o outro (o menor) tem mais tendência a se torcer e girar em suas operações. Coloque os dedos sobre o seu *olécrano*, sinta sua extensão e, em seguida, prossiga pelo corpo da **ulna** até alcançar os ossos do punho no lado do dedo mínimo. O corpo da ulna torna-se mais estreito distalmente e termina na cabeça da ulna, que se articula com o rádio e estabelece contato (sem contudo constituir uma articulação "formal") com os ossos semilunar e piramidal por meio de um disco fibrocartilaginoso (articular). Segure agora a ulna na metade de seu corpo, gire a mão de um lado ou do outro e observe que a ulna *não* faz rotação. Palpe mais uma vez o olécrano e gire a sua mão de um lado para o outro. Realmente, a ulna definitivamente não gira. Porém a sua mão gira. Hmmm...

O **rádio** é o outro osso do antebraço, do lado do polegar. Sinta a sua cabeça (logo abaixo do epicôndilo lateral do úmero). A *cabeça* tem o formato de um planalto (parte superior plana, com lados escarpados) em uma pequena montanha. Observe como ela faz rotação à semelhança de um pivô sob o capítulo arredondado do úmero. O rádio alarga-se significativamente do cotovelo em direção ao punho, formando uma ampla articulação radiocarpal (do punho) de sustentação de peso. Gire a mão de um lado para o outro olhando para o seu polegar: realmente, ocorre rotação da cabeça do rádio e do próprio rádio – em toda a extensão até o polegar! A mão gira com o rádio. Agora, obtenha a prova final: segure o olécrano e gire a mão de um lado para o outro. O rádio gira (se torce e gira ao redor da ulna), mas não a ulna.

Examine agora as três ilustrações de "supinação/pronação" na parte inferior da página e pratique. Comece a evitar o termo "*girar*" e use, no lugar, "supinação" e "pronação". Na posição anatômica, observe que os ossos do antebraço são paralelos. A articulação radiulnar *proximal* está em supinação. Agora, faça a pronação da articulação radiulnar proximal e observe que a palma da mão está em pronação. Palma para cima: supinação; palma para baixo: pronação. Um importante ligamento nessas operações é a membrana interóssea que une os corpos da ulna e do rádio (que você pintou ou irá pintar de cinza). Bom trabalho!

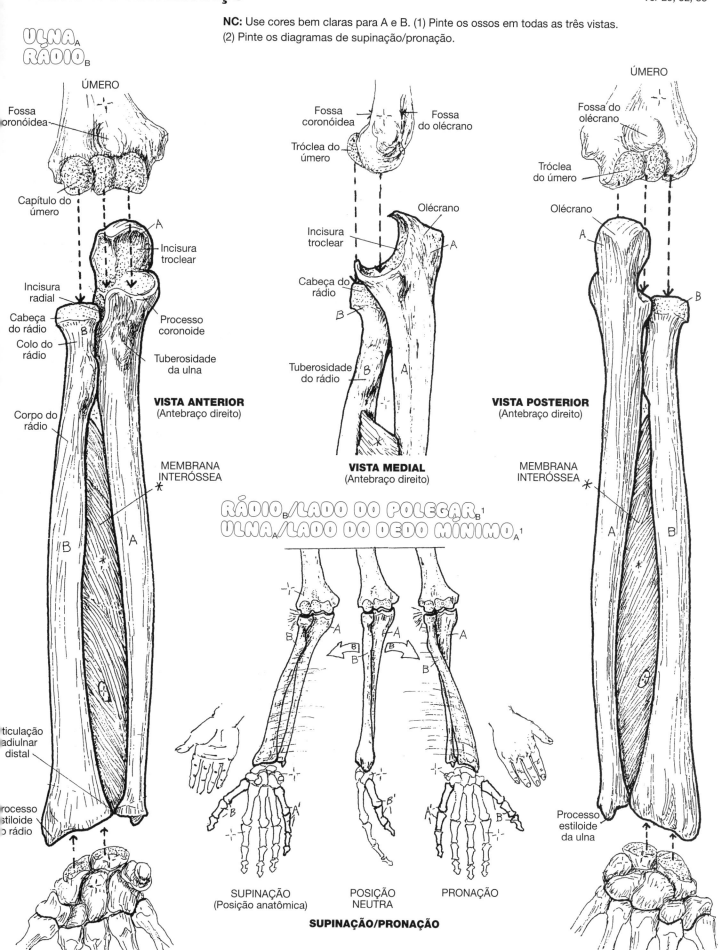

A **articulação do cotovelo** é uma articulação em dobradiça entre as superfícies articulares da tróclea e do capítulo do **úmero** e as superfícies cartilaginosas da incisura troclear da **ulna** e cabeça do **rádio**. Essas articulações podem ser observadas claramente na ilustração dentro do boxe intitulado "Ligamento anular". Essas duas articulações compartilham a mesma *cápsula fibrosa,* que é resistente posteriormente, mais fraca anteriormente, e reforçada pelos ligamentos colaterais medial (radial) e lateral (ulnar). Os movimentos da articulação do cotovelo limitam-se a flexão e extensão. Observe que a incisura troclear da ulna, em forma de C e revestida por **cartilagem articular**, faz rotação em torno da tróclea do úmero em formato de polia durante esses movimentos. Na flexão, o processo coronoide da ulna encaixa-se na fossa coronóidea do úmero; sinta o olécrano na extremidade proximal da ulna quando você realiza esse movimento. O cotovelo pode sofrer lesões durante a vida; sinta a sua parte óssea. Na extensão, a parte superior da incisura troclear encaixa-se na fossa do olécrano do úmero. Com o seu cotovelo em extensão e o antebraço em supinação, você pode perceber que o antebraço forma um ângulo lateral em relação ao úmero. Se for comparar esse ângulo entre um grupo de homens e mulheres, é possível perceber que as mulheres geralmente apresentam um "ângulo de carga" mais significativo (diferença de cerca de 10°) do que os homens. Isso representa uma adaptação funcional?

A articulação entre o rádio e a ulna (**articulação radiulnar proximal**) possibilita a rotação da cabeça do rádio dentro da incisura radial da ulna, tornando possível a supinação e a pronação do antebraço. A cabeça arredondada do rádio gira em torno do capítulo do úmero. A ulna não pode girar em torno de nada, devido às restrições impostas pela **articulação umeroulnar**. Na vista medial da ilustração inferior, observe as três partes do ligamento colateral ulnar. O **ligamento anular** do rádio fixa-se, em ambas as extremidades, nos lados da incisura radial da ulna e é mais estreito abaixo do que acima (*i. e.,* é chanfrado). Esse ligamento circunda e estabiliza a cabeça (acima) e o colo (abaixo) do rádio e resiste ao deslocamento quando a mão é tracionada distalmente. Entretanto, não é raro, quando uma criança pequena é suspensa pelas mãos e girada, que as cabeças imaturas do rádio (bilateralmente) deslizem parcial ou totalmente dos limites dos ligamentos anulares, resultando em translocações/subluxações **radiulnares**. A face profunda do ligamento anular é revestida de sinóvia. A **cápsula articular** e o **ligamento colateral radial** reforçam a função retentora do ligamento anular.

SISTEMAS ESQUELÉTICO E ARTICULAR | MEMBRO SUPERIOR
ARTICULAÇÕES DO COTOVELO

Ver 29, 31, 33

NC: Use as mesmas cores das páginas 29 e 31 para os três ossos. Use azul-claro para H no diagrama dentro do boxe e amarelo para K no corte sagital, na ilustração do meio à direita. (1) Comece pelas três articulações da região cubital. Observe que cada face articular (em pontilhado) recebe a cor de seu osso. (2) Pinte as demais vistas da cápsula articular e ligamentos.

OSSOS
ÚMERO_A
ULNA_B
RÁDIO_C

3 ARTICULAÇÕES
1. ÚMERO_A ULNAR_B
2. ÚMERO_A RADIAL_C
3. RÁDIO_C ULNAR_B

LIGAMENTOS
COLATERAL ULNAR_D
COLATERAL RADIAL_E
ANULAR_F

COMPONENTES ARTICULARES
CÁPSULA ARTICULAR_G
CARTILAGEM ARTICULAR_H
MEMBRANA SINOVIAL_I
CAVIDADE ARTICULAR_J
COXIM ADIPOSO_K
BOLSA_L

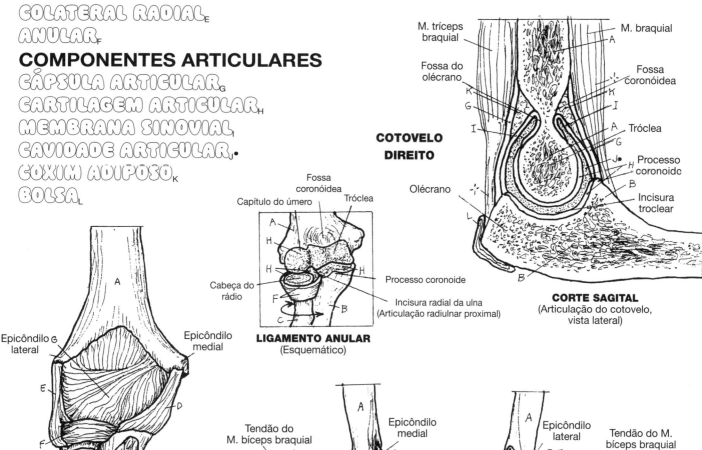

O **punho** (carpo) é constituído de duas fileiras de **ossos carpais**. A fileira distal (da face lateral para medial: **trapézio, trapezoide, capitato** e **hamato**) articula-se com os ossos **metacarpais** (articulações carpometacarpais ou CM). A primeira articulação CM é a mais singular (sinovial; articulação selar ou biaxial). Observe em você mesmo a mobilidade que a primeira articulação CM confere ao polegar, como, por exemplo, na oposição do polegar (tocando) e a ponta do dedo mínimo e na circundução do polegar (ver p. 21).

Na fileira proximal de ossos carpais (da face lateral para medial: **escafoide, semilunar, piramidal** e **pisiforme**), os ossos escafoide e semilunar articulam-se com a parte distal do rádio, o piramidal articula-se com o disco articular durante a adução da articulação do punho (ver adiante). O *pisiforme* é essencialmente um osso sesamoide, que proporciona vantagem mecânica para o músculo flexor ulnar do carpo (p. 56). Observe que a ulna *não* se articula com o carpo, porém articula-se com o rádio na articulação radiulnar distal, uma articulação cilíndrica (p. 31).

O disco articular (ilustração central na parte inferior da página; também conhecido como complexo de fibrocartilagem triangular ou CFCT) consiste em parte em cartilagem e em parte em ligamento. Ajuda a absorver a carga imposta à ulna e às articulações do carpo durante uma queda sobre as mãos (articulação radiocarpal em pronação). A compactação traumática do disco articular frequentemente resulta em lacerações e em disfunção da articulação radiulnar distal.

A articulação radiocarpal é a *articulação do punho* (sinovial; elipsóidea; ver p. 31). Observe a ampla extremidade distal do rádio que se articula, lateral a medialmente, com os ossos escafoide e semilunar. Os movimentos aqui são de flexão, extensão, adução (desvio ulnar) e abdução (desvio radial). A *articulação do punho* e as *articulações do carpo* são fixadas por ligamentos radiocarpal e ulnocarpal palmares e dorsais e por ligamentos colaterais radiais e ulnares. As *articulações intercarpais*, entre as fileiras proximal e distal de ossos carpais, contribuem para o movimento do punho.

Imagine uma calha entre os ossos *trapézio* (E) e *hamato* (H) que se estende distalmente a partir de sua origem proximal na face anterior do carpo (ver vista anterior; ver p. 57, vista palmar profunda). Essa calha existe e proporciona uma passagem para os tendões do músculo flexor longo do polegar e dos músculos flexores dos dedos, bem como para o nervo mediano. A calha torna-se um túnel quando coberta pelo *ligamento transverso do carpo* ou *retináculo dos flexores* (não mostrado), situado logo superficialmente a esses tendões palpáveis na face palmar do punho. A compressão crônica desse **ligamento**, que pode ocorrer com pessoas que digitam diariamente por longas horas (como você?) sem uma almofada sob o punho, pode irritar o nervo mediano subjacente, causando uma sensação de ardência no punho em direção às pontas do polegar e dedo indicador. Esses sintomas (parestesias ou dormência) sugerem disfunção do nervo mediano (síndrome do túnel do carpo).

SISTEMAS ESQUELÉTICO E ARTICULAR | MEMBRO SUPERIOR
OSSOS | ARTICULAÇÃO DO PUNHO E DA MÃO

Ver 31

NC: Use cores claras; azul-claro para K. Relacione o estudo dos movimentos articulares com os esboços anexos dos movimentos do punho e da mão à direita da página. (1) Pinte as três vistas dos ossos da mão e dos dedos. (2) Pinte as superfícies articulares K dos ossos carpais, as bases das falanges proximais e o rádio e a ulna na ilustração central da parte inferior da página. Pinte *cuidadosamente* as cavidades sinoviais, L•, com um lápis preto bem apontado. Não pinte o disco articular.

OSSOS CARPAIS (8)
ESCAFOIDE_A, SEMILUNAR_B, PIRAMIDAL_C, PISIFORME_D, TRAPÉZIO_E, TRAPEZOIDE_F, CAPITATO_G, HAMATO_H

OSSOS DA MÃO
METACARPAIS (5)_I, FALANGES (14)_J

CARTILAGEM ARTICULAR_K
CAVIDADE SINOVIAL_L•
LIGAMENTO_M*

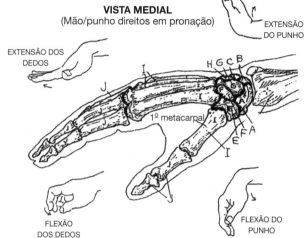

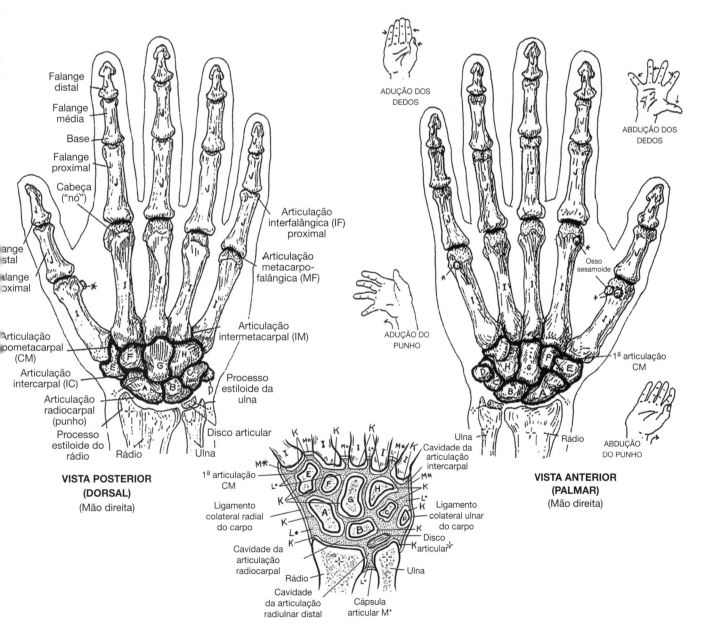

ARTICULAÇÕES DO PUNHO E OSSOS CARPAIS
(Vista dorsal de corte frontal)

O **membro superior** é notável pela sua mobilidade. O mecanismo responsável por essa mobilidade começa com a escápula, que é dinamicamente fixada por músculos à parede posterior do tórax. Coloque você mesmo a mão sobre o ombro para palpar a espinha da escápula e o acrômio (lembre-se da p. 31). Olhando em um espelho sobre o ombro, movimente os ombros para cima e para baixo, abrace o seu corpo com os braços, estenda os braços e alcance o alto, e, em seguida, para baixo para observar o movimento da escápula.

O *úmero* pode ser facilmente palpado em um ponto imediatamente distal ao ombro até o cotovelo. É possível sentir os epicôndilos medial e lateral, bem como o olécrano. Você consegue sentir o nervo ulnar sob o epicôndilo medial? Quando comprimido o suficiente, ele poderá "comunicar-se" com você até o dedo mínimo!

Começando pelas articulações dos dedos e subindo até a articulação do ombro, é interessante mover cada uma das articulações do membro superior e identificá-las e testar a sua amplitude de movimento. Dá trabalho! Afinal, é o *seu* membro superior.

SISTEMAS ESQUELÉTICO E ARTICULAR | MEMBRO SUPERIOR
REVISÃO DOS OSSOS | ARTICULAÇÕES

34

Ver 29, 31, 33

NC: Escreva o nome do osso com a mesma cor usada para o osso correspondente nas duas ilustrações maiores. (1) Pinte as setas que apontam para os locais onde os ossos podem ser vistos ou palpados. (2) Escreva com lápis preto o maior número de nomes das articulações numeradas que você conseguir lembrar.

(Ver Apêndice A para as respostas.)

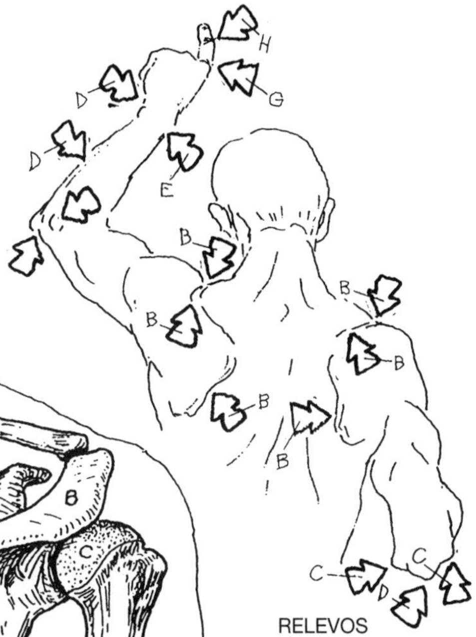

RELEVOS ÓSSEOS

RELEVOS ÓSSEOS

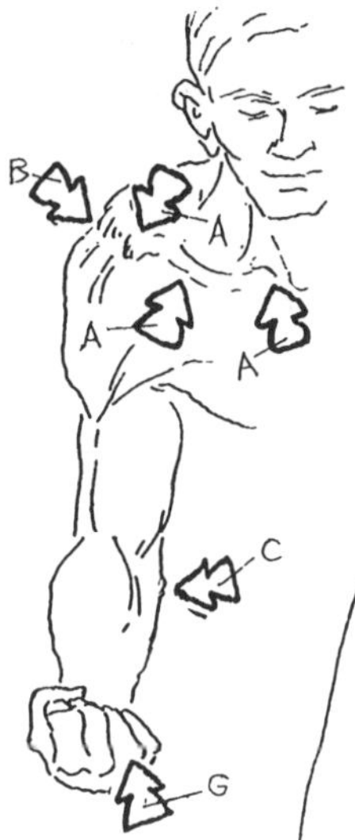

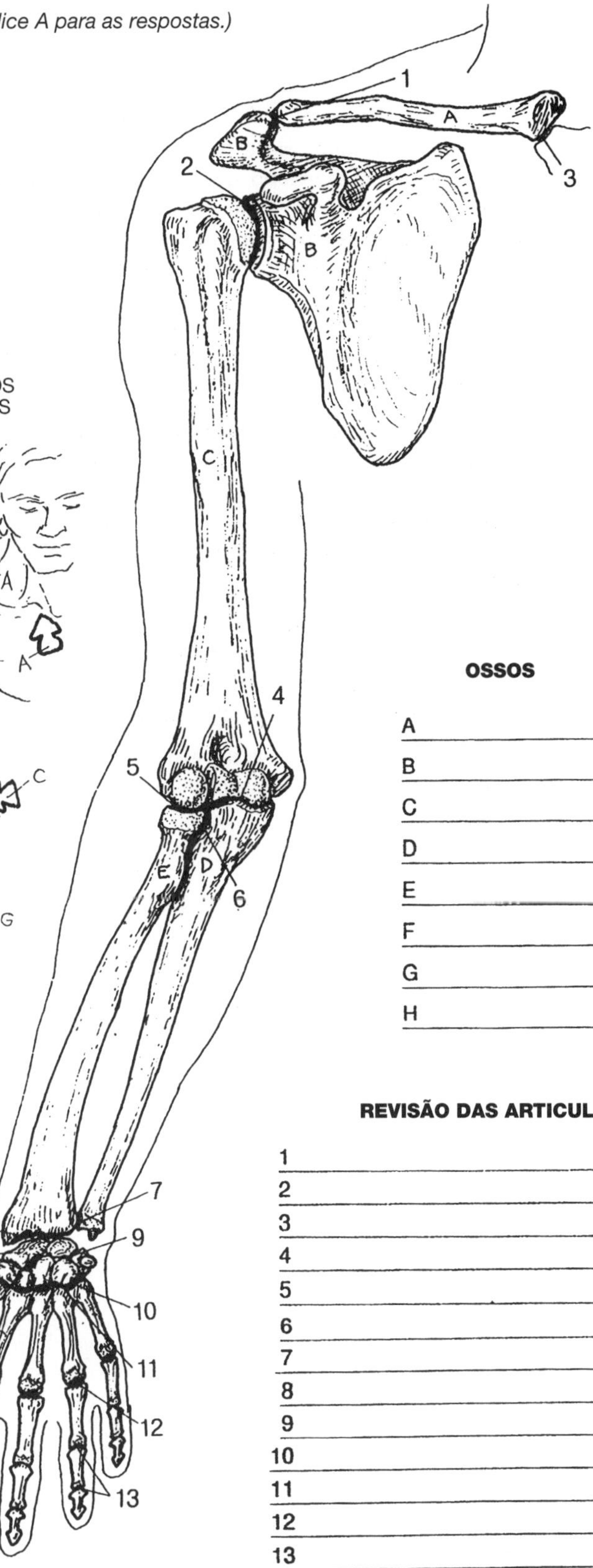

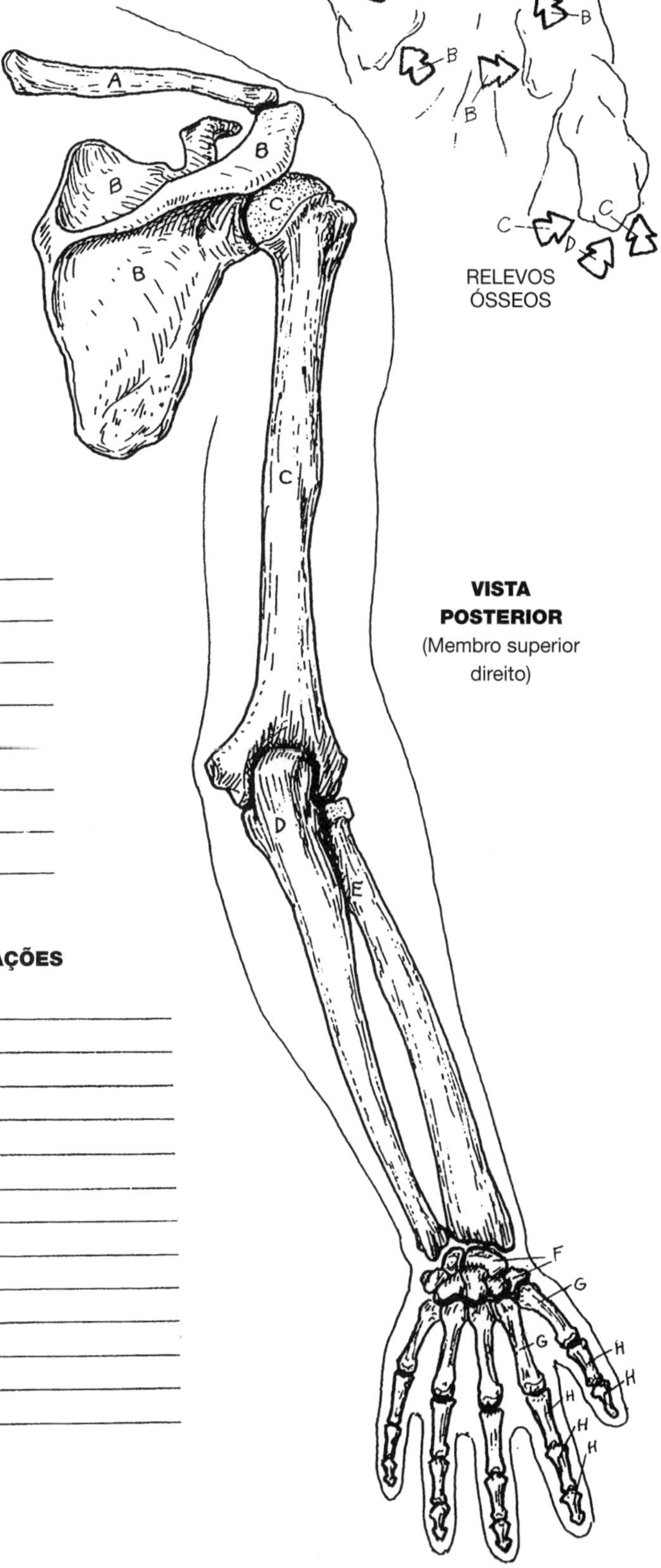

VISTA POSTERIOR
(Membro superior direito)

OSSOS

A _____

B _____

C _____

D _____

E _____

F _____

G _____

H _____

REVISÃO DAS ARTICULAÇÕES

1 _____

2 _____

3 _____

4 _____

5 _____

6 _____

7 _____

8 _____

9 _____

10 _____

11 _____

12 _____

13 _____

VISTA ANTERIOR
(Membro superior direito)

O **osso do quadril** (osso ilíaco ou coxal) consiste, na realidade, em três ossos conectados por cartilagens, que se fundem no acetábulo na segunda década de vida: o **ílio**, o **ísquio** e o **púbis**. O acetábulo é a cavidade para a cabeça do fêmur, e seu nome deriva de um pequeno vaso usado na Roma antiga para mergulhar alimentos em vinagre. O osso do quadril foi comparado a uma hélice: a asa larga e ligeiramente torcida do ílio é uma das pás da hélice, enquanto o conjunto ósseo isquiopúbico em ligeira rotação seria a outra pá nessa analogia de torção. O peso da cabeça, do tronco e dos membros superiores é transmitido da articulação sacroilíaca para o acetábulo por meio do corpo do ílio. Os ísquios bilaterais são significativos pelo seu túber isquiático, sobre o qual nos sentamos. O par de ossos púbicos forma a sínfise púbica (cartilaginosa; parcialmente móvel) que contribui para a estabilidade dos dois ossos do quadril.

Os dois ossos do quadril constituem o **cíngulo do membro inferior**. Isso não inclui o sacro. Quanto ao conceito, o cíngulo do membro inferior ("cintura") circunda ou firma o sacro. Compare com o cíngulo do membro superior (p. 29). As clavículas e as escápulas "envolvem" a parte superior da coluna vertebral. O sacro não faz parte do cíngulo do membro inferior, assim como as vértebras cervicais torácicas não fazem parte do cíngulo do membro superior. Os dois cíngulos têm semelhanças: as porções ósseas isquiopúbicas são ligeiramente semelhantes às clavículas quanto ao seu formato e à sua função, enquanto as porções ósseas dos ílios assemelham-se às duas escápulas nesse aspecto. Em virtude de sua função de sustentação de peso, o cíngulo do membro inferior é consideravelmente menos móvel do que o seu correspondente superior.

Os dois ossos do quadril e o **sacro** formam a **pelve**. Observe o conjunto de ilustrações na parte inferior da página. A cavidade da pelve consiste em uma pelve maior (falsa) e uma pelve menor (verdadeira). A ampla cavidade em forma de tigela no nível das fossas ilíacas é a **pelve maior** ou *falsa*. A circunferência do assoalho da pelve maior é um anel definitivo de osso (linha terminal). A cavidade abaixo do anel é a **pelve menor**. Pode ser identificada pela sua forma cilíndrica.

Observe que a pelve maior não tem parede anterior óssea; a sua parede é muscular. Confirme em você mesmo palpando a parede anterior do abdome e veja na página 49.

A cavidade pélvica *verdadeira* tem paredes ósseas e musculares e contém numerosas estruturas (pp. 50, 144). Examinando a vista medial da pelve na parte inferior da página, à direita, observe o plano da **abertura inferior da pelve** ao longo de uma linha que se estende da face inferior do púbis até a ponta do **cóccix**; é muito mais horizontal que a da **abertura superior da pelve**. O assoalho da abertura inferior da pelve é muscular (p. 50). O assoalho da cavidade pélvica é o teto do períneo (p. 51).

SISTEMAS ESQUELÉTICO E ARTICULAR | MEMBRO INFERIOR
OSSO DO QUADRIL, CÍNGULO DO MEMBRO INFERIOR E PELVE

Ver 36, 37, 50, 51

NC: Use cores bem claras para os ossos A a D[1]. (1) Pinte os nomes e as vistas lateral e medial dos ossos do quadril na parte superior da página. Observe particularmente a face auricular e o túber isquiático. (2) Pinte as duas vistas do cíngulo do membro inferior. *Observe que o sacro não deve ser pintado nessas vistas.* (3) Pinte as vistas da pelve e observe as duas partes da cavidade pélvica.

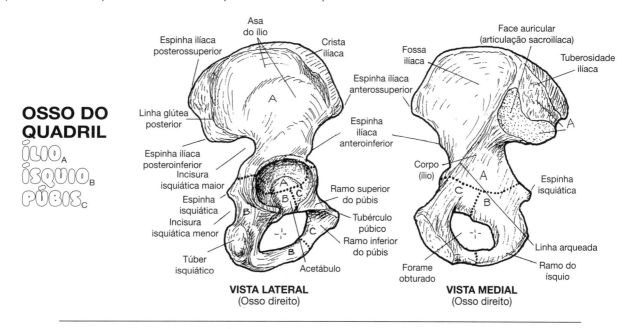

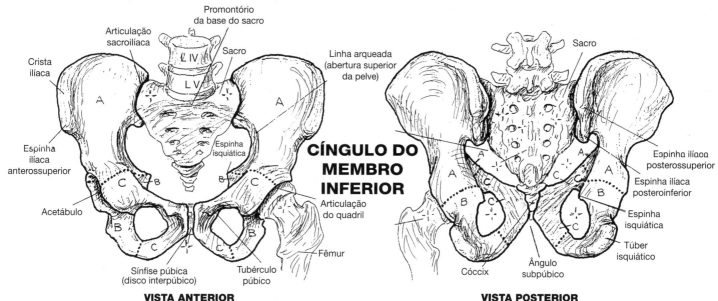

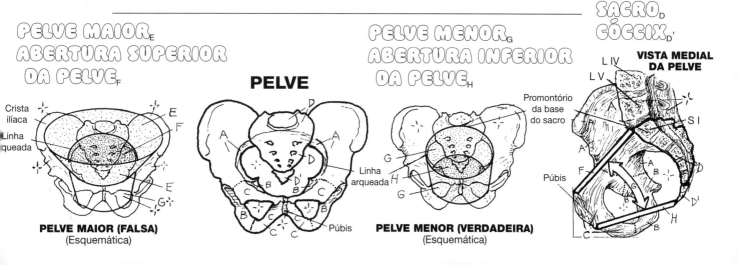

As **pelves masculina** e **feminina** frequentemente diferem. Essas diferenças foram investigadas e analisadas por muitos motivos, incluindo identificação forense de corpos, avaliações ginecológicas e pesquisas antropológicas e anatômicas. Um dos principais interesses nas dimensões e características físicas da pelve está no exame clínico pré-natal. Esse exame inclui medir as dimensões e a capacidade da pelve de assegurar um canal de parto desimpedido para o feto no momento do nascimento. As medições na obstetrícia (pelvimetria) são realizadas por técnicas clínicas e por vários exames de imagem, incluindo ultrassonografia e ressonância magnética (RM).

Em geral, a pelve feminina é maior do que a masculina em todas as dimensões. As mulheres têm um **ângulo subpúbico** mais aberto do que os homens. Esse ângulo pode ser medido facilmente em um esqueleto de laboratório, colocando a mão sobre o púbis de modo que o polegar cubra um ramo inferior do púbis, e o dedo indicador, o outro. Se o ângulo criado por esses dois dedos coincidir com bastante precisão com o ângulo subpúbico da pelve em questão, trata-se provavelmente de uma pelve feminina. Se o ângulo subpúbico coincidir com o ângulo formado pelos dedos indicador e médio, a pelve é provavelmente masculina.

Quando duas pelves diferentes são comparadas lado a lado, a feminina tende a apresentar as pelves menor e maior mais largas do que a masculina. As **aberturas superior** e **inferior da pelve** geralmente são maiores nas mulheres. O espaço entre os túberes isquiáticos é maior nas mulheres, assim como o espaço entre as espinhas isquiáticas e entre a espinha isquiática e o **sacro**. Existe a tendência a maior **curvatura sacral** nas mulheres, bem como a maior incisura isquiática.

A postura, os distúrbios ósseos, como a osteomalacia, e diversos outros fatores podem influenciar a forma e as capacidades da pelve.

O cíngulo do membro inferior é estabilizado por articulações ósseas e **ligamentos** de fixação. No cíngulo do membro superior, parte dessa estabilidade precisa ser abandonada para obter mobilidade, e a estabilização muscular passa a constituir um importante elemento nessa função (ver p. 29; confira também pp. 52 e 53). A estabilidade ligamentar da pelve é particularmente importante na locomoção, na atividade física, durante a gravidez e na sustentação do peso. Observe que os ligamentos iliolombar e longitudinal anterior ligam o sacro à coluna vertebral, assim como as fibras do ligamento longitudinal posterior, ligamento amarelo, ligamentos supraespinal e interespinal (não mostrados). Os ligamentos sacroilíacos (anterior, posterior, interósseo) poderosos estabilizam as articulações sacroilíacas críticas (retorne à p. 37). Observe que cada parte do osso do quadril contribui com um ligamento para a estabilidade da articulação do quadril. Os ligamentos sacrotuberal e sacroespinal não apenas fixam o sacro ao ísquio, como também cruzam-se de modo a criar passagens (forames isquiáticos maior e menor) para a passagem de nervos, vasos sanguíneos e tendões/músculos da pelve. (Essas passagens estão listadas no Glossário: forames: isquiáticos maior e menor.)

SISTEMAS ESQUELÉTICO E ARTICULAR | MEMBRO INFERIOR
PELVES MASCULINA E FEMININA

Ver 35, 37

NC: Use cores bem claras para A e B. (1) Pinte apenas as duas pelves na parte superior da página, bem como o nome e o esquema do ângulo subpúbico. (2) Pinte as comparações adicionais e os nomes correspondentes abaixo das duas pelves. (3) Pinte de cinza os ligamentos pélvicos na parte inferior da página. Seus nomes fornecem evidência de suas inserções.

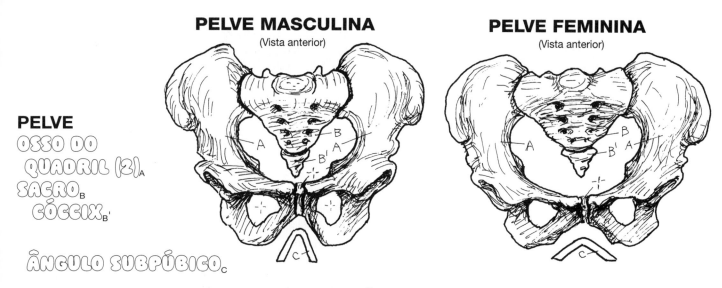

PELVE
OSSO DO QUADRIL (2)_A
SACRO_B
CÓCCIX_B'

ÂNGULO SUBPÚBICO_C

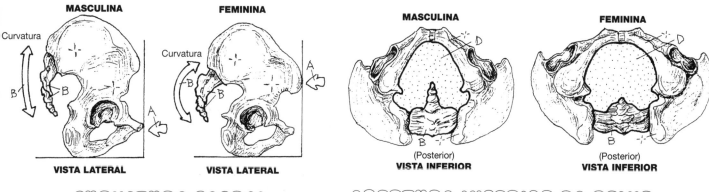

COMPARAÇÕES ADICIONAIS

CURVATURA SACRAL_B   ABERTURA INFERIOR DA PELVE_D

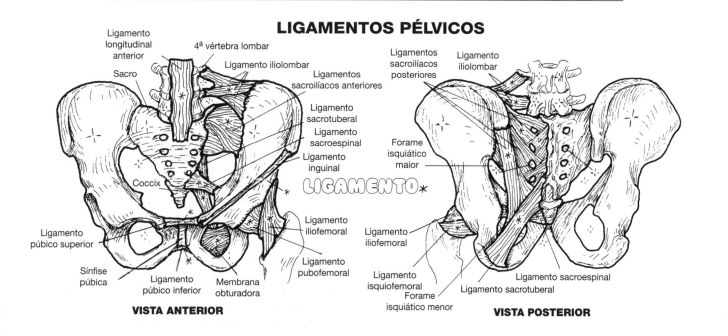

LIGAMENTOS PÉLVICOS

LIGAMENTO *

VISTA ANTERIOR   VISTA POSTERIOR

A estabilidade do **quadril** e das **articulações sacroilíacas**, juntamente com a sínfise púbica (articulação interpúbica), é de suma importância para a locomoção indolor. É crítica nos movimentos de inclinação e elevação envolvendo a parte inferior do tronco e os membros, particularmente tendo em vista as forças gravitacionais de deslocamento.

É por meio dessas articulações que o peso combinado do tronco, dos membros superiores e da cabeça é transferido ao fêmur no membro inferior. Como você pode observar o sacro triangular localiza-se entre os dois ílios dos ossos do quadril, formando as articulações sacroilíacas (SI) direita e esquerda. Observe que essa articulação apresenta faces tanto cartilaginosas quanto ósseas/ fibrosas (corte frontal e vista medial). Com efeito, o sacro é uma peça fundamental em um arco constituído pelo **sacro**, dois ossos do quadril e dois membros inferiores. A diferença funcional entre esse arco vivo e o arco das primeiras construções romanas é simplesmente a locomoção nos seres humanos. Retire as pedras fundamentais desses antigos arcos, e eles desmoronam; afrouxe ou até mesmo provoque irritação dos ligamentos sacroilíacos ou da articulação SI, submeta a articulação SI a um desequilíbrio das forças musculares, e haverá um efeito resultante de grave instabilidade dolorosa e redução da locomoção. Isso explica a queixa comum: "Oh, como dói o meu quadril!"

O plano de cada articulação SI é essencialmente sagital. A superfície anterior da face articular de cada osso tem o formato de uma orelha (**auricular**) e é cartilaginosa; as superfícies posteriores (tuberosidades ilíaca/sacral) são rugosas, e na superfície de cada osso estão inseridos os **ligamentos sacroilíacos posterior** e **interósseo** (ver corte frontal e vistas lateral/medial na parte superior, à direita). Contidas em uma cápsula articular de cada lado, as articulações SI possibilitam certo grau de deslizamento e movimento de rotação. Essa movimentação pode ser ampliada durante a gravidez. Em uma análise final, o movimento na SI é acentuadamente limitado pela irregularidade das faces articulares e pelo ligamento sacroilíaco posterior espesso e denso, ligamento sacroilíaco interósseo e ligamento sacroilíaco anterior mais fino. A articulação SI está sujeita a degeneração precoce, e isso é mais pronunciado nos homens. A articulação degenera e ossifica com o passar dos anos. Nesses casos, é improvável que haja qualquer movimento da articulação.

A articulação do quadril é uma articulação sinovial esferóidea entre o **acetábulo do osso do quadril** e a cabeça do **fêmur**. A articulação possibilita flexão, extensão, adução, abdução, rotação medial e lateral e circundução. Cada face articular é revestida por **cartilagem articular**; a do acetábulo tem o formato de um C. A cavidade óssea incompleta do acetábulo é completada pelo ligamento transverso do acetábulo e é ampliada por um lábio fibrocartilaginoso de 360°. A articulação é encapsulada; os três ligamentos iliofemoral, isquiofemoral e pubofemoral, poderosos, reforçam a cápsula fibrosa. O ligamento da cabeça do fêmur (ligamento redondo) surge dentro do acetábulo, entre os braços da cartilagem do acetábulo. Oferece pouca resistência à distração forçada, porém proporciona passagem aos vasos para a cabeça do fêmur. O suprimento sanguíneo adequado para a articulação requer ambos os vasos circunflexos femorais, além dos vasos do **ligamento da cabeça do fêmur.**

SISTEMAS ESQUELÉTICO E ARTICULAR | MEMBRO INFERIOR
ARTICULAÇÕES SACROILÍACA E DO QUADRIL

Ver 35, 36

NC: (1) Pinte as 2 ilustrações superiores. Na parte superior, à esquerda, observe a face auricular do sacro, C, através de um corte do ílio, A. A "imagem aumentada na janela" mostra um corte frontal realizado na articulação sacroilíaca direita. (2) Pinte a grande ilustração do centro e os dois detalhes; correlacione essas vistas à vista frontal. (3) Finalize com as duas figuras da parte inferior.

ARTICULAÇÃO SACROILÍACA

SACRO_B
  CARTILAGEM HIALINA AURICULAR_C
OSSO DO QUADRIL_A
  FIBROCARTILAGEM AURICULAR_C1
  CAVIDADE SINOVIAL_D
  LIGAMENTO SACROILÍACO INTERÓSSEO_E

ARTICULAÇÃO DO QUADRIL

OSSO DO QUADRIL_A
  ACETÁBULO*
    LIMBO DO ACETÁBULO_F
    CARTILAGEM ARTICULAR_C2
    MEMBRANA SINOVIAL_G
    LIGAMENTO DA CABEÇA DO FÊMUR_H
    CAVIDADE SINOVIAL_D1
FÊMUR
  CARTILAGEM ARTICULAR_C3
  CÁPSULA ARTICULAR_K

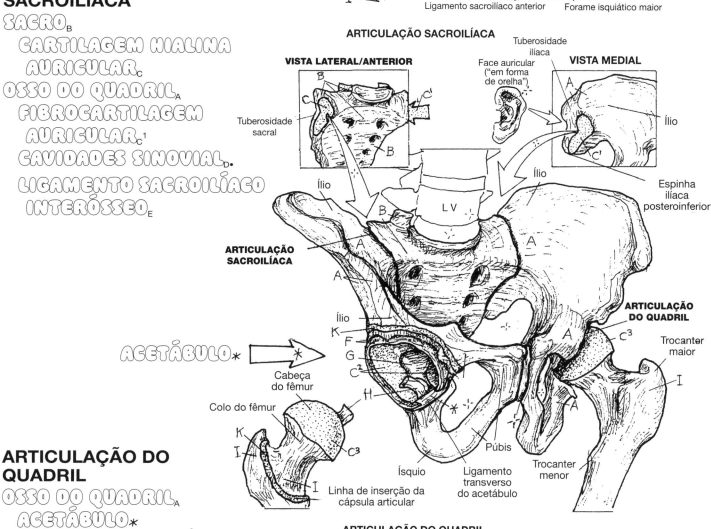

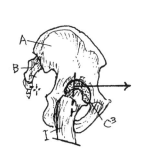

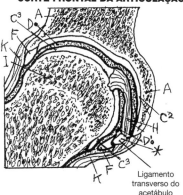

O osso da coxa é o **fêmur**; os ossos da perna são a *tíbia* e a *fíbula*. Isso pode ser confuso para aqueles que, no passado, referiam-se ao membro inferior como "perna" em seu conjunto. Os trocanteres maior e menor constituem os locais de inserção dos músculos do quadril. A formação desses trocanteres é influenciada pela tração dos músculos durante os anos de imaturidade. O corpo do fêmur, ligeiramente curvado anteriormente ao longo de seu comprimento, é arredondado em sua circunferência, exceto posteriormente, onde uma crista (linha áspera) forma-se ao longo do eixo longitudinal do osso e dá origem e recebe as inserções de diversos músculos. Distalmente, o corpo do fêmur se alarga para formar os côndilos maciços que se articulam com os côndilos da tíbia na articulação do joelho. A **patela** articula-se com a cartilagem do fêmur entre os dois côndilos. Trata-se de um osso sesamoide, que se desenvolve dentro do tendão do músculo quadríceps femoral.

A **tíbia** é o principal osso de sustentação de peso da perna. É o único osso da perna que contribui para a articulação do joelho. Esse osso robusto tem, proximalmente, grandes côndilos ligeiramente côncavos, que se articulam com os côndilos mais arredondados do fêmur. O tubérculo da tíbia, palpável imediatamente distal aos côndilos, recebe o ligamento da patela. O corpo da tíbia é triangular em corte transversal; o ápice é a margem anterior afilada (canela) que é facilmente palpada. A face anteromedial é desprovida de músculos, enquanto a face anterolateral é coberta por músculos. A extremidade distal expandida da tíbia apresenta uma face horizontal ligeiramente côncava para se articular com o tálus mais arredondado do tornozelo. A curta porção vertical é facilmente palpável, visto que o maléolo medial também se articula com o tálus (ver p. 40). Mais adiante, você verá os músculos que equilibram a massa corporal sobre uma única articulação talocrural quando você fica em pé sobre uma perna!

A **fíbula**, que não sustenta peso diretamente, é um local de inserção muscular ao longo dos dois terços proximais de seu corpo. A cabeça da fíbula articula-se com a face inferior do côndilo lateral da tíbia (articulação tibiofibular; sinovial, do tipo plano). O corpo da fíbula forma uma articulação tibiofibular *intermédia* (membrana interóssea; sindesmose) com o corpo da tíbia. Distalmente, a fíbula articula-se com a tíbia (sindesmose tibiofibular). A face lateral da fíbula é o maléolo lateral palpável, que se articula com tálus. As extremidades distais da fíbula e da tíbia formam uma articulação com o tálus (articulação do tornozelo ou talocrural).

A articulação do joelho é muito vulnerável à lesão na rotação e na abdução/adução, porém nem tanto na flexão/extensão. A sua reduzida capacidade de rotação causa dificuldades para aqueles que gostam de exibir uma brilhante demonstração de jogos de pés em quadras de basquetebol. Os tendões e os músculos que cruzam e movem a articulação reforçam os ligamentos estabilizadores do joelho. Expansões fibrosas dos componentes medial e lateral do músculo quadríceps femoral fundem-se com a cápsula fibrosa em cada lado da patela para formar os retináculos medial e lateral.

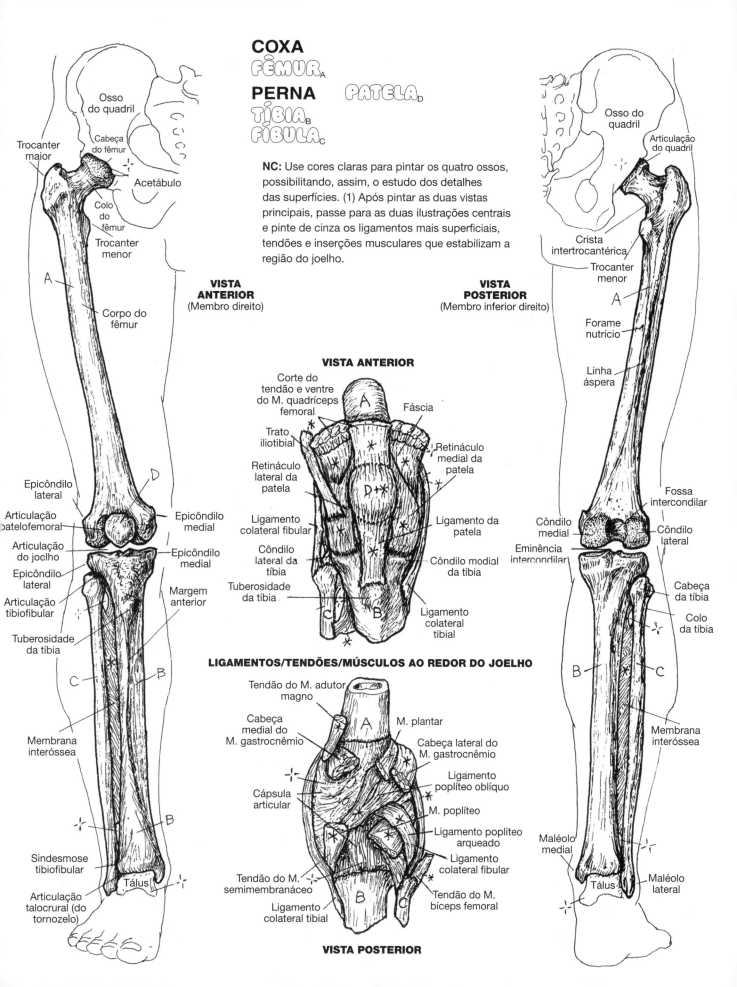

A **articulação do joelho** consiste em duas articulações sinoviais condilares entre os côndilos do fêmur e da tíbia, e em uma articulação sinovial plana entre a patela e o fêmur. Observe que a fíbula e a articulação tibiofibular *não* fazem parte da articulação do joelho. Os movimentos da articulação do joelho, que consistem essencialmente em flexão e extensão com graus variáveis de rotação e deslizamento, podem ser vistos na página 62.

Na vista sagital da articulação, observe a articulação patelofemoral recoberta por **cartilagem articular**. A patela é um osso sesamoide que se desenvolve no tendão do músculo quadríceps femoral. Resiste aos estresses de uso e desgaste sobre o tendão durante a flexão e a extensão do joelho. Observe as duas faces da patela na vista anterior e a face articular da patela correspondente no fêmur. As várias **bolsas** mostradas têm tamanhos variáveis. A bolsa *suprapatelar* é uma extensão da cavidade articular sinovial.

A **cápsula fibrosa (articular)** é incompleta ao redor da articulação, reforçada por ligamentos onde está ausente ou deficiente e substituída pela patela, anteriormente. A membrana sinovial (não mostrada) reveste a face interna da cápsula fibrosa; não reveste os meniscos nem as faces articulares ou a parte posterior da cápsula fibrosa.

Os **meniscos** podem ser vistos lateralmente na vista sagital e superiormente na vista superior da articulação. São discos fibrocartilaginosos de forma semilunar, fixados aos côndilos da tíbia por ligamentos. Ampliam a profundidade de encaixe dos côndilos femorais. As extremidades dos meniscos (cornos) se inserem na região intercondilar da tíbia. Esses cornos são ricamente inervados, uma característica bem percebida quando sofremos uma laceração dolorosa do corno posterior do menisco medial. O menisco medial é mais fixado na tíbia do que o lateral. Por conseguinte, é menos flexível e sofre laceração mais facilmente durante a rotação excessiva e a abdução forçada da articulação do joelho enquanto está sustentando o peso.

A articulação do joelho é desprovida de estabilidade óssea. Entretanto, é estabilizada por ligamentos e pelos tendões dos músculos que a cruzam. Você pode desejar fazer uma lista desses músculos que cruzam a articulação do joelho, reunindo a informação nas páginas de ilustração.

Os ligamentos são particularmente importantes na limitação da amplitude de movimento do joelho e na estabilidade dos meniscos. Os **ligamentos colaterais** resistem a movimentos laterais indesejáveis do joelho. O ligamento **cruzado anterior** é assim denominado pela sua **inserção tibial** anterior, enquanto o ligamento **cruzado posterior** é assim designado pela sua inserção posterior. Proximalmente, os dois ligamentos se cruzam. O ligamento cruzado anterior passa *posterolateralmente*, terminando na face posteromedial do côndilo lateral do fêmur; o ligamento cruzado posterior passa *anteromedialmente*, terminando na face medial do côndilo medial do fêmur. Esses ligamentos cruzados resistem essencialmente a deslocamentos anteriores/posteriores da tíbia/fêmur; com efeito, a ruptura de um ligamento cruzado geralmente resulta em movimentação anteroposterior excessiva da tíbia sob o fêmur.

SISTEMAS ESQUELÉTICO E ARTICULAR | MEMBRO INFERIOR
ARTICULAÇÃO DO JOELHO

NC: Não pinte o fêmur, a tíbia, a fíbula e a face óssea da patela nesta página. (1) No corte sagital, pinte A de azul e B de preto. A membrana sinovial que reveste a cavidade não é mostrada. (2) Na vista anterior, abaixo, observe e pinte as faces articulares A na face posterior da patela. (3) Pinte a relação entre as inserções e a função dos ligamentos cruzados, E e E^1.

ESTRUTURAS ARTICULARES

CARTILAGEM ARTICULAR$_A$
CAVIDADE SINOVIAL$_B$.
CÁPSULA ARTICULAR$_C$
BOLSA$_D$
LIGAMENTO CRUZADO
    ANTERIOR$_E$
    POSTERIOR$_{E^1}$
MENISCO
    LATERAL$_F$
    MEDIAL$_{F^1}$
LIGAMENTO DA PATELA$_G$
LIGAMENTO COLATERAL
    TIBIAL$_H$
    FIBULAR$_{H^1}$

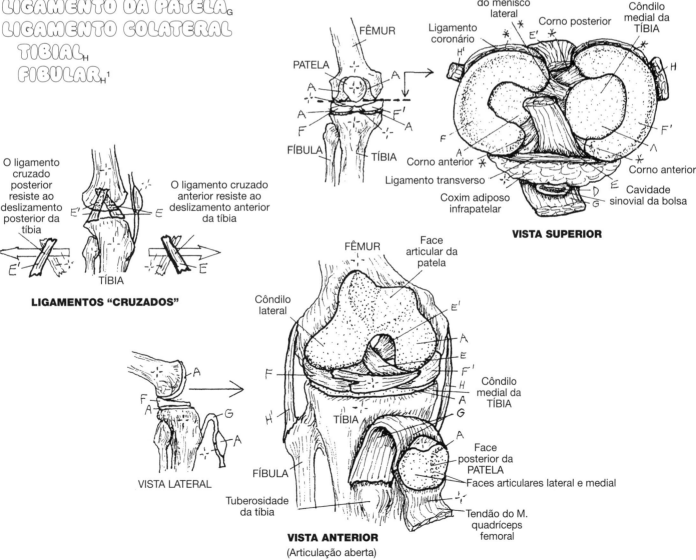

O **pé** é uma estrutura móvel de *sustentação do peso*. Para funcionar de modo seguro, a **tíbia** e a **fíbula** precisam ser estabilizadas, e essa estabilização é obtida pela *membrana interóssea* entre os corpos da tíbia e da fíbula, bem como pela sindesmose tibiofibular, que efetivamente engata a parte distal da fíbula na incisura fibular da tíbia (não mostrada). As partes distais da tíbia e da fíbula formam uma face articular em formato de U invertido, que recebe a cabeça do tálus em uma configuração de encaixe (articulação talocrural). Esta é a **articulação do tornozelo** (uma articulação sinovial em dobradiça), e a sua estrutura possibilita apenas a flexão (flexão plantar; dedos dos pés para baixo) e a extensão (dorsiflexão; dedos dos pés para cima). As tentativas de efetuar movimentos diferentes podem causar dor e edema (entorse do tornozelo) ou quadros ainda mais graves.

O pé é clinicamente dividido em retropé (**calcâneo** e **tálus**), mediopé (**navicular, cuboide, cuneiformes**) e antepé (ossos **metatarsais** e **falanges**). Durante a corrida ou a caminhada, os movimentos das articulações do retropé, do mediopé e do antepé não operam precisamente no mesmo plano vertical ou sagital.

Nem todas as superfícies do solo são planas; para ser funcional, o pé precisa se ajustar às superfícies irregulares e inclinadas. Felizmente, as articulações talocalcânea (*subtalar*), talocalcaneonavicular e calcaneocubóidea (*transversa do tarso*) acomodam-se a essas superfícies. Os movimentos do pé aqui são geralmente designados como inversão e eversão das articulações subtalar e transversa do tarso. Na inversão da articulação subtalar, os músculos inversores tracionam a face medial do pé para cima; na eversão, os músculos tracionam a face lateral do pé para cima (pp. 63 e 64). Em virtude da construção torcida do pé, os movimentos efetivos são um tanto mais complicados. Por exemplo, quando o retropé (ossos tarsais) é invertido, o antepé (ossos metatarsais e falanges) é evertido, pronado e abduzido. Quando o retropé é evertido, há inversão, supinação e adução do antepé. Imagine tudo isso e, se quiser..., pratique os movimentos.

Nas três vistas dos ligamentos do tornozelo, observe aqueles que parecem ter propensão à ruptura com movimentos laterais (inversão/eversão) do tornozelo. O tornozelo tem um forte suporte ligamentar medial (ligamentos deltóideos) e um suporte ligamentar lateral mais fraco. A frequência relativamente alta de entorses por inversão (laceração dos ligamentos laterais) em comparação com as entorses por eversão parece refletir essa fraqueza relativa.

A arquitetura óssea do pé inclui diversos arcos (cúpulas e pilares) que são reforçados e mantidos por ligamentos e influenciados por músculos durante as transferências de peso. Com os pés colocados juntos, lado a lado, o *arco transverso* é criado pelas bases dos ossos metatarsais, cuboide e cuneiformes. O pilar anterior do arco maior (*arco longitudinal medial*) é constituído pelas cabeças dos três metatarsais, cuneiformes e navicular; o pilar posterior é o calcâneo. A pedra angular é o tálus. O pequeno *arco longitudinal lateral* tem, como pilar anterior, os cuneiformes e cuboide laterais, e o calcâneo como pilar posterior. Ambos os arcos longitudinais funcionam na absorção de cargas de choque, no equilíbrio do corpo e como "mola" para a marcha.

SISTEMAS ESQUELÉTICO E ARTICULAR | MEMBRO INFERIOR
ARTICULAÇÃO DO TORNOZELO E OSSOS DO PÉ

Ver 38

NC: (1) Pinte os nomes dos ossos da articulação do tornozelo (talocrural) na parte superior, à esquerda. Em seguida, pinte os três ossos da articulação do tornozelo na ilustração superior no centro. A tíbia e a fíbula não são pintadas nesta página. (2) Pinte os nomes dos ossos do pé e os ossos sempre que aparecerem nesta página. (3) Pinte de cinza todos os ligamentos e os arcos mostrados na parte inferior da página.

ARTICULAÇÃO DO TORNOZELO
TÍBIA(A) FÍBULA(B) TÁLUS(C)

OSSOS DO PÉ
7 OSSOS TARSAIS: TÁLUS(C) CALCÂNEO(D) CUBOIDE(E) NAVICULAR(F) 3 CUNEIFORMES(G)
5 OSSOS METATARSAIS(H)
14 FALANGES(I)

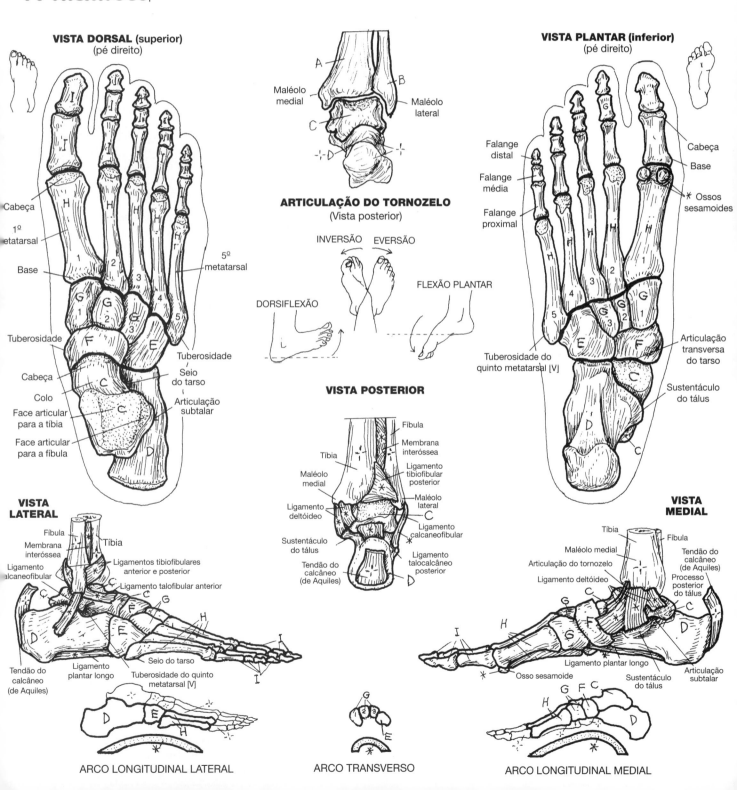

A estrutura de determinada parte do corpo reflete a adaptação para a função. Essa afirmativa é confirmada pela comparação dos ossos dos **membros superiores** e **inferiores** de um bípede (ser humano) com os de um **quadrúpede** (neste caso, um cão). O cíngulo do membro superior proporciona a base para a mobilidade, enquanto o cíngulo do membro inferior mais robusto proporciona estabilidade tanto para a locomoção quanto para a sustentação de peso. Os ossos do membro inferior são grandes e sólidos, compatíveis com a função de sustentação de peso; as articulações relacionadas são estruturalmente seguras, com exceção do joelho, que trocou certo grau de estabilidade pela flexibilidade. No membro superior, os ossos são mais leves, e as articulações são mais flexíveis e, em geral, capazes de maiores amplitudes de movimento (compare o ombro com o quadril, o cotovelo com o joelho e o punho com o tornozelo). Naturalmente, existem exceções entre aqueles que conseguem níveis inusitados de habilidade física. Embora o antebraço e a perna tenham, cada um deles, dois ossos, existe pouca correlação funcional entre esses pares de ossos. A ulna e o rádio possibilitam movimento significativo no punho, enquanto a tíbia e a fíbula estão mais relacionadas com a estabilidade e a sustentação de peso. O pé está claramente adaptado para a locomoção e a sustentação de peso, e a mão (particularmente o polegar), para a mobilidade e a destreza.

SISTEMAS ESQUELÉTICO E ARTICULAR | MEMBRO INFERIOR
REVISÃO DOS OSSOS E DAS ARTICULAÇÕES

Ver 35, 37-40

NC: Use cores claras. (1) Pinte os ossos do membro inferior. Escreva seus nomes com a mesma cor. Repita o processo para o membro superior. (2) Pinte as setas que apontam para os relevos superficiais dos ossos. (3) Com lápis preto, escreva os nomes das articulações do membro inferior. (4) Pinte os ossos dos membros anteriores e posteriores do quadrúpede. Os nomes dos ossos são iguais aos dos ossos correspondentes humanos.

(Ver Apêndice A para as respostas.)

A _____
B _____
C _____
D _____
E _____
F _____
G _____
H _____

RELEVOS SUPERFICIAIS ÓSSEOS

MEMBRO SUPERIOR

MEMBRO INFERIOR

ARTICULAÇÕES DO MEMBRO INFERIOR

1 _____
2 _____
3 _____
4 _____
5 _____
6 _____
7 _____
8 _____
9 _____
10 _____
11 _____
12 _____

A¹ _____
B¹ _____
D¹ _____
E¹ _____
F¹ _____
G¹ _____
H¹ _____

QUADRÚPEDE (Cão)
A maioria dos mamíferos anda apoiada nos "dedos"

MEMBRO POSTERIOR

MEMBRO ANTERIOR

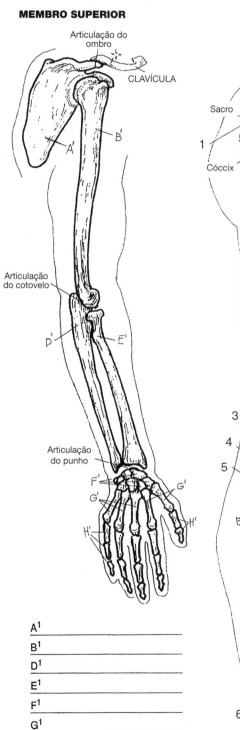

MÚSCULO ESQUELÉTICO

Um **músculo esquelético** típico (p. ex., músculo bíceps braquial) é uma entidade distinta, caracterizada por massa muscular (**ventre**) com **tendões** fibrosos em ambas as extremidades. O músculo é constituído por **células musculares** e três níveis de camadas de **envoltório** de tecido conectivo protetor. O músculo e seus envoltórios são envolvidos pela fáscia muscular, com outros músculos e feixes neurovasculares.

Cada músculo esquelético dispõe-se em **fascículos**. O envoltório externo do músculo é o **epimísio** conectivo. Cada fascículo do músculo é envolvido por um tecido conectivo mais delgado, o **perimísio**, com nervos e pequenas artérias e veias (feixes neurovasculares). Essas fibras nervosas e pequenos vasos ramificam-se até alcançar cada célula muscular individualmente. Cada fibra muscular é circundada por uma fina bainha de tecido conectivo (**endomísio**), que sustenta as estruturas neurovasculares importantes dessa fibra muscular. Cada um desses envoltórios conectivos contribui para assegurar a distribuição uniforme da tensão muscular durante a contração e para manter a elasticidade natural do músculo, possibilitando a sua retração ao seu comprimento de repouso após estiramento. A confluência dessas camadas conjuntivas nas extremidades das fibras musculares forma os *tendões*, que integram e fixam o músculo ao(s) seu(s) local(is) de inserção, como o periósteo ou outro tendão.

SISTEMA DE ALAVANCA DO MÚSCULO

Os músculos esqueléticos trabalham como máquinas simples, como alavancas, para aumentar a eficiência de seu trabalho contrátil sobre uma articulação. Do ponto de vista mecânico, o grau de esforço muscular necessário para superar a resistência ao movimento em uma **articulação (fulcro, eixo)** depende: (1) da força dessa **resistência (peso)**; (2) das distâncias relativas entre o fulcro anatômico e os locais anatômicos de aplicação da *força muscular*; e (3) dos locais anatômicos de *resistência* (articulações). A posição da articulação em relação ao local de tração muscular e ao local da carga imposta determina o tipo de sistema de alavanca em uso.

Na **alavanca de primeira classe**, a articulação situa-se entre o músculo (força) e a carga (resistência). Trata-se da classe de alavanca mais eficiente.

Na **alavanca de segunda classe**, a carga situa-se entre a articulação e o músculo. Esse sistema de alavanca opera no levantamento de um carrinho de mão (a roda é o fulcro), bem como na elevação de um corpo de 75 kg sobre as cabeças dos ossos metatarsais nas articulações metatarsofalângicas.

Na **alavanca de terceira classe**, o músculo situa-se entre a articulação e a carga, o que proporciona pouca vantagem mecânica.

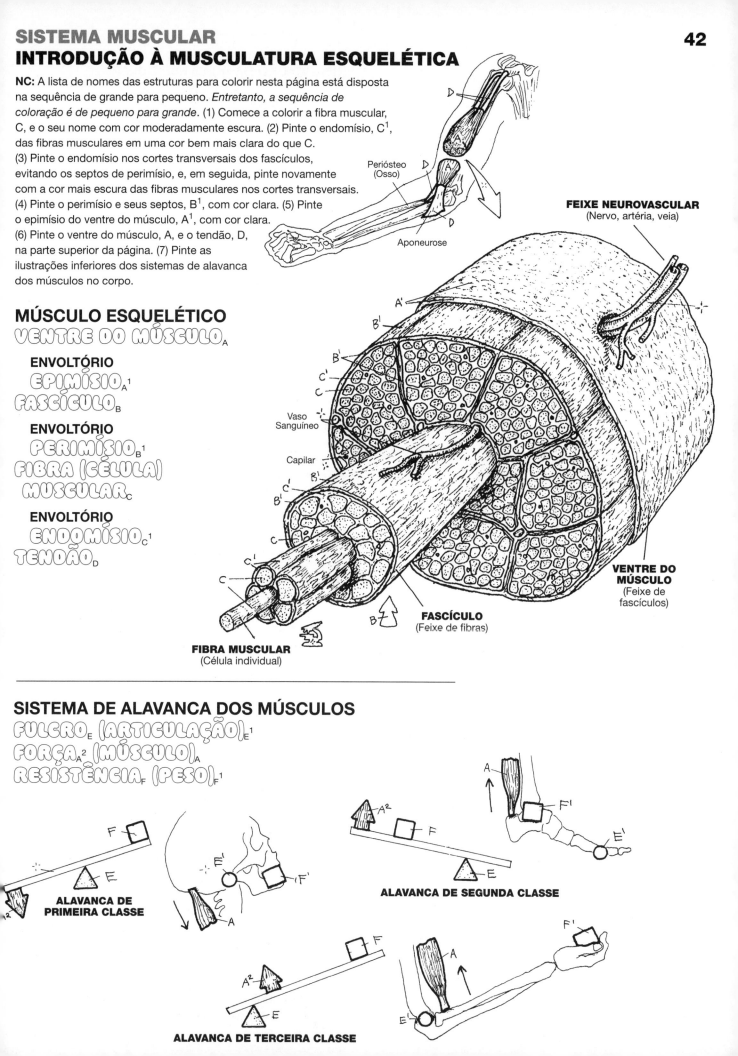

INTEGRAÇÃO DA AÇÃO MUSCULAR

Examinaremos aqui o caso simples da flexão da articulação do cotovelo. O osso fixo (imóvel) é o úmero, e o osso que se movimenta é o rádio. As inserções do músculo no osso fixo constituem as *origens* (O) dos músculos (músculo bíceps braquial, músculo tríceps braquial). As fixações no osso móvel são as *inserções* (I) desses músculos. Nesse exemplo, o músculo bíceps braquial é o **agonista** (**motor primário**), enquanto o músculo tríceps braquial é o **antagonista** para a ação de flexão do cotovelo. Começando na posição neutra (centro), a contração do músculo bíceps braquial aproxima a mão do ombro. Ao mesmo tempo, o músculo tríceps braquial estende-se com alguma resistência (contração) para controlar o movimento desejado. Com ambos os músculos em repouso, o membro encontra-se na posição "neutra". Nessa situação, tanto o músculo bíceps braquial quanto o músculo tríceps braquial estão relaxados, mantendo um grau discreto de tônus muscular basal. Reciprocamente, na extensão do cotovelo, o agonista se encurta, enquanto ocorre **estiramento** do antagonista.

Em resumo, no movimento primário é o músculo agonista o responsável pelo movimento articular desejado. Os músculos com ação secundária nesse movimento articular podem ser denominados **sinergistas**. Os sinergistas frequentemente atuam como neutralizadores, auxiliando nos movimentos desejados ou resistindo nos movimentos indesejados. Os músculos que se opõem à ação do músculo agonista são os antagonistas. Os **fixadores** servem para "fixar" os músculos mais proximais para estabilizar as condições basais para determinado movimento articular, como o músculo trapézio ao realizar a ação nas ilustrações inferiores da esquerda e da direita. Os agonistas, os sinergistas, os antagonistas e os fixadores frequentemente trabalham juntos para movimentar um membro em uma posição desejada (integração da ação muscular).

FLEXÃO DO COTOVELO, SUPINAÇÃO E PRONAÇÃO DO ANTEBRAÇO

Nesse exemplo, examinaremos quatro músculos que atuam sobre a articulação do cotovelo direito e as articulações radiulnares proximal e distal de uma pessoa destra no ato de elevar a mão direita segurando uma chave de fenda e atarraxar um parafuso em uma porta girando em sentido horário. No primeiro caso (ilustração inferior à esquerda), o antebraço é repetidamente supinado (e repetidamente pronado para que possa retornar a um novo ponto de partida para cada ação de supinação), à medida que o parafuso penetra na madeira. Nesse exemplo, o músculo bíceps braquial é o agonista, e o músculo supinador é um sinergista na ação de supinação. Isso ocorre porque a rotação do rádio durante a supinação exerce tensão sobre a inserção do músculo bíceps braquial, induzindo a sua contração com a ação desejada (supinação). O músculo bíceps braquial é mais potente do que o músculo supinador. Faça um teste em você: com a supinação do seu antebraço, sinta o músculo bíceps se contrair.

No segundo caso (ilustração inferior à direita), o antebraço é pronado repetidamente, desenroscando o parafuso da madeira da porta. A pronação do antebraço é a mais fraca das duas ações de rotação. A contração do músculo bíceps braquial é limitada quando a supinação do antebraço é resistida pelo músculo pronador redondo e pelo músculo pronador quadrado. Tente fazê-lo. Se a pronação é a ação mais fraca, é possível desatarraxar o parafuso? Agora... coloque a chave de impacto e acione no sentido inverso.

SISTEMA MUSCULAR
INTEGRAÇÃO DA AÇÃO MUSCULAR

NC: (1) Pinte os nomes na parte superior da direita e faça a correlação com as pequenas setas A e C, as grandes letras O e I e os músculos flexor e extensor na articulação do cotovelo. Observe as direções das setas. Pinte da esquerda para a direita. Os músculos relaxados do cotovelo na posição neutra mantêm um grau de tensão (tônus), mesmo quando estão relaxados. (2) Pinte os nomes dos músculos protagonistas A^1 a E, relacionando-os com a supinação e a pronação do antebraço, e use essas cores para os músculos nas duas ilustrações inferiores.

AÇÃO MUSCULAR
CONTRAÍDO_A
RELAXADO_B
ESTENDIDO_C

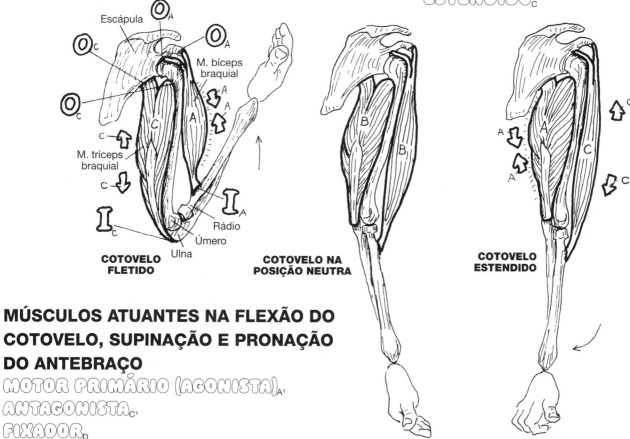

MÚSCULOS ATUANTES NA FLEXÃO DO COTOVELO, SUPINAÇÃO E PRONAÇÃO DO ANTEBRAÇO
MOTOR PRIMÁRIO (AGONISTA)_{A¹}
ANTAGONISTA_{C¹}
FIXADOR_D
SINERGISTA_E

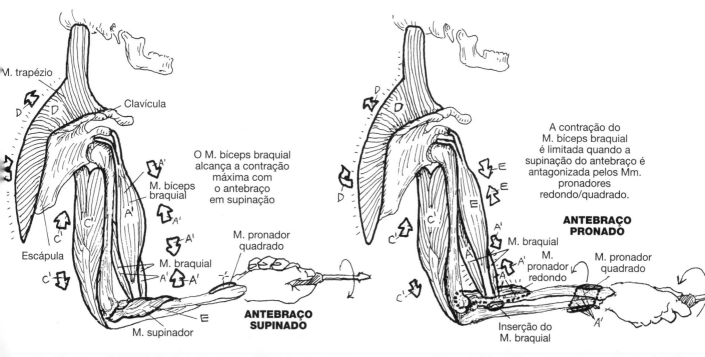

Os **músculos da expressão facial** consistem geralmente em tiras finas e achatadas com origem em um osso ou cartilagem da face e com inserção na derme da pele ou no tecido conectivo que envolve os músculos orbiculares do olho ou da boca. Em geral, esses músculos estão dispostos nos seguintes grupos regionais: (1) o grupo epicrânico (*músculo occipitofrontal*, que movimenta o couro cabeludo); (2) o grupo orbital (*músculo orbicular do olho*, **músculo corrugador do supercílio**); (3) o grupo nasal (*músculo nasal*, **músculo prócero**); (4) o grupo oral (*músculo orbicular da boca*, **músculo zigomático maior** e **músculo zigomático menor, músculos levantadores** e **abaixadores** dos lábios e dos ângulos da boca, **músculo risório**, músculo *bucinador* e parte do **platisma**); e (5) o grupo que movimenta as orelhas (**músculos auriculares**). A função geral de cada um desses músculos consiste em mover a pele onde estiverem inseridos. Enquanto pinta cada músculo, tente contraí-lo olhando-se em um espelho.

Os **músculos orbicular do olho** e **orbicular da boca** são esfíncteres, que tendem a fechar a pele sobre as pálpebras e apertar os lábios, respectivamente. As contrações do **músculo bucinador** possibilitam mudanças rápidas no volume da cavidade oral, como ao tocar trompete ou esguichar água. O **músculo nasal** tem uma parte compressora e outra dilatadora, que influenciam o tamanho das aberturas nasais (como no alargamento das narinas).

Os músculos da expressão facial são inervados pelo sétimo nervo craniano ou nervo facial (p. 83).

SISTEMA MUSCULAR | CABEÇA
MÚSCULOS DA EXPRESSÃO FACIAL

Ver 45

NC: Use suas cores mais claras para O e Q. Use cores alegres para os nomes e os músculos do lado alegre e cores tristes para os nomes e músculos do lado sem sorriso. (1) Comece pelo lado do sorriso (músculos A-H). (2) Pinte os nomes e os músculos do lado triste. (3) Pinte os nomes e os músculos na vista lateral, na figura inferior. Observe que parte do ventre frontal, I, foi removida para revelar o músculo corrugador do supercílio, J.

MÚSCULOS DA "ALEGRIA"
M. ORBICULAR DO OLHO_A
M. NASAL_B
M. LEVANTADOR DO LÁBIO SUPERIOR E DA ASA DO NARIZ_C
M. LEVANTADOR DO LÁBIO SUPERIOR_D
M. LEVANTADOR DO ÂNGULO DA BOCA_E
M. ZIGOMÁTICO MAIOR_F
M. ZIGOMÁTICO MENOR_G
M. RISÓRIO_H

MÚSCULOS DA "TRISTEZA"
VENTRE FRONTAL DO M. OCCIPITOFRONTAL_I
M. CORRUGADOR DO SUPERCÍLIO_J
M. ORBICULAR DA BOCA_K
M. ABAIXADOR DO ÂNGULO DA BOCA_L
M. ABAIXADOR DO LÁBIO INFERIOR_M
M. MENTUAL_N
PLATISMA_O

MÚSCULOS ADICIONAIS
M. BUCINADOR_P
APONEUROSE EPICRÂNICA_Q
VENTRE OCCIPITAL DO M. OCCIPITOFRONTAL_R
MÚSCULOS AURICULARES_S
M. PRÓCERO_T

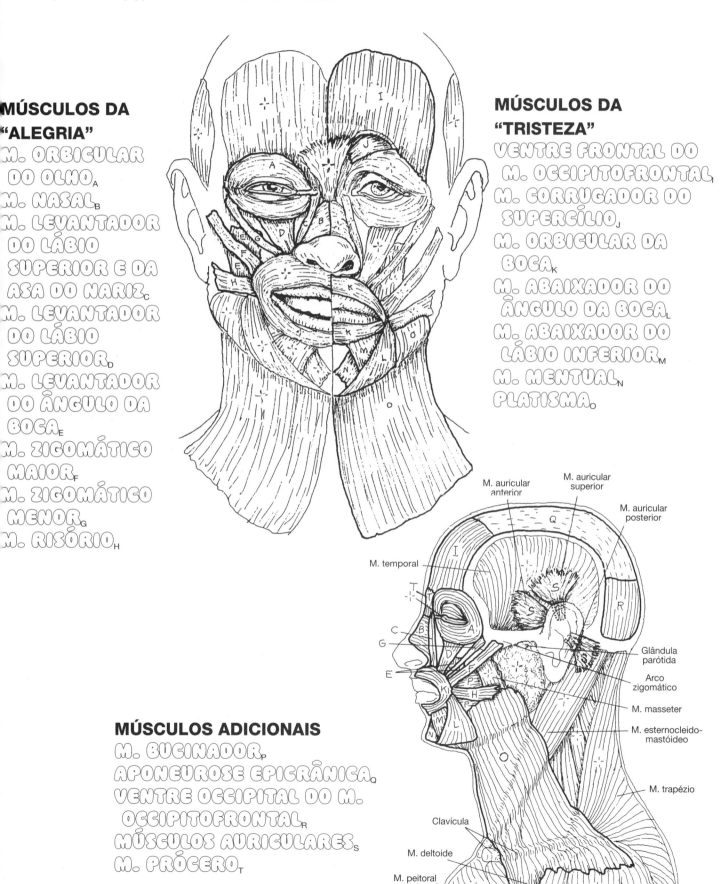

A *mastigação* refere-se ao ato de mastigar. Os **músculos da mastigação** movem a articulação temporomandibular e são responsáveis, em grande parte, pela elevação, depressão, protrusão, retração e movimentação lateral da mandíbula. Esses músculos funcionam bilateralmente para efetuar movimentos do osso único (mandíbula) em duas articulações. Os movimentos de mastigação representam um produto da ação dos músculos levantadores (*músculo temporal* e *músculo masseter*) de um lado, combinados com a contração do *músculo pterigóideo lateral* do lado oposto.

No estudo das origens e inserções desses músculos, examine as ilustrações menores, bem como as vistas maiores na parte superior para obter um quadro geral.

Observe a inserção do músculo temporal sobre a margem anterior do processo coronoide e o ramo anterior da **mandíbula** nas ilustrações "elevação" e "retração".

A origem do **músculo masseter** é mais bem visualizada na vista "superficial" superior à esquerda, nos "músculos da mastigação"; esse músculo tem a sua origem na face anterior da margem inferior do arco zigomático (representada pela área granulada de origem denominada "origem do músculo masseter"). O músculo masseter também origina-se da face profunda (medial) do arco zigomático. Esse músculo insere-se essencialmente na metade inferior do ramo da mandíbula.

Os **músculos temporal** e *masseter* são frequentemente contraídos de modo inconsciente (cerramento dos dentes) durante o estresse, produzindo cefaleias bitemporais e pré-auriculares potencialmente intensas. Os músculos podem ser facilmente palpados quando contraídos. O músculo masseter é facilmente palpado na face externa do ramo da mandíbula. Coloque seus dedos nesse local e, em seguida, contraia o músculo (cerre os dentes). Por outro lado, o músculo temporal se insere na face interna do processo coronoide e é mais bem palpado na parte lateral da cabeça. Sua fáscia densa impede o abaulamento que você percebeu no masseter.

Os **músculos pterigóideo medial** e **pterigóideo lateral** estão na fossa infratemporal e não podem ser palpados.

Todos os músculos da mastigação são inervados por ramos da divisão mandibular do quinto nervo craniano (nervo trigêmeo).

SISTEMA MUSCULAR | CABEÇA
MÚSCULOS DA MASTIGAÇÃO

Ver 24, 44

NC: Use uma cor amarelada "de osso" para a mandíbula, E. (1) Comece pela ilustração superior à esquerda e prossiga pelas duas vistas dissecadas que expõem os músculos mais profundos da mastigação. Na ilustração do crânio menor, são necessárias duas cores A + E para indicar a inserção do músculo temporal na face profunda da mandíbula. São necessárias três cores A + B + E para pintar a parte da face externa onde a ampla inserção do músculo masseter também recobre parte da representação do músculo temporal do lado de baixo. (2) Pinte as setas direcionais e os músculos envolvidos na movimentação da mandíbula.

MÚSCULOS
TEMPORAL_A
MASSETER_B
PTERIGÓIDEO MEDIAL_C
PTERIGÓIDEO LATERAL_D

OSSO
MANDÍBULA_E

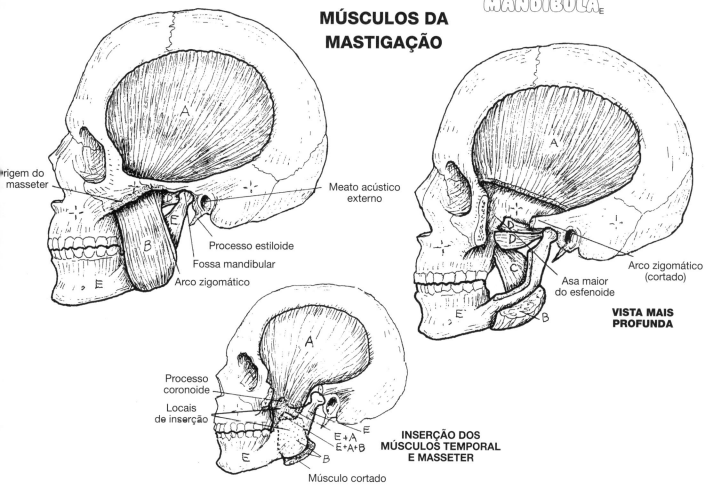

MÚSCULOS DA MASTIGAÇÃO

VISTA MAIS PROFUNDA

INSERÇÃO DOS MÚSCULOS TEMPORAL E MASSETER

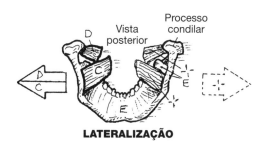

LATERALIZAÇÃO

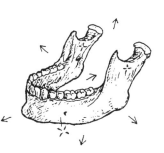

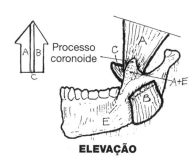

ELEVAÇÃO

AÇÃO DOS MÚSCULOS SOBRE A MANDÍBULA

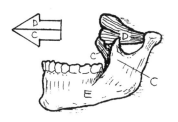

PROTRUSÃO

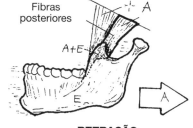

RETRAÇÃO

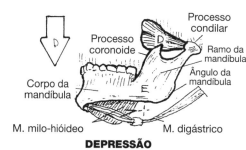

DEPRESSÃO

O pescoço é uma região tubular complexa ocupada por músculos, vísceras, vasos e nervos ao redor das vértebras cervicais. Os músculos do pescoço estão dispostos em grupos superficiais e profundos. Aqui, iremos nos concentrar nos músculos superficiais. O músculo trapézio não precisa ser colorido, visto que não se encontra nas regiões cervicais anterior e laterais; entretanto, trata-se do músculo posterior e posterolateral mais superficial do pescoço (p. 52). Os músculos posteriores profundos são descritos na página 47. O platisma é o músculo anterior mais superficial do pescoço (p. 44). O *músculo esternocleidomastóideo* divide os grupos musculares anteriores e laterais em áreas triangulares.

A região cervical anterior é dividida na linha mediana; cada metade forma um **triângulo anterior**. As margens do trígono cervical anterior com os músculos superficiais do pescoço estão ilustradas. O **osso hioide**, suspenso dos processos estiloides do crânio pelos ligamentos **estilo-hióideos**, divide cada trígono cevical anterior nas regiões *supra-hióidea* e *infra-hióidea*.

Os **músculos supra-hióideos** originam-se na língua (glosso), na mandíbula (**milo-, gênio-,** ventre anterior do músculo **digástrico**) e crânio (estilo, ventre posterior do músculo digástrico) e inserem-se no osso hioide. Eles elevam o osso hioide, influenciando os movimentos do assoalho da boca e da língua, particularmente durante a deglutição. Com o hioide fixo, os músculos supra-hióideos, em particular o músculo digástrico, deprimem a mandíbula.

Os **músculos infra-hióideos** geralmente originam-se do esterno, da cartilagem tireóidea da laringe ou da escápula (*omo-*) e inserem-se no osso hioide. Esses músculos resistem parcialmente à elevação do osso hioide durante a deglutição. O músculo **tíreo-hióideo** eleva a laringe durante a produção de sons agudos; o músculo **esterno-hióideo** deprime a laringe para auxiliar a produção de sons graves.

O **trígono cervical lateral** consiste em um conjunto de músculos cobertos por uma camada de fáscia cervical (envolvente), logo abaixo da pele, entre o músculo esternocleidomastóideo e o músculo trapézio. Os limites do trígono estão ilustrados. Os músculos dessa região originam-se do crânio e das vértebras cervicais; descem e se inserem nas duas costelas superiores (**músculos escalenos**), na parte superior da escápula (**músculo omo-hióideo, músculo levantador da escápula**) e nos processos espinhosos das vértebras cervicais/torácicas (**músculo esplênio da cabeça, músculo semiespinal da cabeça**). A função desses músculos torna-se clara quando você visualiza suas inserções.

O **músculo esternocleidomastóideo**, que atua unilateralmente, inclina a cabeça lateralmente do mesmo lado, enquanto efetua simultaneamente a rotação da cabeça e tração de sua parte posterior para baixo, eleva o mento e gira a parte anterior da cabeça para o lado oposto. Ambos os ventres dos dois músculos atuam em conjunto para mover a cabeça para a frente (anteriormente), enquanto estendem as vértebras cervicais superiores, elevando o mento.

SISTEMA MUSCULAR | PESCOÇO
MÚSCULOS ANTERIORES E LATERAIS

NC: Exceto para o osso hioide, E, use suas cores mais claras em toda essa lâmina. (1) Comece pelos desenhos dos triângulos do pescoço, A e C, e músculo esternocleidomastóideo, B. Pinte todos os músculos dentro dos triângulos. (2) Em seguida, trabalhe simultaneamente com as ilustrações da parte superior e parte inferior, colorindo cada músculo em todas as vistas em que for possível encontrá-lo. Observe a relação entre o nome dos músculos e suas inserções.

TRÍGONO CERVICAL ANTERIOR
MÚSCULOS SUPRA-HIÓIDEOS
M. ESTILO-HIÓIDEO_D1
M. DIGÁSTRICO_D2
M. MILO-HIÓIDEO_D3
M. HIOGLOSSO_D4
M. GÊNIO-HIÓIDEO_D5
OSSO HIOIDE_E

MÚSCULOS INFRA-HIÓIDEOS
M. ESTERNO-HIÓIDEO_F1
M. OMO-HIÓIDEO_F2
M. TÍREO-HIÓIDEO_F3
M. ESTERNOTIREÓIDEO_F4

TRÍGONO ANTERIOR_A

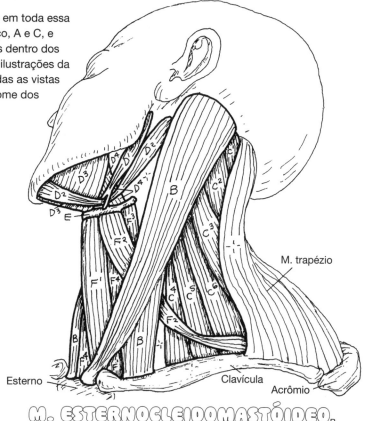

M. ESTERNOCLEIDOMASTÓIDEO_B

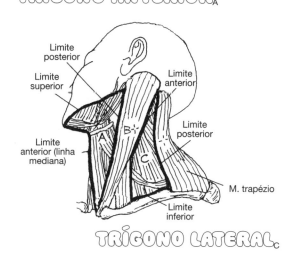

TRÍGONO LATERAL_C

TRÍGONO CERVICAL LATERAL
M. SEMIESPINAL DA CABEÇA_C1
M. ESPLÊNIO DA CABEÇA_C2
M. LEVANTADOR DA ESCÁPULA_C3
M. ESCALENO ANTERIOR_C4
M. ESCALENO MÉDIO_C5
M. ESCALENO POSTERIOR_C6

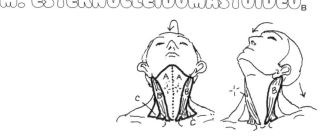

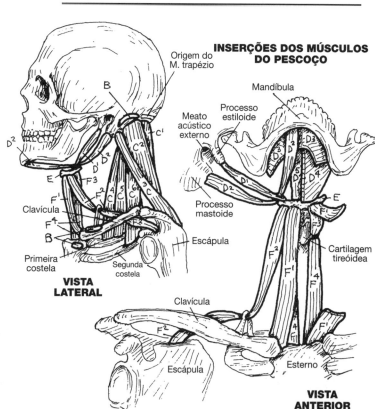

INSERÇÕES DOS MÚSCULOS DO PESCOÇO

Os **músculos profundos do dorso e da região cervical posterior** são responsáveis pela extensão, rotação e flexão lateral de uma ou mais das 24 articulações dos processos articulares pareadas e 22 articulações das sínfises intervertebrais (discos intervertebrais) da coluna vertebral. Os músculos longos movem diversos segmentos móveis (p. 25) com uma contração, enquanto os músculos curtos podem mover um ou dois segmentos móveis de cada vez (ver **movimentadores intrínsecos**).

Os músculos **esplênios** fazem a extensão e a rotação do pescoço e da cabeça com o músculo esternocleidomastóideo do lado oposto, que pode ser visto na página 46. O músculo *esplênio da cabeça* cobre os músculos mais profundos da parte superior da coluna vertebral.

O **grupo de músculos eretores da espinha** compreende os principais extensores dos segmentos vertebrais móveis. Orientados verticalmente ao longo do eixo longitudinal do dorso, são músculos quadrilaterais espessos na região lombar, que se dividem em feixes separados mais finos e menores, que se inserem nas costelas (**músculo iliocostal**) e nas vértebras superiores e cabeça (**músculo longuíssimo, músculo espinal**). Os músculos eretores da espinha originam-se nas vértebras torácicas inferiores e lombares, no sacro, no ílio e nos ligamentos correlatos.

O **grupo de músculos transversoespinais** estende os segmentos móveis do dorso e efetua a rotação das articulações das vértebras torácicas e cervicais. Em geral, esses músculos estendem-se do processo transverso de uma vértebra até o processo espinhoso da vértebra acima, estendendo-se por três ou mais vértebras. Os **músculos semiespinais** são os maiores músculos desse grupo, estendendo-se da parte média do tórax até a parte posterior do crânio; os **músculos multífidos** consistem em fascículos profundos que se estendem por 1 a 3 segmentos móveis, do sacro até C II; os **músculos rotadores** são bem definidos apenas na região torácica (as vértebras lombares, em sua maior parte, não têm movimento de rotação).

Esses **músculos** pequenos de localização profunda (**os mais profundos**) cruzam as articulações de um único segmento móvel. São coletivamente importantes, visto que efetuam pequenos ajustes entre as vértebras cervicais e lombares. Evidências eletromiográficas mostraram que esses músculos curtos permanecem em contração sustentada por longos períodos durante o movimento e nas posturas em pé e sentada. Eles são mais proeminentes nas regiões cervical e lombar. Os pequenos músculos situados profundamente na região posterior suboccipital (profundamente ao músculo semiespinal e músculo eretor da espinha) fazem rotação e extensão das articulações entre o crânio e as vértebras C I e C II.

Os **movimentadores intrínsecos** são os pequenos músculos que cruzam as articulações de um segmento móvel e incluem os músculos mais profundos citados anteriormente. Esses músculos funcionam na estabilização e facilitam a obtenção da informação proprioceptiva para a medula espinal e o encéfalo.

SISTEMA MUSCULAR | TRONCO
MÚSCULOS PROFUNDOS DO DORSO E DA REGIÃO CERVICAL POSTERIOR

NC: Use cores bem claras para os grupos musculares verticais, B a B³, e oblíquos, C a C³. Observe que o músculo esplênio, A, e o músculo semiespinal, C, têm, cada um deles, mais de uma parte (p. ex., do pescoço, da cabeça); cada uma dessas partes está identificada na ilustração. (1) Pinte cada grupo de músculos da figura principal. A função desses músculos está relacionada com a sua orientação (vertical, oblíqua). (2) Pinte o grupo dos músculos suboccipitais, F, no boxe superior, com os locais de origem dos músculos que os recobrem. (3) Pinte os movimentadores intrínsecos, assim como seus nomes.

MÚSCULO DE COBERTURA
M. ESPLÊNIO_A

MÚSCULOS VERTICAIS
M. ERETOR DA ESPINHA_B
  M. ESPINAL_B¹
  M. LONGUÍSSIMO_B²
  M. ILIOCOSTAL_B³

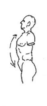

MÚSCULOS OBLÍQUOS
GRUPO DOS MÚSCULOS TRANSVERSOESPINAIS
M. SEMIESPINAL_C
M. MULTÍFIDO_C¹
MM. ROTADORES_C²

MÚSCULOS MAIS PROFUNDOS
MM. INTERTRANSVERSÁRIOS_D
MM. INTERESPINAIS_E
MÚSCULOS SUBOCCIPITAIS_F

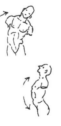

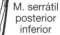

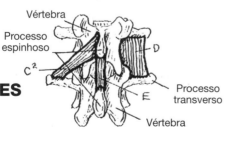

MOVIMENTADORES INTRÍNSECOS
M. EXTENSOR_E
M. ROTADOR_C³
M. FLEXOR LATERAL_D

O diafragma é um músculo fino e largo que se estende pela cavidade toracoabdominal. Origina-se posteriormente das vértebras lombares como pilares musculares e arcos aponeuróticos (parte lombar), das faces internas das seis últimas costelas inferiores e das cartilagens costais (parte costal) e da face interna do processo xifoide (parte esternal); essas fibras musculares convergem para o centro, formando uma grande cúpula oval musculotendínea, na qual encontra-se a inserção tendínea conhecida como *centro tendíneo*. No nível de T XII, a parte descendente torácica da aorta segue um trajeto posterior ao diafragma através do hiato aórtico, quando passa a constituir a parte abdominal da **aorta**. A veia ázigo e o ducto torácico também passam através desse hiato. O hiato esofágico pode ser encontrado no nível de T X entre as fibras do pilar direito, quando se une ao centro tendíneo. Dá passagem aos nervos vagos direito e esquerdo, bem como ao **esôfago**. A **veia cava inferior** passa através de um forame no centro tendíneo. A função do diafragma está ilustrada na página 133.

O diafragma é inervado pelo nervo frênico (C III-C V). Por que o diafragma é inervado por ramos do plexo cervical (do pescoço)? Dica: procure na embriologia.

Os **músculos intercostais**, principalmente os músculos **intercostais externos** e **internos**, alteram as dimensões da cavidade torácica, movendo em conjunto as costelas, proporcionando, assim, 25% do esforço respiratório total. Os músculos **intercostais íntimos** formam uma camada inconstante e incluem, aqui, o músculo transverso do tórax e os músculos subcostais.

Abaixo do nível da **12ª costela**, o *músculo quadrado do lombo* e os **músculos psoas maior** e **menor** da parede abdominal posterior estendem-se pelo espaço lombar posterior, do diafragma até as cristas ilíacas, bilateralmente. Os músculos psoas maior e menor são músculos dos membros inferiores. O músculo psoas maior origina-se dos processos transversos de T XII e das vértebras lombares, bem como dos corpos das vértebras lombares; passa por baixo do ligamento inguinal para unir-se com as fibras do **músculo ilíaco**, convergindo para uma única inserção (**músculo iliopsoas**) no trocanter menor do fêmur. O músculo ilíaco origina-se principalmente da fossa ilíaca. O músculo iliopsoas, um poderoso flexor da articulação do quadril, é um potente flexor das vértebras lombares; um músculo psoas fraco pode contribuir para a dor lombar. O músculo **quadrado do lombo** origina-se da crista ilíaca posterior e insere-se na parte inferior da 12ª costela e nos processos transversos das quatro vértebras lombares superiores. Trata-se de um extensor das vértebras lombares, bilateralmente, e de um flexor lateral, unilateralmente.

SISTEMA MUSCULAR | TRONCO
MÚSCULOS DO TÓRAX E DA PAREDE POSTERIOR DO ABDOME

Ver 28, 62, 133

NC: Use azul para E e vermelho para G. Pinte todos os nomes à medida que for pintar as estruturas relacionadas. (1) À esquerda, pinte o diafragma na região posterior da parede abdominal até a 12ª costela. (2) Pinte a parte posterior do diafragma, o centro tendíneo e as 12ª costelas (vista posterior). À esquerda, pinte a vista lateral do diafragma curvado entre o processo xifoide e a 12ª costela; pinte as estruturas de passagem E, F e G. (3) Pinte os músculos intercostais na parte superior, à direita.

MÚSCULOS DA PAREDE TORÁCICA
DIAFRAGMA_A
M. INTERCOSTAL EXTERNO_B
M. INTERCOSTAL INTERNO_C
M. INTERCOSTAL ÍNTIMO_D

VEIA CAVA INFERIOR_E
ESÔFAGO_F
AORTA_G

12ª COSTELA_M

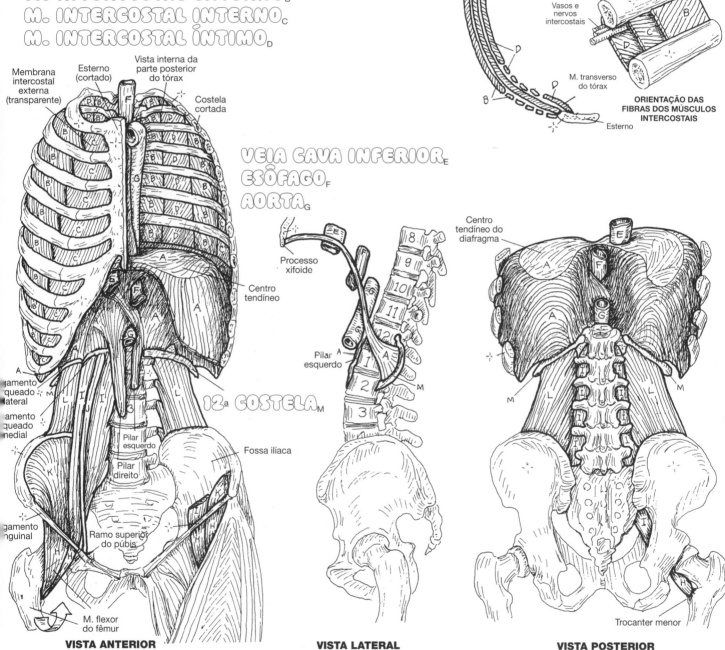

MÚSCULOS DA PAREDE POSTERIOR DO ABDOME
M. ILIOPSOAS_H
MM. PSOAS MAIOR, MENOR_J
M. ILÍACO_K
M. QUADRADO DO LOMBO_L

A **parede anterior do abdome** consiste em três camadas de músculos planos: o **músculo transverso do abdome**, o **músculo oblíquo interno do abdome** e o **músculo oblíquo externo do abdome**. Os tendões (aponeuroses) desses músculos se entrelaçam na linha mediana, formando uma bainha incompleta em torno de um par de músculos segmentados de orientação vertical (*músculo reto do abdome*). As aponeuroses esquerda e direita se entrelaçam na linha média (linha alba). Os músculos planos originam-se, bilateralmente, da face lateral do tronco (*ligamento inguinal*, crista ilíaca, fáscia toracolombar, cartilagens costais, costelas). As fibras inferiores do músculo oblíquo externo do abdome seguem medialmente, formando o *ligamento inguinal*. Esses três músculos atuam na contenção do conteúdo do abdome, comprimem o conteúdo abdominal durante a expiração, a regurgitação, a micção e a defecação; e podem facilitar indiretamente a flexão da coluna vertebral.

Cada **músculo reto do abdome** segmentado origina-se da crista púbica e dos tubérculos púbicos e se insere nas cartilagens costais inferiores e processo xifoide do esterno. Claramente, a bainha do músculo reto do abdome torna-se mais superficial de baixo para cima. Abaixo da linha arqueada, nenhum músculo contribui para formar a sua camada posterior (E^{2*}); na porção média, todas as três aponeuroses planas contribuem igualmente para a bainha (E^{1*}); acima, a bainha anterior é formada a partir do músculo oblíquo externo do abdome; posteriormente, o músculo reto do abdome faz contato com as cartilagens costais. Esses músculos são flexores da coluna vertebral.

A **região inguinal** é a parte medial inferior da parede abdominal, caracterizada por um canal com aberturas ou anéis interno (profundo) e externo (superficial). Esse canal dá passagem ao **funículo espermático** (ducto deferente e seus vasos, vasos testiculares, linfáticos) no homem e ao ligamento redondo do útero na mulher. Os testículos e funículos espermáticos "descem" (por crescimento diferencial) em protrusões da parede anterior do abdome, coletivamente denominadas *escroto*. Em sua descida, empurram à sua frente camadas de fibras dos três músculos planos da parede abdominal e suas aponeuroses, da mesma maneira que um dedo empurraria quatro camadas de látex para formar uma luva de quatro camadas. Essas camadas formam as coberturas do funículo espermático: fáscias espermática interna, cremastérica e espermática externa. As fibras inferiores do músculo oblíquo interno são singulares, visto que continuam em alças em torno do funículo espermático, formando o **músculo cremaster**; os dois são conectados pela fáscia cremastérica. A região do canal é um ponto fraco na construção da parede anterior do abdome, sujeita a protrusões de tela subcutânea ou intestino (hérnias) da cavidade abdominal, seja diretamente através da parede (hérnia inguinal direta) ou indiretamente através do canal (hérnia inguinal indireta).

SISTEMA MUSCULAR | TRONCO
MÚSCULOS DA PAREDE ANTERIOR DO ABDOME E REGIÃO INGUINAL

NC: Use uma cor escura para J, uma cor viva para B e uma cor clara para I. (1) Pinte as três camadas da parede anterior do abdome na parte superior. (2) Pinte de cinza a bainha do músculo reto do abdome, E, bem como as camadas da parede do abdome na ilustração inferior à esquerda. (3) Comece por J e K e prossiga para H, pinte as coberturas do funículo espermático. Use tonalidades diferentes da mesma cor para o epidídimo e o testículo, K.

PAREDE ANTERIOR DO ABDOME
M. TRANSVERSO DO ABDOME_A
M. RETO DO ABDOME_B
M. OBLÍQUO INTERNO DO ABDOME_C
M. OBLÍQUO EXTERNO DO ABDOME_D

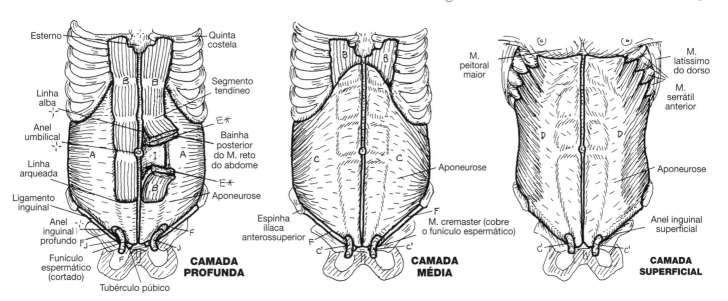

BAINHA DO M. RETO DO ABDOME_E*

REGIÃO INGUINAL
LIGAMENTO INGUINAL_F
MÚSCULO CREMASTER_C1
MÚSCULO PIRAMIDAL_G
PERITÔNIO_H
FÁSCIA TRANSVERSAL_I
FUNÍCULO ESPERMÁTICO_J
TESTÍCULO/EPIDÍDIMO_K

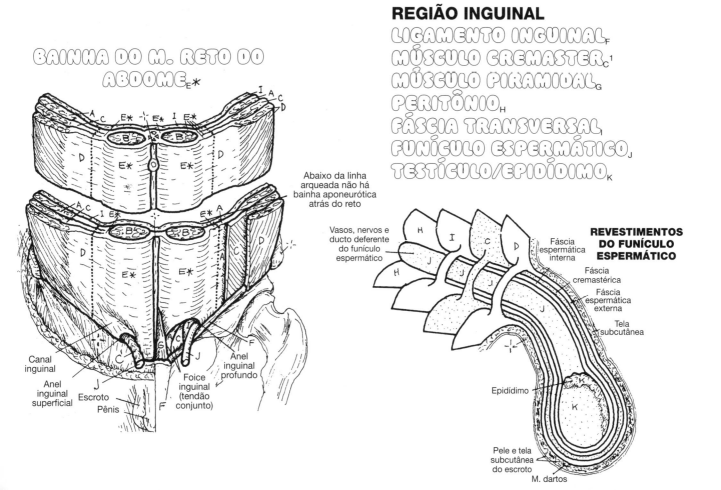

Os músculos da pelve formam o **assoalho pélvico** na abertura da pelve (*músculo coccígeo* e *músculo levantador do ânus*) e contribuem para formar a "parede" pélvica (*músculo obturador interno*, *músculo piriforme*). A **parede pélvica** inclui parte dos ossos da pelve e os **ligamentos sacrotuberal** e **sacroespinal**. Os músculos do assoalho pélvico recobertos por fáscia constituem o diafragma da pelve, que separa as vísceras pélvicas das estruturas perineais inferiormente. Como todos os diafragmas musculares (do tórax, urogenital), trata-se de uma estrutura dinâmica. É também incompleto; posteriormente, a fusão dos dois músculos coccígeos é interrompida pelo cóccix, e, anteriormente, o músculo levantador do ânus proporciona uma abertura (hiato) para o canal anal, a vagina e a uretra.

O **músculo levantador do ânus** origina-se anteriormente de cada lado do púbis, espinha isquiática e parede pélvica, onde um espessamento da fáscia obturatória (*arco tendíneo*) fornece a fixação para o músculo levantador do ânus. Dirige-se para baixo ao passar em direção à linha mediana e insere-se no ligamento anococcígeo, no cóccix e no músculo levantador do ânus contralateral. O músculo tem essencialmente quatro partes: **músculos puboprostático/pubovaginal, puborretal, pubococcígeo** e **iliococcígeo**. O **músculo coccígeo** é o músculo mais posterior do assoalho pélvico; encontra-se no mesmo plano do músculo iliococcígeo e imediatamente posterior a este. O diafragma da pelve opõe-se à pressão abdominal e, com o diafragma do tórax, auxilia na micção, na defecação e no parto. Trata-se de um importante mecanismo de sustentação para o útero, resistindo ao prolapso vaginal, vesical e retal.

O **músculo obturador interno** é um rotador lateral da articulação do quadril. Origina-se, em parte, nas margens do forame obturado no lado pélvico. Dirige-se inferior e posterolateralmente ao forame obturado e atravessa o forame isquiático menor, inserindo-se na face medial do trocanter maior do fêmur.

O **músculo piriforme** é um rotador lateral da articulação do quadril. Origina-se no componente sacral da parede pélvica, acima e posteriormente ao músculo obturador interno e sai da pelve através do forame isquiático maior. A relação do músculo piriforme com vasos, nervos e tendões vizinhos é apresentada no Glossário; ver Forames isquiáticos maior e menor.

SISTEMA MUSCULAR | TRONCO
MÚSCULOS DA PELVE

Ver 51, 88

NC: Use cores claras de modo a não obscurecer os detalhes e as letras de identificação. (1) Pinte o diagrama da pelve (assoalho pélvico) na ilustração superior à esquerda, com os músculos que a compõem e seus nomes. (2) Pinte os músculos da ilustração superior à direita que formam o assoalho pélvico e as paredes, com os seus nomes na parte inferior, à esquerda. (3) Pinte os músculos das ilustrações que estão no meio da página. (4) Pinte os músculos nas três vistas apresentadas abaixo.

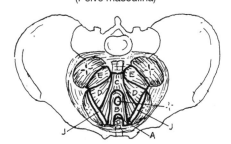

VISTA SUPERIOR
(Pelve masculina)

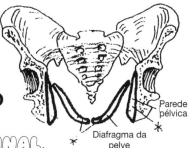

ASSOALHO PÉLVICO E PAREDE
(Corte coronal, vista anterior)

DIAFRAGMA DA PELVE/ASSOALHO PÉLVICO

M. LEVANTADOR DO ÂNUS/
 M. PUBOPROSTÁTICO/M. PUBOVAGINAL_A
 M. PUBORRETAL_B
 M. PUBOCOCCÍGEO_C
 M. ILIOCOCCÍGEO_D
M. COCCÍGEO_E

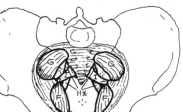

VISTA SUPERIOR
(Pelve masculina)

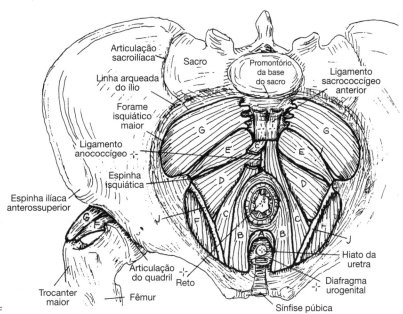

VISTA SUPERIOR
(Pelve masculina)

PAREDE DA PELVE

M. OBTURADOR INTERNO_F
M. PIRIFORME_G
LIGAMENTO SACROTUBERAL_H*
LIGAMENTO SACROESPINAL_I*
ARCO TENDÍNEO_J

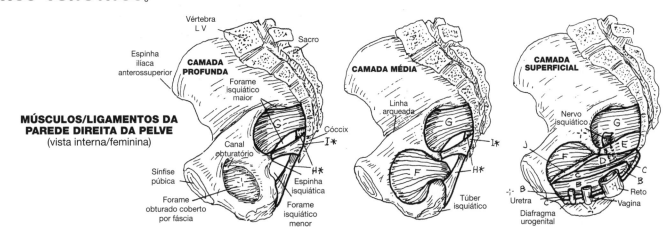

MÚSCULOS/LIGAMENTOS DA PAREDE DIREITA DA PELVE
(vista interna/feminina)

O **períneo** é a região situada abaixo do diafragma da pelve, na abertura inferior da pelve. O *"assoalho" perineal* consiste em pele e fáscia. Sua margem superior é o *diafragma da pelve* e os *ramos isquiopúbicos bilaterais* (ver corte coronal da região urogenital). O períneo é delimitado pela **sínfise púbica**, **ramos isquiopúbicos**, **túberes isquiáticos**, **ligamentos sacrotuberais** e **cóccix**. É dividido em regiões urogenital e anal.

A região urogenital caracteriza-se por um diafragma muscular triangular. A região se insere bilateralmente nos ramos isquiopúbicos. O músculo transverso profundo do períneo e o músculo esfíncter externo da uretra (não mostrados em detalhes) e suas fáscias compõem, em grande parte, esse diafragma. Esses músculos estabilizam o corpo do períneo, sustentam a parte membranácea da uretra e a próstata no homem e a uretra e a vagina na mulher.

A camada fascial inferior desse diafragma (membrana do períneo, I) é significativamente mais espessa do que a fáscia superior; fornece fixação para a vagina e os corpos cavernosos e esponjoso do pênis. Correlacione o corte coronal pela região urogenital com a ilustração dos músculos do períneo da mulher e do homem na parte inferior da página.

Os **músculos transversos superficiais do períneo** inserem-se na margem posterior do diafragma urogenital e sustentam/fixam o corpo do períneo em ambos os sexos. No homem, o **músculo bulboesponjoso** origina-se da rafe do pênis e do corpo do períneo e insere-se na membrana do períneo e corpo esponjoso (corpo erétil). Auxilia na ereção do pênis. Os **músculos isquiocavernosos** originam-se, em grande parte, dos ramos isquiopúbicos e inserem-se nos ramos e nos corpos cavernosos do pênis (p. 157).

O **corpo do períneo** é composto de tecido fibromuscular e localiza-se entre o ânus e a vagina/bulbo do pênis. É o local de inserção de vários músculos, incluindo o músculo levantador do ânus, o músculo esfíncter externo do ânus e todos os músculos perineais. Oferece estabilidade às vísceras pélvicas, particularmente durante o parto. A ruptura ou laceração do corpo do períneo pode resultar em prolapso da bexiga ou do útero através da vagina ou da uretra. As inserções dos músculos perineais superficiais na mulher são semelhantes (em relação ao clitóris), porém de tamanho muito reduzido. O músculo bulboesponjoso origina-se do corpo do períneo e divide-se para envolver o bulbo do vestíbulo e a vagina; emite também fibras musculares ao redor do corpo do clitóris. Os músculos isquiocavernosos originam-se dos ramos isquiopúbicos e envolvem os ramos do corpo do clitóris (p. 158).

A **região anal** contém o canal anal e o ânus e as estruturas de sustentação: o **músculo esfíncter externo do ânus**, o **ligamento anococcígeo** posteriormente e o corpo do períneo anteriormente. A cavidade dessa região – a *fossa isquioanal* – é dividida em duas fossas separadas pelo canal anal e o seu músculo. Essas fossas são preenchidas por tecido adiposo (não ilustrado), que pode proporcionar espaço para a expansão do canal anal durante a defecação volumosa. Os recessos anteriores da fossa isquioanal se estendem profundamente ao **diafragma urogenital**.

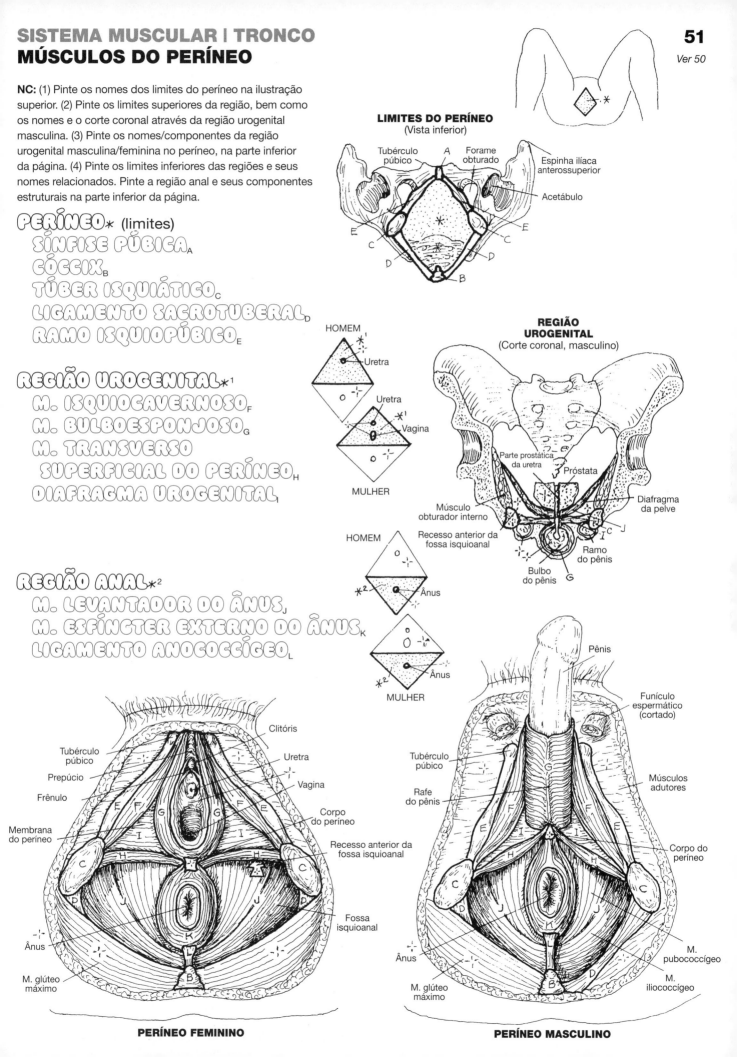

As escápulas estendem-se pela parede posterior do tórax, aproximadamente de T II a T VIII. A escápula não tem nenhuma articulação direta com o esqueleto axial. Envolvida por músculos, ela desliza sobre a parede torácica recoberta de fáscia durante os movimentos dos membros superiores (movimentação escapulotorácica). Foram descritas bolsas entre o tórax e a escápula, assim como a ocorrência de bursite. A escápula é dinamicamente amarrada ao esqueleto axial pelos seis **músculos estabilizadores da escápula**. Esses músculos possibilitam considerável mobilidade da escápula e, portanto, do membro superior. Observe os papéis desempenhados por esses seis músculos na movimentação da escápula e como o ombro e o braço são consequentemente afetados. O **músculo peitoral menor** auxilia o **músculo serrátil anterior** na protração da escápula, como ao empurrar uma parede; ele também ajuda na depressão do ombro e na rotação da escápula para baixo. Considere a força residente do músculo serrátil anterior e *músculo trapézio* ao empurrar ou girar um bastão de beisebol. Observe os locais particularmente amplos de inserção do músculo **trapézio**. Este músculo comumente manifesta tensão significativa durante o trabalho pesado – seja ele mental ou físico. Uma breve massagem nas partes superior e média do dorso (trapézio) frequentemente proporciona rápido alívio.

SISTEMA MUSCULAR | MEMBRO SUPERIOR
MÚSCULOS ESTABILIZADORES DA ESCÁPULA

NC: (1) Pinte os músculos nas três vistas principais, o ligamento nucal e seus nomes. (2) Pinte os locais de inserção na ilustração superior da direita. (3) Nas cinco ilustrações abaixo, observe que as três partes diferentes do músculo trapézio, A, possibilitam movimentos diferentes da escápula. Pinte de cinza as escápulas e as setas indicadoras da direção do movimento.

MÚSCULOS
M. TRAPÉZIO_A
M. ROMBOIDE MAIOR_B   M. ROMBOIDE MENOR_B1
M. LEVANTADOR DA ESCÁPULA_C
M. SERRÁTIL ANTERIOR_D
M. PEITORAL MENOR_E

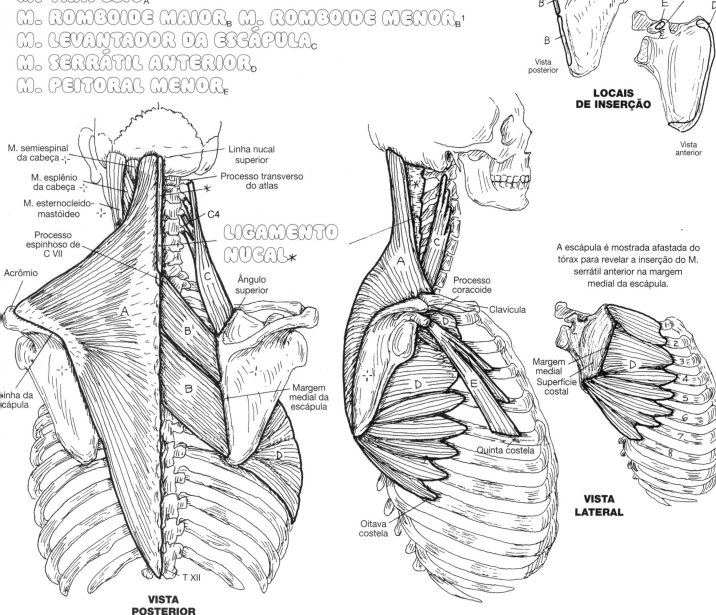

MOVIMENTOS DA ESCÁPULA

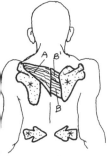

RETRAÇÃO
Postura militar ("endireitando as costas")

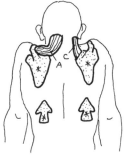

PROTRAÇÃO
Empurrando para a frente com os braços e as mãos estendidos.

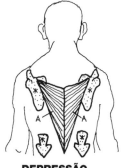

ELEVAÇÃO
Encolhendo os ombros ou protegendo a cabeça.

DEPRESSÃO
Empurrando para a frente com os braços e as mãos estendidos.

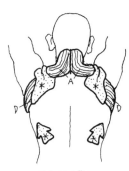

ROTAÇÃO
Braços retos em barras paralelas, segurando peso.

A cavidade da articulação do ombro (cavidade glenoidal) é demasiado rasa para oferecer qualquer segurança óssea à cabeça do úmero. Tendo em vista que a presença de ligamentos limitaria drasticamente os movimentos da articulação, é necessária a aplicação de tensão muscular para tracionar a cabeça do úmero na cavidade glenoidal rasa durante os movimentos do ombro. Quatro músculos desempenham essa função: o **músculo supraespinal**, o **músculo infraespinal**, o **músculo redondo menor** e o **músculo subescapular** ("SIRS"). Esses músculos formam um manguito musculotendíneo em torno da cabeça do úmero, proporcionando segurança para a articulação. Esses músculos, que são particularmente efetivos durante movimentos fortes do ombro, geralmente possibilitam a ação dos principais movimentadores da articulação, sem o risco de luxação em situações normais razoáveis de uso. O abuso e o uso excessivo a longo prazo representam outro problema.

Os **músculos SIRS** ficaram conhecidos como *músculos do manguito rotador*, embora um deles, o músculo supraespinal, seja um **abdutor** da articulação do ombro, e não um rotador. Com efeito, entre alguns profissionais de saúde, o músculo supraespinal é considerado *músculo do manguito rotador* no contexto de "lesão do manguito rotador".

A articulação do ombro e o músculo supraespinal/tendão estão sujeitos à degeneração precoce em consequência de uso excessivo. O problema geralmente é de impacto (contato físico e atrito crônicos) e degeneração entre o acrômio (1), o ligamento coracoacromial (2), a parte distal da clavícula e articulação acromioclavicular (AC) correspondente (3), o tendão do músculo supraespinal no ponto onde passa por baixo do acrômio (4) e a bolsa subacromial (5), que absorve o calor do atrito... até certo ponto. Os indivíduos com acrômio voltado para baixo ou com uma articulação acromioclavicular previamente luxada são particularmente vulneráveis ao impacto (tendinite supraespinal e laceração subsequente, bursite subacromial, degeneração da articulação acromioclavicular, limitação do movimento do ombro e dor). Todas as atividades realizadas acima da cabeça (como as dos profissionais que colocam cortinas, aplicadores de gesso no teto, lançadores de beisebol etc.) e que submetem o acrômio a uma carga (bombeiros que carregam a mangueira, pessoas que penduram no ombro a alça de bolsas/sacolas pesadas, carteiros etc.), quando repetidas por longos períodos de tempo, podem provocar alterações (esporões ósseos, destruição da bolsa), com sinais e sintomas dolorosos.

SISTEMA MUSCULAR | MEMBRO SUPERIOR
MÚSCULOS DO MANGUITO ROTADOR

NC: (1) Pinte os quatro músculos, seus nomes, as setas e os termos que descrevem suas ações. (2) Pinte os locais de inserção muscular e os diagramas funcionais/setas desses músculos nas ilustrações do meio e inferiores. (3) Pinte os locais de problemas potenciais na parte inferior da página.

MÚSCULOS
M. SUPRAESPINAL_A
M. INFRAESPINAL_B
M. REDONDO MENOR_C
M. SUBESCAPULAR_D

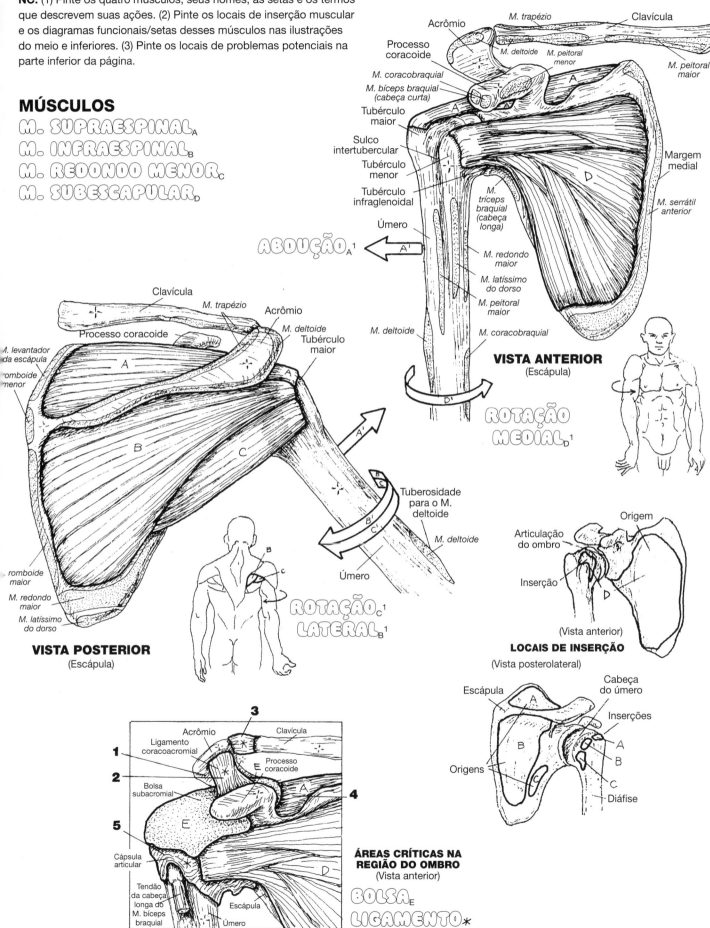

BOLSA_E
LIGAMENTO*

Os *principais movimentadores* da **articulação do ombro** livremente móvel são mostrados aqui em três vistas diferentes. Esses músculos trabalham em conjunto com os músculos do manguito rotador para mover poderosamente o úmero para levantar, empurrar, puxar e girar cargas. O **músculo deltoide**, caracterizado por um tipo de construção multipeniforme, por uma origem ampla e por uma alavanca notavelmente curta, é um poderoso movimentador do úmero na flexão, na extensão e na abdução. As fibras anteriores do músculo deltoide dirigem-se para a articulação do ombro. As fibras claviculares (superiores) do **músculo peitoral maior** são efetivas na flexão da articulação do ombro; as fibras esternais/abdominais (inferiores) *estendem* a articulação *fletida*. Ambas também são rotadores mediais efetivos.

O **músculo redondo maior**, um músculo da região posterior do ombro, é um importante rotador medial da articulação do ombro, visto que o seu tendão insere-se na face *anterior* do úmero; por conseguinte, ele representa uma excelente vantagem mecânica para esse movimento. Pelo mesmo motivo, o **músculo latíssimo do dorso** também é um rotador medial da articulação do ombro, além de ser um importante extensor da articulação.

Ambas as cabeças do **músculo bíceps braquial** são ativas na flexão resistida da articulação do ombro, quando o antebraço é fixo e imóvel. De outro modo, a sua principal função consiste na supinação do antebraço (ver pp. 43 e 55). Observe que o músculo bíceps braquial tem duas inserções: uma delas na tuberosidade do rádio e outra na fáscia profunda do antebraço por meio de uma aponeurose (aponeurose do músculo bíceps braquial/ *lacertus fibrosus*).

O **músculo coracobraquial** é um movimentador relativamente insignificante da articulação do ombro em flexão. Atua na adução do ombro em grau modesto, em virtude de sua inserção na margem medial do úmero. A **cabeça longa do músculo tríceps braquial**, que surge do tubérculo infraglenoidal da escápula, é um adutor fraco e extensor da articulação do ombro.

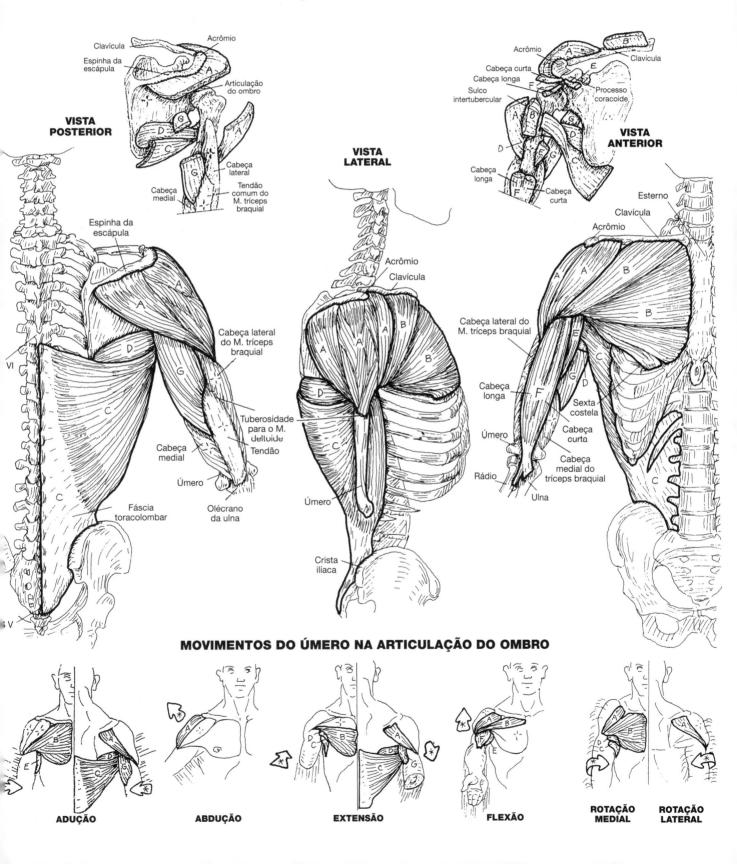

O **músculo braquial** é o principal flexor da **articulação do cotovelo**, visto que os seus locais de inserção proporcionam a melhor vantagem mecânica na resposta a cargas impostas à articulação – certamente melhor do que o **músculo bíceps braquial**, como você pode perceber. Contudo, é o volume do bíceps contraído que chama toda a nossa atenção visual! A chave para entender isso se encontra na inserção do tendão do músculo bíceps braquial na tuberosidade do rádio. Tente flexionar a articulação do cotovelo com a palma da mão e os dedos voltados para baixo (antebraço pronado). Levante uma carga com a mão nessa posição. O músculo bíceps braquial apresenta pouca vantagem mecânica, enquanto o músculo braquial demonstra melhor vantagem, de modo que é ele que realiza o trabalho. Agora, supine lentamente o antebraço com a mesma carga, sentindo a força proveniente dos músculos bíceps à medida que o antebraço é supinado. Claramente, o músculo bíceps braquial é o motor primário na supinação do antebraço, contribuindo para a força do músculo braquial. A carga combinada resulta em protuberância do músculo bíceps braquial. Observe a inserção adicional da aponeurose do músculo bíceps braquial na fáscia muscular do grupo flexor comum (não ilustrado) no antebraço.

O **músculo braquiorradial** é ativo na flexão do cotovelo e na resistência rápida aos poderosos extensores do cotovelo do **músculo tríceps braquial**. Esse músculo de três cabeças, com o seu tendão maciço de inserção, é o principal extensor da articulação do cotovelo. Das três cabeças, a cabeça medial pode ser o antagonista primário do músculo braquial. Com efeito, pode não ser uma cabeça medial, porém uma cabeça *profunda* do músculo. Muitas fraturas do olécrano foram evitadas pela interface do tendão espesso das três cabeças do músculo tríceps braquial entre a parte principal da ulna e uma força potencialmente lesiva aplicada ao olécrano. O pequeno *músculo ancôneo*, considerado uma extensão da cabeça medial do músculo tríceps braquial, auxilia na função de extensão do cotovelo. O **músculo ancôneo** é um músculo muito fino, quase perdido na fáscia na face posterior do olécrano e parte posterossuperior da ulna.

O **músculo pronador redondo**, que cruza a parte proximal do antebraço em sua face *anterior*, auxilia na flexão do cotovelo, bem como na pronação do antebraço. O **músculo supinador** cruza a parte proximal do antebraço em sua face posterior; trata-se de um importante supinador do antebraço, embora secundário ao músculo bíceps braquial nessa função. O tendão do músculo bíceps braquial que se insere na tuberosidade do rádio (ver ilustração na parte inferior, vista anterior) é que proporciona vantagem para a força da supinação sobre a pronação quando a articulação radiulnar é supinada. Convém fazer uma revisão desse tópico na página 43 ("Integração da Ação Muscular").

O **músculo pronador quadrado** é o principal pronador da articulação do cotovelo, superior na sua vantagem mecânica ao **músculo pronador redondo**. A pronação do antebraço (palma voltada para baixo) envolve a rotação medial do rádio. Como apenas o rádio pode fazer a rotação do antebraço, os músculos pronadores cruzam nitidamente o rádio na face anterior do antebraço, e a sua origem é ulnar.

SISTEMA MUSCULAR | MEMBRO SUPERIOR
MOVIMENTADORES DAS ARTICULAÇÕES DO COTOVELO E RADIULNARES

Ver 29, 31, 43

NC: Use para o músculo bíceps braquial, A, e o músculo tríceps braquial, E, as mesmas cores que você utilizou na página 54. (1) Pinte os quatro flexores, seus nomes e seus locais de inserção na ilustração à esquerda. Faça o mesmo para os extensores à direita. (2) Pinte os supinadores e os pronadores do antebraço na ilustração inferior, as setas que demonstram suas ações e seus locais de inserção nas ilustrações superiores à esquerda e à direita.

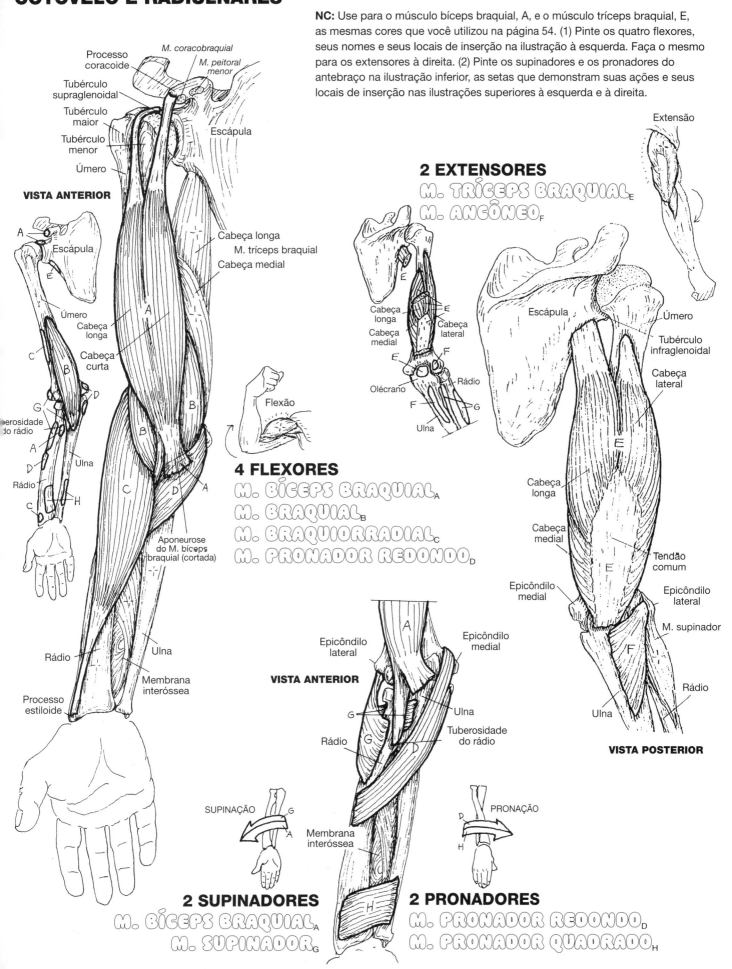

4 FLEXORES
- M. BÍCEPS BRAQUIAL (A)
- M. BRAQUIAL (B)
- M. BRAQUIORRADIAL (C)
- M. PRONADOR REDONDO (D)

2 EXTENSORES
- M. TRÍCEPS BRAQUIAL (E)
- M. ANCÔNEO (F)

2 SUPINADORES
- M. BÍCEPS BRAQUIAL (A)
- M. SUPINADOR (G)

2 PRONADORES
- M. PRONADOR REDONDO (D)
- M. PRONADOR QUADRADO (H)

Os **flexores** do punho (carpo) e dos dedos das mãos ocupam a maior parte do compartimento anterior do antebraço, originando-se como grupo no epicôndilo medial, na parte proximal do rádio e da ulna e da membrana interóssea. A camada profunda dos músculos do antebraço (**músculo flexor longo do polegar** ou FLP na metade radial, **músculo flexor profundo dos dedos** ou FPD na metade ulnar) fica em contato com o rádio e a ulna. A camada superficial de músculos (músculos flexores do punho: **músculos do carpo** e **músculo palmar longo**) é vista logo abaixo da pele e da delgada tela subcutânea. A camada média (**músculo flexor superficial dos dedos**, FSD) situa-se entre os grupos superficial e profundo. Na face anterior (palmar) dos dedos das mãos, observe como os tendões do FSD, que se inserem nas laterais das falanges médias, dividem-se no nível das falanges proximais, possibilitando a passagem dos tendões mais profundos (posteriores) do FPD até as bases das falanges distais.

Os **extensores** do punho e dos dedos das mãos originam-se no epicôndilo lateral e nas partes proximais dos ossos e da membrana interóssea do antebraço, formando um compartimento extensor na parte posterior do antebraço. Os músculos extensores do punho se inserem nos ossos carpais distais ou ossos metacarpais. Os extensores dos dedos formam uma expansão tendínea sobre as falanges médias e distais, onde se inserem os pequenos músculos intrínsecos da mão. Os músculos extensores do carpo são críticos para a função da mão: com o seu punho esquerdo em *extensão*, utilize os dedos da mesma mão para segurar o dedo indicador da outra mão o mais forte possível. Agora, procure *fletir* ao máximo o punho esquerdo e *mantê-lo em flexão* enquanto você segura novamente o dedo indicador da outra mão com os dedos da mão esquerda. Que tipos de esportes ou passatempos você acredita que dependam da articulação do punho estendida?

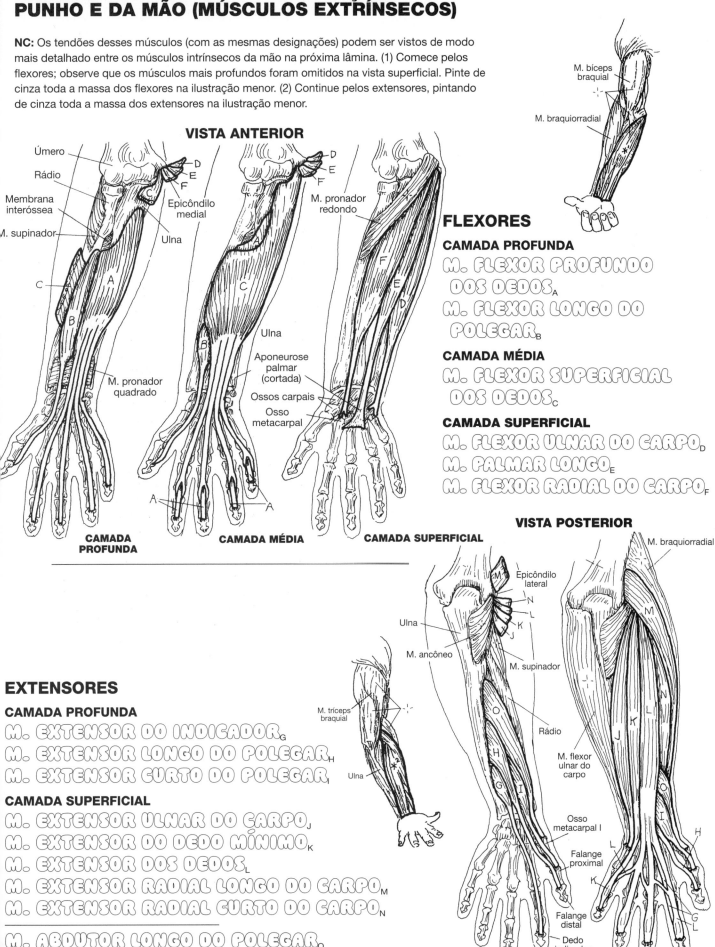

Observe, em sua mão, a massa palpável de músculo (**eminência tenar**) imediatamente proximal ao polegar. Integrados com a ação dos outros movimentadores do polegar, esses três músculos (**músculo oponente do polegar, músculo abdutor curto do polegar** e **músculo flexor curto do polegar**) possibilitam movimentos complexos do polegar. Os músculos tenares se originam/inserem na mesma área geral; entretanto, suas diferentes orientações possibilitam a execução de funções diferentes.

Os músculos hipotenares (**eminência hipotenar**) movem o dedo mínimo; são complementares aos músculos tenares na sua inserção e função. Observe os dois **músculos oponentes** do polegar e do dedo mínimo. A função de oposição é básica para algumas das complexas funções de preensão da mão.

O **músculo adutor do polegar**, com o primeiro **músculo interósseo dorsal**, proporciona grande força na preensão de um objeto entre o polegar e o dedo indicador... tente. Os **músculos interósseos** e os **músculos lumbricais** se inserem em expansões dos tendões extensores dos dedos (expansão dos extensores; ver vista posterior), formando um complexo mecanismo de flexão das articulações metacarpofalângicas e extensão das articulações interfalângicas. Por meio das inserções falângicas, os músculos interósseos são responsáveis pela abdução/adução de certos dedos.

SISTEMA MUSCULAR | MEMBRO SUPERIOR
MOVIMENTADORES DAS ARTICULAÇÕES DA MÃO (MÚSCULOS INTRÍNSECOS)

Ver 56

NC: Os músculos extrínsecos que movem as articulações do punho e dos dedos foram descritos na página 56; seus tendões são mostrados com linha escura e identificados aqui como referência, mas não devem ser pintados. (1) Pinte os músculos das duas vistas anteriores, bem como o retináculo dos músculos flexores (cinza). (2) Pinte a vista posterior. (3) Na ilustração da abdução dos dedos (na parte inferior da página), observe que o dedo mínimo não é movido pelos músculos interósseos dorsais, U.

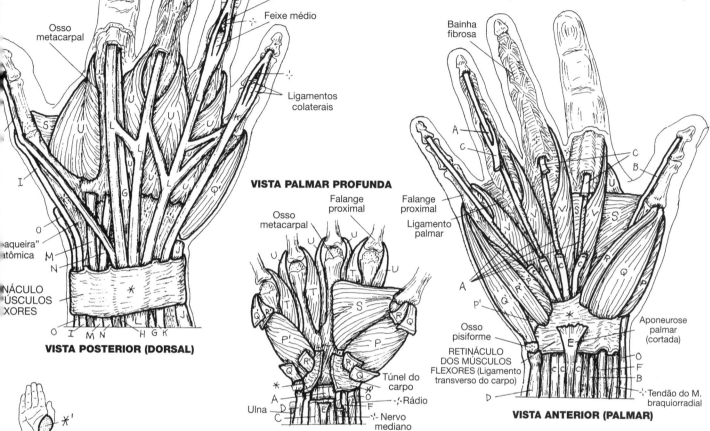

EMINÊNCIA TENAR∗¹
M. OPONENTE DO POLEGAR ₚ
M. ABDUTOR CURTO DO POLEGAR ᵩ
M. FLEXOR CURTO DO POLEGAR ᵣ

EMINÊNCIA HIPOTENAR ∗²
M. OPONENTE DO DEDO MÍNIMO ₚ¹
M. ABDUTOR DO DEDO MÍNIMO ᵩ¹
M. FLEXOR CURTO DO DEDO MÍNIMO ᵣ¹

MÚSCULOS PROFUNDOS
M. ADUTOR DO POLEGAR ₛ
MM. INTERÓSSEOS PALMARES ₜ
MM. INTERÓSSEOS DORSAIS ᵤ
MM. LUMBRICAIS ᵥ

AÇÕES DOS MÚSCULOS INTRÍNSECOS

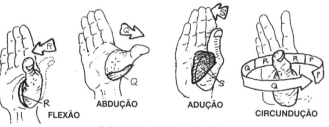

SOBRE O POLEGAR

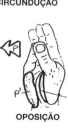

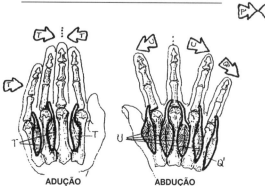

SOBRE OS DEDOS

SISTEMA MUSCULAR | MEMBRO SUPERIOR
REVISÃO DOS MÚSCULOS

NC: Comece pelos três músculos marcados com "A". Sobre as linhas, escreva o nome dos músculos superficiais mostrados com a cor usada para cada músculo indicado. Alguns desses músculos têm mais de uma função atribuída por essas categorias.

(Ver Apêndice A para as Respostas.)

MÚSCULOS QUE ATUAM PRINCIPALMENTE SOBRE A ESCÁPULA

A _____
A^1 _____
A^2 _____

MÚSCULOS QUE MOVEM A ARTICULAÇÃO DO OMBRO

B _____
B^1 _____
B^2 _____
B^3 _____
B^4 _____
B^5 _____
B^6 _____

MÚSCULOS QUE MOVEM AS ARTICULAÇÕES DO COTOVELO E RADIULNARES

C _____
C^1 _____
C^2 _____
C^3 _____
C^4 _____
C^5 _____

MÚSCULOS QUE MOVEM AS ARTICULAÇÕES DO PUNHO E DA MÃO

D _____
D^1 _____
D^2 _____
D^3 _____
D^4 _____
D^5 _____
D^6 _____
D^7 _____

MÚSCULOS DO ANTEBRAÇO QUE MOVEM O POLEGAR

E _____
E^1 _____
E^2 _____

MÚSCULOS TENARES QUE MOVEM O POLEGAR

F _____
F^1 _____
F^2 _____

MÚSCULOS HIPOTENARES QUE MOVEM O DEDO MÍNIMO

G _____
G^1 _____
G^2 _____

OUTROS MÚSCULOS QUE ATUAM SOBRE O POLEGAR E OS DEDOS

H _____
H^1 _____
H^2 _____

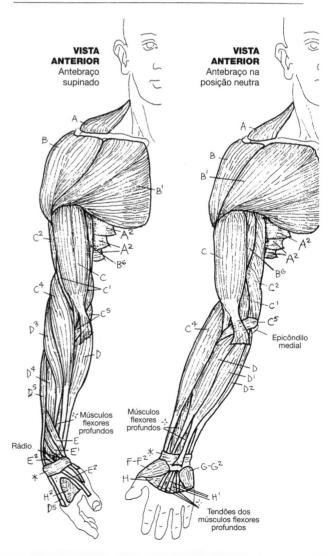

Os **músculos glúteos** (A, B e C) estão dispostos em três camadas, das quais a mais superficial é constituída pelo músculo glúteo máximo, enquanto o músculo glúteo mínimo se localiza profundamente em relação ao músculo glúteo médio. O **músculo glúteo máximo** origina-se das fibras tendíneas dos músculos eretores da espinha (vistos aqui como uma impressão sob a pele), ao longo da linha glútea posterior da face posterossuperior do ílio (p. 35, vista lateral), do ligamento sacrotuberal e da margem lateral do sacro e cóccix. Esse músculo extremamente volumoso cobre a maior parte dos outros dois músculos glúteos e também cobre todos os seis rotadores laterais da articulação do quadril em seu trajeto inferior e lateral para se inserir ao longo do *trato iliotibial* superior e tuberosidade glútea do fêmur. Situa-se logo abaixo da pele e da tela subcutânea que, em algumas pessoas, é rica em tecido adiposo. Trata-se do extensor mais poderoso do quadril, e é responsável pela adução e rotação lateral da articulação do quadril. É um tensor da fáscia lata.

O grande nervo isquiático (aproximadamente do tamanho de seu polegar; ver p. 88) surge do plexo sacral na face profunda do **músculo piriforme**, um dos rotadores laterais da articulação do quadril. O nervo emerge do forame isquiático maior, sob o músculo piriforme, e passa a se situar profundamente ao músculo glúteo máximo no quadrante medial inferior da nádega. A espessura do músculo glúteo máximo varia. As injeções intramusculares são aplicadas no quadrante superior e externo da nádega.

O **músculo glúteo médio** é o motor primário na abdução da articulação do quadril e atua como importante estabilizador (nivelador) da pelve quando o membro inferior oposto é elevado do solo. O músculo glúteo mínimo também é um importante músculo que contribui no esforço de abdução da articulação do quadril.

A camada mais profunda dos músculos glúteos é formada pelo **músculo glúteo mínimo** e pelos **rotadores laterais profundos** da articulação do quadril. Eles cobrem/preenchem as incisuras isquiáticas maior e menor. Em geral, esses músculos se inserem na face posterior do trocanter maior do fêmur. Os músculos glúteos (exceto o músculo glúteo máximo) correspondem, em certo grau, ao manguito rotador da articulação do ombro: rotadores laterais posteriormente, abdutor (músculo glúteo médio) superiormente e rotadores mediais (músculos glúteos médio e mínimo, músculo tensor da fáscia lata) anteriormente. A identidade dos nervos e dos vasos sanguíneos que passam pelos forames isquiáticos maior e menor (p. 36) pode ser encontrada no Glossário. Ver Forame isquiático maior e menor.

O **trato iliotibial**, um espessamento da fáscia muscular (fáscia lata) da coxa, estende-se do ílio até a tíbia e ajuda a estabilizar a articulação do joelho lateralmente. O **músculo tensor da fáscia lata**, um flexor e rotador medial da articulação do quadril frequentemente visível e palpável, se insere nessa faixa fibrosa, tensionando-a.

SISTEMA MUSCULAR | MEMBRO INFERIOR
MÚSCULOS DA REGIÃO GLÚTEA

NC: Nas vistas posterior e lateral de dissecções superficiais, as fibras proximais do trato iliotibial foram cortadas e removidas, expondo, assim, o músculo glúteo médio. (1) Pinte os nomes e as estruturas dos três músculos glúteos em todas as vistas. (2) Pinte os seis rotadores laterais profundos e seus nomes. (2) Pinte também as setas direcionais. A origem do músculo piriforme, E, pode ser vista na página 50.

3 MÚSCULOS GLÚTEOS

M. GLÚTEO MÁXIMO_A
M. GLÚTEO MÉDIO_B
M. GLÚTEO MÍNIMO_C

M. TENSOR DA FÁSCIA LATA_D

6 ROTADORES LATERAIS PROFUNDOS

M. PIRIFORME_E
M. OBTURADOR INTERNO_F
M. OBTURADOR EXTERNO_G
M. QUADRADO FEMORAL_H
M. GÊMEO SUPERIOR_I
M. GÊMEO INFERIOR_J

TRATO ILIOTIBIAL K*

Local preferido para injeção

VISTA POSTERIOR (Superficial)

Crista ilíaca
Artéria glútea superior
Artéria glútea inferior
Nervo isquiático
Crista do trocanter maior

Sacro
Cóccix
Ligamento sacrotuberal
Túber isquiático

VISTA POSTERIOR (Profunda)
Diáfise do fêmur

VISTA POSTEROLATERAL

Espinha ilíaca posterossuperior
Crista ilíaca
Sacro
Cóccix
Espinha ilíaca anterossuperior

Vista medial do trocanter maior
Anterior
Posterior
Diáfise
Cabeça

Túber isquiático
ADUÇÃO
FLEXÃO
ABDUÇÃO
EXTENSÃO
ROTAÇÃO MEDIAL
ROTAÇÃO LATERAL

VISTA LATERAL (Superficial)

A musculatura **posterior da coxa** consiste em três músculos: o **músculo semimembranáceo**, o **músculo semitendíneo** e o **músculo bíceps femoral**. São frequentemente designados como "**músculos do jarrete**" (em inglês, *hamstrings*, em que *ham* refere-se ao músculo/gordura na parte posterior das patas traseiras do porco, e os tendões relacionados extraordinariamente longos e vulneráveis, *strings*).

Observe as origens desses músculos. Todos os três têm pelo menos uma cabeça que se origina no túber isquiático do ílio. Um dos músculos (bíceps femoral) tem outra cabeça que se origina na parte posterior da coxa. Veja a ilustração. Como esses músculos cruzam a articulação do quadril na face posterior, atuam sobre essa articulação para estendê-la. Verifique esse movimento de extensão.

Observe que os tendões desses três músculos também cruzam a articulação do joelho posterolateralmente (músculo bíceps femoral) e posteromedialmente (músculo semimembranáceo e músculo semitendíneo). O músculo bíceps femoral se insere na face *lateral* da cabeça da fíbula; os outros dois músculos se inserem na face posterior do côndilo medial da tíbia e face medial da parte proximal da tíbia. Por conseguinte, esses músculos atuam na flexão da articulação do joelho. Os longos tendões dos músculos do jarrete podem ser palpados logo acima e atrás do joelho em flexão parcial em ambos os lados da linha média da articulação. A articulação do joelho é capaz de efetuar um pequeno grau de rotação. Os músculos semitendíneo e semimembranáceo podem efetuar a rotação medial da articulação do joelho, enquanto o músculo bíceps femoral pode efetuar a sua rotação lateral. A inserção do músculo semitendíneo está intimamente associada aos tendões de inserção do músculo sartório e do músculo grácil (TSG). Parte desse conjunto de tendões, cujo formato se assemelha a uma pata de ganso (*pé anserino*), pode ser vista na face medial da articulação do joelho (ver também pp. 61 e 62).

O desconforto que ocorre com o estiramento dos músculos posteriores da coxa pode resultar de seu uso excessivo ou deficiente. Teste os seus próprios músculos posteriores da coxa a partir da posição ereta. Incline-se para a frente sem travar os joelhos; pare quando sentir alguma tensão. Dizem que a maioria das pessoas jovens é capaz de tocar os dedos dos pés nessa manobra. Em virtude de sua origem no ísquio, a tensão dos músculos do jarrete empurra para baixo a parte posterior da pelve, alongando (estirando) os músculos eretores da espinha e aplanando a lordose lombar, contribuindo potencialmente para limitação do movimento lombar e dor lombar. O desconforto da região lombar com o estiramento do jarrete é comum e, em geral, pode ser aliviado simplesmente dobrando-se os joelhos, retirando a tensão dos tendões. A dor lombar aguda que se irradia para a perna (abaixo do joelho) e/ou para o pé durante o estiramento dos músculos posteriores da coxa também pode ter outra causa. Essa dor sugere o estiramento do nervo isquiático com os tendões; nesse caso, a postura ereta e a flexão plantar da articulação do tornozelo do membro afetado frequentemente irão aliviar a sensação dolorosa.

SISTEMA MUSCULAR | MEMBRO INFERIOR
MÚSCULOS POSTERIORES DA COXA

Ver 59, 61

NC: Use cores claras. (1) Pinte cada músculo do jarrete na vista profunda antes de passar para a camada superficial. Pinte os dois diagramas menores para a flexão e extensão das articulações do quadril e do joelho. (2) Pinte de cinza os dois diagramas dos músculos pontilhados no canto superior direito.

MÚSCULOS POSTERIORES DA COXA ("MÚSCULOS DO JARRETE")

M. SEMIMEMBRANÁCEO_A
M. SEMITENDÍNEO_B
M. BÍCEPS FEMORAL_C

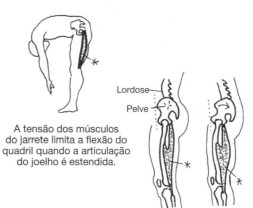

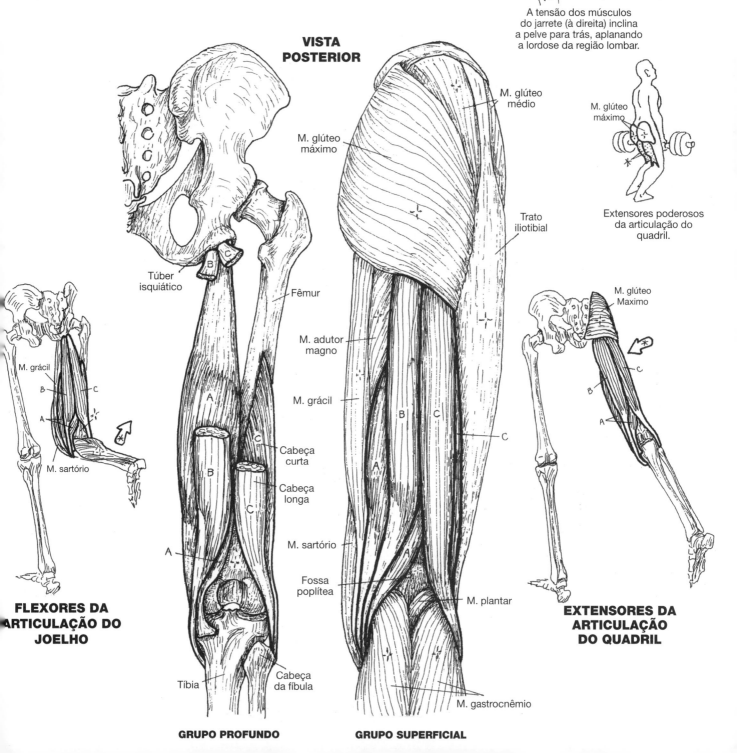

Os **músculos mediais da coxa** consistem nos adutores da articulação do quadril (**músculo pectíneo, músculo adutor curto, músculo adutor longo**, *músculo adutor magno* e *músculo grácil*) e no *músculo obturador externo*, um rotador lateral dessa articulação. Todos esses músculos podem ser vistos na ilustração, e suas relações recíprocas em suas origens devem ser examinadas detidamente. Formam um poderoso conjunto de músculos.

O **músculo obturador externo** faz parte do grupo medial, em virtude de sua localização dentro do grupo dos adutores, e devido à sua inervação pelo nervo obturatório que supre os adutores. O local de inserção do músculo obturador "externo" representa uma desvantagem mecânica para qualificá-lo como adutor do quadril; esse músculo é mais provavelmente um rotador lateral do quadril (consulte a p. 59). Infelizmente, o estudo eletromiográfico desse músculo no indivíduo vivo não parece ser atualmente possível. Entretanto, o músculo obturador externo é compartimentalizado pelas fáscias na região medial da coxa, cobre a face externa do forame obturado na região medial profunda superior da coxa e recebe a mesma inervação dos adutores. Por esse motivo, muitos pesquisadores o consideram adutor da articulação do quadril.

O **músculo grácil**, que é o mais longo do grupo adutor, cruza a face medial do joelho (realizando a sua flexão) e se insere apenas na face medial da tíbia (mas não na linha áspera); seu tendão une-se com os tendões do músculo sartório e do músculo semitendíneo para formar a sua inserção, a *pata de ganso* (ver p. 60).

O **músculo adutor magno** é o mais volumoso do grupo (examine a vista posterior). Em sua metade distal, as fibras do músculo adutor magno dão passagem à artéria e veia femorais através de uma separação das fibras musculares, denominada *hiato dos adutores*. Passando através desse canal dentro do músculo, os vasos penetram na fossa poplítea, acima e atrás do joelho (ver p. 110).

Examine cuidadosamente a vista posterior, especificamente na face medial do músculo adjacente ao músculo grácil (E). Observe a coluna de fibras descendentes retilíneas que alcançam a face medial distal do fêmur, onde se insere no tubérculo do adutor (ver ilustração à esquerda, logo acima do côndilo medial). Essas fibras não são adutoras, mas flexoras da articulação do joelho, essencialmente como as fibras dos músculos do jarrete! As fibras mais laterais do músculo adutor magno se inserem na linha áspera e linha supracondilar do fêmur e, portanto, atuam como adutoras da articulação do quadril.

Convém ressaltar esse fato: todos os músculos adutores, com exceção do músculo grácil, se inserem na linha áspera vertical (linha áspera) na face posterior do fêmur.

A inervação dos músculos adutores é feita, em sua maior parte, pelo nervo obturatório (ver p. 88). O nervo isquiático inerva as "fibras semelhantes às dos músculos do jarrete" do músculo adutor magno.

SISTEMA MUSCULAR | MEMBRO INFERIOR
MÚSCULOS MEDIAIS DA COXA

Ver 60, 62

NC: (1) Pinte um músculo de cada vez em todas as cinco vistas principais antes de prosseguir com o próximo músculo. (2) As linhas pontilhadas à esquerda representam os locais de inserção (linha áspera) para os músculos A, B, C e D na face *posterior* do fêmur.

MÚSCULOS
M. PECTÍNEO_A
M. ADUTOR CURTO_B
M. ADUTOR LONGO_C
M. ADUTOR MAGNO_D
M. GRÁCIL_E
M. OBTURADOR EXTERNO_F

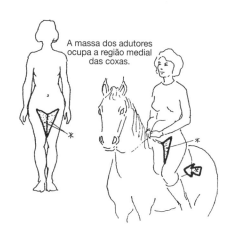

A massa dos adutores ocupa a região medial das coxas.

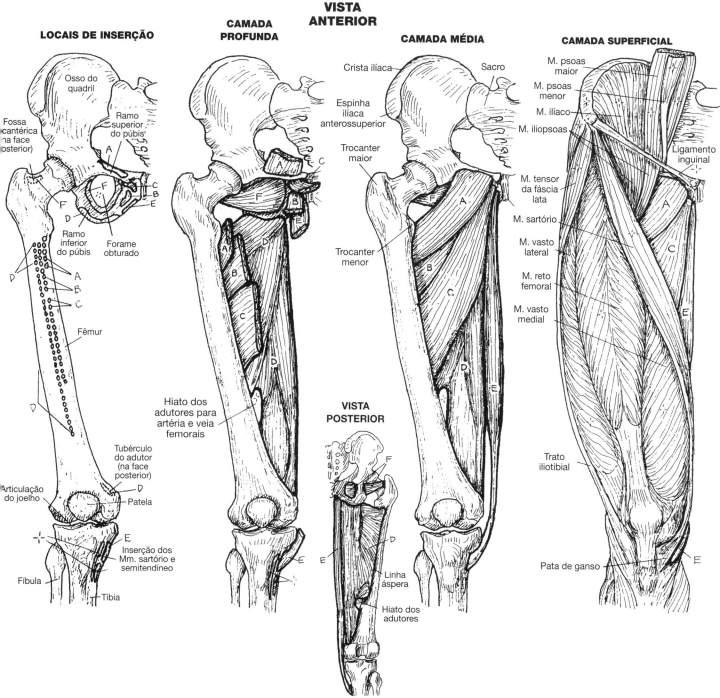

Os **músculos anteriores da coxa** constituem um grupo de músculos muito poderosos e fascinantes. Todos eles são inervados por ramos do plexo lombar (L1-L4), mais frequentemente o nervo femoral (L2, L3, L4) e seus ramos.

O **músculo sartório** também conhecido como "costureiro", pelo papel que desempenha ao possibilitar a postura sentada com pernas cruzadas, é utilizado há séculos para sentar e permanecer em uma postura que ocupa pouco espaço, facilitando assim trabalhos realizados com as mãos, como costurar, desenhar etc. O músculo tem a sua origem na espinha ilíaca anterossuperior e cruza em direção oblíqua medialmente conforme desce para se inserir na face medial superior da tíbia. O músculo sartório é um flexor e rotador lateral da articulação do quadril e flexor da articulação do joelho, como você pode inferir a partir das ilustrações. É inervado pelo nervo femoral.

O **músculo quadríceps femoral** origina-se de quatro cabeças. O **músculo reto femoral** origina-se da espinha ilíaca anteroinferior. Os **músculos vasto medial** e **vasto lateral** originam-se, cada um, da linha áspera na face posterior do fêmur, e o **músculo vasto intermédio** origina-se na face anterior e lateral do corpo do fêmur. Os quatro tendões convergem na patela, formando o tendão do músculo quadríceps femoral.

A **patela** é o maior osso sesamoide do corpo. Desenvolve-se como corpo cartilagíneo no tendão do músculo quadríceps femoral em sua passagem sobre a face anteroinferior do fêmur e face anterossuperior da tíbia. Na ausência da patela, o tendão do músculo quadríceps femoral estará sujeito a intensas forças abrasivas quando o tendão entrar em contato com o fêmur, sobre o qual passa durante a flexão e a articulação do joelho. Assim, a patela incorpora o tendão do músculo quadríceps femoral em sua estrutura óssea. Na face inferior (ápice) da patela, as fibras tendíneas do músculo quadríceps femoral continuam até a tuberosidade da tíbia como **ligamento da patela**.

O músculo reto femoral, um potente flexor da articulação do quadril, é o único membro do músculo quadríceps femoral que cruza essa articulação. As quatro cabeças do músculo quadríceps femoral são os únicos extensores do joelho. A importância do papel do músculo quadríceps femoral torna-se evidente para aqueles que já sofreram lesão do joelho; os músculos tendem a atrofiar e enfraquecer rapidamente com o desuso, sendo a retomada de exercícios do músculo quadríceps femoral essencial para manter a estabilidade estrutural da articulação. O músculo também sofre de encurtamento, exceto nos atletas que dependem dele. O "encurtamento do quadríceps" pode causar dor verdadeira, para não mencionar o impedimento de seu pleno funcionamento como potente extensor do joelho.

O **músculo iliopsoas** é o mais potente flexor do quadril, incluindo o músculo ilíaco, com ampla origem na fossa ilíaca, crista ilíaca, sacro e ligamentos sacroilíacos, bem como o músculo psoas maior triangular estreito e o músculo psoas menor muito mais fino (ver p. 48). Todos esses músculos têm a sua inserção no trocanter menor, na extremidade proximal do fêmur.

SISTEMA MUSCULAR | MEMBRO INFERIOR
MÚSCULOS ANTERIORES DA COXA

Ver 60, 61

NC: Pinte de cinza o ligamento da patela, G*, porém não pinte a patela. (1) Comece pela vista profunda da coxa e complete em seguida a vista superficial. (2) Na ilustração à esquerda, pinte as partes visíveis do músculo quadríceps femoral que são antagonistas do grupo dos músculos posteriores da coxa. (3) Complete os diagramas das ações ao longo da margem direita.

MÚSCULOS

M. SARTÓRIO_A
M. QUADRÍCEPS FEMORAL
   M. RETO FEMORAL_B
   M. VASTO LATERAL_C
   M. VASTO INTERMÉDIO_D
   M. VASTO MEDIAL_E
M. ILIOPSOAS_F

LIGAMENTO DA PATELA_G*

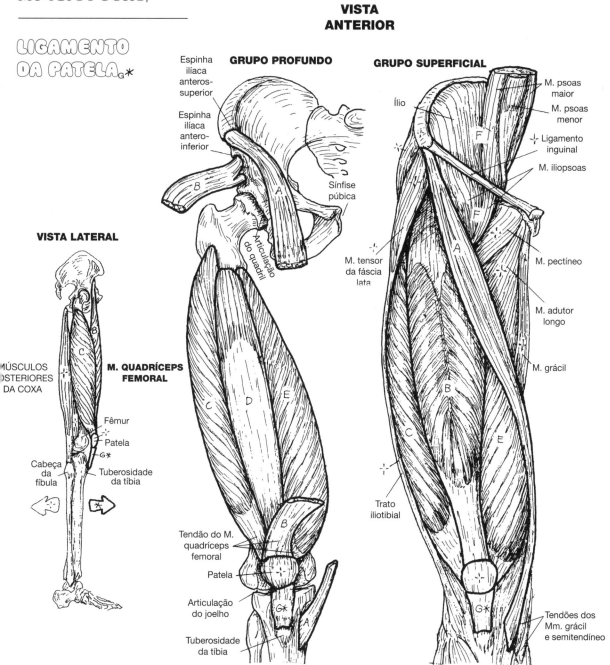
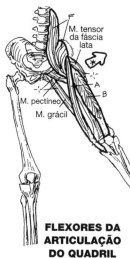
FLEXORES DA ARTICULAÇÃO DO QUADRIL

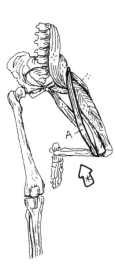
FLEXOR DA ARTICULAÇÃO DO JOELHO

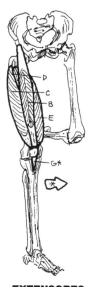
EXTENSORES DA ARTICULAÇÃO DO JOELHO

Os **músculos da perna** estão dispostos nos compartimentos anterior, lateral e posterior. Esses músculos se inserem na face anterolateral da tíbia, face anterior da fíbula e membrana interóssea/ligamento. A face anteromedial da tíbia não tem inserções musculares (como você mesmo pode sentir). Os músculos do compartimento posterior (p. 64) originam-se da fíbula, da tíbia e da membrana interóssea. As inserções desses músculos são discutidas adiante.

Três músculos compõem o compartimento anterolateral: o **músculo tibial anterior** origina-se, em grande parte, na tíbia, enquanto o **músculo extensor longo do hálux** e o **músculo extensor longo dos dedos** originam-se na membrana interóssea e na fíbula. Todos os músculos do compartimento anterior da perna são dorsiflexores (extensores) do tornozelo; o músculo extensor longo do hálux e o músculo extensor longo dos dedos são extensores dos dedos do pé; o músculo tibial anterior também é um inversor da articulação talocalcânea (subtalar), enquanto o **músculo fibular terceiro** (o quinto tendão do músculo extensor dos dedos) é um eversor da articulação talocalcânea (subtalar). Em virtude da rotação do membro inferior durante o desenvolvimento embrionário, esses extensores são anteriores aos ossos de inserção na posição anatômica (diferentemente dos extensores do punho no membro superior, que são posteriores). Na marcha, os três músculos anterolaterais da perna são particularmente úteis na elevação do pé (flexão plantar) durante a fase de oscilação, bem como para evitar que os dedos dos pés "tropecem".

Os **músculos fibulares** (*fibular longo* e *fibular curto*) compõem o compartimento lateral da perna. Originam-se, em grande parte, da fíbula e da membrana interóssea. São principalmente eversores do pé e mostram-se particularmente ativos durante a flexão plantar (andar sobre os dedos dos pés ou dar impulso com o hálux).

Examine agora o diagrama dos movimentos do pé na parte inferior, à direita, e a vista plantar do pé, na parte superior, com as inserções musculares. Os tendões de certos músculos dos compartimentos anterior, lateral e posterior da perna contornam as regiões laterais do pé para se inserir nas faces plantares de determinados ossos tarsais e metatarsais. Quando esses músculos se contraem, eles elevam o lado do pé ao qual estão inseridos. Usando uma definição simples, esses movimentos são de **inversão** se a parte do pé onde está o hálux for elevada, e de **eversão** se o lado do pé onde está o dedo mínimo for elevado. Evidentemente, os músculos que fazem a inversão do pé passam pela face medial do pé, enquanto os músculos responsáveis pela eversão irão passar pela face lateral do pé. Lembre-se: os músculos do compartimento lateral da perna (músculo fibular longo e músculo fibular curto) são ambos eversores da articulação talocalcânea (subtalar).

SISTEMA MUSCULAR | MEMBRO INFERIOR
MÚSCULOS DOS COMPARTIMENTOS ANTERIOR E LATERAL DA PERNA

Ver 62, 64

NC: A membrana interóssea (local de origem) foi removida da ilustração dos locais de inserção para maior simplificação. Os locais de inserção na face plantar do pé são mostrados na parte superior, à direita. (1) Pinte os músculos anteriores e seus respectivos nomes, começando pelos locais de inserção (com um lápis bem apontado!). Observe a inserção do músculo tibial anterior na face anterior do pé na pequena ilustração da parte superior. (2) Pinte os músculos nas vistas lateral e plantar. (3) Pinte o diagrama dos "movimentos do pé" e músculos correspondentes, com as setas.

COMPARTIMENTO LATERAL DA PERNA
M. FIBULAR LONGO_E
M. FIBULAR CURTO_F

COMPARTIMENTO ANTERIOR DA PERNA
M. TIBIAL ANTERIOR_A
M. EXTENSOR LONGO DOS DEDOS_B
M. EXTENSOR LONGO DO HÁLUX_C
M. FIBULAR TERCEIRO_D

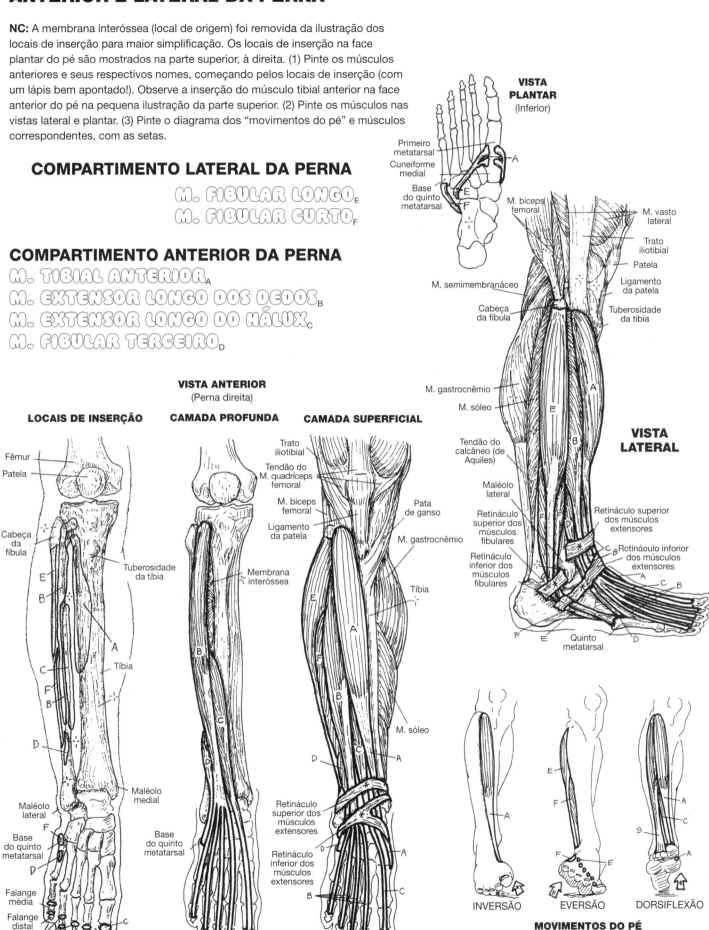

Os **músculos do compartimento posterior da perna** (sura, panturrilha) estão dispostos em dois grupos, profundo e superficial, entre os quais existe um septo fascial (barreira) que os separa: o septo intermuscular transverso (não ilustrado). Os quatro músculos do grupo profundo do compartimento posterior originam-se na tíbia, na fíbula e/ou na membrana interóssea (ver "Vista profunda" e "Locais de inserção"). O **músculo poplíteo** constitui a parte superior do grupo profundo, onde realiza a flexão da articulação do joelho e a rotação da tíbia. O **músculo tibial posterior** ocupa a posição central no grupo profundo do compartimento posterior da perna. Seu tendão se dirige para o lado do hálux, passa ao redor da face medial do pé e se insere em vários ossos na face plantar do pé (cuboide, cuneiformes, navicular e base dos metatarsais). Está envolvido na flexão e inversão do pé. Os tendões do **músculo flexor longo do hálux** e do **músculo flexor longo dos dedos** passam pela parte medial do arco longitudinal do pé para alcançar a face plantar do hálux e dos ossos da parte anterior do pé. Os compartimentos das fáscias dos músculos posteriores da perna são pouco elásticos. O inchaço muscular em consequência de insuficiência vascular pode resultar em grave compressão muscular, com perda dos músculos (síndrome do compartimento) se não for efetuada descompressão fascial (fasciotomia cirúrgica).

Seria aconselhável você dedicar algum tempo ao estudo das ilustrações das páginas 63 a 65 para realmente entender a disposição desses tendões que surgem dos músculos anteriores, laterais e profundos da perna para se inserir na face plantar do pé, visto que, em princípio, isso pode ser confuso.

Os músculos do grupo superficial (**músculo gastrocnêmio, músculo sóleo**) se inserem no calcâneo por meio de um tendão comum, o tendão do calcâneo (tendão de Aquiles; ver Glossário). Esses músculos, em conjunto, elevam a parte posterior do calcâneo na flexão plantar do pé, transferindo o peso do corpo para os dedos dos pés. O músculo gastrocnêmio cruza a articulação do joelho e, portanto, é um flexor dessa articulação.

O **músculo plantar** é um pequeno músculo que se origina logo acima do côndilo lateral do fêmur e continua distalmente como tendão fino e variavelmente estreito, do tamanho de um lápis, para se inserir no tendão do calcâneo, logo acima da inserção do outro músculo no calcâneo. As pessoas que praticam esportes em quadras (tênis, raquetebol, *squash* etc.) podem ficar familiarizadas com o tendão desse músculo quando ele "estala" sob a tensão excessiva durante a dorsiflexão (extensão) da articulação do tornozelo. A lesão desse tendão não tem grande consequência.

SISTEMA MUSCULAR | MEMBRO INFERIOR
MÚSCULOS POSTERIORES DA PERNA

Ver 63, 65

MÚSCULOS
M. TIBIAL POSTERIOR.G
M. FLEXOR LONGO DOS DEDOS.H
M. FLEXOR LONGO DO HÁLUX.I
M. POPLÍTEO.J
M. PLANTAR.K
M. SÓLEO.L
M. GASTROCNÊMIO.M

NC: Use cores claras diferentes daquelas da página 63. (1) Pinte um músculo de cada vez, começando pelo grupo profundo e prosseguindo para o grupo superficial, em cada uma das vistas posteriores. Observe que o músculo sóleo, L, e o músculo gastrocnêmio, M, compartilham o mesmo tendão (tendão do calcâneo, M). (2) Pinte as vistas mediais superior e inferior, observando a disposição dos tendões na face plantar do pé. (3) Pinte os locais de inserção dos músculos posteriores da perna na ilustração à esquerda.

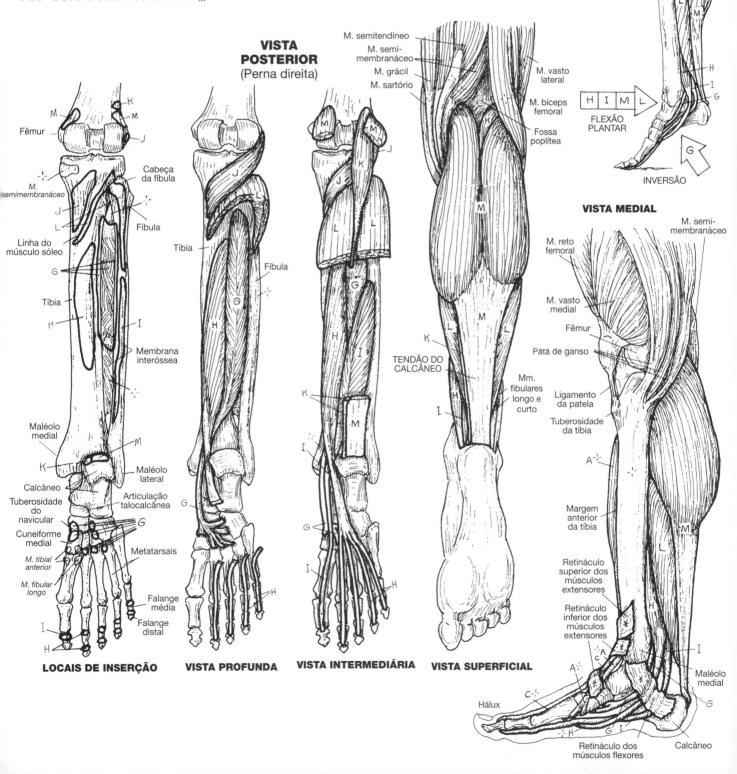

Os **músculos intrínsecos dorsais do pé (**os que se originam e se inserem no dorso do pé) limitam-se aos dois extensores curtos dos dedos (o **músculo extensor curto dos dedos** e o **músculo extensor curto do hálux**), mostrados à direita. A maior parte da função extensora provém dos músculos extensores extrínsecos.

Os músculos intrínsecos da região plantar do pé são mostrados aqui em quatro camadas. O **músculos interósseos plantares**, intercalados entre os ossos metatarsais, constituem a camada mais profunda (**quarta camada**). Realizam a adução do segundo ao quinto dedos, a flexão das articulações metatarsofalângicas (MTF) desses dedos e contribuem para a extensão de suas articulações interfalângicas (IF) por meio do mecanismo das expansões extensoras. Os **músculos interósseos dorsais** realizam a abdução do terceiro ao quinto dedos e facilitam outras ações do músculos interósseos plantares.

A **terceira camada** de músculos atua sobre o hálux e o quinto dedo (dedo mínimo).

A **segunda camada** inclui o **músculo quadrado plantar**, que se insere na margem lateral do tendão comum (H) do músculo flexor longo dos dedos (FLD). Auxilia esse músculo na flexão dos dedos dos pés. Os **músculos lumbricais** originam-se dos tendões individuais do músculo FLD e se inserem na face medial das expansões extensoras (face dorsal). Esses músculos realizam a flexão das articulações da MTF e a extensão das articulações IF do segundo ao quinto dedos por meio das expansões extensoras.

A camada superficial (**primeira camada**) consiste nos músculos abdutores (**músculo abdutor do hálux** e **músculo abdutor do dedo mínimo**) do primeiro e quinto dedos e no **músculo flexor curto dos dedos**. Os músculos plantares são cobertos pela fáscia muscular plantar espessada e pela aponeurose plantar, estendendo-se do calcâneo até a bainha fibrosa dos tendões dos extensores.

Parece uma injustiça apenas conhecer essas complexas e importantes camadas de músculo, quando se anda sobre elas em todos os tipos de condições difíceis. Quando esses músculos trabalham, você também trabalha. Quando não o fazem, você também não faz... e você logo irá procurar o seu podólogo ou outro especialista apropriado.

SISTEMA MUSCULAR | MEMBRO INFERIOR
MÚSCULOS DO PÉ (INTRÍNSECOS)

Ver 63, 64

NC: Pinte apenas os músculos cujos nomes estão relacionados nesta página. As letras da página anterior são apenas para fins de identificação. Você pode usar a mesma cor mais de uma vez. (1) Os locais de inserção dos músculos extrínsecos do pé podem ser encontrados nas duas páginas precedentes. (2) Comece pela quarta camada (a mais profunda) e termine cada ilustração antes de prosseguir para a próxima.

MÚSCULOS

QUARTA CAMADA
3 MM. INTERÓSSEOS PLANTARES_P
4 MM. INTERÓSSEOS DORSAIS_Q

TERCEIRA CAMADA
M. FLEXOR CURTO DO HÁLUX_R
M. ADUTOR DO HÁLUX_S
M. FLEXOR CURTO DO DEDO MÍNIMO_T

SEGUNDA CAMADA
M. QUADRADO PLANTAR_U
4 MM. LUMBRICAIS_V

PRIMEIRA CAMADA
M. ABDUTOR DO HÁLUX_W
M. ABDUTOR DO DEDO MÍNIMO_X
M. FLEXOR CURTO DOS DEDOS_Y

FACE DORSAL
M. EXTENSOR CURTO DOS DEDOS_N
M. EXTENSOR CURTO DO HÁLUX_O

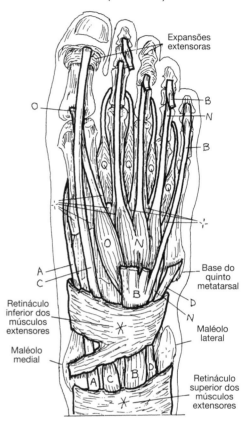

FACE DORSAL (Pé direito)

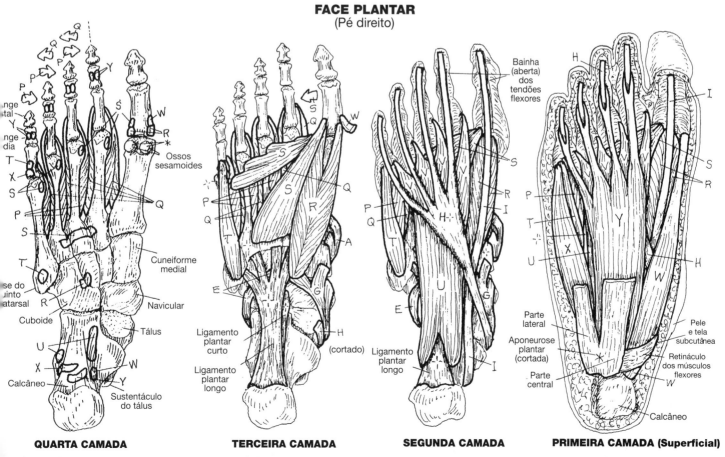

FACE PLANTAR (Pé direito)

QUARTA CAMADA | TERCEIRA CAMADA | SEGUNDA CAMADA | PRIMEIRA CAMADA (Superficial)

SISTEMA MUSCULAR | MEMBRO INFERIOR
REVISÃO DOS MÚSCULOS

Ver 58

NC: Siga o mesmo procedimento da página 58. Certifique-se de procurar o músculo em cada um dos quatro desenhos antes de escrever o nome dele. A palavra-chave nas listas é "principalmente".

(*Ver apêndice A para as respostas.*)

MÚSCULOS QUE ATUAM PRINCIPALMENTE NA ARTICULAÇÃO DO QUADRIL

A _____
A^1 _____
A^2 _____
A^3 _____
A^4 _____
A^5 _____
A^6 _____
A^7 _____

MÚSCULOS QUE ATUAM PRINCIPALMENTE NA ARTICULAÇÃO DO JOELHO

B _____
B^1 _____
B^2 _____
B^3 _____
B^4 _____
B^5 _____
B^6 _____
B^7 _____

MÚSCULOS QUE ATUAM PRINCIPALMENTE NA ARTICULAÇÃO DO TORNOZELO

C _____
C^1 _____
C^2 _____
C^3 _____
C^4 _____
C^5 _____
C^6 _____
C^7 _____
C^8 _____

MÚSCULOS QUE ATUAM PRINCIPALMENTE NA ARTICULAÇÃO TALOCALCÂNEA

D _____
D^1 _____

MÚSCULOS QUE ATUAM NOS DEDOS DO PÉ

E _____
E^1 _____
E^2 _____

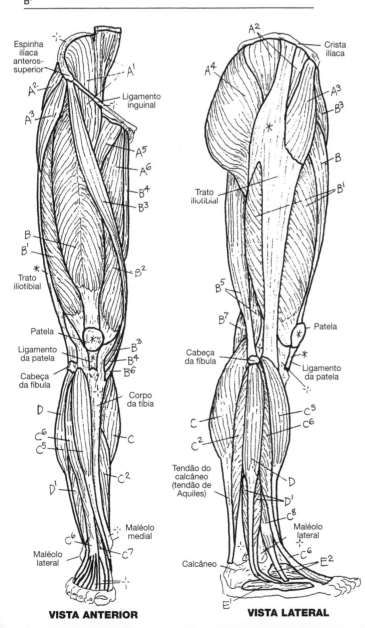
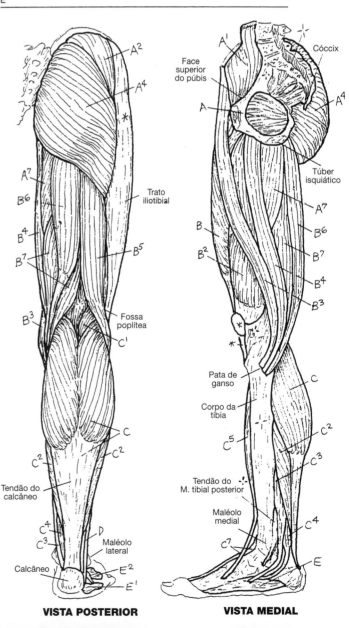

VISTA ANTERIOR   **VISTA LATERAL**   **VISTA POSTERIOR**   **VISTA MEDIAL**

Após pintar os músculos A e B nas três ilustrações, considere os seguintes aspectos em sua revisão.

Os músculos **flexores** nas articulações da parte superior do corpo podem ser muito úteis para sustentar cargas e realizar trabalhos (inclinar, levantar, empurrar, puxar etc.). Sua disposição faz com que você possa pegar facilmente coisas e objetos e carregá-los. Quase tudo o que você faz com os seus membros superiores envolve muita flexão nas articulações. Uma vez realizada a tarefa, você precisa dos **extensores** antigravitacionais para retornar à postura ereta. A maior parte desses músculos não pode aparecer nessa ilustração, visto que são músculos profundos que sustentam a coluna vertebral. De que lado da coluna vertebral eles se encontram? Esses músculos estão representados, em seu conjunto, na ilustração da parte inferior por "Músculos eretores da espinha e mais profundos". Você pode perceber que esses músculos extensores o mantêm ereto, estabelecendo uma plataforma extensora (corpo ereto) para a qual você pode retornar após realizar algum trabalho com os membros superiores e a partir da qual você pode novamente dar início a outro trabalho. Se os músculos extensores profundos falharem, você irá cair sob a influência da gravidade. Os músculos abdominais (A) trabalham para exercer compressão sobre a cavidade abdominal, quando necessário. Esses músculos também são poderosos flexores do tronco. Quando fortemente contraídos, resistem a forças intrusivas e, portanto, protegem as vísceras abdominais.

Agora pinte os músculos de **estabilização da escápula** (F). Esses seis músculos fixam a escápula à parede posterior do corpo e, ao mesmo tempo, proporcionam uma estrutura escapulotorácica de notável mobilidade para o trabalho da articulação do ombro.

Pinte agora os **músculos rotadores**, **abdutores** e **adutores** (C, D e E), como você fez anteriormente. Esses músculos contribuem para a mobilidade e o desempenho dos membros superior e inferior durante o trabalho e a prática de esporte. Nos extremos de sua mobilidade, os rotadores e os abdutores são frequentemente vulneráveis à lesão.

Os músculos de **eversão** e **inversão** do pé não são mostrados nessa página; são apresentados detalhadamente nas páginas 40, 63 e 64.

Por fim, lembre-se de que a extensão das articulações de sustentação de peso é frequentemente uma função antigravitacional. A relação entre os músculos flexores e extensores do tronco é de equilíbrio mútuo. No desenho da parte inferior da página, observe a linha de gravidade e a sua relação com as articulações da coluna vertebral, do quadril, dos joelhos e dos tornozelos. O centro de gravidade de um indivíduo médio em pé, em postura teoricamente perfeita, situa-se logo anteriormente ao segmento de S I-S II. A flexão do pescoço e do tronco desloca o centro de gravidade para a frente, colocando a carga sobre os músculos (extensores) paravertebrais, cervicais, torácicos e lombares em resistência.

SISTEMA MUSCULAR
VISÃO GERAL FUNCIONAL

ATORES FUNCIONAIS
M. FLEXOR_A M. ROTADOR_E
M. EXTENSOR_B M. ESTABILIZADOR DA ESCÁPULA_F
M. ABDUTOR_C M. EVERSOR_G
M. ADUTOR_D M. INVERSOR_H

NC: (1) Verifique primeiro o texto e as cores em conjunção com a sua organização. Pinte os músculos designados por A do lado esquerdo. Em seguida, pinte os músculos A do lado oposto da mesma figura. Repita essa sequência para os músculos B a H. (2) Passe para a figura à direita e pinte os músculos da mesma forma que a figura da esquerda. (3) Pinte os músculos A e B na figura da parte inferior da página.

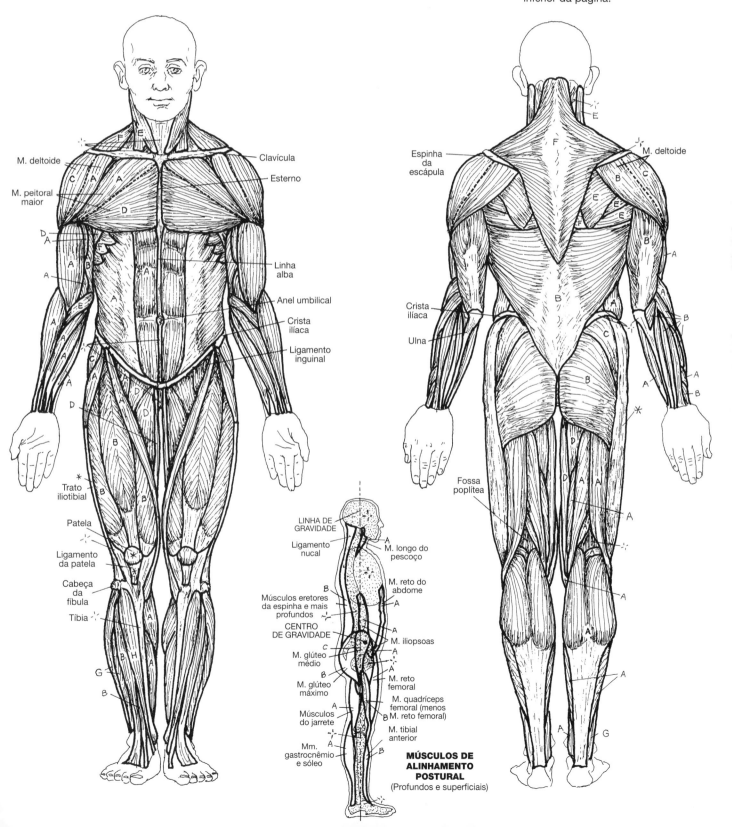

O excitável **sistema nervoso** consiste em neurônios (corpos celulares e processos) dispostos em uma parte central altamente integrada (**parte central do sistema nervoso** ou **SNC**) e uma **parte periférica do sistema nervoso** ou **SNP**, mais difusa. O SNC é constituído pelo *encéfalo* na cabeça e pela *medula espinal* na coluna vertebral do dorso. O SNP consiste em um vasto conjunto de feixes de processos neuronais (*nervos*) distribuídos por todo o corpo, bem como em ilhas de corpos celulares neuronais (gânglios). Esses neurônios são sustentados pela *neuróglia* não condutora e por rico suprimento sanguíneo. Os neurônios do SNC estão interconectados, formando centros (núcleos; substância cinzenta) e feixes de axônios longos e curtos (tratos; substância branca). O encéfalo e a medula espinal estão envolvidos por membranas fibrosas, denominadas meninges (não ilustradas).

O **encéfalo** é o centro da percepção sensitiva e do movimento (com exceção dos reflexos espinais), das emoções, do pensamento racional e comportamento, da previsão e do planejamento, da memória, da fala, da linguagem e sua interpretação.

A **medula espinal**, que é uma extensão do encéfalo, começa no forame magno do crânio, é responsável pelo tráfego de impulsos ascendentes e descendentes e é um centro de reflexos espinais. Fornece comandos motores para os músculos e atua como receptor de impulsos sensitivos aferentes abaixo da cabeça.

O SNP consiste, em grande parte, em feixes de axônios sensitivos e motores (nervos), que se irradiam do encéfalo (**nervos cranianos**) e da medula espinal (**nervos espinais**) de modo segmentar e bilateralmente, alcançando todas as partes do corpo, somáticas e viscerais, por meio de um padrão de distribuição altamente organizado. Os **ramos** dos nervos espinais são frequentemente denominados *nervos periféricos*. Os nervos conduzem todas as sensações/impulsos aferentes sensitivos do corpo para o encéfalo e a medula espinal. Os nervos conduzem comandos motores para todos os músculos esqueléticos e lisos do corpo.

O **SNA** ou **divisão autônoma do sistema nervoso (visceral)** consiste em um subgrupo de gânglios e nervos do SNP destinados à atividade muscular e secreção glandular nos órgãos com cavidades (vísceras). Especificamente, o SNA é um sistema apenas motor; as sensações viscerais são conduzidas até a medula espinal e o encéfalo por nervos periféricos, da mesma maneira que as estruturas somáticas. O SNA é dividido em duas partes: (1) a **parte simpática (toracolombar)**, responsável pelas atividades de luta ou fuga, em que as funções em seu extremo são convocadas para garantir segurança e sobrevida; e (2) a **parte parassimpática (craniossacral)** responsável pela manutenção das funções vegetativas do sistema respiratório, ingestão e digestão dos alimentos e eliminação dos produtos e degradação.

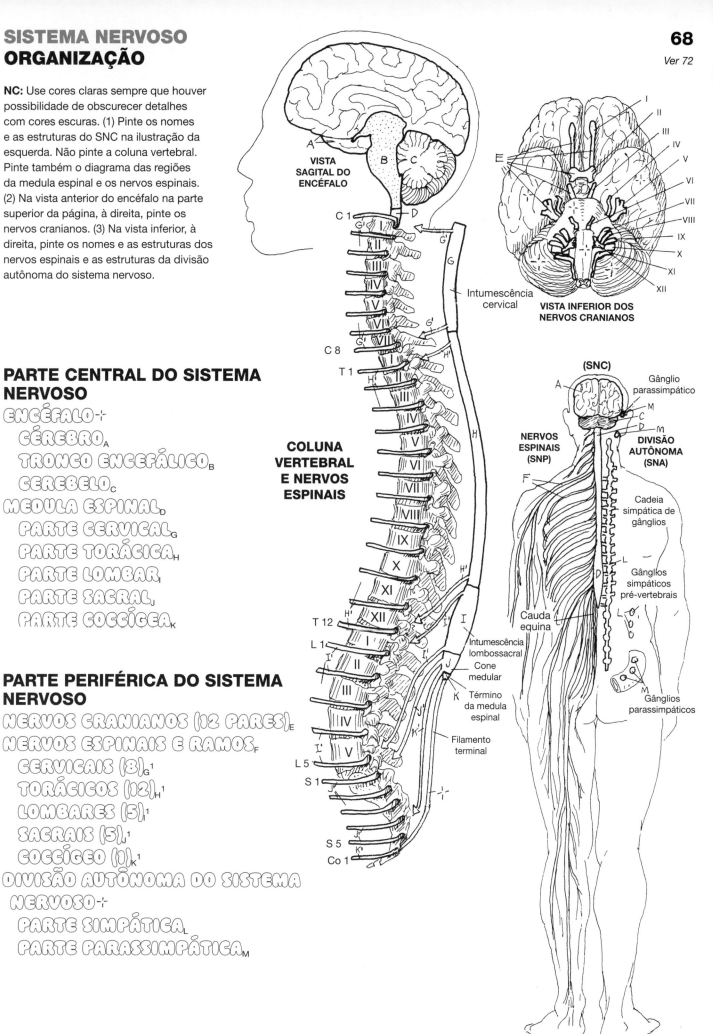

Em geral, os neurônios funcionam em um de três modos: (1) os neurônios sensitivos (**aferentes**, termo alternativo que se refere à condução de impulso *em direção ao* centro) recebem impulsos eletroquímicos dos receptores presentes no corpo e os conduzem até a parte central do sistema nervoso (SNC); (2) os neurônios motores (**eferentes**, termo alternativo para se referir à condução de impulsos a partir de um centro) conduzem impulsos de comando motor do SNC para os músculos do corpo; ou (3) *associativos*. Neste último tipo, os neurônios formam uma rede de bilhões de células que se interconectam por extensos processos interconectores no SNC, em que esses **neurônios de "associação"** respondem por todos os detalhes entre impulsos sensitivos simples e respostas motoras complexas.

Quando os neurônios sensitivos ou motores se relacionam com estruturas musculoesqueléticas ou com a pele e a tela subcutânea (formados coletivamente a partir de somitos no embrião), pode-se acrescentar o sufixo "somático" ao termo "neurônio", diferenciando-o do "visceral", termo que se refere a órgãos com cavidades ocas que apresentam uma origem fundamentalmente diferente no corpo. Embora os neurônios sensitivos da parede corporal e das vísceras sejam essencialmente os mesmos, os eferentes viscerais dessas duas áreas são muito diferentes (eferente somático *vs.* eferente visceral, também conhecido como divisão "autônoma" do sistema nervoso).

Os **neurônios sensitivos** representam o lado aferente das interações neuronais. Formam associação com um número incalculável de receptores sensitivos distribuídos por todo o corpo, incluindo **receptores** sensíveis ao tato, à pressão, à dor, à posição articular, à tensão muscular, à concentração química e às ondas luminosas e sonoras. Em qualquer momento, esses receptores fornecem coletivamente informações sobre mudanças do meio externo e interno e ao redor do corpo. Os neurônios sensitivos são, em sua maioria, aparentemente unipolares (ou pseudounipolares) ou bipolares, com base no número de processos celulares. Os **processos periféricos** trazem impulsos até o *corpo celular*, enquanto os **processos centrais** conduzem impulsos na medula espinal ou no encéfalo para um processamento central.

Os **neurônios motores** conduzem impulsos a partir dos **corpos celulares** localizados no SNC, através de **axônios** que deixam o SNC e, subsequentemente, se dividem em ramos, cada um dos quais se torna incorporado à membrana celular de uma célula muscular (**placa motora terminal**). Na placa motora, o neurônio libera o seu neurotransmissor, que induz ao encurtamento da célula muscular. Todos os músculos esqueléticos necessitam de inervação eferente; o músculo cardíaco e o músculo liso, não muito.

Os **neurônios motores autônomos** funcionam como unidades pareadas conectadas a um gânglio por meio de uma sinapse. O primeiro neurônio ou **neurônio pré-ganglionar** surge no SNC, e o seu *axônio* se dirige a um gânglio localizado a certa distância do SNC. Lá, ele faz *sinapse* com o *corpo celular* ou um dendrito de um **neurônio pós-ganglionar**, cujo axônio prossegue até o órgão efetor: músculo liso, músculo cardíaco ou glândulas.

Os **neurônios de associação** compõem a maior parte dos neurônios do encéfalo e da medula espinal. Dra. Marian Cleeves Diamond, neuroanatomista e antiga diretora do Lawrence Hall of Science, expressou muito bem isso: "os **interneurônios** são responsáveis pela modificação, coordenação, integração, facilitação e inibição que precisam ocorrer entre aferentes sensitivos e eferentes motores. Constituem a fonte da diversidade aparentemente ilimitada de respostas a nosso ambiente."[1]

---

[1] *Fonte*: Reimpresso, com autorização, de Diamond, Marian C., Scheibel, Arnold B., and Elson, Lawrence M. *The Human Brain Coloring Book*. Harper Perennial, New York, 1985.

SISTEMA NERVOSO
CLASSIFICAÇÃO FUNCIONAL DOS NEURÔNIOS

NC: Comece pintando esta página pela seção do meio ("Parte Periférica do Sistema Nervoso"). (1) Pinte os nomes, os neurônios e os componentes da parte periférica do sistema nervoso. Não há nenhum componente celular a pintar nos neurônios motores viscerais (eferentes); apenas os dois neurônios. (2) Pinte os nomes e a estrutura do interneurônio do SNC na parte inferior da página. (3) Pinte a ilustração de resumo na parte superior.

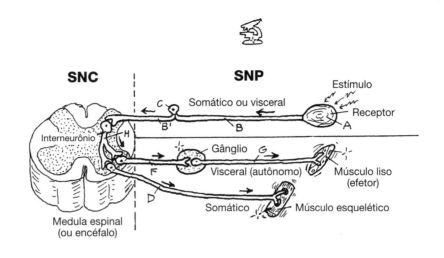

PARTE PERIFÉRICA DO SISTEMA NERVOSO (SNP)

RECEPTOR_A
AXÔNIO (PROCESSO PERIFÉRICO)_B
CORPO CELULAR_C
AXÔNIO (PROCESSO CENTRAL)_B1

NEURÔNIO SENSITIVO* (AFERENTE)

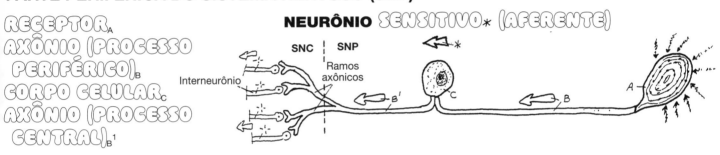

DENDRITO_D
CORPO CELULAR_C1
AXÔNIO_B2
PLACA MOTORA TERMINAL_E

NEURÔNIO MOTOR SOMÁTICO* (EFERENTE)

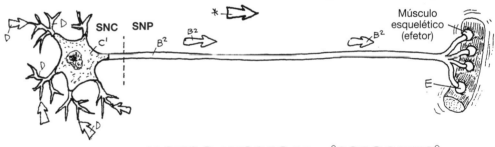

NEURÔNIO PRÉ-GANGLIONAR_F
NEURÔNIO PÓS-GANGLIONAR_G

NEURÔNIO MOTOR VISCERAL* (EFERENTE)

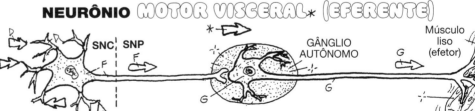

PARTE CENTRAL DO SISTEMA NERVOSO (SNC)

INTERNEURÔNIO (NEURÔNIO DE ASSOCIAÇÃO)_H

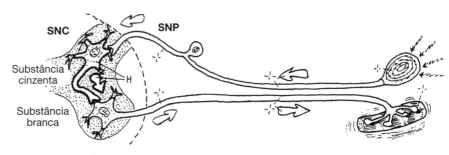

As conexões entre neurônios são denominadas **sinapses**. A grande maioria consiste em conexões sem contato, em que **neurotransmissores** *químicos* transportam o impulso de um neurônio para outro. **Sinapses elétricas** (onde átomos de carga elétrica ou íons passam de um neurônio a outro através de canais proteicos; não mostradas) também existem no encéfalo e no tecido nervoso embrionário, porém são muito menos comuns. A maioria das sinapses é **axodendrítica**, isto é, o **axônio** de um neurônio faz sinapse com o **dendrito** ou a espinha dendrítica de outro neurônio. O neurônio antes da sinapse é denominado *pré-sináptico*. O segundo neurônio é designado *pós-sináptico*.

São também mostradas diferentes relações neuronais nas sinapses. Observe o complexo mais raramente encontrado de sinapses (um **glomérulo**) entre três axônios e uma espinha dendrítica, todos envolvidos por uma bainha de neuróglia (ver p. 13).

As sinapses possibilitam a condução quase instantânea de impulsos eletroquímicos entre miríades de neurônios. Quanto mais sinapses, maior o número de possibilidades. As sinapses variam desde arcos reflexos simples (ver p. 85) até vias polissinápticas no encéfalo e na medula espinal que envolvem milhões de sinapses. Um único neurônio motor da medula espinal pode ter até 10.000 sinapses em seu corpo e dendritos! A capacidade de integrar, coordenar, associar e modificar impulsos eletroquímicos por todo o encéfalo está diretamente relacionada com o número de sinapses existentes na via. Do ponto de vista neuronal, o que você sabe (conteúdo neuronal) não é tão importante quanto *como* você sabe (número de contatos/sinapses). Comece a trabalhar com essas palavras cruzadas!

A **sinapse química típica** é mostrada em ação pelas etapas (1) a (6) na metade inferior da página para ajudá-lo a entender como ocorre uma sinapse axodendrítica eletroquímica. O **axônio pré-sináptico** transmite o impulso em direção à sinapse (1). Quando o impulso alcança a terminação axônica, os canais de íons cálcio (Ca^{++}) abrem-se na membrana celular, e o Ca^{++} presente no espaço extracelular passa para a terminação axônica. (2) As **vesículas sinápticas**, carregadas de neurotransmissor (p. ex., acetilcolina, norepinefrina, glutamato etc.), influenciadas pela entrada de Ca^{++}, migram para a **membrana pré-sináptica** e se fundem com ela (3). Após essa fusão, o neurotransmissor é derramado das vesículas na pequena fenda sináptica (*exocitose*). As moléculas do neurotransmissor ligam-se às proteínas receptoras (J^1) na **membrana pós-sináptica** (J) do dendrito; ocorre abertura dos canais iônicos, e o potencial de membrana alterado (impulso) é propagado ao longo do dendrito (4). **Fragmentos** de neurotransmissor inativados são captados pela membrana pré-sináptica (5; **endocitose**), envolvidos em uma vesícula sináptica e ressintetizados (6).

A atividade elétrica da membrana pós-sináptica pode ser facilitada ou inibida pelo neurotransmissor. Se for excitado o suficiente por múltiplas sinapses facilitadoras, o neurônio pós-sináptico irá despolarizar e transmitir um impulso ao próximo neurônio ou efetor (célula muscular, célula glandular). Se for suficientemente deprimido por múltiplas sinapses inibidoras, o neurônio não irá despolarizar e não irá transmitir um impulso.

SISTEMA NERVOSO
SINAPSES E NEUROTRANSMISSORES

Ver 13, 69

NC: São recomendadas cores claras para A, B e C. (1) No desenho da parte superior, pinte apenas as partes indicadas. Cada sinapse tem duas partes a serem pintadas (pré-sináptica, pós-sináptica). Pinte as setas (que representam impulsos nervosos) com uma cor quente. (2) Deixe que as etapas numeradas orientem a sequência das sinapses químicas a serem pintadas.

AXÔNIO_A
CORPO CELULAR (SOMA)_B
DENDRITO_C

SINAPSES QUÍMICAS
AXO_A AXÔNICA_A
AXO_A SOMÁTICA_B
AXO_A DENDRÍTICA_C
AXO_A ESPINO_C¹ DENDRÍTICA_C
DENDRO_C DENDRÍTICA_C
SOMATO_B SOMÁTICA_B
GLOMÉRULO ⋅⁚⋅

IMPULSO NERVOSO_D

SINAPSE ELÉTRICA (Não mostrada)

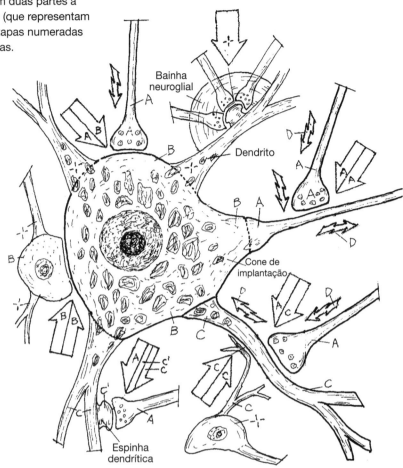

SINAPSE QUÍMICA TÍPICA
AXÔNIO PRÉ-SINÁPTICO_A
VESÍCULA SINÁPTICA_F
NEUROTRANSMISSOR_G
MEMBRANA PRÉ-SINÁPTICA_E
EXOCITOSE_H
FENDA SINÁPTICA_I
MEMBRANA PÓS-SINÁPTICA_J
RECEPTOR_J¹
FRAGMENTO DE NEUROTRANSMISSOR_G¹
ENDOCITOSE_K

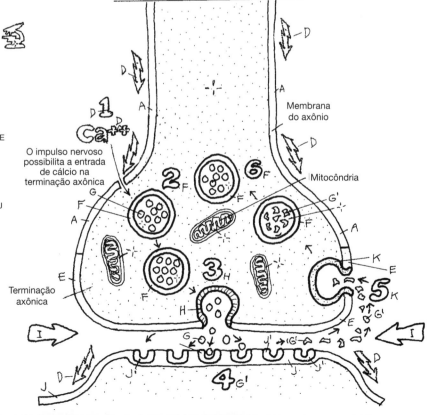

Um axônio de um único neurônio motor e seus ramos e as fibras musculoesqueléticas que ele inerva constituem uma **unidade motora**. A conexão específica de um axônio com a fibra muscular é denominada **junção neuromuscular**. Em qualquer músculo esquelético, a quantidade de fibras musculares inervadas por um único neurônio motor determina, em parte, a especificidade de contração desse músculo. Quanto menor a quantidade de fibras musculares em cada unidade motora, mais seletivo e refinado o grau de contração do músculo esquelético.

O **músculo esquelético** é constituído de incontáveis **fibras** (células) **musculares**. O músculo esquelético necessita de um nervo intacto (inervação) para se encurtar (contrair). Esse tipo de nervo, denominado **nervo motor**, consiste em numerosos **axônios** de neurônios motores. Um neurônio motor é dedicado exclusivamente a estimular a contração de fibras musculares. Cada fibra muscular de um músculo esquelético é inervada por um **ramo do axônio**. A região microscópica onde a ramificação do axônio se fixa à fibra muscular esquelética é denominada junção neuromuscular. Cada junção neuromuscular consiste em uma **terminação axônica** em íntimo contato com uma área de sarcolema enovelado da fibra muscular, denominada **placa motora terminal**. Existe um espaço entre as duas superfícies. Quando uma fibra muscular esquelética está para ser estimulada, a terminação axônica libera no espaço um neurotransmissor químico, denominado acetilcolina. O neurotransmissor induz alteração na permeabilidade do sarcolema ao sódio (Na^+), o que inicia a contração da fibra muscular. *Uma fibra só pode contrair-se até o seu limite* (lei do "tudo ou nada"). Ocorre contração máxima de todas as células musculares inervadas pelos ramos de um único axônio motor.

Tendo em vista o sistema de contração "tudo ou nada" de cada fibra muscular esquelética, os **graus de contração** de um músculo esquelético tornam-se possíveis pela ativação de determinada quantidade de unidades motoras, enquanto outras não são ativadas (ver "Graus de Contração" na parte inferior das ilustrações).

A ilustração mostra um músculo **em repouso** sem nenhuma unidade motora ativada. Essa condição tem duas exceções: (1) receptores que respondem *involuntariamente* ao estiramento (fusos musculares) e (2) tônus muscular *involuntariamente* estabelecido por centros motores subcorticais. Assim, com efeito, até mesmo nos músculos em repouso, uma quantidade variável de unidades estão em contração em qualquer momento determinado, embora o músculo não esteja conscientemente trabalhando.

Na **contração parcial**, apenas algumas das unidades motoras são ativadas. Na **contração máxima** de um músculo esquelético, todas as unidades motoras são ativadas. O músculo glúteo máximo consiste em fibras musculares esqueléticas que apresentam razão entre nervo e músculo de 1:1.000 ou mais. Não existe nenhuma possibilidade de contração fina e controlada desse músculo. Em contrapartida, os músculos da face apresentam razão entre nervo e músculo muito menor, de quase 1:10. Aqui, um pequeno número de fibras musculares pode ser contraído pela ação de uma ou algumas unidades motoras, gerando um controle muito fino do efeito muscular (expressão facial) desejado, como o "sorriso da Mona Lisa".

SISTEMA NERVOSO
INTEGRAÇÃO NEUROMUSCULAR

Ver 79, 85, 90

NC: Use cores bem claras para A e E e uma cor viva para F. (1) Comece pelo músculo esquelético, A, que eleva o calcanhar; complete a unidade motora e a ampliação da junção neuromuscular. (2) Pinte os graus de contração e títulos correspondentes na parte inferior da página: apenas as unidades motoras em descarga (contorno escuro) devem ser pintadas. As palavras "em repouso" e "parcial" não devem ser pintadas.

MÚSCULO ESQUELÉTICO_A
  FIBRAS MUSCULARES_A¹
  PLACA MOTORA TERMINAL_B
NERVO MOTOR_C
  AXÔNIO_C¹
  RAMIFICAÇÃO AXÔNICA_D
  TERMINAÇÃO AXÔNICA_E

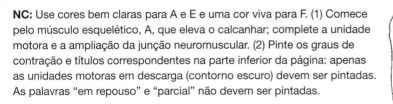

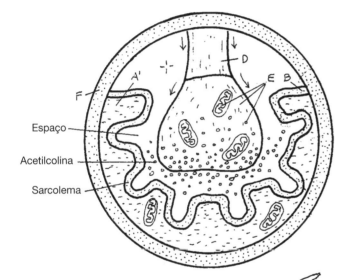

Espaço
Acetilcolina
Sarcolema

JUNÇÃO NEUROMUSCULAR
JUNÇÃO NEUROMUSCULAR_F
TERMINAÇÃO AXÔNICA_E
PLACA MOTORA TERMINAL_B

UNIDADE MOTORA
AXÔNIO_C¹
RAMIFICAÇÃO AXÔNICA_D
JUNÇÃO NEUROMUSCULAR_F
FIBRA MUSCULAR_A¹

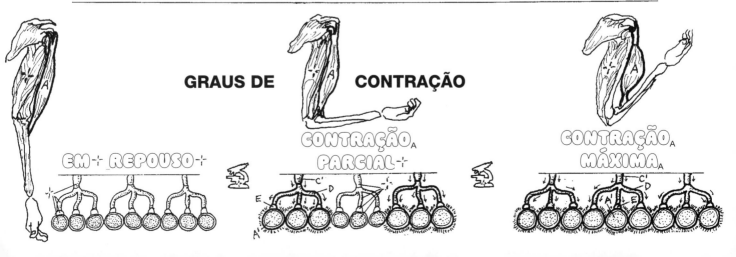

GRAUS DE CONTRAÇÃO

EM REPOUSO — CONTRAÇÃO_A PARCIAL — CONTRAÇÃO_A MÁXIMA_A

Vinte dias após a fertilização, o embrião encontra-se na cavidade amniótica, ligado ao saco vitelino em sua face ventral. As dissecções apresentadas nesta página mostram a face posterior (dorsal) do embrião na cavidade amniótica com 20 a 24 dias de desenvolvimento embrionário. A extremidade cranial situa-se acima, e a caudal, inferiormente. Os cortes tridimensionais foram realizados através do embrião nos planos designados por 1 e 2 com 20 dias, no plano 3 com **22 dias** e no plano 4 com **24 dias**. Durante esse período de desenvolvimento, as três *camadas germinativas básicas* formam-se a partir de duas camadas. O ectoderma (camada dorsal) dá origem a epiderme/unhas, partes central e periférica do sistema nervoso e outras estruturas. O endoderma (camada ventral) dá origem ao sistema digestório, ao fígado e a outras estruturas. O mesoderma, formado entre as camadas de ectoderma e de endoderma, forma a maior parte dos tecidos musculares, coração, sangue, derme, tecidos conectivos e outras estruturas. As células da crista neural (neuroectoderma) dão origem aos gânglios do SNP e do SNA, às meninges e a outras estruturas.

No que concerne ao **desenvolvimento do tubo neural** com cerca de 21 a 22 dias, o sistema nervoso desenvolve-se a partir da face dorsal (camada germinativa ectodérmica) do embrião. No embrião de 20 a 21 dias, um **sulco neural** *longitudinal* começa a se formar em uma camada espessada da camada germinativa (**placa neural**). Na parte central dessa placa, o sulco se aprofunda, formando **pregas neurais** em ambos os lados. As células da **crista neural** separam-se da camada ectodérmica. O aprofundamento do sulco neural prossegue em direção às extremidades cranial e causal do embrião. Em torno de 22 dias, a parte dorsal das pregas funde-se na parte central do sulco, formando o **tubo neural**. Durante esse processo, o tubo neural separa-se da camada ectodérmica.

Aos 24 dias, a formação do tubo neural terá progredido até as extremidades do embrião. Grande parte do tubo neural irá formar a medula espinal; a extremidade cranial do tubo formará o encéfalo.

Ao final de 3 semanas de desenvolvimento embrionário, 3 regiões do encéfalo em desenvolvimento ficam aparentes: o **prosencéfalo,** o **mesencéfalo** e o **rombencéfalo.** Com o crescimento subsequente (8 semanas), o prosencéfalo se expande para formar o **telencéfalo** volumoso (os futuros hemisférios cerebrais) e o **diencéfalo** mais central ("cercado" pelo encéfalo; o futuro topo do tronco encefálico). O mesencéfalo mantém o seu formato predominantemente tubular como **mesencéfalo** (a futura parte cranial do tronco encefálico). O rombencéfalo diferencia-se no **metencéfalo** superiormente (ponte, a futura parte média do tronco encefálico) com uma grande protuberância dorsal (futuro cerebelo) e no **mielencéfalo** caudal (bulbo, parte caudal do futuro tronco encefálico). O tronco encefálico se estreita para constituir a **medula espinal** no nível do forame magno do crânio.

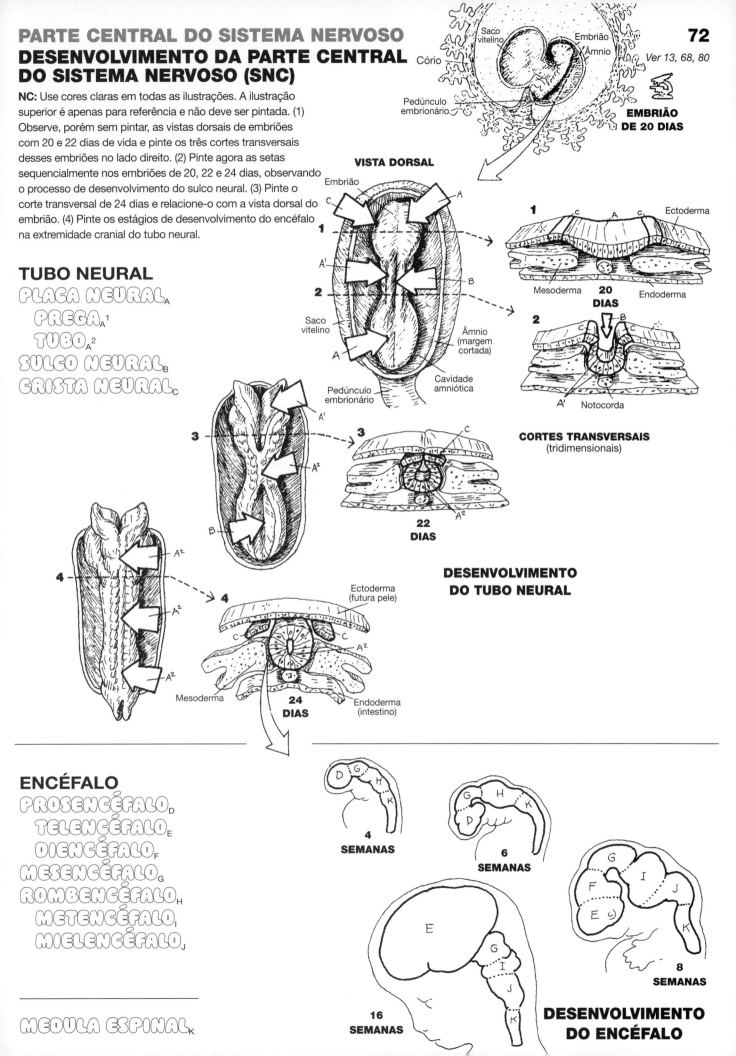

Os **hemisférios cerebrais**, pares, que constituem o cérebro, consistem em quatro elementos principais, bilateralmente (ver a ilustração da parte superior da página, à direita): (1) um **córtex cerebral** externo de substância cinzenta, cuja topografia revela fissuras (reentrâncias profundas), giros (saliências) e sulcos (depressões); (2) a **substância branca subcortical** subjacente, que consiste em (a) tratos de associação que distribuem os impulsos eletroquímicos de uma área cortical para outra/outras, e (b) tratos de projeção, que incluem as vias aferentes (sensitivas) ascendentes para o córtex, provenientes da medula espinal e do tronco encefálico, e as vias eferentes (motoras) descendentes do córtex que se dirigem para o tronco encefálico e para a medula espinal; (3) massas individualizadas de substância cinzenta na base do cérebro (**núcleos da base**), que servem áreas motoras do córtex; e (4) ventrículos laterais nos hemisférios cerebrais.

O córtex cerebral é a área de funcionamento superior do encéfalo. Com cerca de 2 a 4 mm de espessura, o córtex divide-se, para fins descritivos, em quatro lobos distintamente delimitados por sulcos ou fissuras. Partes de três desses quatro lobos são, em termos evolutivos, mais antigos e contribuem para o **sistema límbico**. Todas as áreas corticais estão relacionadas, em algum grau, com o armazenamento da experiência (memória). Os neurônios do **lobo frontal** participam nas funções intelectuais (raciocínio e pensamento abstrato), no comportamento e estados emocionais/sentimentos, na olfação (cheiro) e memória, na articulação de sons significativos (*fala*) e nos movimentos voluntários (**giro pré-central**). O **giro pós-central do lobo parietal** está relacionado com a percepção **sensitiva** do corpo, incluindo paladar, com o processamento da linguagem, o raciocínio abstrato e a imagem corporal. O **lobo temporal** está relacionado com a interpretação da linguagem e a audição; constitui também uma importante área de processamento da memória (p. ex., hipocampo; para a memória a curto prazo). Sua porção límbica contribui significativamente para a expressão das emoções e sentimentos relacionados. O **lobo occipital** recebe, interpreta e discrimina estímulos visuais provenientes do trato óptico e associa esses impulsos **visuais** a outras áreas corticais (p. ex., memória).

A **área/sistema límbico** (do latim, *limbus*, borda) está relacionada com a expressão dos estados emocionais (medo, raiva, amor etc.). As principais áreas límbicas (E) do córtex cerebral direito podem ser vistas na grande ilustração na forma de áreas com pontilhado escuro, que devem ser pintadas nas faces medial, anterior e anteroinferior dos lobos frontal e temporal, e pequena porção do lobo parietal. Essas áreas aparecem como uma borda incompleta em torno da face medial de cada hemisfério, daí o seu nome. Essas áreas (ver ilustração) incluem: (1) o *córtex orbital e parte medial do córtex pré-frontal,* (2) o *giro do cíngulo da parte medial do córtex frontal,* (3) o *giro para-hipocampal da parte medial do córtex temporal* e (4) a *amígdala* (na verdade, um complexo de núcleos) na parte anteromedial do lobo temporal (no ápice); a amígdala à direita é mostrada em pontilhado para sugerir "visualizar através do lobo" a sua localização na face medial.

Os hemisférios cerebrais aparecem, estruturalmente, como imagens especulares um do outro, porém isso não se aplica funcionalmente. Por exemplo, a **área da fala de Broca** tende a se desenvolver somente no lado esquerdo. O hemisfério esquerdo tem mais influência sobre as funções verbais, e o hemisfério direito, sobre a expressão visual, espacial e musical.

PARTE CENTRAL DO SISTEMA NERVOSO
HEMISFÉRIOS CEREBRAIS

Ver 68, 74, 80

NC: Use cores claras em todas as ilustrações. (1) Pinte o corte coronal na parte superior, à direita. (2) Pinte os lobos A a D; em seguida, retorne para pintar as partes dos lobos A, B e C que representam o sistema límbico, E, (mostrado com pontilhado escuro) com uma cor viva. Inferiormente à parte cranial do corpo caloso, os núcleos da base ventrais devem ser pintados de cinza, e A e E com cores. Na face medial do lobo temporal direito, a seta F aponta para a amígdala arredondada, que deve receber as cores de C e E. Pinte de cinza os esquemas da parte inferior da página, à esquerda. A amígdala esquerda é vista "através" (círculo pontilhado) do ápice do lobo temporal esquerdo, em sua face medial.

CÓRTEX CEREBRAL
LOBO FRONTAL_A
  GIRO PRÉ-CENTRAL (MOTOR)_A¹
  ÁREA DA FALA DE BROCA_A²
LOBO PARIETAL_B
  GIRO PÓS-CENTRAL (SENSITIVO)_B¹
LOBO TEMPORAL_C
  ÁREA AUDITIVA_C¹
  ÁREA DE WERNICKE_C²
LOBO OCCIPITAL_D
  ÁREA VISUAL_D¹
ÁREA LÍMBICA_E

CÓRTEX CEREBRAL∗
SUBSTÂNCIA BRANCA
SUBCORTICAL⁺
NÚCLEOS DA BASE∗¹

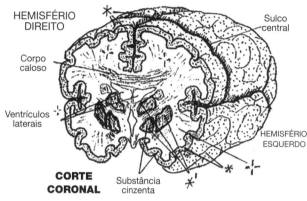

FISSURA LONGITUDINAL_F
SULCO CENTRAL_G
FISSURA LATERAL_H

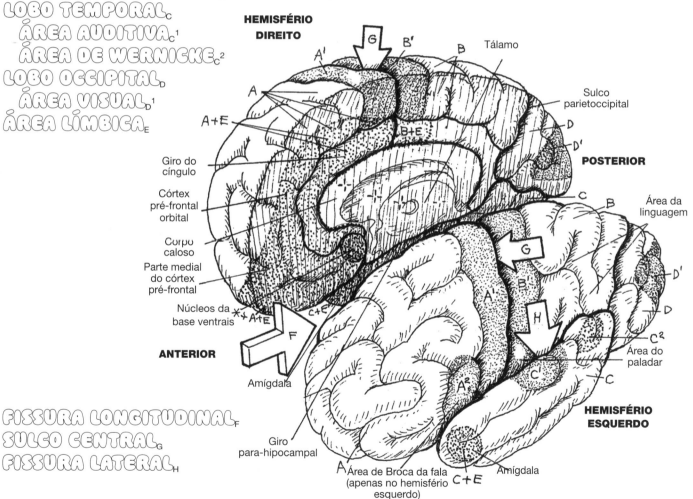

OS GIROS CORTICAIS AUMENTAM A ÁREA DE SUPERFÍCIE

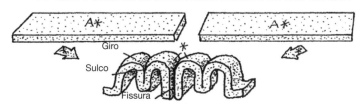

Cada um dos dois **hemisférios cerebrais** incorpora um ventrículo lateral, várias massas de substância cinzenta na base do hemisfério e um amplo conjunto de substância branca subcortical.

Os principais **núcleos na base** do encéfalo são denominados em conjunto desse modo, e consistem em cinco pares de grupos celulares dispostos em torno do tálamo (vistas 1 a 4): o **núcleo caudado**, o **putame**, o **globo pálido**, a **substância negra** e os **núcleos subtalâmicos**. Estes últimos dois núcleos estão localizados no mesencéfalo, porém apresentam amplas conexões com os núcleos da base. O putame e o globo pálido apresentam formato de lente e, com frequência, são designados *núcleo lentiforme*. O núcleo caudado e o putame têm um aspecto estriado, provavelmente em virtude da estreita proximidade de uma concentração maciça de fibras na cápsula interna; juntos, são frequentemente denominados *estriado*. O núcleo caudado é constituído por cabeça, corpo e cauda. É possível aprender algumas relações importantes ao estudar o trajeto do núcleo caudado da cabeça até a cauda em relação ao tálamo, à cápsula interna e ao núcleo lentiforme. A cabeça do núcleo caudado funde-se com o putame anterior e ventralmente, formando o estriado ventral ou núcleo da base ventral; faz parte do sistema límbico (p. 73). A substância negra e os núcleos subtalâmicos (vistas 1 e 2) são ambos componentes dos núcleos da base. Os neurônios da substância negra dorsal são dopaminérgicos, isto é, produzem o neurotransmissor dopamina, que é essencial para a função motora normal; na sua ausência, o indivíduo desenvolve rigidez, tremor em repouso e marcha anormal (doença de Parkinson). Os núcleos da base apresentam conexões extensas entre eles, com o córtex cerebral e com os núcleos do diencéfalo. *Eles estão relacionados com a manutenção do tônus muscular e a programação de ajustes posturais sequenciais subconscientes.* Eles monitoram e medeiam comandos motores descendentes provenientes do **córtex cerebral**.

A **substância branca subcortical** dos hemisférios está disposta em feixes ou faixas (**tratos**) de axônios em grande parte mielinizados, essencialmente dispostos em três eixos. Eles conduzem impulsos entre várias áreas do córtex. Das três **comissuras** (duas não estão mostradas), a maior é o **corpo caloso**, que conduz impulsos de um hemisfério para o outro. Forma um teto sobre os núcleos subcorticais (vistas 1 e 5). Os **tratos de associação** conectam os córtices cerebrais em cada hemisfério (vistas 5 e 6), existindo na forma de tratos curtos e longos.

O trato mais espetacular no cérebro consiste no amplo conjunto de fibras em formato de leque, denominado **coroa radiada** (vistas 1 e 7). Esse sistema de projeção consiste em fibras ascendentes e descendentes que se conectam com todas as áreas do córtex; estreita-se na **cápsula interna** (vista 1), onde fibras entram e saem dos núcleos da base e do diencéfalo, destinadas ao mesencéfalo ou áreas superiores/inferiores. As fibras ascendentes da medula espinal e do tronco encefálico geralmente fazem sinapse no tálamo. Fibras longas podem começar no córtex motor e seguir o seu percurso de modo ininterrupto até fazer sinapse na parte lombar da medula espinal!

PARTE CENTRAL DO SISTEMA NERVOSO
TRATOS E NÚCLEOS DOS HEMISFÉRIOS CEREBRAIS

CÓRTEX CEREBRAL_A*
ÁREAS SUBCORTICAIS
NÚCLEOS DA BASE
　NÚCLEO CAUDADO_B
　PUTAME_C
　GLOBO PÁLIDO_D
　SUBSTÂNCIA NEGRA_E
　NÚCLEO SUBTALÂMICO_F
TRATOS DA SUBSTÂNCIA BRANCA
　COMISSURAS_G
　　CORPO CALOSO_G1
　TRATOS DE PROJEÇÃO_H
　　COROA RADIADA_H1
　　CÁPSULA INTERNA_H2
　TRATOS DE ASSOCIAÇÃO_I

VENTRÍCULO LATERAL_J

NC: Use cores bem claras para F e G. (1) Pinte de cinza as vistas do córtex cerebral sem pintar as faces corticais. Comece pela vista do corte coronal 1 e pinte as estruturas designadas nas vistas 2 a 7.

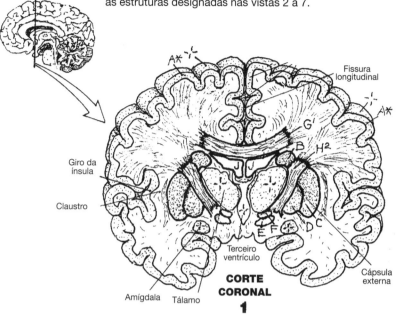
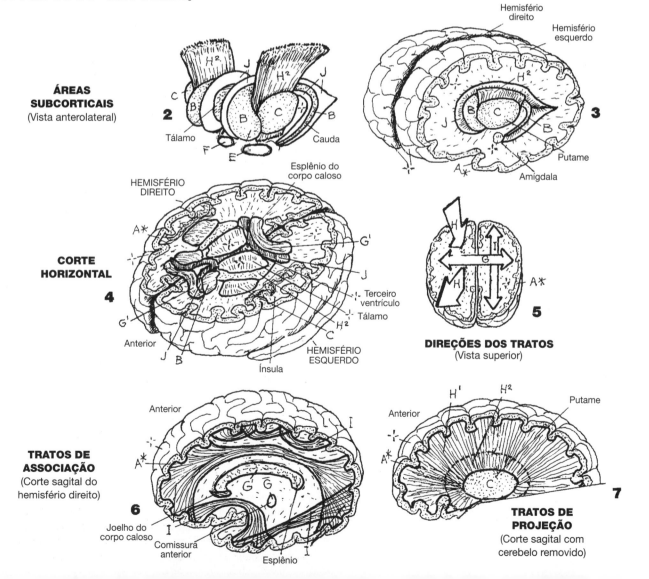

O **diencéfalo**, o menor dos dois derivados do prosencéfalo primitivo, encaixa-se entre os hemisférios cerebrais, embora não seja considerado parte deles. Consiste, em grande parte, em massas de núcleos em pares e tratos relacionados de substância branca dispostos em torno do terceiro ventrículo (III) fino, em formato de bolsa.

Em cada lado do terceiro ventrículo, observe o *tálamo,* o *subtálamo* e o *hipotálamo. O epitálamo* ou *glândula pineal* é uma estrutura na linha mediana, que parece pender da parte posterior do tálamo. A relação desses núcleos com os núcleos da base e a cápsula interna deve ser cuidadosamente estudada enquanto pintar para assegurar a orientação.

O **tálamo** (1 a 4) consiste em vários grupos de corpos celulares e processos que, em parte, processam todos os impulsos aferentes das vias sensitivas (exceto a olfatória). Apresenta amplas conexões com os córtices motor, sensitivo geral, visual, auditivo e de associação. Não é surpreendente que as fibras corticotalâmicas (do córtex para o tálamo) contribuam significativamente para a *coroa radiada*. Outros núcleos talâmicos ainda se conectam com o hipotálamo e outros núcleos do tronco encefálico. A atividade talâmica (1) integra experiências sensoriais, desencadeando respostas motoras apropriadas, (2) integra aferentes sensitivos específicos com respostas (motoras) emocionais (p. ex., um bebê chorando em resposta à fome), e (3) regula e mantém o estado de consciência (percepção), sujeito a influências facilitadoras/inibidoras do córtex. Os três *núcleos subtalâmicos* estão relacionados com a atividade motora e apresentam conexões com os núcleos da base.

O **hipotálamo** reúne várias massas nucleares e tratos associados em uma pequena área de cada lado da parte inferior do **terceiro ventrículo**. O hipotálamo mantém conexões neurais com os córtices frontal e temporal, o tálamo e o tronco encefálico. A parte anterior do hipotálamo regula a pressão arterial, a temperatura corporal e a divisão autônoma do sistema nervoso em geral. Sintetiza hormônios e os libera nos capilares da eminência mediana da adeno-hipófise, influenciando a secreção de hormônios adeno-hipofisários; os neurônios secretores da parte superior do hipotálamo liberam o hormônio antidiurético (ADH; inibindo a diurese) e a ocitocina na circulação da neuro-hipófise. O hipotálamo influencia fortemente as respostas viscerais a estímulos emocionais. Responde à alimentação ao induzir sensação de saciedade. Em resumo, o hipotálamo responde a alterações do bem-estar atuando para manter a homeostasia, principalmente por meio da divisão autônoma do sistema nervoso.

O **epitálamo (glândula pineal)** consiste principalmente na glândula pineal e nos núcleos e tratos relacionados, que apresentam conexões com o tálamo, o hipotálamo, os núcleos da base e a parte medial do córtex temporal. Produz a melatonina (um hormônio que aumenta a pigmentação), cuja síntese está relacionada com os ciclos ou ritmos diurnos (atividade corporal durante o dia ou a luz solar, em oposição aos períodos de escuridão ou noturnos). Pode influenciar o início da puberdade pela inibição da função testicular/ovariana. Notavelmente, a glândula pineal é a única estrutura ímpar do encéfalo.

PARTE CENTRAL DO SISTEMA NERVOSO
DIENCÉFALO

NC: Use cores claras para A e B e uma cor bem viva para C. (1) Pinte o nome, tálamo, A, e os locais onde aparece nesta página antes de prosseguir com o nome seguinte, repetindo o processo. Pinte o corte horizontal e o correlacione à vista mediana e ao corte coronal. (2) Pinte os núcleos do hipotálamo nas duas vistas inferiores da página. (3) Pinte a pineal, C, na parte superior, à direita.

DIENCÉFALO
TÁLAMO_A
HIPOTÁLAMO_B
EPITÁLAMO (GLÂNDULA PINEAL)_C
TERCEIRO VENTRÍCULO_D

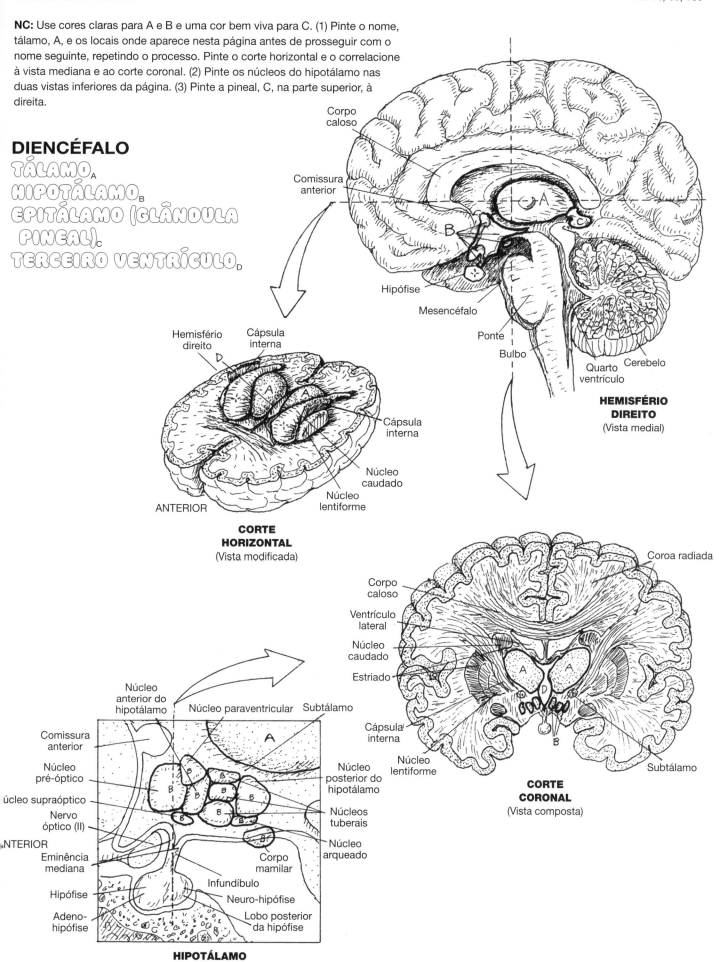

O **tronco encefálico** inclui o *diencéfalo*, o *mesencéfalo,* a *ponte* e o *bulbo*. Não inclui o *cerebelo*. O tronco encefálico desempenha funções específicas associadas aos núcleos dos nervos cranianos e é percorrido por tratos ascendentes e descendentes longos que se dirigem para os centros superiores ou medula espinal (pp. 78, 90 e 98). A partir do tegmento do mesencéfalo, de cada lado do aqueduto do mesencéfalo até o bulbo, existe um núcleo de neurônios axônicos curtos integrados em cadeias sinápticas, denominadas *formação reticular*. Essa rede difusa constitui o "centro burocrático" do encéfalo e está especificamente associada à consciência, ao estado de alerta e ao sono. Está envolvida em muitos reflexos viscerais e somáticos, como os respiratórios e os cardíacos, trabalhando "por trás da cena" e, portanto, não exigindo nenhum esforço consciente ou intencional.

Os núcleos do tronco encefálico, incluindo a formação reticular, refinam as "mensagens" dos núcleos da base e do córtex motor, modificando os impulsos aferentes ascendentes, incluindo "despacho" de aferências críticas para o tálamo. Esses núcleos do tronco encefálico integram e modulam o tônus muscular e os impulsos relacionados com a postura, auxiliando o trato corticospinal para os neurônios motores inferiores. Esta é a *via neuronal comum final* dos músculos esqueléticos do corpo. Auxilia na execução de movimentos precisos realizados em sequência e no momento desejado. Esses movimentos são mais bem apreciados quando assistimos competições de atletas olímpicos ou artistas semelhantemente treinados.

Os **pedúnculos cerebrais** do **mesencéfalo** transportam tratos descendentes longos (corticospinais), bem como tratos curtos (corticopontinos). O tegmento do mesencéfalo inclui a formação reticular, os núcleos dos nervos cranianos III e IV e múltiplos tratos. Os **pedúnculos cerebelares superiores** consistem em tratos espinocerebelares e outros tratos ascendentes. Os **colículos superiores** possibilitam os reflexos visuais, e os **colículos inferiores**, os reflexos auditivos (respostas rápidas e involuntárias a estímulos visuais e auditivos).

A volumosa protuberância anterior da **ponte** consiste em feixes de substância branca que formam uma ponte sobre o **quarto ventrículo** para alcançar o cerebelo como **pedúnculos cerebelares médios**, transmitindo fibras aferentes no trato pontocerebelar. Os núcleos dos nervos cranianos V, VI, VII e VIII estão localizados na ponte.

O **bulbo** controla os centros de respiração, frequência cardíaca e função vasomotora. Aqui estão também os núcleos dos nervos cranianos VIII, IX, X, XI e XII. Os **pedúnculos cerebelares inferiores** conduzem impulsos tanto sensitivos quanto motores para a medula espinal e o tronco encefálico. A ponte e o bulbo formam o assoalho do quarto ventrículo.

O **cerebelo** consiste em dois hemisférios, com um **córtex cerebelar**, massas centrais de núcleos relacionados com a atividade motora (**núcleos cerebelares profundos**) e um arranjo de substância branca tridimensional em formato de árvore (árvore da vida). O cerebelo está relacionado com o equilíbrio e o sentido de posição, os movimentos finos, o controle do tônus muscular e a coordenação geral da atividade muscular em resposta à aferência proprioceptiva e ao tráfego descendente proveniente dos centros superiores.

PARTE CENTRAL DO SISTEMA NERVOSO
TRONCO ENCEFÁLICO/CEREBELO

Ver 72, 78, 79, 90, 98

NC: Use cores mais escuras para C, E e M e uma cor clara para K. (1) Pinte cada nome e sua estrutura em todas as vistas antes de passar para o nome seguinte. (2) Relacione cada vista do tronco encefálico com as outras duas vistas enquanto estiver pintando cada estrutura.

TRONCO ENCEFÁLICO

DIENCÉFALO_A
MESENCÉFALO_B
  AQUEDUTO DO MESENCÉFALO_C
  COLÍCULO SUPERIOR_B1
  COLÍCULO INFERIOR_B2
  PEDÚNCULO CEREBRAL_B3
  PEDÚNCULO CEREBELAR
  SUPERIOR_D

ROMBENCÉFALO⁓
  QUARTO VENTRÍCULO_E
  PONTE_F
  PEDÚNCULO CEREBELAR
  MÉDIO_G
  BULBO (MEDULA OBLONGA)_H
  PEDÚNCULO CEREBELAR
  INFERIOR_I

CEREBELO_J
  ÁRVORE DA VIDA_K
  CÓRTEX CEREBELAR_L✱
  NÚCLEO CEREBELAR
  PROFUNDO_M

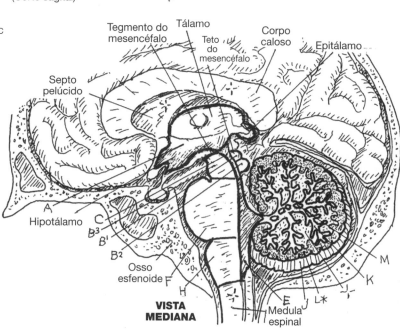

VISTA ORIENTADA PARA O TRONCO ENCEFÁLICO E O CEREBELO
(Corte sagital)

VISTA MEDIANA

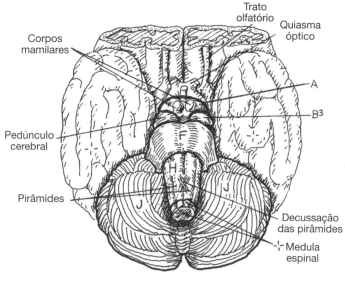

VISTA ANTEROINFERIOR
(Com os nervos cranianos removidos)

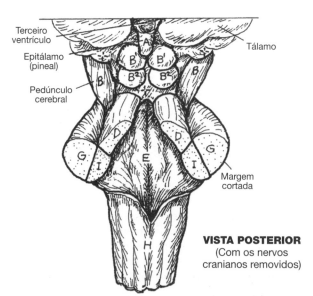

VISTA POSTERIOR
(Com os nervos cranianos removidos)

A **medula espinal** é o componente caudal da parte central do sistema nervoso. Surge a partir do bulbo, no forame magno do crânio. Apresenta uma ligeira protrusão nos segmentos cervical inferior e lombar (*intumescência cervical* e *intumescência lombossacral*) para acomodar raízes adicionais dos nervos espinais destinados, respectivamente, aos membros superiores e inferiores. A medula espinal termina no *cone medular*, no nível da vértebra L II. A medula espinal, à semelhança do encéfalo, é envolvida por três revestimentos (**meninges**): a *pia-máter* fina e vascularizada, estreitamente aplicada à medula espinal, a **aracnoide-máter** translúcida, semelhante a uma teia de aranha, aderida à dura-máter e separada da pia-máter pelo **espaço subaracnóideo**, no qual feixes finos de tecido conectivo frouxo (trabéculas aracnóideas) originam-se da aracnoide-máter e se fixam à pia-máter. A parte espinal fibrosa externa da **dura-máter** é um prolongamento da parte encefálica da dura-máter.

A **pia-máter** forma lâminas triangulares que se projetam da medula para a dura-máter entre pares de raízes nervosas. Essas projeções (*ligamentos denticulados*) presumivelmente estabilizam a medula espinal (ver ilustração da parte inferior da página à esquerda). A medula espinal termina na forma de cone medular na vértebra L II; a pia-máter continua caudalmente na forma de um fino cordão denominado **parte pial do filamento terminal**. Termina com o saco dural no nível vertebral de S II. Essa cavidade, a cisterna lombar, contém líquido cerebrospinal (LCS). O saco dural continua inferiormente como **parte dural do filamento terminal** e liga-se ao cóccix.

Externamente à dura-máter encontra-se o **espaço extradural**, mais bem observado no corte transversal na ilustração da parte inferior da página, à esquerda, que contém tecido conectivo frouxo, tecido adiposo e um sistema de veias. As injeções de analgésicos e esteroides no espaço extradural constituem uma forma comum de tratamento da dor. As veias nesse espaço fazem parte de um plexo venoso vertebral externo e interno, que forma uma rede dentro e ao redor do canal vertebral em toda a sua extensão. Constitui uma parte essencial do sistema de circulação colateral.

Em toda a extensão da medula espinal, existe uma coluna central de substância cinzenta disposta na forma de H, constituindo "quatro cornos" circundados por colunas de substância branca (*funículos*). A **substância cinzenta** consiste, em grande parte, em corpos celulares neuronais, neuróglia e fibras amielínicas. A **substância branca** consiste, em grande parte, em tratos ascendentes e descendentes de axônios que parecem brancos devido a uma camada circundante de mielina gordurosa. A quantidade de substância branca diminui previsivelmente à medida que a medula espinal progride no sentido caudal, particularmente em corte realizado na região sacral. Os **cornos posteriores** recebem processos centrais dos neurônios sensitivos e dirigem impulsos aferentes para a substância branca adjacente para condução a outros níveis medulares ou a centros superiores. Os **cornos anteriores** consistem em interneurônios e neurônios motores inferiores, que representam a "via comum final" para os comandos motores destinados aos músculos esqueléticos. Os **cornos laterais** só existem na parte torácica e na parte lombar superior da medula espinal e incluem nervos motores autônomos que inervam os músculos lisos dos vasos, das vísceras e das glândulas. É na substância cinzenta que os reflexos espinais ocorrem juntamente com influências facilitadoras e inibidoras dos centros superiores.

PARTE CENTRAL DO SISTEMA NERVOSO
MEDULA ESPINAL

NC: (1) Pinte apenas a medula espinal, A, no desenho à direita. (2) No corte transversal abaixo, pinte as estruturas indicadas e seus nomes. (3) Pinte a margem da medula espinal A e a substância cinzenta D* nos quatro cortes transversais da medula espinal; a substância branca não deve ser pintada. (4) Na figura à direita, os arcos posteriores das vértebras foram removidos para expor a medula espinal A, o espaço subaracnóideo B e a margem cortada da dura-máter, C. A pia-máter A^1 e a aracnoide-máter, B^1, estão tão próximas da dura-máter e da medula espinal, respectivamente, que não podem ser pintadas aqui. Pinte apenas A, C, A^2 e C^1 nessa ilustração.

MEDULA ESPINAL_A
MENINGES/ESPAÇOS
 PIA-MÁTER_A^1
 PARTE PIAL DO FILAMENTO
  TERMINAL_A^2
 ESPAÇO SUBARACNÓIDEO_B
 ARACNOIDE-MÁTER_B^1
 PARTE ESPINAL DA DURA-MÁTER_C
 PARTE DURAL DO FILAMENTO
  TERMINAL_C^1
 ESPAÇO EXTRADURAL_C^2
SUBSTÂNCIA CINZENTA_D*
 CORNO POSTERIOR_E
 CORNO ANTERIOR_F
 CORNO LATERAL (T I-L II)_G
 ZONA INTERMEDIÁRIA_H
 COMISSURA CINZENTA_I
SUBSTÂNCIA BRANCA_J
 FUNÍCULO POSTERIOR_K
 FUNÍCULO LATERAL_L
 FUNÍCULO ANTERIOR_M

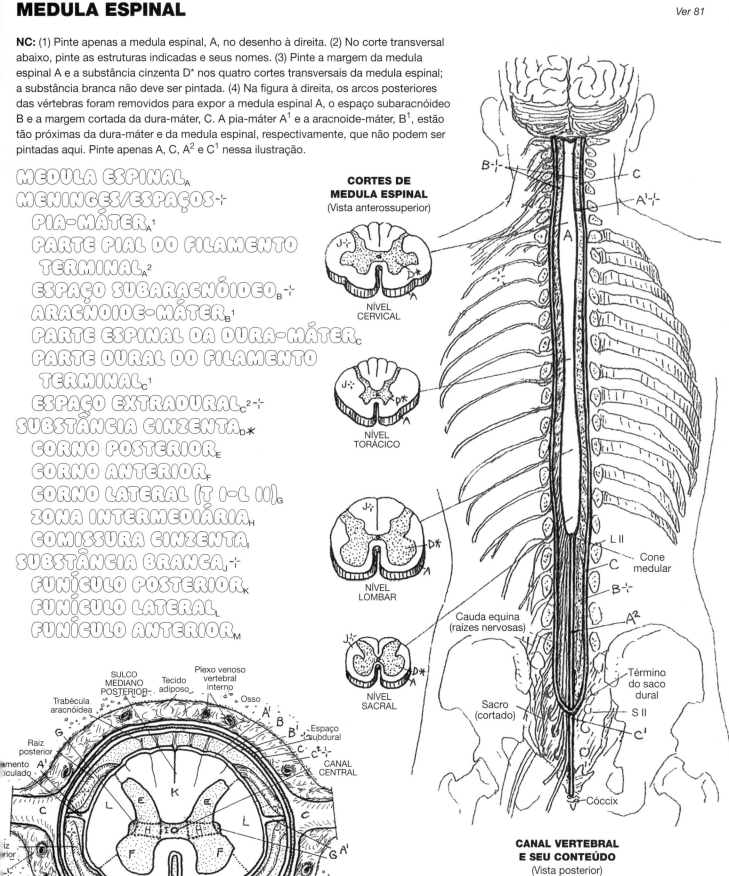

CORTES DE MEDULA ESPINAL
(Vista anterossuperior)

NÍVEL CERVICAL
NÍVEL TORÁCICO
NÍVEL LOMBAR
NÍVEL SACRAL

CANAL VERTEBRAL E SEU CONTEÚDO
(Vista posterior)

MEDULA ESPINAL E MENINGES
(Corte transversal)

As **vias** ou **tratos ascendentes** consistem em neurônios de disposição linear, cujos axônios seguem o seu trajeto em um feixe comum (trato) que leva principalmente impulsos para o tálamo, o córtex cerebral ou o cerebelo. Nos exemplos mostrados aqui, cada uma das vias começa com um *neurônio sensitivo*. Essas vias sensitivas permitem que as sensações da superfície do corpo e as informações sobre o estiramento dos músculos/tendões (abaixo da cabeça) alcancem os centros corticais, talâmicos, cerebelares e do tronco encefálico para a resposta e dos centros corticais para a percepção.

Os **receptores de dor** e de **temperatura** na superfície do corpo e em outras partes abaixo da cabeça geram impulsos que alcançam a medula espinal por meio dos axônios de neurônios sensitivos (neurônios de primeira ordem). O processo central (*axônio*) de cada neurônio sensitivo entra no corno posterior e faz sinapse com o neurônio de segunda ordem, cujo axônio cruza (*decussa*) para o lado contralateral, entra no funículo lateral e ascende como parte do **trato espinotalâmico lateral**. Esse neurônio ascende até o **tálamo**, onde faz sinapse com neurônios retransmissores (de terceira ordem), cujos axônios atravessam a cápsula interna e a coroa radiada (**radiação central do tálamo**) para alcançar o giro pós-central do córtex cerebral (**córtex sensitivo**).

Os **receptores de tato** e de **pressão** abaixo da cabeça geram impulsos eletroquímicos que percorrem a medula espinal por meio de neurônios sensitivos que entram no corno posterior e se unem/ascendem pelo funículo posterior (colunas posteriores) até o bulbo. Aqui, fazem sinapse com neurônios de segunda ordem nos **núcleos cuneiforme** e **grácil**. Os axônios desses neurônios passam para o lado oposto (decussam como **fibras arqueadas internas**) para formar um feixe ascendente (**lemnisco medial**) no tronco encefálico que termina no *tálamo*. Nessa região, esses axônios fazem sinapse com neurônios retransmissores de terceira ordem, cujos axônios alcançam o giro pós-central do córtex cerebral por meio da *radiação central do tálamo*.

Os impulsos provenientes dos fusos musculares e de outros proprioceptores (receptores que respondem ao **estiramento muscular**/cargas) são conduzidos por neurônios sensitivos até a medula espinal. O impulso de um único receptor é conduzido por neurônios de segunda ordem que ascendem pelo funículo lateral ipsilateral (**trato espinocerebelar posterior**) e entram no cerebelo por meio do **pedúnculo cerebelar inferior.** Impulsos aferentes proprioceptivos mais globais ascendem pelo **trato espinocerebelar anterior** contralateral e entram no cerebelo por meio do **pedúnculo cerebelar superior**. Por essas vias e outras vias semelhantes que funcionam sem a nossa percepção, o cerebelo mantém contínua avaliação da posição do corpo, da tensão muscular, do uso excessivo de músculos e do movimento. Por sua vez, medeia impulsos descendentes dos centros corticais e subcorticais destinados a neurônios motores.

PARTE CENTRAL DO SISTEMA NERVOSO
TRATOS (VIAS) ASCENDENTES

78

Ver 69

NC: Use cores vivas para A a C e uma cor clara para F. (1) Comece pela visão geral dessas três vias, na parte superior da página. (2) Pinte os nomes e a via de dor/temperatura relacionada A, começando pelo pequeno esquema abaixo da lista de nomes. Em seguida, pinte o neurônio sensitivo, A^1, na parte inferior, à esquerda, do grande esquema da medula espinal e comece o seu trabalho pelo córtex sensitivo. (3) Faça o mesmo com a via B. (4) Repita mais uma vez com a via C.

TRATOS (VIAS) ASCENDENTES

DOR/TEMPERATURA$_A$
  NEURÔNIO SENSITIVO$_{A^1}$
  TRATO ESPINOTALÂMICO LATERAL$_{A^2}$
  TÁLAMO$_{*^1}$
  RADIAÇÃO CENTRAL DO TÁLAMO$_{A^3}$
  CÓRTEX SENSITIVO$_{*^2}$

TATO/PRESSÃO$_B$
  NEURÔNIO SENSITIVO$_{B^1}$
  NÚCLEOS CUNEIFORME E GRÁCIL$_{B^2}$
  FIBRAS ARQUEADAS INTERNAS$_{B^3}$
  LEMNISCO MEDIAL$_{B^4}$
  TÁLAMO$_{*^1}$
  RADIAÇÃO CENTRAL DO TÁLAMO$_{B^5}$
  CÓRTEX SENSITIVO$_{*^2}$

ESTIRAMENTO MUSCULAR/SENTIDO DE POSIÇÃO$_C$
  NEURÔNIO SENSITIVO$_{C^1}$
  TRATO ESPINOCEREBELAR POSTERIOR$_{C^2}$
  PEDÚNCULO CEREBELAR INFERIOR$_D$
  TRATO ESPINOCEREBELAR ANTERIOR$_{C^3}$
  PEDÚNCULO CEREBELAR SUPERIOR$_E$
  CÓRTEX CEREBELAR$_F$

CÓRTEX CEREBRAL, CEREBELO E MEDULA ESPINAL
(Esquemático)

A principal via neural para o movimento voluntário é o **trato corticospinal**. Os corpos celulares de seus neurônios encontram-se no giro pré-central de cada lobo frontal (**córtex motor**). Os axônios desses neurônios descem – sem fazer sinapse – através da coroa radiada, cápsula interna, pedúnculos cerebrais, ponte e bulbo até a medula espinal. Com frequência, as vias são designadas de acordo com a sua origem e terminação, nessa sequência; isso explica o nome cortico- (que se refere ao córtex) spinal (que se refere à medula espinal). Os tratos corticospinais formam protuberâncias, denominadas *pirâmides,* na face anterior do bulbo, daí a denominação **trato piramidal.** Oitenta por cento desses tratos cruzam (decussam) para o lado contralateral no bulbo (*decussação das pirâmides*); porém 20% não o fazem. Na medula espinal, muitas fibras corticospinais terminam em interneurônios (rever p. 71) na base do corno posterior (não mostrado); a maioria termina fazendo sinapse com neurônios motores do corno anterior. Os interneurônios são importantes, visto que acrescentam diversidade ao conjunto. O impulso corticospinal para os neurônios motores inferiores (do corno anterior) representa apenas um dos numerosos impulsos para a função muscular esquelética desejada.

Cada **neurônio motor inferior** recebe axônios de múltiplos tratos descendentes, muitos dos quais conduzem impulsos relacionados com a posição do corpo, a memória e inúmeros outros comandos necessários para qualquer movimento determinado. Esses impulsos, em seu conjunto, provenientes do córtex cerebral, dos núcleos da base, do cerebelo e de outras regiões, chegam aos neurônios motores inferiores apropriados por meio de diversas vias descendentes, nenhuma das quais passa pelas **pirâmides** (daí a designação de **sistema** ou *trato* **extrapiramidal**). Dois tratos extrapiramidais importantes são mostrados aqui: o **trato reticulospinal,** proveniente dos núcleos reticular do tronco encefálico, e o **trato vestibulospinal**, proveniente dos núcleos vestibulares do tronco encefálico. Outros tratos incluem o trato rubrospinal e o trato tetospinal (não mostrado, ver Glossário). Na ilustração, os núcleos desses neurônios estão localizados no mesencéfalo e na ponte. São vistos com axônios não pintados que fazem sinapse com eles, a partir dos núcleos da base. Esses neurônios não pintados não alcançam o bulbo e, portanto, não fazem parte dos tratos extrapiramidais. Existem milhares de conexões sinápticas desses axônios com cada neurônio motor inferior (frequentemente por meio de **interneurônios**). Dependendo do neurotransmissor produzido pelo neurônio pré-sináptico, a sinapse pode facilitar ou inibir a produção de um impulso excitatório a partir do neurônio motor inferior. A descarga do neurônio motor inferior ou a sua ausência depende da soma dos impulsos facilitadores e inibidores que atuam sobre ele em qualquer momento. Uma vez gerado, o impulso eletroquímico que se propaga pelo axônio do neurônio motor inferior alcança o efetor sem mediação adicional. Por conseguinte, o neurônio motor do corno anterior constitui verdadeiramente a **via comum final** para a expressão máxima de toda a atividade nervosa: a contração muscular.

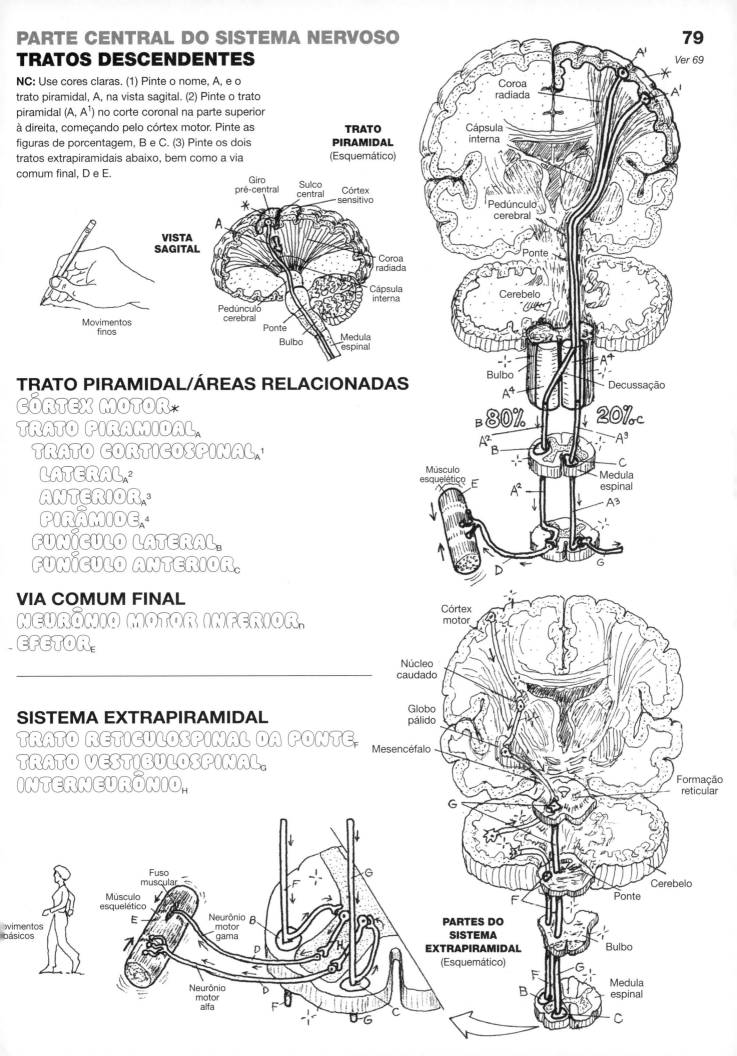

Esta página trata do desenvolvimento da cavidade de um tubo neural simples em um grupo interconectado de cavidades maduras (**ventrículos**) de diferentes formatos e tamanhos na parte central do sistema nervoso (SNC). A expansão do sistema ventricular no prosencéfalo rostral (superior) (**telencéfalo**) é extraordinária. Observe esses **ventrículos laterais** na ilustração superior, à direita, bem como nas vistas lateral e superior, na parte inferior da página. À medida que cada *hemisfério cerebral* cresce anteriormente, carrega com ele o seu ventrículo, criando o *corno frontal do ventrículo lateral (1 ou 2)* (ver vistas lateral e superior). À medida que o hemisfério cresce posteriormente, também carrega com ele o seu ventrículo, criando *o corno occipital do ventrículo lateral*. O crescimento do lobo temporal de cada hemisfério cria a forma mais interessante: à medida que o tecido cerebral e seu componente do ventrículo migram em direção ligeiramente lateral e caudal, ele também se curva anteriormente e localiza-se ao longo dos lobos frontal e parietal, de cada lado. Em seu movimento, carrega parte do ventrículo lateral com ele, formando o *corno temporal do ventrículo lateral.*

Os ventrículos podem ser identificados pelo nome, por algarismos romanos (I, II, III, IV etc.) ou por algarismos arábicos (1, 2, 3, 4).

O tubo neural do **diencéfalo** é comprimido bilateralmente pelos hemisférios em desenvolvimento e pelos núcleos do tálamo, formando o **terceiro ventrículo** em formato de bolsa fina. A frente do terceiro ventrículo é puxada anterior e inferiormente, formando um recesso do infundíbulo na região do hipotálamo (p. 75). Posteriormente, o terceiro ventrículo é tracionado no recesso pineal, próximo à glândula pineal.

A cavidade neural do **mesencéfalo** sofre relativamente pouca distorção durante o desenvolvimento, mantendo o seu formato tubular como **aqueduto do mesencéfalo**.

A cavidade neural do rombencéfalo é denominada quarto ventrículo. A parte mais rostral do rombencéfalo faz parte do **metencéfalo**, enquanto a região mais caudal faz parte do **mielencéfalo**. A cavidade do metencéfalo sofre expansões lateral e posterior em consequência do desenvolvimento do cerebelo. O quarto ventrículo não se projeta no cerebelo. O teto do quarto ventrículo no mielencéfalo consiste em uma placa fina (véu medular).

Nas paredes mediais dos ventrículos laterais e no teto dos terceiro e quarto ventrículos, a pia-máter entra em contato com camadas únicas de células derivadas da neuróglia, que revestem a superfície ventricular (células ou camada do epêndima). Esses tecidos vascularizados formam o **plexo corióideo**, que secreta líquido cerebrospinal (LCS) nos ventrículos.

PARTE CENTRAL DO SISTEMA NERVOSO I
CAVIDADES E ENVOLTÓRIOS
VENTRÍCULOS ENCEFÁLICOS

80
Ver 72, 75, 76

DESENVOLVIMENTO VENTRICULAR
CAVIDADE NEURAL DO *
PROSENCÉFALO_A
TELENCÉFALO_B
DIENCÉFALO_C
MESENCÉFALO_D
ROMBENCÉFALO_E
METENCÉFALO_F
MIELENCÉFALO_G
MEDULA ESPINAL_H

DERIVADOS
VENTRÍCULOS LATERAIS (1 E 2)_I
FORAME INTERVENTRICULAR_J
TERCEIRO VENTRÍCULO_K
AQUEDUTO DO MESENCÉFALO_L
QUARTO VENTRÍCULO_M
CANAL CENTRAL_N
PLEXO CORIÓIDEO_O

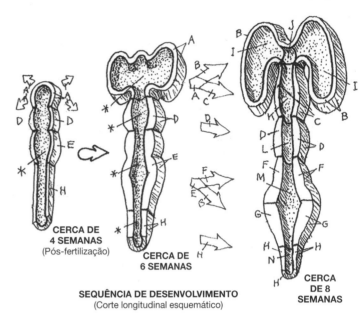

SEQUÊNCIA DE DESENVOLVIMENTO
(Corte longitudinal esquemático)

NC: Use uma cor clara para A. (1) Pinte os três desenhos do "Desenvolvimento Ventricular". As cavidades neurais nos primeiros dois desenhos são pintadas de cinza; os nomes e as partes da cavidade neural no terceiro desenho correspondem aos derivados do tubo neural primitivo. (2) Pinte os derivados I a N nas quatro ilustrações inferiores. As regiões do encéfalo, D, F, G e H, também podem ser pintadas no corte sagital. Pinte o plexo corióideo, O, nos dois cortes da parte inferior da página.

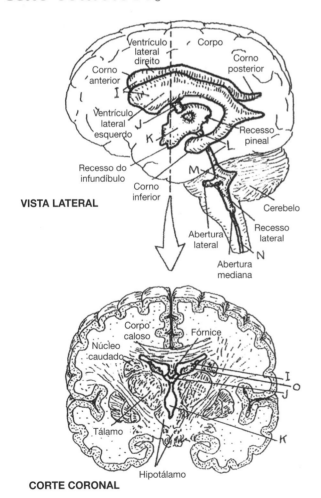

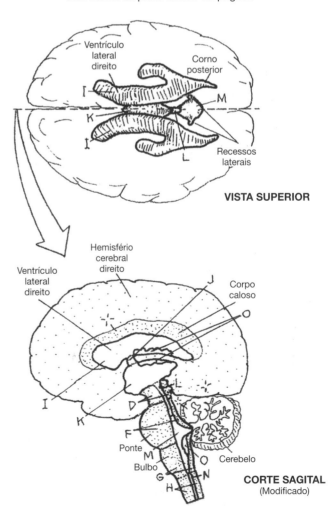

As **meninges** são os envoltórios fibrosos que envolvem o encéfalo e a medula espinal. As meninges da medula espinal (p. 77) constituem a extensão caudal das membranas cranianas apresentadas aqui.

A **dura-máter** é o envoltório mais externo do encéfalo e da medula espinal (*parte espinal da dura-máter*). É constituída por duas camadas: a **camada externa**, que reveste a face interna do crânio e do canal vertebral (**periósteo**), e a **camada interna** ou **meníngea**, que envolve todo o encéfalo (*parte encefálica da dura-máter*) e forma septos durais ou divisões entre os lobos.

A **foice do cérebro** ímpar é um septo na linha mediana formado pela junção de duas camadas de dura-máter. Superiormente, as duas camadas originam-se da calota craniana e formam o **seio sagital superior**. A foice desce como uma lâmina na fissura longitudinal do cérebro, entre os dois hemisférios cerebrais (ver o desenho de referência, na parte superior da página). Sua margem inferior é livre e curvada, sustenta o seio sagital inferior e termina com a face do corpo caloso. O assoalho da parte anterior da foice é formado a partir da camada perióstea da dura-máter no assoalho da fossa anterior do crânio; posteriormente, a foice forma-se a partir dos dois lados do tentório do cerebelo em formato de tenda. O **tentório do cerebelo** sustenta os lobos occipitais e os separa do cerebelo abaixo, alojado profundamente na fossa posterior do crânio. As margens livres do tentório curvam-se para fora, em ambos os lados, para formar uma *incisura* que acomoda o tronco encefálico, especificamente o mesencéfalo, e dirigem-se anteriormente para o dorso da sela (parede posterior da sela turca do osso esfenoide; a hipófise encontra-se localizada na sela turca). Observe que o teto dural da sela turca (diafragma da sela) é perfurado para a passagem do infundíbulo do hipotálamo (p. 152). A *foice do cerebelo* (não mostrada, mas talvez você possa imaginá-la) é uma lâmina triangular vertical na linha mediana, sob o tentório. Ela separa incompletamente os hemisférios cerebelares e sustenta o seio occipital.

A **aracnoide-máter** membranosa e delicada situa-se profundamente à camada interna da dura-máter, separada por um espaço subdural potencial. A aracnoide-máter está separada da pia-máter mais profunda pelo espaço subaracnóideo, que contém LCS. Esse espaço torna-se relativamente volumoso em vários locais (cisternas; p. 82). A **pia-máter** é uma camada vascularizada de tecido conectivo frouxo, que sustenta os vasos que alcançam o encéfalo (e a medula espinal) por meio de trabéculas entre a pia-máter e a aracnoide-máter nos **espaços subaracnóideos**. Parece inseparável da superfície do encéfalo e da medula espinal, embora não inteiramente. Nas paredes dos ventrículos, os vasos na pia-máter formam um complexo plexo secretor com as células ependimárias (de revestimento) dos ventrículos. Esses plexos, denominados *plexos corióideos*, secretam o líquido cerebrospinal.

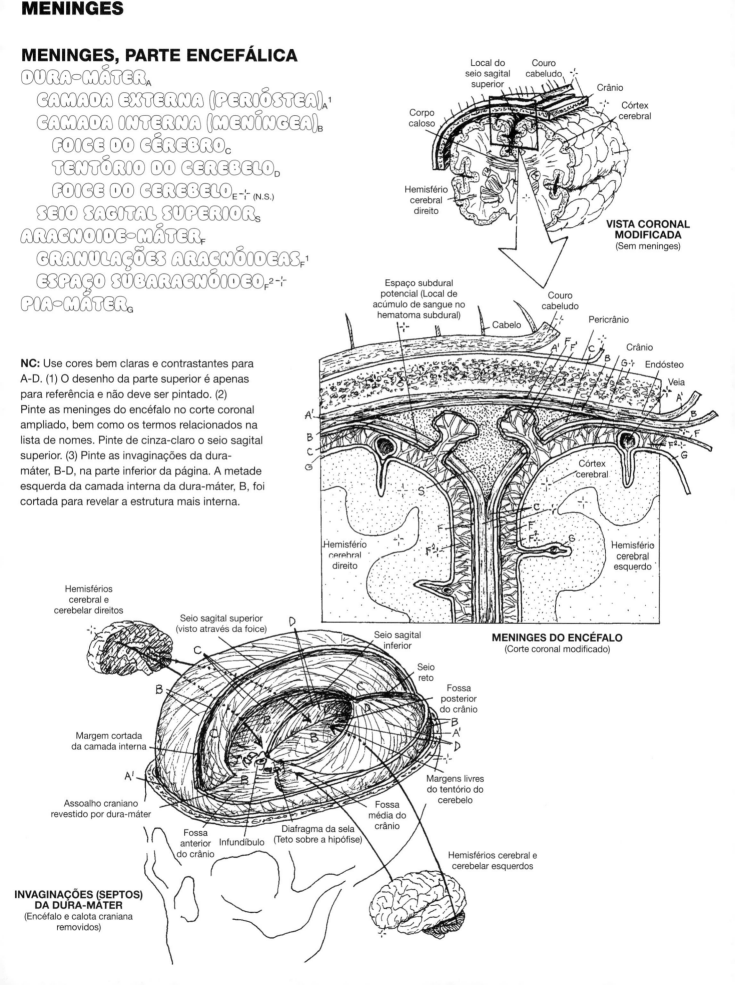

O **líquido cerebrospinal (LCS)** é um fluido claro, em grande parte acelular, semelhante ao plasma, que circunda o encéfalo. Na verdade, o LCS suspende o encéfalo e a medula espinal dentro da **dura-máter** em uma condição virtualmente sem carga e livre de gravidade, preservando, assim, a sua integridade estrutural. O líquido não é compressível e flui. O LCS, que funciona como um amortecedor dentro da dura-máter, bloqueia o movimento do encéfalo após um golpe na cabeça. O LCS é secretado pelo **plexo corióideo** e por minúsculos vasos próximos às paredes ventriculares dos ventrículos laterais, **terceiro** e **quarto ventrículos**. Cerca de 150 mℓ de LCS circulam através dos ventrículos e ao redor dos espaços subaracnóideos (incluindo as cisternas) a cada 24 h.

Ao pintar a ilustração desta página, você terá a oportunidade de pintar o **padrão circulatório do LCS** nos ventrículos e nos espaços subaracnóideos e entender a sua relação com seus tecidos de origem e "o término da linha": o seio sagital superior. As estruturas do sistema ventricular que contêm LCS estão listadas apenas para referência; não precisam ser pintadas, visto que o foco, aqui, é o "fluxo do LCS".

Os aspectos particularmente importantes desta página incluem:

(1) A localização do *plexo corióideo* em cada um dos quatro ventrículos, pintado apropriadamente (em vermelho) como fonte vascular do LCS, cujo fluxo deve ser pintado.

(2) O LCS (A) do sistema ventricular sai do quarto ventrículo através das **aberturas mediana** e **laterais** (I e I^1), que drenam no *espaço subaracnóideo*. Aqui, diferenciamos o LCS ventricular do LCS (B) dos espaços subaracnóideos; naturalmente, ambos representam o mesmo líquido.

(3) A disposição dos **espaços subaracnóideos** em torno do encéfalo e da medula espinal, incluindo as porções dilatadas desses espaços, denominadas **cisternas** (B^2); observe como o encéfalo é verdadeiramente provido de um amortecedor fluido constituído pelo LCS que circunda todo o encéfalo. Esta é uma característica que salva a vida em muitas quedas e golpes na cabeça.

(4) A transferência de LCS para o seio sagital superior. Quando examinadas sem o auxílio de equipamentos de ampliação, as **granulações aracnóideas** ao longo da linha mediana do seio venoso aparecem como granulações imediatamente abaixo da dura-máter; consistem em múltiplas passagens revestidas de aracnoide-máter que se projetam no seio sagital superior (sem a dura-máter) e liberam LCS na circulação venosa.

(5) A cavidade do **seio sagital superior**, que é formada entre a camada perióstea (externa) da dura-máter e a camada meníngea. As veias cerebrais percorrem os espaços subaracnóideos e passam pela dura-máter diretamente para entrar nos seios venosos da dura-máter.

PARTE CENTRAL DO SISTEMA NERVOSO | CAVIDADES E ENVOLTÓRIOS
CIRCULAÇÃO DO LÍQUIDO CEREBROSPINAL (LCS)

Ver 80, 81, 115

NC: Use vermelho vivo para os plexos corióideos C-C². Use cores claras contrastantes para o LCS A nos ventrículos e para o LCS B nos espaços subaracnóideos ao redor do encéfalo e da medula espinal. Use azul para J.
(1) Comece a pintar os plexos corióideos nos ventrículos laterais, terceiro e quarto ventrículos. (2) Pinte o LCS A; comece pelo ventrículo lateral e siga o fluxo → até o quarto ventrículo; nessa região, pinte as aberturas mediana/laterais I e I¹. (3) Usando a cor escolhida para o LCS B, pinte o fluxo → para dentro e através dos espaços subaracnóideos B¹ e B² e nas granulações aracnóideas AM¹. (4) Pinte cuidadosamente as meninges DM, AM e PM ao redor do encéfalo e na parte superior da medula espinal.
(5) Pinte o corte coronal através do seio sagital superior J e as granulações AM¹ na parte superior da página.
(6) Pinte os componentes da cisterna lombar, abaixo.

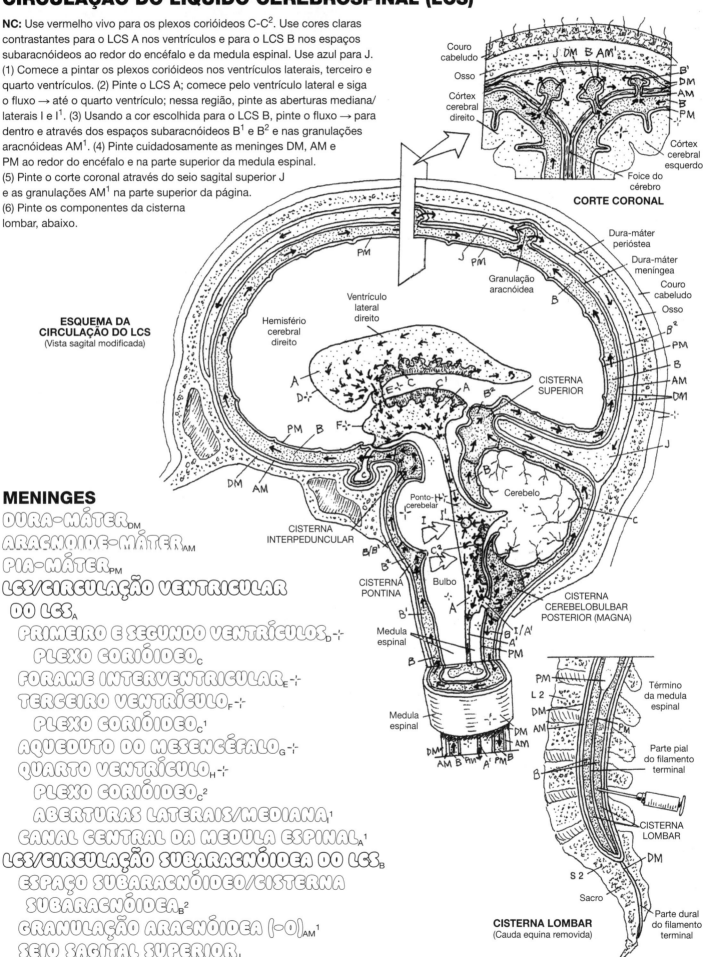

MENINGES
DURA-MÁTER / DM
ARACNOIDE-MÁTER / AM
PIA-MÁTER / PM

LCS/CIRCULAÇÃO VENTRICULAR DO LCS / A
  PRIMEIRO E SEGUNDO VENTRÍCULOS / D
    PLEXO CORIÓIDEO / C
  FORAME INTERVENTRICULAR / E
  TERCEIRO VENTRÍCULO / F
    PLEXO CORIÓIDEO / C¹
  AQUEDUTO DO MESENCÉFALO / G
  QUARTO VENTRÍCULO / H
    PLEXO CORIÓIDEO / C²
  ABERTURAS LATERAIS/MEDIANA / I¹
  CANAL CENTRAL DA MEDULA ESPINAL / A¹

LCS/CIRCULAÇÃO SUBARACNÓIDEA DO LCS / B
  ESPAÇO SUBARACNÓIDEO/CISTERNA SUBARACNÓIDEA / B²
  GRANULAÇÃO ARACNÓIDEA (-O) / AM¹
  SEIO SAGITAL SUPERIOR / J

Os 12 pares de **nervos cranianos** são designados por algarismos romanos (I a XII), sendo I o mais rostral, e XII o mais caudal. Os nervos cranianos I e II derivam do prosencéfalo. O nervo craniano XI era outrora considerado um nervo craniano, porém pesquisas definitivas demonstraram que ele é, na realidade, um nervo espinal. O nervo craniano II deriva do diencéfalo; por conseguinte, o nervo óptico é uma projeção externalizada de um trato do encéfalo. Os nervos cranianos são classificados funcionalmente em uma base embriológica. Para a explicação das definições e classificações, ver o Glossário (Nervos Cranianos; Classificação Funcional).

Todos os nervos motores citados incluem fibras proprioceptivas (sensitivas para os músculos, os tendões e os movimentos articulares).

I **AVE:** fibras aferentes viscerais especiais; receptores sensíveis ao odor (**olfatórios**) no teto e nas paredes da cavidade nasal.

II **ASE:** fibras aferentes somáticas especiais; receptores sensíveis à luz (visuais) na retina do olho.

III **ESG:** fibras eferentes somáticas gerais; para os músculos extrínsecos do bulbo do olho (exceto o músculo reto lateral do bulbo do olho e o músculo oblíquo superior do bulbo do olho); **EVG:** fibras eferentes viscerais gerais; parassimpático para os músculos ciliar e esfíncter da pupila por meio do gânglio ciliar na órbita.

IV **ESG:** eferente somático geral; para o músculo oblíquo superior do bulbo do olho.

V **ASG:** aferente somático geral; da face, por intermédio de três divisões (V_1, V_2, V_3) indicadas; **EVE:** eferente visceral especial; por meio de V_3 para os músculos da mastigação, o músculo tensor do tímpano, o músculo tensor do véu palatino, o músculo milo-hióideo e o músculo digástrico (desenvolvido a partir dos arcos branquiais embrionários).

VI **ESG:** para o músculo reto lateral do bulbo do olho.

VII **AVE:** de receptores gustatórios da parte anterior da língua; **ASG:** da orelha externa; **EVE:** para músculos da expressão facial, músculo estapédio (orelha média), músculo estilo-hióideo, músculo digástrico (ventre posterior); **EVG:** para glândulas parassimpáticas da cavidade nasal/oral, glândula lacrimal (por intermédio do gânglio pterigopalatino na fossa do mesmo nome), glândulas salivares submandibular/sublingual (por meio do gânglio submandibular na região do mesmo nome).

VIII **ASE:** a parte coclear é sensível a sons; a parte vestibular é sensível ao equilíbrio e ao movimento da cabeça.

IX **ASG:** da orelha externa e meato acústico externo; **AVE:** de receptores gustatórios no terço posterior da língua; de túnicas mucosas da parte posterior da boca, faringe, tuba auditiva e orelha média; **AVG:** de receptores químicos e de pressão no glomo carótico e na artéria carótida comum; **EVE:** para os músculos constritores superiores da faringe e estilofaríngeo; **EVG:** de fibras parassimpáticas para a glândula parótida (por intermédio do gânglio ótico na fossa infratemporal).

X **AVE:** de receptores gustatórios na base da língua e na epiglote; **ASG:** da orelha externa e meato acústico externo; **AVG:** da faringe, laringe e vísceras torácicas e abdominais; **EVE:** para músculos do palato, da faringe e da laringe; **EVG:** fibras parassimpáticas para músculos das vísceras torácicas e abdominais (por meio de gânglios intramurais).

XI **ESG:** a raiz espinal (no nível de C I-C V) ascende através do forame magno e sai através do forame jugular; para o músculo trapézio e o músculo esternocleidomastóideo; aguarda classificação.

XII **ESG:** para músculos intrínsecos e extrínsecos da língua.

PARTE PERIFÉRICA DO SISTEMA NERVOSO
NERVOS CRANIANOS

Ver 70

NC: Use cores claras. (1) Começando pelo primeiro nervo craniano, pinte o nome na parte superior, à esquerda; o algarismo romano, o nervo craniano observado na parte ventral do tronco encefálico e a seta de função correspondente na parte inferior, à esquerda; pinte também o algarismo romano e a ilustração anexa na parte inferior, à direita. Faça o mesmo com cada nervo. (2) Observe a direção das setas de função na parte inferior da página, à esquerda; a seta sensitiva está entrando, enquanto a motora está saindo.

NERVOS CRANIANOS
OLFATÓRIO (I)
ÓPTICO (II)
OCULOMOTOR (III)
TROCLEAR (IV)
TRIGÊMEO (V)
ABDUCENTE (VI)
FACIAL (VII)
VESTIBULOCOCLEAR (VIII)
GLOSSOFARÍNGEO (IX)
VAGO (X)
ACESSÓRIO (XI)
HIPOGLOSSO (XII)

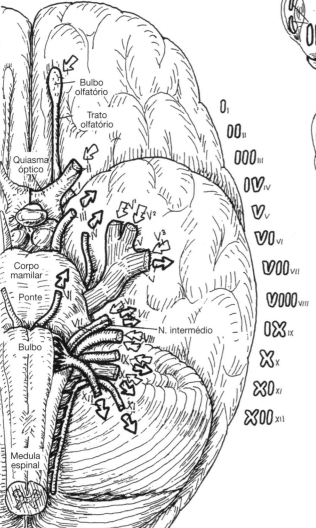

VISTA ANTEROINFERIOR
(Lado esquerdo do encéfalo, tronco encefálico e cerebelo)

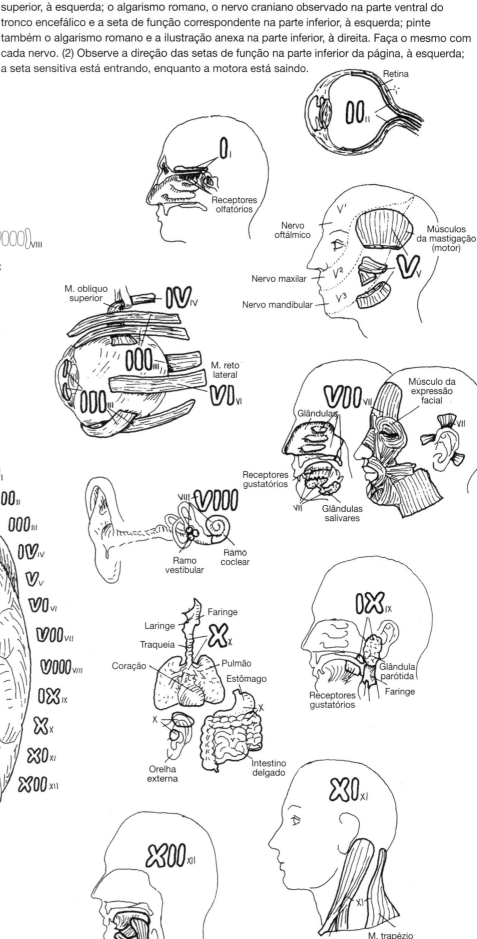

Um **nervo espinal** é um conjunto de axônios de neurônios sensitivos e motores (ver desenho na parte inferior da página, à esquerda). Os axônios de neurônios sensitivos conduzem impulsos ao corno posterior da medula espinal. Fazem conexões sinápticas com tratos longos e curtos de direção ascendente e descendente na medula espinal. Os corpos celulares pseudounipolares desses neurônios sensitivos são agregados de áreas de aspecto dilatado nas raízes posteriores do nervo espinal, denominadas **gânglios sensitivos de nervo espinal**. Os axônios no lado da medula espinal do gânglio são denominados *processos centrais*; os axônios periféricos aos **corpos celulares** são os *processos periféricos* do nervo espinal. Os corpos celulares multipolares dos neurônios motores estão localizados no corno anterior da substância cinzenta da medula espinal. Esses axônios emergem da medula em um feixe para formar a raiz anterior ou motora do nervo espinal. As **raízes anteriores** e posteriores formam uma única estrutura, o **nervo espinal**, imediatamente após o **forame intervertebral** (ver ilustração "Corte transversal através de T IX").

Os nervos espinais e suas raízes têm disposição segmentar (desde os níveis das vértebras cervicais até a região coccígea) e bilateral ao longo da coluna vertebral (ver p. 86). Convém rever as relações centrais desses nervos espinais/raízes nas páginas 78 e 79. Logo após a sua formação, os nervos espinais ramificam-se em **ramos anterior** e **posterior**.

Os nervos espinais e suas raízes têm um espaço bastante estreito no **canal vertebral**, nos **recessos laterais** e nos forames intervertebrais. As relações desses nervos e suas raízes podem ser melhor observadas nas duas vistas à direita. As raízes nervosas são vulneráveis à irritação (radiculite) em decorrência de compressão, hipertrofia óssea nos recessos laterais e forames intervertebrais (doença articular degenerativa); devido à protuberância dos discos intervertebrais (doença discal degenerativa); ou em consequência de cistos, tumores meníngeos e fraturas cominutivas de vértebras. A compressão dos axônios ou dos vasos sanguíneos que suprem os axônios pode resultar em déficits funcionais (radiculopatia: perda sensitiva e motora e/ ou alteração dos reflexos tendíneos).

Os nervos espinais não têm a classificação funcional precisa dos neurônios como os nervos cranianos (rever p. 83). Entretanto, os axônios dos neurônios sensitivos são frequentemente designados como "aferentes" (*i. e.*, em direção a um centro, por exemplo, a medula espinal ou um centro superior), enquanto os axônios dos neurônios motores são denominados "eferentes" (provenientes de um centro, por exemplo, o córtex motor). Os axônios sensitivos são iguais, sejam eles somáticos ou viscerais. Os axônios motores somáticos diferem dos axônios motores viscerais tanto em estrutura quanto em função; isso será descrito na divisão autônoma do sistema nervoso autônomo (pp. 91 a 93).

PARTE PERIFÉRICA DO SISTEMA NERVOSO
NERVOS ESPINAIS E RAÍZES NERVOSAS

Ver 68, 71, 77, 86

RAIZ DO NERVO ESPINAL
RAIZ POSTERIOR_A
   AXÔNIO SENSITIVO_B
      CORPO CELULAR_C
      GÂNGLIO SENSITIVO DE NERVO ESPINAL_D
RAIZ ANTERIOR_E
   AXÔNIO MOTOR_F
      CORPO CELULAR_G

NERVO ESPINAL_H
   RAMO ANTERIOR_H1
   RAMO POSTERIOR_H2

RELAÇÕES DAS RAÍZES NERVOSAS
VÉRTEBRA
   CORPO_I
   LÂMINA_J
   PROCESSO TRANSVERSO_K
CANAL VERTEBRAL_L
   RECESSO LATERAL_L1
FORAME INTERVERTEBRAL_M

NC: Use cores claras para as partes das vértebras I, J e K na ilustração inferior, à direita. (1) Comece pelos nomes e pela ilustração na parte inferior, à esquerda, terminando com as setas indicando a direção. (2) Pinte a vista em corte transversal através da nona vértebra torácica na parte inferior, à direita. (3) Pinte todos os três pares de nervos espinais e suas raízes no ponto em que emergem dos forames intervertebrais, M, na ilustração da parte superior da página, à direita.

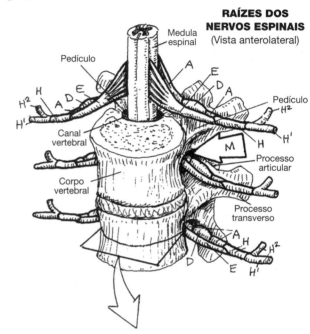

RAÍZES DOS NERVOS ESPINAIS
(Vista anterolateral)

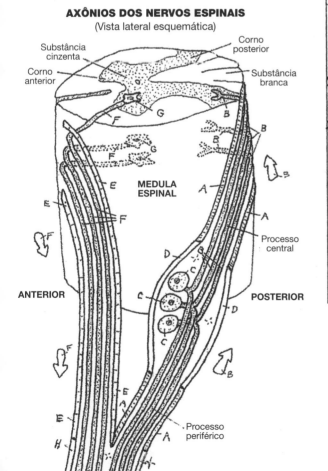

AXÔNIOS DOS NERVOS ESPINAIS
(Vista lateral esquemática)

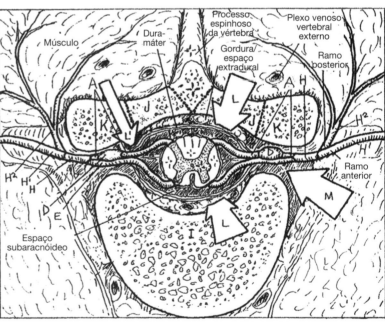

CORTE TRANSVERSAL ATRAVÉS DE T IX
(Vista superior)

Um *reflexo* é uma resposta muscular involuntária a um estímulo. O *estímulo* é um evento que induz a resposta de um neurônio sensitivo. A percussão do ligamento da patela no joelho com a extremidade pontuda de um martelo de reflexo aplicada sem causar dor produzirá esse efeito. Sem que você pense sobre o fato, o músculo que estende a articulação do joelho irá se contrair de modo reflexo, causando a extensão da articulação do joelho. Esta é uma atividade fundamental do sistema nervoso. Os movimentos corporais, incluindo os das vísceras, são, em sua maioria, reflexos (p. ex., frequência cardíaca, frequência respiratória, contração peristáltica dos músculos gastrintestinais etc.). Em virtude dessa característica útil, você pode funcionar no "automático" enquanto se concentra em pensamentos mais sofisticados. Os **reflexos espinais** envolvem receptores e neurônios sensitivos, habitualmente interneurônios da medula espinal, neurônios motores e efetores (músculos).

O *estiramento* (**reflexo monossináptico** ou *miotático*), o reflexo espinal mais simples, envolve dois neurônios e uma sinapse. O reflexo patelar é um reflexo desse tipo. É ativado pelo estiramento do tendão (como na percussão suave com martelo de reflexo) de um músculo específico, como o tendão do músculo quadríceps femoral no joelho. Os *receptores* que respondem a esse estiramento são (1) os *órgãos neurotendíneos* no ligamento da patela e (2) os fusos musculares no ventre do músculo quadríceps femoral. Os órgãos neurotendíneos são tendões com receptores especificamente sensíveis à distorção ou ao estiramento. Os **fusos musculares** são fibras musculares especializadas encapsuladas dentro de ventres musculares, que apresentam terminações nervosas sensíveis ao estiramento muscular. Olhando para a ilustração na parte superior da página, os impulsos eletroquímicos ("nervosos") gerados nesses receptores por um estímulo (1) são conduzidos por **neurônios sensitivos** (2) até a **medula espinal** (3); esses neurônios fazem sinapse na substância cinzenta da medula espinal com os **neurônios motores** do corno anterior (4). O neurônio motor conduz os impulsos eletroquímicos até as **placas motoras terminais** do **músculo efetor** (o músculo que responde ao estímulo com um efeito, especificamente o seu encurtamento) (5). O músculo se contrai o suficiente, no caso do reflexo patelar, para estender momentaneamente a articulação do joelho (6).

Os **reflexos polissinápticos** apresentam mais de dois neurônios no circuito. Variam desde simples reflexos de retirada (mostrados na parte inferior) até reflexos complexos envolvendo vários segmentos da medula espinal e o encéfalo. A complexidade de um reflexo polissináptico reside no número de interneurônios envolvidos no reflexo e no número de contatos sinápticos entre o estímulo e a resposta. Nesse caso, os receptores de temperatura (não mostrados) e os **receptores de dor** respondem a um acentuado aumento da temperatura; os **neurônios sensitivos** conduzem os impulsos até a medula espinal. Um **interneurônio** recebe o impulso. Ramos do interneurônio excitam dois interneurônios, um **facilitador** e outro **inibidor**. O interneurônio excitador facilita (+) a descarga do neurônio motor, que induz a contração do músculo extensor, afastando os dedos da chama. Simultaneamente, o neurônio inibidor deprime (–) a descarga do segundo neurônio motor (C3) e o músculo flexor antagonista é estendido sem contração, permitindo que os dedos sejam retirados da chama.

PARTE PERIFÉRICA DO SISTEMA NERVOSO
REFLEXOS ESPINAIS

NC: Use cores claras para D e as mesmas cores usadas na página precedente para as raízes dos nervos espinais. (1) Pinte simultaneamente as duas ilustrações da parte superior da página, na sequência numérica de 1 a 5, incluindo as setas. As pequenas setas na extremidade dos segmentos musculares indicam a contração (apontando uma em direção à outra) ou o estiramento (apontando em direção oposta à outra). (2) Pinte simultaneamente as duas ilustrações da parte inferior. Não pinte o neurônio motor que faz sinapse com o interneurônio inibidor, nem o efetor inibido.

REFLEXO MONOSSINÁPTICO
REFLEXO DE ESTIRAMENTO (ÓRGÃO NEUROTENDÍNEO)_A
RECEPTOR DE ESTIRAMENTO (FUSO MUSCULAR)_A1
NEURÔNIO SENSITIVO_A2
MEDULA ESPINAL_B
NEURÔNIO MOTOR_C
  PLACA MOTORA TERMINAL_C1
MÚSCULO EFETOR_D

NERVO ESPINAL/RAÍZES
NERVO ESPINAL_E
  RAMO_E1
RAIZ POSTERIOR_F
  GÂNGLIO_F1
RAIZ ANTERIOR_G

REFLEXO POLISSINÁPTICO
RECEPTOR DE DOR_A3
NEURÔNIO SENSITIVO_A2
INTERNEURÔNIO_H
  FACILITADOR (+)_H1
  INIBIDOR (−)_H2
(+) NEURÔNIO MOTOR_C/EFETOR_D
(−) NEURÔNIO MOTOR_C/EFETOR_D

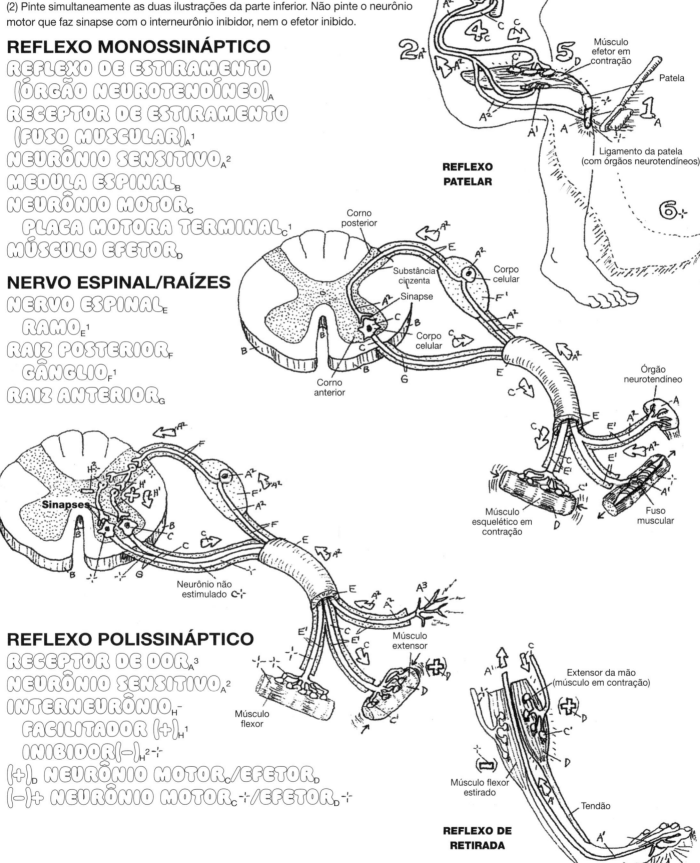

Trinta e um pares de **nervos espinais**, que se originam das raízes anteriores (em grande parte motoras) e posteriores (sensitivas) da **medula espinal**, recebem impulsos sensitivos e enviam comandos motores aos músculos esqueléticos de toda a parede corporal, do pescoço até os pés.

Existem 8 **nervos espinais cervicais (C1-C8)**, que se originam das raízes anteriores (motoras e algumas sensitivas) e posteriores (sensitivas). Essas raízes passam pelos forames intervertebrais, à exceção de C1, que sai da coluna vertebral entre o osso occipital e a primeira vértebra cervical (Co-C1). Os ramos anteriores dos primeiros quatro nervos espinais cervicais formam o **plexo cervical**. Os nervos desse plexo são, em grande parte, sensitivos e terminam como nervos cutâneos da parte posterior da cabeça, parte lateral do pescoço e ombros. Uma exceção importante é o nervo frênico (C3-C5), um nervo motor que inerva o diafragma do tórax. Os nervos cervicais inferiores (C5-C8) formam a maior parte do **plexo braquial** (praticamente todo) (ver p. 87).

Existem 8 nervos cervicais e 7 vértebras cervicais. Os nervos espinais C1-C7 saem pelos forames intervertebrais *superiores à vértebra correspondente* (do mesmo nome). O C8 e todos os nervos espinais inferiores passam pelos forames intervertebrais *inferiores à vértebra correspondente* (do mesmo nome). Quando se avaliam os sinais e sintomas de compressão de um nervo espinal lombar inferior por uma hérnia de disco, esses fatos elementares precisam ser imediatamente considerados.

Os 12 **nervos espinais torácicos** não formam plexos; em sua divisão em **ramos anterior** e **posterior**, os ramos anteriores tornam-se os **nervos intercostais** (exceto o décimo segundo), passam entre as costelas, juntamente com uma artéria intercostal e um par de veias, e inervam os músculos intercostais. Lateralmente, os nervos intercostais dão origem ao **ramo cutâneo lateral**, que se divide em ramos cutâneos anterior e posterior. Os ramos posteriores deixam o nervo espinal, passam imediatamente para os músculos do dorso e terminam formando os **ramos cutâneos mediais** e **laterais**. O primeiro nervo torácico (T1) é o maior dos nervos torácicos e dá origem a um ramo significativo para o plexo braquial. O décimo segundo nervo torácico (subcostal) segue o seu percurso abaixo da décima segunda costela (e, portanto, não é um nervo intercostal); desce pela parede do abdome e termina como nervo cutâneo.

Quatro dos cinco nervos espinais lombares formam o **plexo lombar**, que supre a inervação motora dos grupos musculares anterior e medial da coxa.

Os nervos espinais torácicos e lombares (T1-L2) transportam fibras eferentes viscerais pré-ganglionares até a cadeia simpática de gânglios que se estende ao longo da coluna vertebral, bilateralmente. (Ver adiante, na p. 91.) O quarto e o quinto nervos espinais lombares formam o **tronco lombossacral**. Este tronco une-se aos cinco nervos espinais sacrais (**plexo sacral**), tornando-se, em conjunto, o nervo isquiático (L4, L5, S1-S3). O plexo sacral contribui para os nervos glúteos superior e inferior, o nervo cutâneo femoral lateral e ramos diretos para alguns rotadores laterais da coxa.

Um corte transversal de qualquer nervo revela envoltórios semelhantes aos dos músculos (p. 42) previamente pintados.

PARTE PERIFÉRICA DO SISTEMA NERVOSO
DISTRIBUIÇÃO DOS NERVOS ESPINAIS

NC: Comece pelo lado esquerdo da ilustração superior. Use um lápis de ponta fina para os nervos espinais/ramos em toda essa página. (1) Pinte os vários nervos espinais e plexos à medida que segue a lista de seus nomes à direita. Use uma cor para as raízes dos nervos cervicais, o plexo cervical, o plexo braquial e os nervos espinais cervicais. (2) Pinte os nervos espinais torácicos (intercostais) e o décimo segundo nervo torácico (subcostal). (3) Pinte os nervos lombares, o plexo e o tronco lombossacral. (4) Pinte o plexo sacral. (5) Pinte a distribuição típica dos nervos espinais torácicos ao redor do dorso na vista de corte transversal na parte inferior da página, à direita. (6) Pinte os envoltórios do nervo, de um nervo cutâneo, G, na ilustração inferior.

MEDULA ESPINAL
RAIZ ANTERIOR_E
RAIZ POSTERIOR_F

NERVO ESPINAL TORÁCICO_B
RAMO ANTERIOR/NERVO INTERCOSTAL_B1
RAMO CUTÂNEO LATERAL_G
RAMO CUTÂNEO ANTERIOR_H
RAMO POSTERIOR_I
RAMO CUTÂNEO MEDIAL_J
RAMO CUTÂNEO LATERAL_K

ENVOLTÓRIOS DO NERVO
EPINEURO_G1
PERINEURO_L
ENDONEURO_M

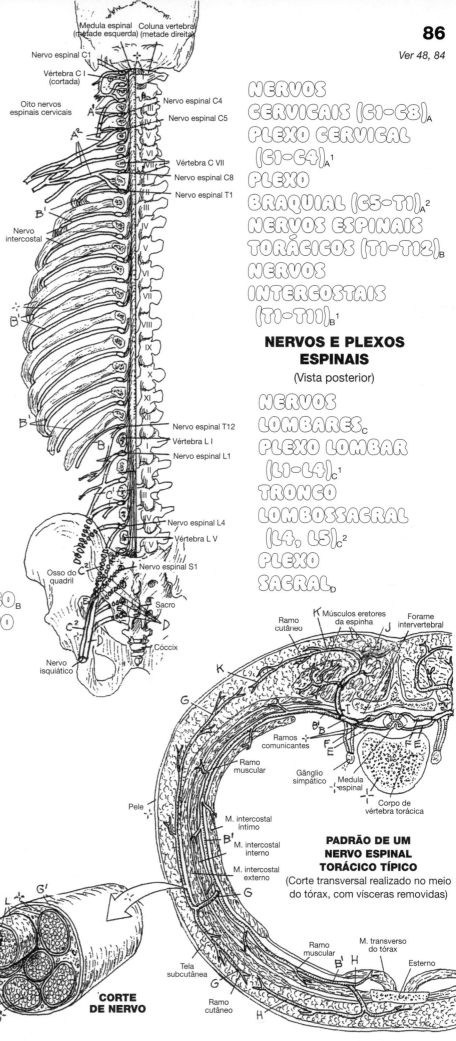

Ver 48, 84

NERVOS CERVICAIS (C1-C8)_A
PLEXO CERVICAL (C1-C4)_A1
PLEXO BRAQUIAL (C5-T1)_A2
NERVOS ESPINAIS TORÁCICOS (T1-T12)_B
NERVOS INTERCOSTAIS (T1-T11)_B1

NERVOS E PLEXOS ESPINAIS
(Vista posterior)

NERVOS LOMBARES_C
PLEXO LOMBAR (L1-L4)_C1
TRONCO LOMBOSSACRAL (L4, L5)_C2
PLEXO SACRAL_D

PADRÃO DE UM NERVO ESPINAL TORÁCICO TÍPICO
(Corte transversal realizado no meio do tórax, com vísceras removidas)

Os nervos periféricos do membro superior originam-se do *plexo braquial*, cujas raízes são os **ramos** anteriores dos nervos espinais C5-T1 e, em certas ocasiões, os ramos anteriores de C4 e T2. Os dois ramos superiores e os dois ramos inferiores juntam-se ao ramo médio para formar os três **troncos** do plexo. Os três troncos se dividem (**divisões**) e compartilham axônios para formar três **fascículos**. A partir desses fascículos surgem os cinco principais *nervos periféricos* do membro. Observe que o fascículo posterior apresenta um conjunto de fibras radiculares (C5-T1) maior do que os outros dois fascículos. Observe também que as fibras que saem dos fascículos lateral e medial formam um M anteriormente aos nervos axilar e radial do fascículo posterior.

O **plexo braquial** está sujeito a lesões (plexopatia) em decorrência de estiramento ou tração excessivos (p. ex., um puxão rápido e forte do membro superior) e compressão (p. ex., apoio prolongado do peso do corpo sobre muletas). Nessas lesões, observa-se grande variação no grau de déficits, sinais e sintomas.

O **nervo musculocutâneo (C5-C7)** do **fascículo lateral** é um pequeno nervo na parte anterossuperior do braço; supre os músculos braquial, bíceps braquial e coracobraquial e é cutâneo no antebraço. Esse nervo, que é protegido por músculos, raramente sofre traumatismos, entretanto, a compressão das raízes nervosas C5 e/ou C6 pode debilitar os músculos anteriores do braço.

O **nervo mediano (C5-C8, T1)** ou "nervo do carpinteiro" dos fascículos lateral/medial não tem nenhum ramo no braço; supre os músculos do punho e flexores da mão no antebraço e músculos da região tenar (polegar). Pode sofrer compressão no túnel do carpo (rever p. 33), resultando em algum grau de déficit sensitivo do polegar e dedo médio e debilidade nos movimentos do polegar (*síndrome do túnel do carpo*). Sintomas semelhantes podem estar associados à compressão da raiz C6.

O **nervo ulnar (C8-T1)** ou "nervo do músico" do fascículo medial supre os músculos flexor profundo dos dedos e flexor ulnar do carpo do antebraço e a maioria dos músculos intrínsecos da mão, com exceção dos músculos do polegar. Está sujeito a traumatismo, visto que contorna o cotovelo no túnel cubital, resultando, possivelmente, em dor nos dedos do lado ulnar, fraqueza da mão ou posição anormal dos dedos anular e mínimo.

O **nervo axilar (C5-C6)** do **fascículo posterior** circunda o colo do úmero para suprir os músculos deltoide e redondo menor. É vulnerável a traumatismo em caso de fratura do colo do úmero; a lesão desse nervo pode resultar em fraqueza ou paralisia do músculo deltoide.

O **nervo radial (C5-C8, T1)** percorre a parte posterior do braço e supre o músculo tríceps braquial; circunda a parte média do corpo do úmero, supre o músculo braquiorradial no antebraço e segue um trajeto profundo para suprir os músculos extensores do punho e dos dedos na parte posterior do antebraço. Seu ramo superficial é cutâneo para as partes dorsais dos dedos. Como consequência de uma fratura da parte média do corpo do úmero, a lesão do nervo radial (que provoca "punhos caídos") pode ser devastadora. O punho caído pode ser simulado: flexione o seu punho ao máximo e, ao mesmo tempo, tente mover seus dedos.

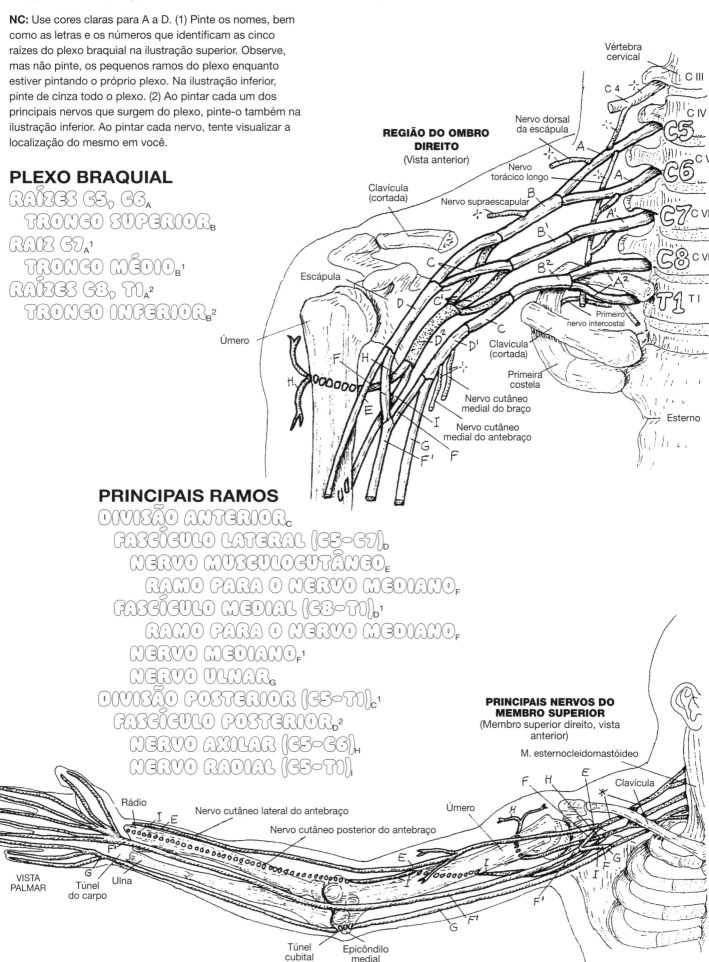

O **plexo lombar**, formado a partir dos ramos anteriores dos nervos espinais **L1-L4** e, em certas ocasiões, de uma ramificação de T12, pode ser encontrado no músculo psoas maior, na parede posterossuperior do abdome. O **nervo femoral (L2-L4)** atravessa o músculo psoas em seu trajeto descendente, emergindo lateralmente a ele na pelve. Nessa região, o nervo femoral está sujeito a sofrer lesão devido à ocorrência de hematoma sobre o músculo iliopsoas, assim como o nervo obturatório. À medida que o nervo segue o seu trajeto sob o ligamento inguinal, ele passa sobre a face anterior do músculo. O nervo femoral divide-se em vários nervos na parte proximal da coxa, inervando as quatro cabeças do músculo quadríceps femoral e o músculo sartório. Medialmente, o **nervo safeno**, cutâneo, desce pela face medial do joelho e ultrapassa o tornozelo. Na parte média da coxa, ele passa pelo canal dos adutores (ver p. 61) e alcança o compartimento femoral posterior, com a artéria femoral e a veia femoral.

O **nervo obturatório (L2-L4)** passa ao longo da parede lateral interna da pelve, sobre o músculo obturador interno. Penetra no forame obturado e entra na parte medial da coxa, inervando os músculos adutores. A perda do nervo femoral resulta em fraqueza na flexão e abdução do quadril (marcha oscilante para fora) e perda da extensão do joelho. Todavia, o músculo adutor magno também é inervado pelo nervo isquiático, de modo que a perda da abdução do quadril pode ser um pouco atenuada.

O **tronco lombossacral (L4-L5)** junta-se aos nervos espinais sacrais para formar o **plexo sacral (S1-S4)**. A partir desse plexo, o **nervo glúteo superior** (L4, L5, S1) atravessa o forame isquiático maior (p. 50), *acima* do músculo piriforme, para inervar o músculo glúteo médio (e, algumas vezes, o músculo glúteo mínimo) (ver p. 59). O **nervo glúteo inferior** (L5, S1, S2) chega à região glútea *abaixo* do músculo piriforme para inervar o músculo glúteo máximo (p. 59).

O **nervo isquiático (L4-5, S1-3)** junta-se ao nervo cutâneo femoral posterior e ao nervo glúteo inferior para atravessar o forame isquiático maior *abaixo* do músculo piriforme, profundamente ao músculo glúteo máximo (porém sem inervá-lo). Desce entre o túber isquiático e o trocanter maior do fêmur. Dentro do compartimento femoral posterior, acima do joelho, o nervo isquiático divide-se, formando os nervos tibial e fibular comum. O **nervo tibial** supre os músculos da parte posterior da perna e os músculos plantares do pé. O **nervo fibular comum** supre os músculos laterais da perna (**nervo fibular superficial**) e os músculos do compartimento anterolateral da perna (**nervo fibular profundo**). Em uma baixa porcentagem da população, todo o nervo isquiático ou parte dele pode passar através do músculo piriforme, causando dor nas nádegas (síndrome do piriforme). O **nervo pudendo (S2-4)** supre o períneo.

Uma ou mais raízes do nervo isquiático podem ser comprometidas pelo estreitamento dos forames intervertebrais em L4-S1 (e em outros locais) devido à osteoartrite ou à compressão de uma raiz nervosa por um disco herniado. A dor experimentada pode descer pelo membro inferior até o pé.

PARTE PERIFÉRICA DO SISTEMA NERVOSO
PLEXOS LOMBAR E SACRAL | NERVOS DO MEMBRO INFERIOR

NC: (1) Comece pela vista anterior. Pinte de cinza os plexos lombar e sacral; foram pontilhados para facilitar a sua identificação. (2) Pinte o nervo femoral A e seus ramos, entre os quais o mais longo é o nervo safeno B. (3) Pinte o nervo obturatório C. (4) Pinte o nervo cutâneo femoral lateral. (5) Pinte os nervos na vista posterior. O calcanhar foi elevado para a visualização da face plantar do pé.

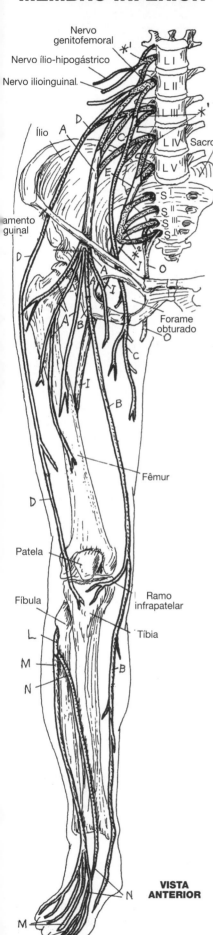
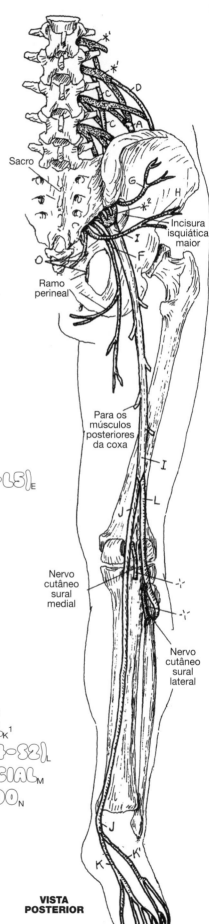

PLEXO LOMBAR (L1-L4) *¹
  NERVO FEMORAL A
  NERVO SAFENO B
  NERVO OBTURATÓRIO C
  NERVO CUTÂNEO FEMORAL LATERAL D

TRONCO LOMBOSSACRAL (L4-L5) E

PLEXO SACRAL (L4-S4) *²
  NERVO CUTÂNEO FEMORAL POSTERIOR F
  NERVO GLÚTEO SUPERIOR G
  NERVO GLÚTEO INFERIOR H

NERVO ISQUIÁTICO (L4-S3) I
  NERVO TIBIAL (L4-S3) J
    NERVO PLANTAR MEDIAL K
    NERVO PLANTAR LATERAL K¹
  NERVO FIBULAR COMUM (L4-S2) L
    NERVO FIBULAR SUPERFICIAL M
    NERVO FIBULAR PROFUNDO N
NERVO PUDENDO (S2-4) O

Rever página 83 para a classificação funcional dos nervos cranianos. Os **nervos espinais** podem ser classificados de modo semelhante, porém sem a classificação de Especial (ASE, AVE etc.). Ver também Glossário, Nervos cranianos; Classificação funcional.

Um **dermátomo** é uma *área específica* da pele (*derma-,* pele; *-tome,* corte) inervada pelas fibras sensitivas de um único nervo espinal. A superfície de todo o corpo é dividida em dermátomos, com base na distribuição segmentar das fibras sensitivas (aferentes somáticas gerais; ASG) dos nervos espinais e daquelas do **nervo trigêmeo** (nervo craniano V). Enquanto as fibras ASG espinais transmitem impulsos sensitivos diretamente à medula espinal, as fibras ASG do nervo trigêmeo transmitem informações de sensores na pele da face para gânglios e núcleos localizados no mesencéfalo até o bulbo (não mostrado).

Em cada dermátomo espinal, os neurônios aferentes somáticos gerais transmitem a sensação de tato, temperatura, pressão e impulsos relacionados com a dor dos receptores sensitivos para a medula espinal. Os dermátomos são identificados por região e pelo número do nervo espinal correspondente: por exemplo, o quinto **dermátomo do nervo espinal cervical ou C5.**

O teste de sensibilidade geral com mecha de algodão ou alfinete pode revelar déficits em dermátomos específicos – embora algumas vezes não. Esses dermátomos estão correlacionados com os nervos espinais e a localização de suas raízes nervosas no canal vertebral, recesso lateral e/ou forames intervertebrais da coluna vertebral. A acurácia da representação por dermátomos geralmente tem sido corroborada em casos de déficits de raízes espinais sensitivas, irritação do nervo trigêmeo e déficits da medula espinal (mielopatia). Os déficits mais comuns associados à compressão e à lesão de raízes nervosas são obervados nas mãos e nos pés, onde a densidade de inervação (de receptores sensitivos) é maior, e os déficits têm mais probabilidade de serem identificados. Por exemplo, um déficit de C6 representado por dormência no polegar e dedo indicador é comum na síndrome do túnel do carpo e na compressão de raízes nervosas por herniação do disco intervertebral C5-6; um déficit de C8, representado como dormência no dedo mínimo, pode ser observado na compressão do nervo ulnar no túnel cubital (C8-T1); e déficits de L5 e S1, refletidos no hálux e dedo mínimo do pé, respectivamente, estão frequentemente associados a discos herniados em L4-5 e L5-S1.

A interpretação das queixas de raízes nervosas e testes pode ser influenciada pela superposição de dermátomos (ver ilustração da parte inferior, à esquerda). Aqui, um ramo cutâneo de um nervo sensitivo superposto pode ser testado e fornecer resultado negativo para comprometimento de raízes nervosas no território de uma raiz nervosa sintomática.

A dor em dermátomos reflete tanto a dor cutânea quanto a dor *não cutânea* (*visceral*) referida à pele; por exemplo, a inflamação dolorosa do revestimento pulmonar (pleurite) pode ser referida à pele do ombro, visto que ambos (pele e revestimento do pulmão ou pleura) são inervados pelos nervos espinais C3-C5 (nervo frênico).

C1 não tem dermátomo, visto que não apresenta raiz sensitiva, embora possa seguir com C2. Os dermátomos C4 e T2 se superpõem na parede torácica, visto que os nervos espinais C5-T1 estão relacionados com o membro superior. Os dermátomos L3 e S3 se superpõem na região lombar, visto que os nervos L4-S1 estão envolvidos com a perna e o pé.

PARTE PERIFÉRICA DO SISTEMA NERVOSO
DERMÁTOMOS

NC: Comece pela leitura do texto. O diagrama na parte inferior, à esquerda, mostra a inervação sensitiva de uma área da pele (dermátomo) e o grau de superposição entre ramos cutâneos de nervos espinais contíguos e os dermátomos que eles suprem. (1) Pinte de cinza os três nervos espinais no diagrama da parte inferior da página, à esquerda, bem como a margem retangular do dermátomo central. Observe a superposição. (2) Use cores bem claras para os cinco grupos de dermátomos. Use uma cor para todos os dermátomos com a letra V, outra cor para os dermátomos assinalados com C, e assim por diante com T, L e S. Sugestão: pinte com cuidado as margens do conjunto de dermátomos C com a cor usada para C; em seguida, pinte a área interna, focalizando as áreas da pele inervadas pelo nervo espinal correspondente; faça o mesmo com os dermátomos T, L e S.

DERMÁTOMOS DE
NERVO TRIGÊMEO, V
$V_1 - V_3$, V
NERVOS CERVICAIS, C
C2-C8
NERVOS TORÁCICOS, T
T1-T12, T
NERVOS LOMBARES, L
L1-L5, L
NERVOS SACRAIS, S
S1-S5, S

NERVO ESPINAL * DERMÁTOMO *[1]

SUPERPOSIÇÃO DE NERVOS CUTÂNEOS

Raiz posterior (dorsal) de nervo espinal
Gânglio
Axônio sensitivo
C4
C5
C6
Medula espinal
Área de superposição
Área de superposição
ÁREA CUTÂNEA (dermátomos)

C2, V1, V2, V3, C2, C3, C4, C5, C6, T2, T3, T4, T5, T6, T7, T8, T9, T10, T11, T12, L1, L2, L3, C6, C7, C8, T1

Papila mamária
Umbigo
Área do ligamento inguinal
Dedo médio
Órgãos genitais
Região anal
S5, S3, S4
Períneo
Ombro
Parte lateral do braço
Parte medial do antebraço
Parte posterior da coxa
Joelho
Parte lateral da perna
Parte lateral do pé
Calcanhar
Face plantar
Hálux
S1, S2

Segundo Foerster

VISTA ANTERIOR

VISTA POSTERIOR

Os **receptores sensitivos** fornecem informações ao encéfalo sobre o meio interno e o meio externo ao corpo. Os receptores são, em sua maioria, transdutores: eles convertem estímulos mecânicos, químicos, elétricos ou luminosos em impulsos eletroquímicos, que podem ser conduzidos pelo sistema nervoso. Uma vez estimulados, os impulsos informativos ou sensitivos gerados pelos receptores dirigem-se até o SNC por meio de neurônios sensitivos, alcançando finalmente o tálamo. No tálamo, os impulsos são retransmitidos para o córtex sensitivo (interpretação consciente) ou para os centros motores para produzir uma resposta apropriada (reflexa). Veja o diagrama na parte superior da página, à direita.

Os **exteroceptores** estão localizados perto da superfície do corpo. Os exteroceptores especiais (não mostrados) incluem os fotorreceptores da retina (estímulos luminosos; p. 94), os receptores gustativos (estímulos químicos; p. 99) e os receptores auditivos (estímulos sonoros; p. 98). Os exteroceptores gerais são terminações sensitivas cutâneas, encapsuladas ou livres. As **terminações nervosas livres** (D, no bloco de pele), que podem ser isoladas ou em redes, encontram-se na epiderme e praticamente em todos os tecidos conjuntivos do corpo. Podem atuar como termorreceptores (calor/frio), mecanorreceptores (tato suave) ou nociceptores (receptores para dor). As extremidades espiraladas das terminações nervosas livres envolvem os folículos pilosos e são sensíveis ao movimento dos pelos. As **células de Merkel** dendríticas estão associadas às terminações nervosas livres no estrato basal da epiderme (ver p. 15); contêm neurotransmissores, sugerindo uma função neuroendócrina. Parecem ser sensíveis ao tato (sensibilidade tátil). Os **corpúsculos de Meissner** são terminações nervosas encapsuladas na derme, que são sensíveis a estímulos táteis. Os **corpúsculos de Ruffini** são estruturas encapsuladas encontradas na pele espessa, que são sensíveis a forças mecânicas (estiramento e torção, isto é, torque).

Os **proprioceptores** são encontrados nos tecidos mais profundos (p. ex., fáscias, tendões, ligamentos, cápsulas articulares e músculos). São sensíveis ao estiramento, ao movimento, à pressão e às mudanças de posição. Os **corpúsculos de Pacini** são mecanorreceptores grandes em camadas, que geram impulsos eletroquímicos em resposta à pressão e à distorção. Os **fusos musculares** ou *receptores de estiramento muscular* consistem em dois tipos de fibras musculares especiais (bolsa nuclear e cadeia nuclear) entrelaçadas com terminações sensitivas espiraladas ou em ramalhete. Essas fibras musculares se encurtam em resposta apenas ao estiramento (fibras eferentes gama), e, em seguida, as terminações sensitivas disparam uma descarga aferente para o cerebelo. Comandos motores reflexos levam à constrição das fibras musculares especiais no fuso e, portanto, à resistência ao estiramento. Por meio desses fusos, o SNC controla o tônus e a contração musculares. Os **órgãos neurotendíneos** (de Golgi) são terminações nervosas encapsuladas, que estão localizadas nas junções músculo/tendão ou perto delas. Os órgãos neurotendíneos geram impulsos eletroquímicos em resposta à deformação (estiramento) do tendão.

Os **interoceptores** (não mostrados) são terminações nervosas livres ou encapsuladas, frequentemente encontradas em associação a células epiteliais especiais, localizadas nas paredes dos vasos e das vísceras (mas não na pele). Esses receptores incluem quimiorreceptores (sensíveis aos níveis de oxigênio e de dióxido de carbono no sangue periférico), barorreceptores (sensíveis à pressão arterial e à pressão respiratória) e nociceptores (sensíveis à dor).

PARTE PERIFÉRICA DO SISTEMA NERVOSO
RECEPTORES SENSITIVOS

NC: (1) Pinte os nomes na parte superior da página, à direita, e a visão geral da via sensitiva. Pinte o receptor, A, o axônio sensitivo, B, e o trato pré-talâmico ascendente, C. Pinte de cinza o tálamo, C, o trato pós-talâmico, C^1, e o córtex sensitivo. (2) Pinte os nomes abaixo do título "exteroceptores", D-E^2, incluindo D^1 ampliado no desenho associado, à direita; pinte os receptores D-E^2 e seus axônios sensitivos. (3) Pinte os nomes abaixo do título "proprioceptores" e receptores correspondentes, F^1-F^3. O corpúsculo de Pacini, F^1, um proprioceptor, encontra-se na parte inferior da ampliação da pele, à direita. (4) Pinte todo o fuso muscular, F^2, mas não as fibras musculares extracapsulares circundantes. Pinte o órgão neurotendíneo e o axônio F^3 na ampliação pequena, na parte inferior da página.

RECEPTORES SENSITIVOS
EXTEROCEPTORES
TERMINAÇÕES NERVOSAS LIVRES/AXÔNIO_D
CORPÚSCULO DE MERKEL (TÁTIL)/AXÔNIO_D^1
TERMINAÇÕES ENCAPSULADAS_E
CORPÚSCULO DE MEISSNER (TÁTIL)/AXÔNIO_E^1
CORPÚSCULOS DE RUFFINI (TERMINAÇÃO)/AXÔNIO_E^2

PROPRIOCEPTORES
CORPÚSCULO DE PACINI (DE PRESSÃO)/AXÔNIO_F^1
FUSO MUSCULAR/ AXÔNIOS MISTOS_F^2
ÓRGÃO NEUROTENDÍNEO/ AXÔNIO_F^3

INTEROCEPTORES (Não mostrados)

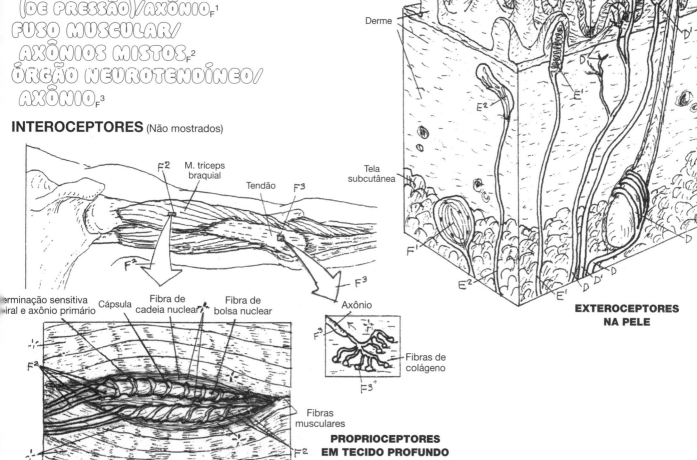

Uma ligação entre dois neurônios é que caracteriza de modo singular a **divisão autônoma do sistema nervoso (SNA)**, um sistema motor para o músculo liso, para a regulação da atividade do músculo cardíaco e para as glândulas (efetores). Os principais atores são os *neurônios pré-ganglionares* e os *neurônios pós-ganglionares*.

A divisão autônoma do sistema nervoso (SNA) ou sistema nervoso visceral (SNV) faz parte da parte periférica do sistema nervoso (SNP) e consiste nas partes simpática e parassimpática. A **parte simpática (toracolombar)** está relacionada com o controle da resposta de "luta ou fuga" a estímulos: dilatação das pupilas, aumento das frequências cardíaca e respiratória, aumento do fluxo sanguíneo para o encéfalo e para os músculos esqueléticos, contração dos músculos esfíncteres e inibição da secreção glandular, com exceção das glândulas sudoríferas da pele. A **parte parassimpática (craniossacral)** é a divisão "vegetativa" que impulsiona a atividade visceral (motilidade intestinal, secreção glandular etc.; ver p. 93). As duas divisões trabalham juntas para obter estabilidade interna em todas as fases da vida (homeostasia).

Os impulsos sensitivos das vísceras são conduzidos por neurônios sensitivos viscerais (AVG), que são equivalentes aos neurônios sensitivos somáticos (ASG). Esses neurônios não fazem parte do sistema motor do SNA (ver glossário, Nervos cranianos, para uma referência sobre os termos AVG, ASG etc.). A condução dos impulsos por ambas as partes do SNA começa no **neurônio pré-ganglionar**. Os corpos celulares desses neurônios estão localizados nos cornos laterais dos segmentos da medula espinal T1-L2 (ver p. 84A e a vista na parte superior desta página, à direita). Os axônios pré-ganglionares (mielinizados) deixam a medula espinal através das raízes anteriores (motoras). Depois seguem o seu percurso por uma curta distância no nervo espinal; em seguida, desviam-se para se unir aos **ramos comunicantes brancos** que levam as fibras mielinizadas até a **cadeia (tronco) simpática de gânglios** que corre ao longo da face anterolateral da coluna vertebral, bilateralmente (ver p. 84A, ilustração inferior, à direita; ver as vistas anterior/anterolateral; e ver as vias desta página). Um **axônio pré-ganglionar** pode seguir um de quatro percursos: (1) ao entrar na cadeia, o axônio pode fazer sinapse com um **neurônio pós-ganglionar** no nível da sinapse, ou pode ascender (2) ou descer (3) dentro da cadeia, dois ou mais níveis antes de fazer sinapse. Em seguida, o axônio pós-ganglionar deixa a cadeia por meio do **ramo comunicante cinzento**, no nível da sinapse, e une-se ao nervo espinal. Esses **axônios pós-ganglionares** inervam o músculo liso das artérias (e de algumas veias) dentro do padrão de distribuição do nervo espinal e também inervam as glândulas sudoríferas, os músculos eretores dos pelos e o músculo liso existente nas artérias da pele. Os axônios pré-ganglionares que entram na cadeia continuam fora da cadeia anteriormente – sem fazer sinapse – como **nervos esplâncnicos** (4) dirigindo-se para os gânglios e plexos dos neurônios simpáticos e parassimpáticos na parede anterior da parte abdominal da aorta. O destino desses nervos esplâncnicos pode ser visto na página seguinte.

DIVISÃO AUTÔNOMA DO SISTEMA NERVOSO (VISCERAL)
SNA | PARTE SIMPÁTICA (1)

NC: Planeje pintar as páginas 91 a 93 seguindo a mesma estrutura. Utilize cores bem contrastantes para os neurônios pré-ganglionares (B, B¹) e pós-ganglionares (G, G¹). (1) Pinte as vias de condução do impulso que começam na parte superior à direita, com os corpos celulares pré-ganglionares, B, localizados dentro da borda, A, que representa os segmentos da medula espinal T1-L2. (2) Pinte D, E e F no desenho da parte superior da página, à esquerda; em seguida, siga as setas para a ilustração detalhada e pinte os elementos ampliados. (3) Pinte as "Vias dos Neurônios Pré-ganglionares e Pós-ganglionares" na parte inferior, à esquerda. Comece pela via 1, seguida das vias 2, 3 e 4. (4) Termine pintando as partes de sustentação A e H* nas duas ilustrações inferiores.

SNA: PARTE SIMPÁTICA (1)

SEGMENTOS T1-L2 DA MEDULA ESPINAL ₐ
CORPO CELULAR PRÉ-GANGLIONAR ᵦ
AXÔNIO PRÉ-GANGLIONAR ᵦ¹
RAMO COMUNICANTE BRANCO c⁺
NERVO ESPLÂNCNICO ᴅ
GÂNGLIO PRÉ-VERTEBRAL/PLEXO ᴇ
CADEIA SIMPÁTICA (GÂNGLIOS) ꜰ
CORPO CELULAR PÓS-GANGLIONAR ɢ
AXÔNIO PÓS-GANGLIONAR ɢ¹
RAMO COMUNICANTE CINZENTO ₕ*
NERVO ESPINAL ᵢ

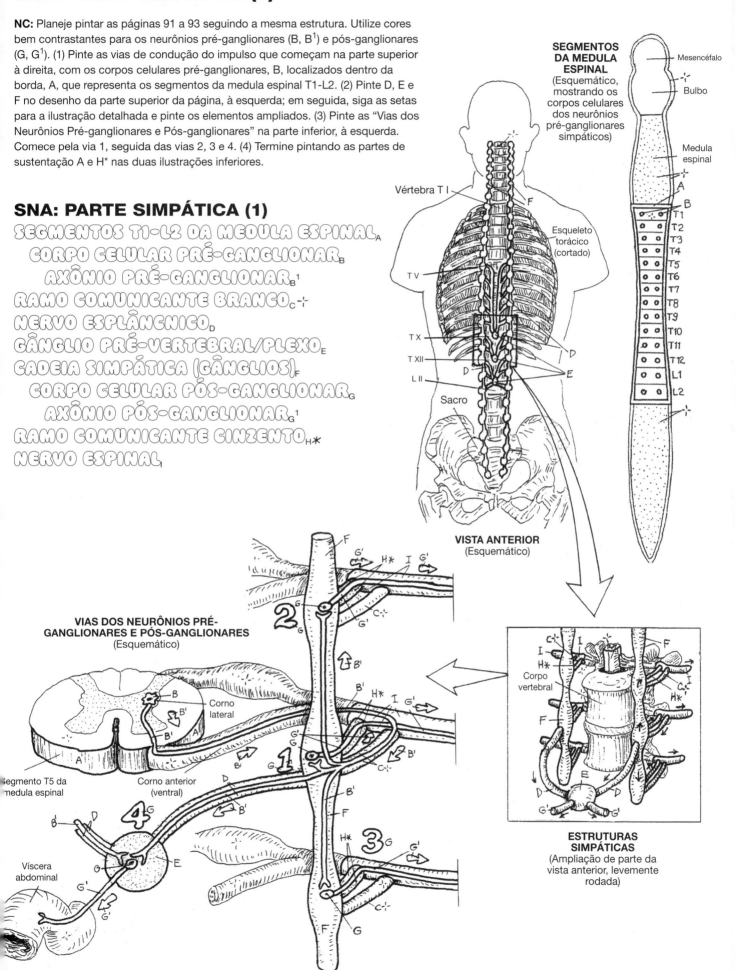

A inervação simpática da pele (bem como das vísceras) começa com os neurônios pré-ganglionares na parte toracolombar da medula espinal (L1-2). Ver o lado esquerdo do esquema da medula espinal. Os axônios pré-ganglionares deixam a medula pelos ramos anteriores dos nervos espinais e, em uma curta distância, deixam os nervos espinais para se unir aos *ramos* comunicantes *brancos* da cadeia simpática.

Os axônios pré-ganglionares ascendem, descem ou permanecem no mesmo nível em que entraram para fazer sinapse com neurônios pós-ganglionares destinados à pele. Esses axônios pós-ganglionares deixam a cadeia por meio dos ramos comunicantes cinzentos, entram nos nervos espinais de C1-Co1 e alcançam a pele por meio de nervos cutâneos. Esses axônios induzem a atividade secretora das glândulas sudoríferas (mas não de outras glândulas), a contração dos músculos eretores dos pelos e a vasoconstrição, exceto das artérias, na cabeça/encéfalo, músculos esqueléticos e pele. Não existe nenhum equivalente parassimpático para a pele. Os nervos que suprem os vasos sanguíneos seguem o seu trajeto com nervos espinais e alcançam seus vasos por meio de redes perivasculares. Em resumo, *a atividade simpática prepara o corpo para a fuga e, se esta não funcionar, para a luta.* As atividades simpáticas estabelecidas respondem por esse princípio fundamental.

Os **neurônios pós-ganglionares** para a cabeça (vasos e glândulas) deixam os gânglios cervicais superiores e se entrelaçam com artérias que se dirigem para a cabeça (na ausência de nervos espinais), alcançando seus órgãos-alvo. Os neurônios pós-ganglionares para o coração e os pulmões deixam os gânglios superiores da cadeia e alcançam esses órgãos por meio dos nervos/plexo cardíacos e plexo pulmonar. Esses neurônios induzem vasodilatação no músculo cardíaco, aumento da frequência cardíaca e dilatação brônquica pela liberação local de catecolaminas (epinefrina, norepinefrina etc.).

Os neurônios pré-ganglionares para as vísceras abdominais e pélvicas deixam a medula espinal nos níveis T5-L2, entram nos ramos comunicantes brancos e atravessam a cadeia simpática sem fazer sinapse. Formam três pares de **nervos esplâncnicos** (maior, menor e imo) entre a cadeia e os gânglios pré-vertebrais na aorta. Esses axônios fazem sinapse com os neurônios pós-ganglionares nos gânglios e plexos pré-vertebrais, resultando em diminuição da motilidade intestinal, contração dos esfíncteres e diminuição da secreção glandular (lembre-se da reação de "luta ou fuga"). Estimulam a medula da glândula suprarrenal a secretar principalmente epinefrina e certa quantidade de norepinefrina. Os gânglios inferiores (sacrais) da cadeia simpática emitem axônios pós-ganglionares por meio dos ramos comunicantes cinzentos (lembre-se: não há ramos comunicantes brancos acima de T1 ou abaixo de L2). Eles seguem o seu percurso com axônios de nervos espinais somáticos até os plexos pélvicos (e vizinhos) a partir dos quais os axônios pós-ganglionares alcançam a parte inferior do colo, o reto, o canal anal, o ânus, o sistema urinário na pelve/períneo, a próstata, o útero e as estruturas genitais; agem induzindo contração dos esfíncteres, diminuindo a motilidade intestinal, relaxando os músculos da bexiga, causando constrição dos esfíncteres anal e urinário, estimulando a secreção das glândulas genitais masculinas e femininas, estimulando as contrações uterinas e contraindo os músculos do períneo e da uretra para a ejaculação.

DIVISÃO AUTÔNOMA DO SISTEMA NERVOSO (VISCERAL)
SNA | PARTE SIMPÁTICA (2)

NC: Use as mesmas cores da página 91 para B, D e G. (1) Comece pelos nomes e pelos neurônios pré-ganglionares à esquerda, B para a pele, G e seus efetores, G³, na parte superior, à esquerda. (2) Pinte os nomes e os neurônios pré-ganglionares, B, à direita e os nervos esplâncnicos, D, para as vísceras abdominais. (3) Pinte os nomes e os neurônios pós-ganglionares (G, G¹, G²) para a cabeça e o tórax, bem como os pós-ganglionares (G⁴, G⁵) dos gânglios pré-vertebrais para os órgãos abdominais e pélvicos/perineais.

PARTE SIMPÁTICA

(Explicação para o esquema das duas cadeias, **1** e **2**, apresentado abaixo)

1 À esquerda, as conexões limitam-se aos neurônios pré-ganglionares que levam aos neurônios pós-ganglionares para a pele por meio dos ramos comunicantes cinzentos e dos nervos espinais.

2 À direita, as conexões limitam-se aos neurônios pré-ganglionares, aos nervos esplâncnicos para as vísceras abdominais e às fibras pós-ganglionares para a cabeça, o tórax e plexos pélvico e perineal a partir dos quais os órgãos-alvo são inervados.

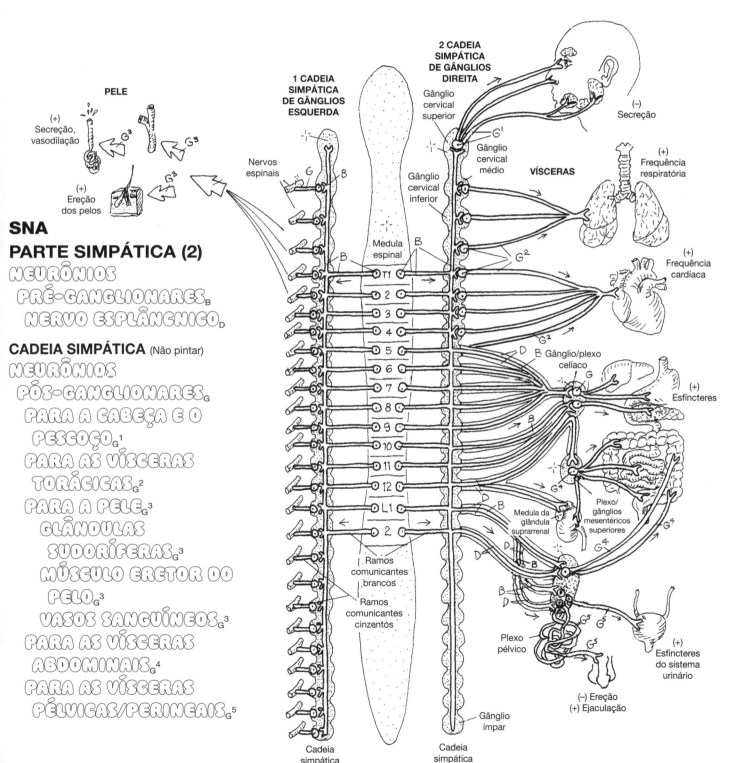

SNA
PARTE SIMPÁTICA (2)
NEURÔNIOS PRÉ-GANGLIONARES_B
NERVO ESPLÂNCNICO_D

CADEIA SIMPÁTICA (Não pintar)
NEURÔNIOS PÓS-GANGLIONARES_G
PARA A CABEÇA E O PESCOÇO_G¹
PARA AS VÍSCERAS TORÁCICAS_G²
PARA A PELE_G³
GLÂNDULAS SUDORÍFERAS_G³
MÚSCULO ERETOR DO PELO_G³
VASOS SANGUÍNEOS_G³
PARA AS VÍSCERAS ABDOMINAIS_G⁴
PARA AS VÍSCERAS PÉLVICAS/PERINEAIS_G⁵

A **parte parassimpática** ou craniossacral do SNA está relacionada com as funções vegetativas (p. ex., estimulando a atividade secretora das glândulas mucosas e digestórias e dilatando os músculos esfíncteres). Do ponto de vista funcional, as duas partes do SNA parecem ser essencialmente opostas. Como um todo, elas também atuam em conjunto, uma talvez com um pouco mais de personalidade do que a outra. Contudo, a paz que se sente após uma boa refeição sem desconforto digestivo, ou o alívio produzido pela micção após uma longa viagem de carro podem ser tão bem acolhidos quanto o vencedor que cruza a linha de chegada depois de uma corrida extenuante.

Os **neurônios pré-ganglionares** (EVG) originam-se no mesencéfalo; após se unir com o **nervo craniano oculomotor (III)** (B[1]), esses axônios entram na órbita através da fissura orbital superior para fazer sinapse com células pós-ganglionares no **gânglio ciliar** (E[1]) da órbita (pp. 94 e 96). As fibras pós-ganglionares (G[1]) projetam-se para a parte posterior do bulbo do olho, o atravessam e continuam até a íris, onde inervam o músculo esfíncter da pupila. Os neurônios pré-ganglionares (EVG) associados ao *nervo facial* (B[2]) originam-se do tronco encefálico, entre a ponte e o bulbo. Algumas fibras dirigem-se para a fossa pterigopalatina (lateralmente à parte posterior da cavidade nasal e parte nasal da faringe), onde fazem sinapse com fibras pós-ganglionares no **gânglio pterigopalatino** (E[2]). As fibras pós-ganglionares (G[2]) inervam glândulas da túnica mucosa da boca e do nariz, bem como a glândula lacrimal no canto superior e lateral da órbita. Os neurônios pré-ganglionares (B[3]; EVG) associados ao nervo glossofaríngeo (IX) na parte posterossuperior do bulbo alcançam o **gânglio ótico** (E[4]) por uma via notável: saem do forame jugular, através da cavidade da orelha média, perfuram o teto da cavidade da orelha média, unem-se com fibras do nervo facial para descer na fossa infratemporal e fazem sinapse com células ganglionares no gânglio ótico. As fibras pós-ganglionares (G[3]) inervam a glândula parótida comparativamente grande (à frente da orelha). As fibras EVG do nervo vago (X) alcançam todos os quadrantes do tórax até a pelve. As fibras pré-ganglionares são incomumente longas, descendo pelo pescoço a partir da parte caudal do tronco encefálico, com a artéria carótida interna e a veia jugular interna, e seguindo o seu trajeto pelo mediastino posterior e hiato esofágico do diafragma para alcançar o sistema digestório. Esses axônios pré-ganglionares estendem-se até o colo descendente. Os gânglios para essas fibras pré-ganglionares encontram-se nas paredes musculares do órgão que suprem (**gânglios intramurais**). Por conseguinte, os axônios pós-ganglionares são muito curtos e terminam em músculo liso ou em glândulas.

Os corpos celulares dos neurônios pré-ganglionares sacrais se localizam nos cornos laterais dos segmentos 2, 3 e 4 da medula espinal. Seus axônios deixam a medula por meio dos ramos anteriores e formam seus próprios nervos (**nervos esplâncnicos pélvicos**). Esses nervos misturam-se com fibras pós-ganglionares simpáticas no plexo pélvico e dirigem-se para seus órgãos-alvo. Fazem sinapse com os neurônios pós-ganglionares em gânglios intramurais da parede do órgão suprido. Essas fibras estimulam a contração da musculatura do reto e da bexiga e induzem dilatação vascular do pênis e do clitóris (ereção).

DIVISÃO AUTÔNOMA DO SISTEMA NERVOSO (VISCERAL)
SNA | PARTE PARASSIMPÁTICA

Ver 83, 88

NC: Continue usando as mesmas cores das páginas 91 e 92 para os subscritos B, D e G. Use uma cor viva para E. Esse desenho mostra a distribuição parassimpática em apenas um lado do corpo (a distribuição dos nervos é idêntica em ambos os lados). (1) Pinte os corpos celulares e axônios dos neurônios pré-ganglionares, B^1-B^3, e os gânglios relacionados, E^1-E^4, e os axônios pós-ganglionares para os órgãos indicados, G^1-G^3. (2) Repita a mesma sequência com B^4, os gânglios relacionados, E^5, e os axônios pós-ganglionares, G^4-G^5, para os órgãos indicados. (3) Continue com os neurônios pré-ganglionares e pós-ganglionares sacrais, observando os órgãos-alvo, G^4-G^5.

LOCALIZAÇÃO DOS GÂNGLIOS NO SNA

PARTE PARASSIMPÁTICA
NEURÔNIOS PRÉ-GANGLIONARES_B_
   NERVO CRANIANO III_B^1_
   NERVO CRANIANO VII_B^2_
   NERVO CRANIANO IX_B^3_
   NERVO CRANIANO X_B^4_
   NERVO ESPLÂNCNICO PÉLVICO_D_
GÂNGLIOS_E_
   CILIAR_E^1_
   PTERIGOPALATINO_E^2_
   SUBMANDIBULAR_E^3_
   ÓTICO_E^4_
   INTRAMURAL_E^5_
NEURÔNIOS PÓS-GANGLIONARES_G_
   OLHO_G^1_
   CAVIDADES NASAL/ORAL_G^2_
   GLÂNDULAS SALIVARES_G^3_
   VÍSCERAS TORÁCICAS/ABDOMINAIS_G^4_
   VÍSCERAS PÉLVICAS/PERINEAIS_G^5_

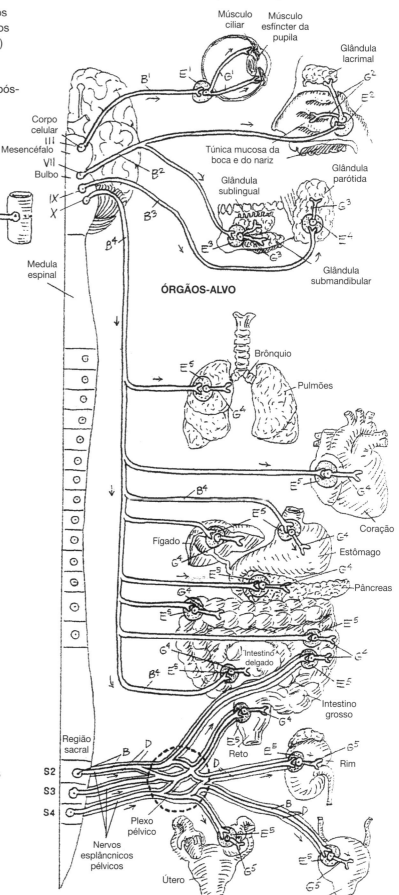

O **olho** é uma camada de células fotorreceptoras e neurônios associados (retina) acondicionados dentro de um globo protetor elástico, fibroso e branco (**esclera**), que tem uma parte anterior transparente (*córnea*). A **córnea**, composta por cinco camadas de tecido epitelial e tecido fibroso, constitui o principal meio refrativo do olho, focalizando os raios luminosos sobre a retina. A **lente** (fibras encapsuladas, densamente agrupadas e inelásticas derivadas de células epiteliais) também refrata a luz e, até a meia-idade, varia quanto a seu formato e índice de refração. O **humor aquoso** (líquido extracelular), que preenche as câmaras anterior e posterior do olho, e o **humor vítreo**, mais gelatinoso (99% de água), que ocupa 80% do volume do olho, atuam como meios refrativos. A face interna dos dois terços posteriores da esclera é revestida por uma camada vascularizada e ricamente pigmentada (**corioide**), que absorve a luz e impede a sua dispersão. A corioide se espessa anteriormente, formando o **corpo ciliar** fibromuscular pigmentado, que circunda a lente. O corpo ciliar projeta expansões (processos ciliares) nas quais se inserem as **fibras zonulares** da lente. Na face anterior do corpo ciliar, uma camada epitelial e fibromuscular fina e pigmentada (**íris**) circunscreve o orifício (*pupila*) na frente da lente.

A **retina** reveste a metade posterior do interior do bulbo do olho e mais além, terminando anteriormente na ora serrata. O eixo visual (linha imaginária que se estende do ponto médio do campo visual até a retina) leva a uma área pigmentada de amarelo (**mácula lútea**). Dentro da mácula lútea existe uma área deprimida (**fóvea central**) que constitui, em condições de boa iluminação, o centro de maior acuidade visual para a forma e a cor. Esse centro reflete um acúmulo denso de células sensíveis a cores (cones). Cerca de 3 mm medialmente à mácula, os axônios seguem o seu percurso através do disco do nervo óptico para formar o nervo óptico. O **disco do nervo óptico** é desprovido de células fotossensíveis e, portanto, constitui um ponto cego. A **camada epitelial pigmentada** da retina (que renova o pigmento dos bastonetes/cones adjacentes) é mais próxima da corioide.

A camada de fotorreceptores consiste em **cones** sensíveis às cores e em **bastonetes** insensíveis às cores, porém altamente sensíveis à luz. Você mesmo pode verificar isso à noite: olhe para um local com condições de baixa iluminação ou luz inexistente; encontre uma árvore ou outra estrutura que você possa apenas perceber. Olhe bem diretamente e, em seguida, olhe para o lado, mantendo ainda a árvore ou estrutura em sua visão periférica… usando os seus bastonetes. Em seguida, volte a olhar diretamente para a árvore ou estrutura. Para onde ela se foi? Você percebe? Os bastonetes podem lhe proporcionar um grau útil de visão noturna! As células bipolares recebem e medeiam impulsos provenientes dos cones e dos bastonetes e conduzem os impulsos resultantes para a camada de células ganglionares. Entre essas duas camadas mais periféricas estão entrelaçadas numerosas células horizontais (não mostradas aqui para maior clareza), que influenciam a atividade neuronal. Os axônios das células ganglionares, a via final comum de atividade da retina, formam as fibras do nervo óptico.

SENTIDOS ESPECIAIS
SISTEMA VISUAL (1)

NC: Use laranja para E, amarelo para G, vermelho para M e M¹, azul para N e N¹ e cores bem claras para C, H, I e K. Use cinza para os bastonetes O¹, visto que são insensíveis às cores. A lente é incolor. (1) Pinte simultaneamente o corte sagital do bulbo do olho e as ilustrações na parte superior. (2) Ao pintar as camadas da retina, use cinza para as setas (com contornos escuros) que representam o impulso nervoso; as setas dos raios de luz não devem ser pintadas.

CAMADAS DO OLHO
ESCLERA_A / CÓRNEA_A1 ÷
CORIOIDE_B
CORPO CILIAR_C / PROCESSO CILIAR_C1
ÍRIS_D
RETINA_E
  DISCO DO NERVO ÓPTICO_F
  MÁCULA LÚTEA_G
    FÓVEA CENTRAL_G1

LÍQUIDOS
CORPO VÍTREO_H
HUMOR AQUOSO_I

OUTRAS ESTRUTURAS
LENTE_J ÷
  FIBRAS ZONULARES_K
NERVO ÓPTICO_L
ARTÉRIA CENTRAL DA RETINA_M / RAMOS_M1
VEIA CENTRAL DA RETINA_N / RAMOS_N1

CAMADAS DA RETINA
AXÔNIO_L1 / CAMADA AXÔNICA_L1
CÉLULA_L2 / CAMADA GANGLIONAR_L2
CÉLULA_L3 / CAMADA BIPOLAR_L3
CAMADA DE FOTORRECEPTORES_O ÷
  BASTONETE_O1 *
  CONES_O2
CAMADA EPITELIAL PIGMENTADA_P

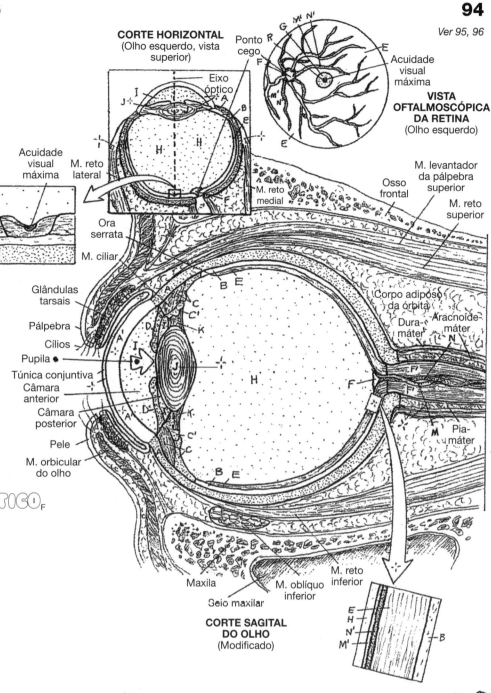

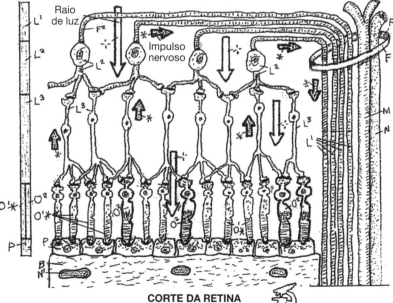

O líquido (**lágrimas**) forma uma camada entre as **túnicas conjuntivas** das pálpebras e a córnea para facilitar os movimentos das pálpebras sobre a **córnea** sem causar irritação. O piscamento comprime as glândulas secretoras e força o líquido (lágrimas) para fora do ducto, na superfície da túnica conjuntiva. Isso geralmente ajuda a eliminar resíduos. As lágrimas também atuam como veículo para remover resíduos epiteliais e microrganismos da superfície da córnea e face interna das pálpebras, levando-os até a cavidade nasal por meio do **aparelho lacrimal**. Esta é a base anatômica que explica a necessidade de assoar o nariz depois de um bom choro. A ausência de lágrimas pode causar dor notável e até mesmo cegueira. A principal glândula responsável pelas lágrimas é a **glândula lacrimal**, situada na face anterior, superior e lateral (temporal) da órbita. Outras glândulas e fontes de lágrimas incluem glândulas unicelulares (caliciformes) da túnica conjuntiva e **glândulas tarsais** das pálpebras. O piscamento episódico (ciclo rápido de aproximação e retração das pálpebras) mantém uma película de lágrimas sobre a túnica conjuntiva e impede o ressecamento dos olhos. O fechamento rotineiro das pálpebras ocorre por relaxamento muscular; o fechamento ativo requer a ação do músculo orbicular do olho. A retração das pálpebras é realizada por fibras musculares lisas (músculo tarsal [de Müller]; inervação simpática) e pelo músculo levantador da pálpebra superior.

O **humor aquoso**, um líquido transparente semelhante ao plasma nas **câmaras anterior** e **posterior** do olho, é secretado na câmara posterior por células dos **processos ciliares** (ver ilustração na parte inferior da página). O líquido e os eletrólitos também entram por difusão a partir do **corpo ciliar**. Após circular pela câmara anterior, o líquido é filtrado para dentro do **canal de Schlemm** (seio venoso da esclera), uma veia modificada preenchida por trabéculas fibrosas, situada na junção esclerocorneana (limbo da córnea). O líquido do canal é drenado em veias próximas. A obstrução da drenagem constitui uma das várias causas de elevação da **pressão intraocular (PIO)**, na qual a pressão crescente nas câmaras anterior/posterior comprime a lente que, por sua vez, comprime o **corpo vítreo** (99% de água). Como a água não pode ser comprimida, a pressão é aplicada à retina adjacente. A pressão inexorável comprime os vasos que suprem os axônios e neurônios da retina, lesa os neurônios e pode resultar em cegueira (glaucoma).

SENTIDOS ESPECIAIS
SISTEMA VISUAL (2)

NC: Use as mesmas cores da página precedente (com diferentes subscritos) para as estruturas J, K, L, M, N¹ e O. Use cores bem claras para A, G e H. Observe que várias estruturas na ilustração central também aparecem na ilustração de baixo.

ESTRUTURAS ACESSÓRIAS
APARELHO LACRIMAL
GLÂNDULA LACRIMAL_A
LÁGRIMA_A1
DUCTO_B
PONTOS LACRIMAIS_C
CANAL_D
SACO LACRIMAL_E
DUCTO LACRIMONASAL_F
MEATO NASAL INFERIOR_G
LÂMINA/GLÂNDULA TARSAL_H
TÚNICA CONJUNTIVA_I

SECREÇÃO/DRENAGEM DO HUMOR AQUOSO
FLUXO DO HUMOR AQUOSO_J
ESCLERA_K
CÓRNEA_K1
CORPO CILIAR_L
PROCESSO CILIAR_L1
CÂMARA POSTERIOR_J1
ÍRIS_M
CÂMARA ANTERIOR_J2
CANAL DE SCHLEMM_N
VEIA_N1
CORPO VÍTREO_O
PRESSÃO INTRAOCULAR (PIO)_P

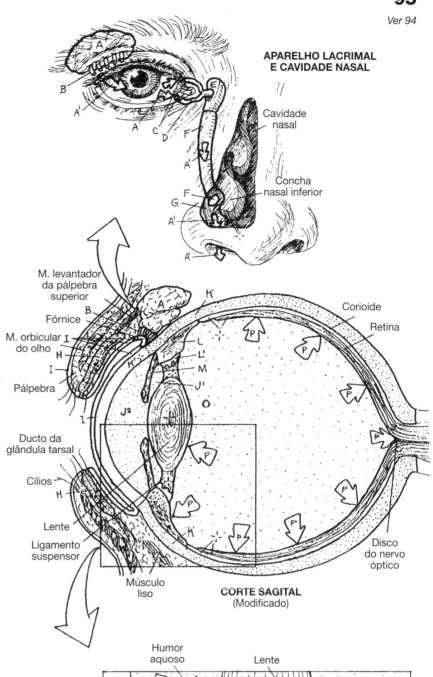

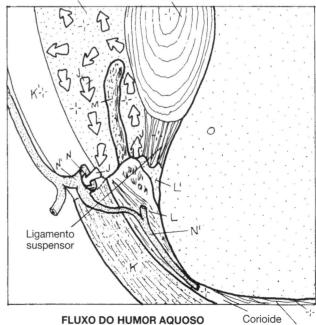

Os **músculos extrínsecos (extraoculares)** do bulbo do olho possibilitam ao olho uma notável capacidade de rastreamento. Mecanismos do SNC possibilitam a movimentação conjugada (binocular) dos dois olhos. Existem seis músculos extrínsecos do bulbo do olho, dos quais dois têm orientação oblíqua. São inervados pelos nervos cranianos III, IV e VI (rever p. 83). As verdadeiras funções desses músculos são mais complexas do que aquelas mostradas aqui, em parte porque a rotação e a torção do olho necessitam de múltiplas ações musculares. O desvio do alinhamento dos olhos é denominado *estrabismo*.

Os **músculos intrínsecos** localizam-se no corpo ciliar (**músculo ciliar**) e na íris (músculo dilatador da pupila e músculo esfíncter da pupila). Veja a ilustração sobre a ação do músculo ciliar: (1) a contração dos músculos ciliares (2) enruga o tecido do corpo ciliar e afrouxa os processos, relaxando as fibras zonulares da lente (3), possibilitando que a lente relaxe devido à tensão intrínseca de suas fibras. Esses músculos ciliares, inervados por nervos parassimpáticos, funcionam durante a visão de perto, quando maior refratividade é desejada. O **músculo dilatador da pupila** consiste em células mioepiteliais que empurram a íris para o corpo ciliar, dilatando a pupila. Esta ação traz mais luz e aumenta a visibilidade. O músculo dilatador da pupila é inervado por fibras pós-ganglionares simpáticas. O **músculo esfíncter da pupila** circunscreve a parte interna da íris; a sua contração induzida pelo parassimpático resulta em constrição da íris, tornando a pupila menor. Veja a ilustração sobre a ação muscular na parte superior da página, à direita.

Uma vez pintado o desenho, observe que os axônios (K^2) provenientes das retinas no lado temporal do eixo óptico não se cruzam no **quiasma óptico**. Observe também a relação anatômica da hipófise com o quiasma óptico; você pode perceber como um tumor expansivo da hipófise tem probabilidade de comprometer a acuidade visual nos campos visuais *temporais* ("visão em túnel")? O tálamo (**corpo geniculado lateral**) funciona como centro de retransmissão visual, informando múltiplas áreas de memória e outros centros sobre o estímulo. Os **colículos superiores** são centros de reflexos visuais, que possibilitam movimentos rápidos da cabeça e do corpo em resposta a uma ameaça visual. Por fim, observe que a imagem dupla do estímulo que se projeta no **córtex visual** (K e J) é o inverso daquela que é realmente vista (J e K). A integração da informação visual com a memória no córtex visual possibilita a percepção da imagem como é realmente vista (J/K).

SENTIDOS ESPECIAIS
SISTEMA VISUAL (3)

NC: Use cores claras para A a F, H e I. (1) Após pintar cada músculo do olho, pinte a sua seta de função no esquema superior, à direita. (2) No desenho "Ação do músculo ciliar", pinte apenas os músculos ciliares contraídos, G. (3) Pinte as vias visuais: (a) pinte os dois campos visuais, J e K, com cores contrastantes. (b) A luz viaja em linha reta. Pinte as duas linhas retas, K^1, do campo visual K até a metade temporal de uma retina, K^2, e a metade nasal da outra, K^2. (c) Pinte as duas vias K^3-K^9 sem se referir a seus nomes. (d) Pinte de cinza todos os nomes listados em "vias visuais", começando por J e K. Ao pintar cada nome de cinza, use a cor de J ou K para a parte da via visual à qual se refere.

MÚSCULOS EXTRÍNSECOS
M. RETO SUPERIOR (ELEVADOR)_A
M. RETO INFERIOR (DEPRESSOR)_B
M. RETO LATERAL (ABDUTOR)_C
M. RETO MEDIAL (ADUTOR)_D
M. OBLÍQUO SUPERIOR (ROTADOR DIREITO)_E
M. OBLÍQUO INFERIOR (ROTADOR ESQUERDO)_F

MÚSCULOS INTRÍNSECOS
M. CILIAR_G
M. ESFÍNCTER DA PUPILA_H
M. DILATADOR DA PUPILA_I

VIAS VISUAIS
CAMPO VISUAL_J/CAMPO VISUAL_K
ONDA LUMINOSA* (J^1, K^1)
RETINA* (J^2, K^2)
NERVO ÓPTICO* (J^3, K^3)
QUIASMA ÓPTICO* (J^4, K^4)
TRATO ÓPTICO* (J^5, K^5)
CORPO GENICULADO LATERAL* (J^6, K^6)
COLÍCULO SUPERIOR* (J^7, K^7)
RADIAÇÃO ÓPTICA* (J^8, K^8)
CÓRTEX VISUAL* (J^9, K^9)

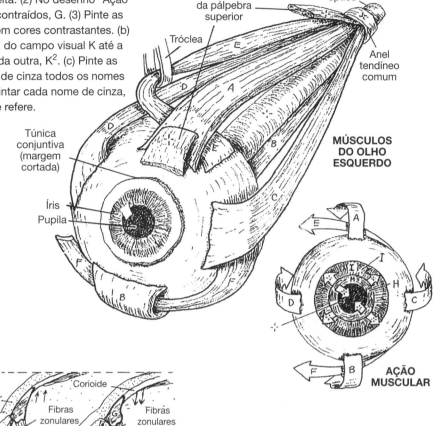

MÚSCULOS DO OLHO ESQUERDO

AÇÃO MUSCULAR

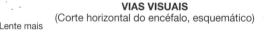

AÇÃO DO MÚSCULO CILIAR

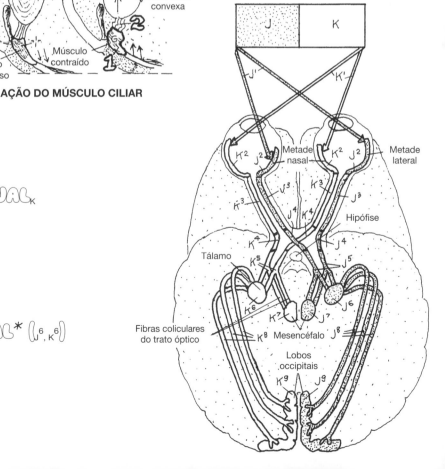

VIAS VISUAIS
(Corte horizontal do encéfalo, esquemático)

A orelha é o órgão da audição e do equilíbrio (**sistemas auditivo e vestibular**). É organizada em orelha externa, orelha média e orelha interna. A **orelha externa** inclui a **orelha** (que atua como coletor de energia sonora) e o **meato acústico externo** (passagem estreita que conduz a energia sonora até a **membrana timpânica**). Essa membrana timpânica, revestida externamente por pele e internamente por túnica mucosa respiratória, converge a energia sonora em energia mecânica ao ressonar em resposta às ondas sonoras que chegam.

A **orelha média** é uma pequena área altamente estruturada, que inclui três ossos pequenos (ossículos: **martelo, bigorna, estribo**) conectados entre si por articulações sinoviais. Esses ossículos vibram com o movimento da membrana timpânica, amplificam e conduzem a energia mecânica para o líquido da orelha interna na **janela do vestíbulo** impermeável e flexível (interface entre as orelhas média e interna). Na face anteromedial da cavidade da orelha média, a **tuba auditiva** segue até a parte nasal da faringe, possibilitando o equilíbrio da pressão atmosférica entre a cavidade nasal (meio externo) e a orelha média.

A **orelha interna**, entalhada na parte petrosa do osso temporal (ver p. 23), consiste em uma série de câmaras e passagens interconectadas com paredes ósseas (**labirinto ósseo: vestíbulo, canais semicirculares** e **cóclea**) preenchidas com perilinfa (líquido semelhante ao extracelular). Dentro do labirinto ósseo encontra-se uma segunda série de câmaras e passagens membranáceas interconectadas (**labirinto membranáceo: sáculo, utrículo, ducto coclear** e **ductos semicirculares**), preenchidas por um líquido semelhante ao intracelular, denominado *endolinfa*. O **ducto endolinfático**, derivado do sáculo, termina em fundo de saco sob a dura-máter, próximo ao meato acústico interno (ver p. 25). Drena a endolinfa, descarregando-a em veias no espaço subdural. No interior do **ducto coclear** membranáceo espiralado, sustentado por osso e pela **lâmina basilar** fibrosa, existe uma fita de receptores especializados (**células ciliadas**) integrados com **células de sustentação**. Ambas as células são cobertas por um manto de glicoproteína fibrosa flexível (**membrana tectória**). Esse dispositivo (**órgão espiral** ou **órgão de Corti**) converte a energia mecânica da oscilação da membrana tectória que roça contra as células ciliadas receptoras em energia elétrica. Os impulsos gerados são conduzidos ao longo de neurônios sensitivos bipolares (auditivos) do **oitavo nervo craniano** (continuação na próxima página).

SENTIDOS ESPECIAIS
SISTEMAS AUDITIVO E VESTIBULAR (1)

NC: Use amarelo para Z e cores claras para A, B, G, I, M, N, W e X. Organize um plano de cores; poderá ser necessário usar duas vezes a mesma cor. Procure mantê-las separadas. (1) Comece pelo esquema na parte superior da página; em seguida, pinte a lista e as estruturas relacionadas. (2) Os desenhos continuam na página seguinte.

ORELHA EXTERNA
ORELHA_A
MEATO ACÚSTICO EXTERNO_B
MEMBRANA TIMPÂNICA_C

ORELHA MÉDIA
MARTELO_D
BIGORNA_E
ESTRIBO_F
TUBA AUDITIVA_G

ORELHA INTERNA
LABIRINTO ÓSSEO_H
  VESTÍBULO_I
    JANELA DO VESTÍBULO_J
  CANAL SEMICIRCULAR_K
  CÓCLEA_L
    RAMPA DO VESTÍBULO_M
    RAMPA DO TÍMPANO_N
    JANELA DA CÓCLEA_O
LABIRINTO MEMBRANÁCEO_P
  SÁCULO_Q/UTRÍCULO_Q1
    DUCTO ENDOLINFÁTICO_R
  DUCTO SEMICIRCULAR_S
  DUCTO COCLEAR_T
    MEMBRANA TECTÓRIA_U
    ÓRGÃO ESPIRAL (ÓRGÃO DE CORTI)_V
      CÉLULA CILIADA_W
      CÉLULA DE SUSTENTAÇÃO_X
    LÂMINA BASILAR_Y
NERVO CRANIANO VIII_Z

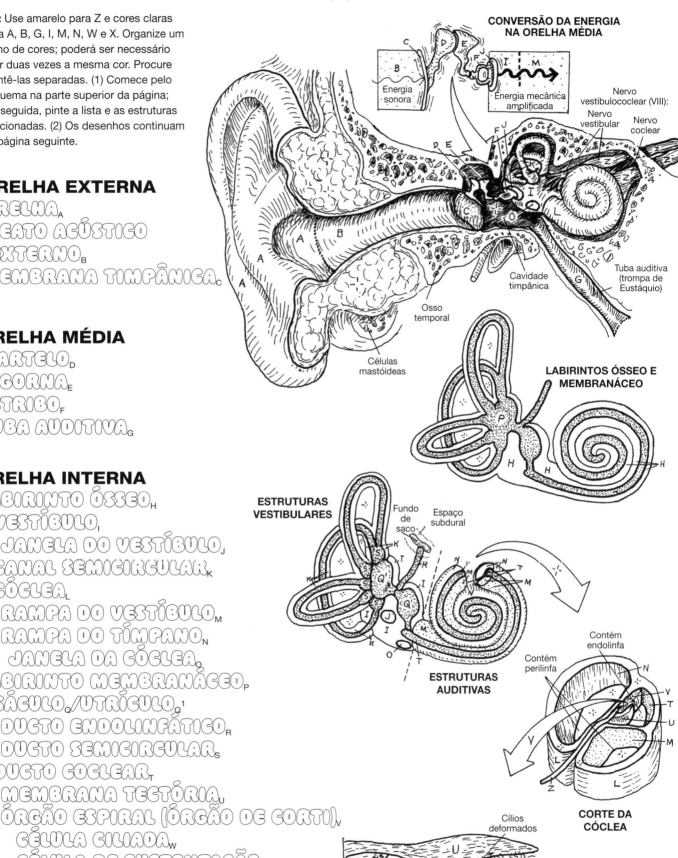

CONVERSÃO DA ENERGIA NA ORELHA MÉDIA

LABIRINTOS ÓSSEO E MEMBRANÁCEO

ESTRUTURAS VESTIBULARES

ESTRUTURAS AUDITIVAS

CORTE DA CÓCLEA

MEMBRANA TECTÓRIA E ÓRGÃO DE CORTI

SISTEMA AUDITIVO

Revisão: a orelha externa coleta ondas sonoras e as canaliza na membrana timpânica, (1) que converte a energia sonora em energia mecânica. A ligação entre os ossículos (2) aumenta a amplitude da energia e transmite a força para a janela do vestíbulo do labirinto ósseo da orelha interna. Os movimentos vibratórios do estribo (3) na janela do vestíbulo são transmitidos à perilinfa no vestíbulo do labirinto ósseo, criando movimentos ondulatórios do líquido. Essas ondas se propagam pelo curto **vestíbulo**, entram em seguida e movem-se pela **rampa do vestíbulo** da cóclea até o *helicotrema* (4) no ápice da cóclea (2,5 voltas) e em torno da **rampa do tímpano**, (5) que termina na **janela da cóclea** (6). Aqui as ondas de líquido e as vibrações são amortecidas.

Veja agora, na parte inferior da página 97, à direita, a ilustração da membrana tectória e do órgão espiral (órgão de Corti): a movimentação do líquido na rampa do vestíbulo faz vibrar o teto do ducto coclear membranáceo, criando ondas da endolinfa no ducto coclear. Essa movimentação agita a membrana tectória, que roça e curva os processos ciliares das **células ciliadas receptoras**, despolarizando-as e induzindo impulsos eletroquímicos. Esses impulsos são conduzidos pelos neurônios sensitivos da parte coclear do nervo craniano VIII.

SISTEMA VESTIBULAR/EQUILÍBRIO

Revisão: o sistema vestibular está localizado na orelha interna. Os **canais semicirculares** ósseos estão orientados a 90° um em relação ao outro. Dentro desses canais estão os **ductos semicirculares** membranáceos. Comunicando-se diretamente com o utrículo em uma das extremidades no vestíbulo do labirinto ósseo, cada ducto membranáceo termina, na outra extremidade, em uma **ampola**. O **sáculo** também está no vestíbulo e comunica-se com o ducto coclear membranáceo. Dentro do sáculo/utrículo e das ampolas existem sensores que respondem ao movimento de líquido (endolinfa). Cada ampola apresenta um pequeno monte de células (**crista** ampular), que consiste em células ciliadas receptoras e células de sustentação. Os processos ciliares dessas células receptoras estão inseridos em uma **cúpula** gelatinosa de ápice pesado (como uma taça invertida). A movimentação da endolinfa em resposta a movimentos da cabeça e, em particular, ao movimento de rotação, empurra essas cúpulas, curvando as células ciliadas e provocando a sua despolarização, com consequente geração de um impulso eletroquímico. Os impulsos percorrem a parte vestibular do nervo craniano VIII até os núcleos vestibulares no tronco encefálico. Quando o corpo gira rapidamente, ocorrem movimentos oculares oscilatórios horizontais (*nistagmo*). Esses movimentos são mediados por impulsos sensitivos ampulares para o tronco encefálico. Esses movimentos representam a tentativa do encéfalo de manter a orientação espacial (por fixação visual momentânea) durante a rotação da cabeça e/ou do corpo. A sensação de movimento rotatório na ausência de rotação do corpo é denominada *vertigem*.

Dentro do utrículo e do sáculo, as células ciliadas e suas **células de sustentação** são recobertas por uma **camada gelatinosa (membrana dos estatocônios)** na qual se encontram pequenos corpos calcários (**estatocônios** ou **otólitos**). A movimentação da endolinfa induz o movimento da camada gelatinosa contra as células ciliadas, com respostas idênticas àquelas dos receptores ampulares. A atividade dos receptores no utrículo/sáculo é influenciada pela aceleração linear (horizontal e vertical, mas não rotacional) do corpo.

SENTIDOS ESPECIAIS
SISTEMAS AUDITIVO E VESTIBULAR (2)

Ver 23, 76, 97

NC: Os nomes importantes das ilustrações do sistema auditivo aqui estão impressos na página precedente; esta página é a continuação da página 97. Volte à página precedente à medida que for pintando as estruturas relacionadas. (1) Na ilustração superior, a sequência funcional é numerada de 1 a 6. Pinte os algarismos com a cor apropriada, seguindo a sequência de eventos nesse esquema simplificado. Consulte a página precedente para a estrutura anatômica mais precisa. (2) Pinte as partes do sistema vestibular responsáveis pela manutenção do equilíbrio dinâmico e estático. Três novas estruturas são introduzidas nessa página, identificadas como 1, 2 e 3 nas ilustrações do sistema vestibular.

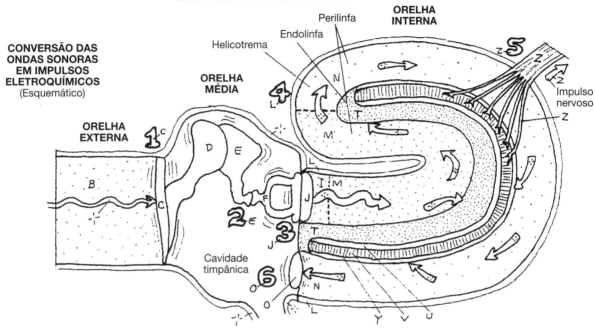

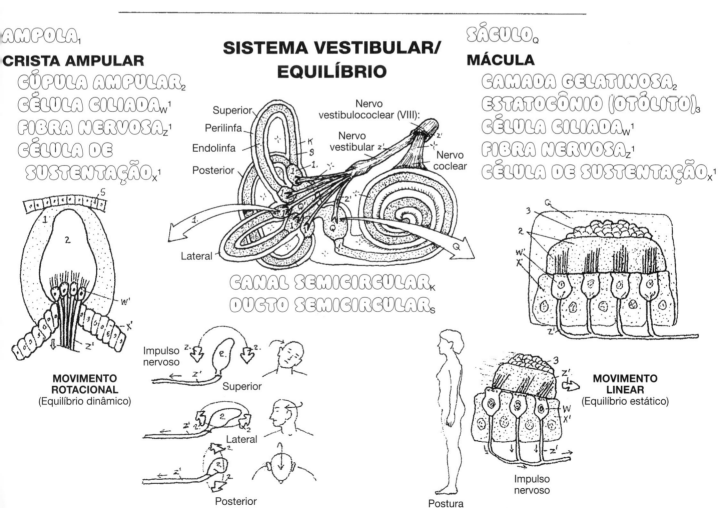

PALADAR (GUSTAÇÃO)

A língua é um órgão móvel composto, em grande parte, por tecido esquelético, tanto intrínseco (que se origina e termina na própria língua) quanto extrínseco (que se origina bilateralmente em grande parte do osso hioide da mandíbula e do palato). A face dorsal da língua é coberta por túnica mucosa revestida de epitélio pavimentoso estratificado. Um sulco em formato de V invertido (*sulco terminal da língua*; com ápice dirigido posteriormente) divide a língua em partes anterior e posterior. A parte posterior consiste, em grande parte, em tecido da tonsila lingual; a parte anterior tem uma textura rugosa e é coberta, em grande parte, por pequenas **papilas filiformes**. Na margem anterior do sulco terminal da língua existe uma linha em formato de V de **papilas circunvaladas**. Essas papilas caracterizam-se por valas profundas (ver ilustração da parte superior, à direita).

Os **receptores do paladar (gustatórios)** ou **calículos gustatórios** estão localizados no epitélio pavimentoso estratificado que reveste as valas das papilas circunvaladas, papilas folhadas (não mostradas) e **papilas fungiformes** linguais. Em menor grau, localizam-se no palato mole e na face lingual da epiglote. Não são vistos nas pequenas papilas filiformes. Cada calículo gustatório consiste em numerosas **células receptoras** (F) e suas **células de sustentação** (G). O ápice desse complexo celular oval é voltado para a vala, onde se abre na superfície papilar por meio de um **poro gustatório** (E). As substâncias dissolvidas penetram no poro, estimulando as células gustatórias (do paladar; quimiorreceptoras). Os impulsos gerados são conduzidos ao longo de axônios sensitivos que alcançam o tronco encefálico por meio dos nervos cranianos VII, IX e X (rever p. 83). A interpretação do paladar ocorre nas regiões inferiores do córtex sensitivo (giro pós-central). Apesar dos sabores básicos clássicos de doce, azedo, salgado e amargo, a interpretação do paladar, na prática, é uma função do odor, da textura do alimento e da temperatura em associação às sensações dos calículos gustatórios. As sensações gustativas são conduzidas na parte anterior da língua pelo nervo craniano facial (VII); na parte posterior, pelo nervo craniano glossofaríngeo (IX); e no palato mole, epiglote e faringe, pelo nervo craniano vago (X).

OLFATO

Os receptores **olfatórios (olfação)** são processos periféricos modificados (**axônios**) de neurônios sensitivos bipolares (*células receptoras*) mergulhados na túnica mucosa olfatória do teto da cavidade nasal. A túnica mucosa olfatória ocupa a face superior da cavidade nasal (adjacente ao assoalho da fossa anterior do crânio) e não é o mesmo tecido da túnica mucosa respiratória típica que reveste o sistema respiratório. A túnica mucosa olfatória contém **glândulas olfatórias** tubuloalveolares, cuja função é manter as terminações quimiorreceptoras limpas e, juntamente com as secreções da túnica mucosa nasal, dissolver as substâncias químicas que são percebidas por esses receptores. Os axônios dos neurônios olfatórios ascendem até o teto da cavidade nasal, atravessam a lâmina cribriforme do osso etmoide e fazem sinapse com neurônios de segunda ordem no **bulbo olfatório**. Os axônios desses neurônios formam três feixes (*estrias olfatórias*) como parte do **trato olfatório**, saem do bulbo e terminam na parte inferior do lobo frontal e parte medial do lobo temporal. Aqui se encontra a base neural para as relações olfatórias com a memória, a alimentação, a sobrevivência e o comportamento sexual.

SENTIDOS ESPECIAIS
PALADAR E OLFATO

99

Ver 83, 135

NC: Use amarelo para H e cores claras para A, B, C, G e I. (1) Não pinte os calículos gustatórios nas papilas circunvaladas no corte modificado, à direita. (2) Na ilustração inferior, pinte sobre os neurônios no bulbo olfatório.

PALADAR (GUSTAÇÃO)

PAPILAS

CIRCUNVALADAS_A
FUNGIFORMES_B
FILIFORMES_C
CALÍCULOS GUSTATÓRIOS_D-i-
PORO GUSTATÓRIO_E
CÉLULA RECEPTORA_F
CÉLULA DE SUSTENTAÇÃO_G
FIBRA NERVOSA_H

Tonsila lingual
Tonsila palatina

PAPILAS CIRCUNVALADAS
(Corte modificado)

Sulco terminal
Amargo
Azedo
Salgado
Doce

PAPILAS LINGUAIS

Epitélio pavimentoso estratificado
Tecido conectivo
Vala

Vala
Fibra nervosa
Glândula serosa
Músculo esquelético

Epitélio pavimentoso estratificado

Impulso nervoso

CALÍCULOS GUSTATÓRIOS

OLFATO

TÚNICA MUCOSA OLFATÓRIA_I
GLÂNDULA OLFATÓRIA_J
NEURÔNIO OLFATÓRIO_K
CÍLIOS OLFATÓRIOS_K1
AXÔNIO_K2
CÉLULA DE SUSTENTAÇÃO_G1
BULBO OLFATÓRIO_H1
TRATO OLFATÓRIO_H2

FLUXO AÉREO*

ESTRUTURAS OLFATÓRIAS
(Esquemático)

CENTROS OLFATÓRIOS NO ENCÉFALO

Lâmina cribriforme (osso etmoide)
Concha nasal superior
Lobo frontal (substância perfurada anterior)
Lobo frontal (área septal)
Lobo temporal (córtex pré-piriforme)
Abertura nasal posterior
Óstio da tuba auditiva
Abertura nasal anterior

Impulso nervoso

Sinapse
Osso

O **sangue** consiste em **plasma**, isto é, a fase líquida, e nos **elementos figurados** (células e plaquetas). Quando se deixa o sangue repousar em um tubo de ensaio após a sua centrifugação, ocorre separação entre o plasma (55% do volume) e os elementos figurados (45% do volume). Com a decantação do plasma, os eritrócitos ocupam 99% do volume, e a fração de leucócitos e plaquetas de 1% ("creme leucocitário") passa a constituir a camada superior. A fração de eritrócitos é denominada hematócrito no laboratório clínico; em geral, os homens têm hematócrito ligeiramente maior (45 a 49%) do que as mulheres (37 a 47%). Um hematócrito significativamente baixo pode indicar a presença de vários distúrbios, incluindo anemia e hemorragia.

Os **eritrócitos** (*eritro-*, vermelho; *-cito*, célula; hemácias; glóbulos vermelhos) ocorrem em concentração de aproximadamente 4,5 a 6,2 milhões por milímetro cúbico (mm^3) de sangue nos homens e 4 a 5,5 milhões por mm^3 nas mulheres. São produzidos na medula óssea como células verdadeiras (*i. e.*, células nucleadas). À medida que se aproxima do estágio de maturidade, cada eritrócito *perde o seu núcleo e a maior parte de suas organelas* antes de ser liberado no sangue periférico. Os eritrócitos imaturos recém-liberados podem conservar alguns ribossomos, conferindo-lhes um aspecto ligeiramente reticulado quando corados (*reticulócitos*). O eritrócito circulante é um saco de hemoglobina não rígido, bicôncavo e delimitado por uma membrana. A hemoglobina é uma proteína que contém ferro, ao qual se liga o oxigênio, e é responsável pela cor vermelha dos eritrócitos. A hemoglobina é o principal carreador de oxigênio no corpo, sendo o plasma o segundo. Os eritrócitos captam oxigênio nos pulmões e o liberam nos capilares para ser captado pelos tecidos/células adjacentes. Depois de 120 dias, os eritrócitos senescentes são removidos da circulação pelo baço.

Os **trombócitos** (plaquetas) (150.000 a 400.000/mℓ de sangue; 2 a 5 μm de diâmetro) são pequenos fragmentos de citoplasma de células gigantes (*megacariócitos*) da medula óssea. Desempenham um importante papel ao limitar a hemorragia: a agregação das plaquetas libera tromboplastina, que aumenta a formação de coágulos (*coagulação*). Quando se deixa o sangue coagular, as células se desintegram (*hemólise*), formando um líquido amarelado espesso, denominado *soro* (não mostrado). O soro corresponde ao plasma menos os elementos da coagulação.

Os **leucócitos** são glóbulos brancos que desempenham principalmente função protetora. Podem ser **granulares** (os granulócitos incluem os neutrófilos, os eosinófilos e os basófilos) ou **agranulares** (linfócitos e monócitos).

Os **neutrófilos** segmentados originam-se na medula óssea e têm sobrevida curta no sangue e nos tecidos conjuntivos (algumas horas a 4 dias). As formas imaturas ("bastonetes") podem ser vistas no sangue durante infecções agudas. Os neutrófilos destroem os microrganismos e captam restos celulares.

Os **eosinófilos** exibem grânulos coloridos quando adequadamente corados. São células fagocíticas nas reações imunes com alérgenos e, em particular, contra parasitas.

Os **basófilos** contêm grânulos de coloração escura. Os basófilos são mediadores das reações alérgicas e das infecções parasitárias.

Os **linfócitos** (20 a 45% dos leucócitos), que se originam na medula óssea, residem nos tecidos linfoides, bem como no sangue. Os linfócitos estão associados à imunidade. Ver página 120.

Os **monócitos** (2 a 8% dos leucócitos) originam-se na medula óssea, amadurecem no sangue e, em seguida, deixam a circulação para entrar nos espaços extracelulares como **macrófagos**.

SISTEMA CIRCULATÓRIO
SANGUE E ELEMENTOS FIGURADOS

NC: (1) Pinte os nomes, as porcentagens de A e B e seus conteúdos no tubo, à esquerda. (2) Pinte a seta grande B que aponta para o tubo retangular do meio; pinte o nome e a porcentagem de B^1, a borda B do tubo do meio e seu conteúdo, B^1. Não pinte os nomes nem as porcentagens na camada superior do tubo do meio. (3) Pinte o título "trombócitos", C, e as partículas no centro da página. (4) Deixe o título "leucócitos" sem pintar; pinte os seis leucócitos na parte inferior da página, de acordo com o seguinte código de cores: A, azul, AC, azul-claro, L, laranja, LC, laranja-claro, R, roxo, RE, roxo-escuro, RC, roxo-claro. Pontilhe os grânulos com a cor mais escura. (5) Pinte as cinco camadas de leucócitos no tubo da parte superior da página, à direita, que mostra a distribuição relativa dessas células e suas porcentagens no sangue periférico.

Ver 120, 121, 122

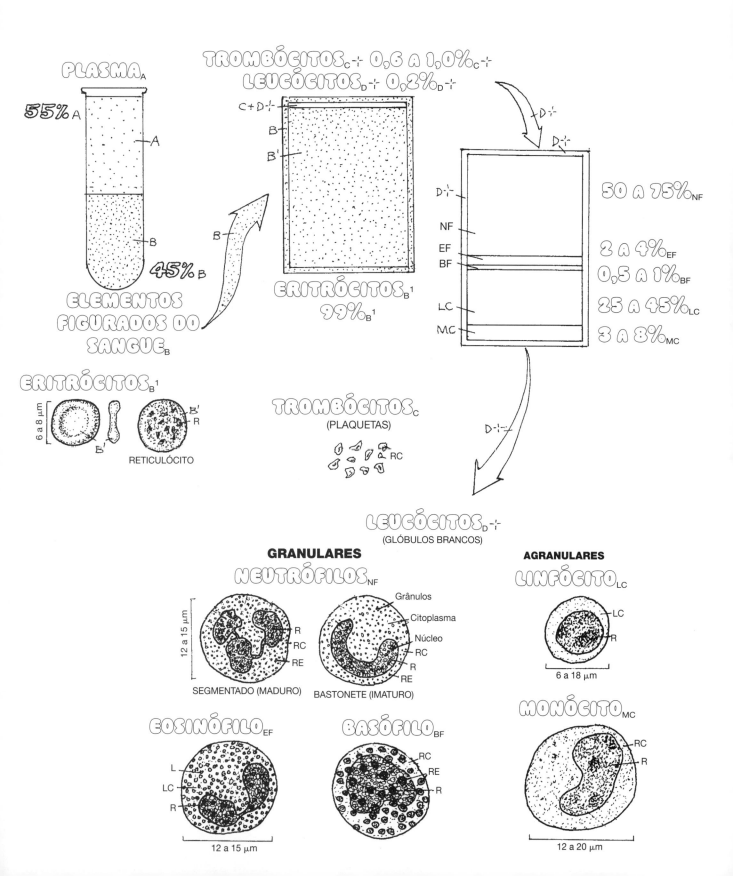

A **circulação sanguínea** começa com o coração, que bombeia sangue para as artérias e recebe sangue das veias. Independentemente da quantidade de oxigênio (oxigenação) presente no sangue, as artérias conduzem sangue para longe do coração, enquanto as veias o conduzem para o coração. Os *capilares* são redes de vasos de paredes extremamente finas presentes em todos os tecidos do corpo, que possibilitam a troca de gases e nutrientes entre o interior do vaso (espaço vascular) e a área externa ao vaso (espaço extracelular). Os capilares recebem sangue das pequenas artérias e conduzem o sangue para pequenas veias.

Existem dois circuitos de fluxo sanguíneo: (1) a **circulação pulmonar**, que transporta sangue pobre em oxigênio do lado direito do coração para os pulmões para liberação de dióxido de carbono e oxigenação e retorna com sangue rico em oxigênio para o lado esquerdo do coração; e (2) a **circulação sistêmica**, que transporta **sangue rico em oxigênio** do lado esquerdo do coração para os tecidos corporais e retorna com **sangue pobre em oxigênio** para o lado direito do coração. A cor vermelha é geralmente usada para se referir ao sangue rico em oxigênio, e a cor azul, para o sangue pobre em oxigênio.

O **sangue capilar** é misto; é em grande parte oxigenado no lado arterial do leito capilar e menos oxigenado no lado venoso. Isso se deve à liberação de oxigênio e à captação de dióxido de carbono dos tecidos supridos.

Em geral, existe uma *rede capilar* entre uma artéria e uma veia. Todavia, há exceções: a circulação porta do fígado envolve dois conjuntos de capilares entre artéria e veia (nesta página, localize a veia porta do fígado e a rede capilar adicional entre os capilares do sistema digestório e coração); para maiores detalhes, ver p. 118. Existem outros sistemas porta entre o hipotálamo e a hipófise (o sistema porta-hipofisário; p. 150) e, dentro do rim, entre o glomérulo e o plexo capilar peritubular (p. 148).

SISTEMA CIRCULATÓRIO
ESQUEMA DA CIRCULAÇÃO SANGUÍNEA

NC: (1) Pinte inicialmente os títulos na parte superior central A a C; use azul para A, roxo para B e vermelho para C. Use cores para D e E que não se misturem com as de A, B e C. (1) Pinte os títulos "Circulação Sistêmica", D, e "Circulação Pulmonar", E, as duas figuras e dois capilares, B, de roxo. (2) Pinte os colchetes (D, E) do esquema da circulação. Comece pelo átrio direito do coração (COMECE AQUI) e pinte o fluxo de sangue pobre em oxigênio, A, nos pulmões. O sangue é oxigenado nos pulmões, B a C.
(3) O sangue oxigenado, C, retorna ao lado esquerdo do coração e é bombeado na circulação sistêmica para as redes de capilares existentes em todo o corpo. O sangue pobre em oxigênio, A, retorna ao coração, repetindo o ciclo.

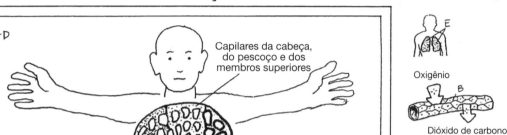

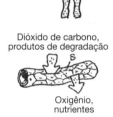

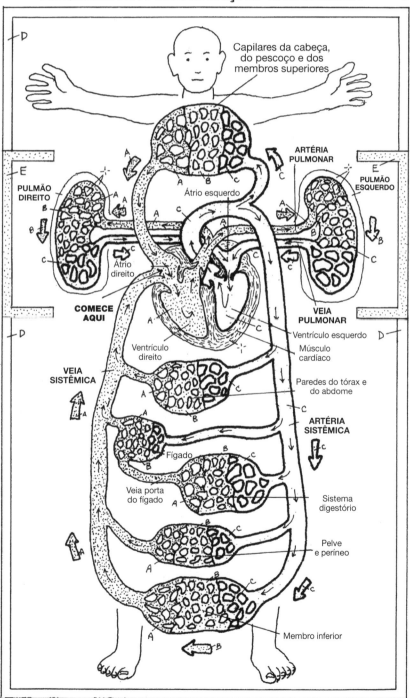

O *sistema vascular* refere-se ao conjunto de **vasos sanguíneos** e vasos linfáticos do corpo. As artérias transportam o sangue para longe do coração (bomba) e o liberam nas redes capilares para ser distribuído por todas as células e tecidos. As veias devolvem o sangue ao coração a partir das redes capilares. Veja página 120 para o sistema linfático.

As **artérias** caracterizam-se pela presença de músculo liso e uma ou duas lâminas elásticas em suas paredes. As camadas da parede arterial são, em geral, distintas, exceto nas artérias de maior calibre (tubos elásticos revestidos de endotélio) e nas de menor calibre (pré-capilares). As artérias de pequeno calibre (**arteríolas**; vasos de resistência) podem impedir o fluxo de sangue para uma rede de capilares, se necessário. As **artérias de calibre médio** tendem a ser vasos de distribuição, desviando o fluxo, quando necessário. As **artérias de grande calibre** são o equivalente de aquedutos elásticos, deslocando grandes volumes de sangue a partir do coração ou da aorta para regiões distantes (cabeça, membros inferiores etc.). Todas as artérias apresentam uma camada externa fibrosa (**túnica adventícia**). No interior dessa túnica, são encontrados vasos sanguíneos nutrícios muito menores (*vasos dos vasos*) e nervos motores/sensitivos (*nervos dos vasos*).

As artérias têm a capacidade de responder a mudanças das condições por meio de vasodilatação, para aumentar o fluxo e diminuir a pressão arterial, ou por meio de vasoconstrição, para diminuir o fluxo e aumentar a pressão arterial, por meio de desvio/redirecionamento do fluxo sanguíneo e interrupção literal da circulação para determinada área (p. ex., empalidecimento capilar no estado de choque ou suspensão do sangramento em um membro traumaticamente amputado).

Em geral, as **veias** carecem de camadas importantes de músculo liso e tecido elástico em suas paredes. Elas atuam, em grande parte, como condutos, com considerável aumento de sua capacidade quando submetidas a cargas de pressão. As veias de grande calibre são particularmente vasos de capacitância (ver seios da dura-máter, p. 115). As **vênulas** (pequenas veias) são formadas pela confluência de capilares e basicamente apresentam a mesma construção. As veias tornam-se progressivamente maiores à medida que se aproximam do coração. As veias, como os rios, apresentam tributárias, e não se ramificam (exceto nos locais de circulação porta). As veias de médio calibre do pescoço e dos membros apresentam, em sua maioria, uma série de pequenas bolsas, denominadas *válvulas,* formadas a partir da camada endotelial. Essas válvulas ocorrem em pares e apontam para a direção do fluxo sanguíneo. São particularmente numerosas nos membros inferiores. Embora não ofereçam nenhuma resistência ao fluxo sanguíneo, a inversão do fluxo sanguíneo fecha as válvulas (e o lume) da veia. O fluxo venoso nos membros inferiores é intensificado pela contração dos músculos esqueléticos, cujo volume contrátil proporciona um impulso antigravitacional ao movimento de sangue.

Os **capilares**, os menores vasos existentes, consistem em tubos endoteliais de paredes finas e potencialmente porosos, com alguma sustentação fibrosa. Os capilares, que carecem de tecido muscular e tecido elástico, estão relacionados com a liberação de nutrientes, gases e fluidos ao tecido circundante, e com a captação de dióxido de carbono e outros gases e substâncias microparticuladas "desnecessários". Em geral, os capilares podem acomodar a passagem de células entre as células endoteliais. Esses capilares especializados são denominados *sinusoides* (ver p. 124).

SISTEMA CIRCULATÓRIO
VASOS SANGUÍNEOS

NC: Use vermelho para A, roxo para B e azul para C (as cores que você utilizou na página precedente) para os nomes e tipos relacionados de vasos sanguíneos. (1) Comece pelo título "Artérias de Grande Calibre" na ilustração superior e pinte todos os vasos e seus nomes. (2) Pinte os nomes dos tipos de vasos sanguíneos na seção "Estrutura Vascular" e seus componentes característicos. Use cores bem claras para D, F e H. (3) Não pinte os vasos dos vasos e os nervos dos vasos na túnica adventícia, H, no corte transversal da artéria, na parte inferior da página. (4) Nos dois esquemas da veia, C^1, à direita, observe as válvulas venosas fechadas na veia inferior e o funcionamento valvular na veia superior. O sangue entre as duas válvulas na ilustração superior deve ser pintado de cinza, de modo a não confundi-lo com a estrutura da veia.

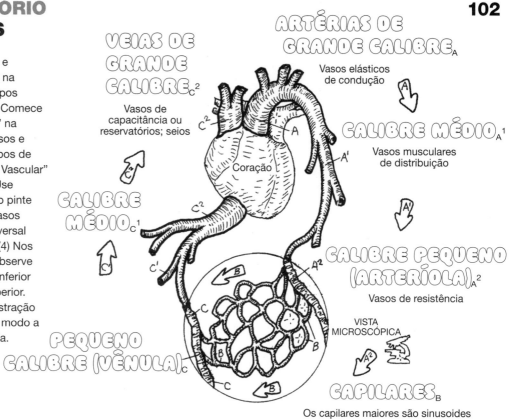

ESTRUTURA VASCULAR

TÚNICA ÍNTIMA
ENDOTÉLIO_D
LÂMINA ELÁSTICA INTERNA_E

TÚNICA MÉDIA
MÚSCULO LISO_F
LÂMINA ELÁSTICA EXTERNA_G

TÚNICA ADVENTÍCIA
TECIDO FIBROSO_H

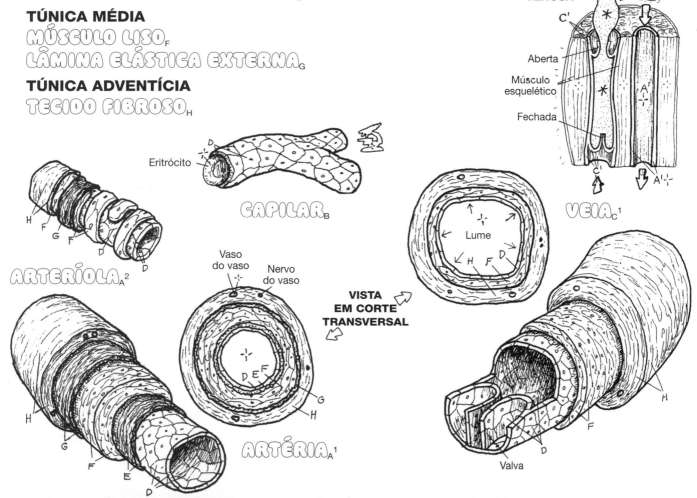

O **mediastino** é uma região densamente ocupada no tórax, entre os pulmões, *excluindo-os.* Isso se deve, em grande parte, ao fato de que o coração apresenta muitos vasos de entrada e saída, que ocupam fração significativa da estrutura do tórax. A subdivisão do mediastino para entender o seu conteúdo é uma ferramenta acadêmica clássica, visto que constitui a melhor maneira de abordar o arranjo das estruturas fundamentais presentes em uma região muito abarrotada e ativa do corpo. Nas duas ilustrações superiores, observe o assoalho do mediastino, o *diafragma* do tórax; o teto consiste em fáscia, uma estrutura circundante que entra/sai do **mediastino superior**; as paredes laterais consistem em membranas pleurais parietais; a **parede posterior** é a face anterior das vértebras torácicas; a **parede anterior** é o esterno e as cartilagens costais. O mediastino é subdividido (ver vista sagital). A maior parte (mas não todos) dos órgãos, vasos e nervos importantes nessas subdivisões estão listados à esquerda e podem ser vistos nas duas ilustrações. O objetivo de aprendizagem é definir as **subdivisões do mediastino** e citar os principais componentes em cada uma delas.

A **parede do coração** (parte inferior da página) consiste em uma camada interna de epitélio pavimentoso simples (**endocárdio**) que reveste as cavidades; ela cobre o **miocárdio** (músculo cardíaco) de espessura variável. Externamente ao miocárdio, encontra-se um saco de três camadas (**pericárdio**). A camada mais interna desse saco é **a lâmina visceral do pericárdio seroso** (epicárdio), que envolve o coração. Na origem do arco da aorta, essa camada vira para fora (se reflete), tornando-se o **a lâmina parietal do pericárdio seroso,** que circunda o coração e delimita uma **cavidade do pericárdio** vazia. Imagine-se segurando as bordas de um saco de papel fechado apoiado sobre um punho cerrado. Empurre para baixo o saco, ao redor do punho, enquanto ainda segura a abertura. Observe que duas camadas do saco de papel, bem como a sua cavidade colapsada, estão em volta de seu punho – contudo, o seu punho *não* está dentro do saco. A relação entre o seu punho que está fora das duas camadas do saco é a relação existente entre o coração e as lâminas visceral e parietal do pericárdio seroso. Com exceção do fluido seroso que possibilita a movimentação do coração em seu saco sem qualquer atrito, a cavidade do pericárdio é vazia.

O **pericárdio fibroso** é o revestimento externo do pericárdio seroso. É fibroso, gorduroso e fortemente fixado ao esterno, grandes vasos e diafragma. Mantém o coração que se contorce, contrai e espreme dentro do mediastino médio.

SISTEMA CIRCULATÓRIO
MEDIASTINO, PAREDES E ENVOLTÓRIOS DO CORAÇÃO

Ver 107, 109, 111, 120

SUBDIVISÕES DO MEDIASTINO
SUPERIOR_A
INFERIOR:
  ANTERIOR_B
  MÉDIO_C
  POSTERIOR_D

NC: Use suas cores mais claras para A a D; use azul para F e vermelho para G. Comece pelas "Subdivisões do mediastino". (1) Pinte os nomes das subdivisões e as quatro regiões do mediastino, na parte superior, à esquerda. (2) Pinte as principais estruturas do mediastino na vista anterior, bem como os nomes correspondentes à esquerda. Não pinte os pulmões. O timo, observado na vista sagital, foi eliminado na vista anterior para mostrar os grandes vasos que seguem o seu percurso abaixo dele. (3) Pinte as paredes do coração e as camadas do pericárdio, bem como seus nomes. A cavidade do pericárdio foi ampliada para facilitar a pintura. Normalmente, trata-se apenas de um espaço potencial (membranas contíguas com interface de líquido).

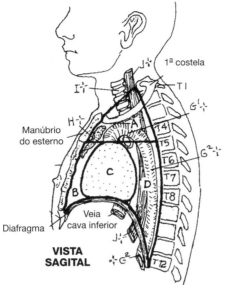

ESTRUTURAS DO MEDIASTINO
CORAÇÃO REVESTIDO POR PERICÁRDIO_E

GRANDES VASOS
VEIA CAVA SUPERIOR_F
TRONCO PULMONAR_F¹
ARTÉRIA PULMONAR_F²
VEIA PULMONAR_G
ARCO DA AORTA_G¹
PARTE TORÁCICA DA AORTA_G²
TIMO_H
TRAQUEIA_I
ESÔFAGO_J
NERVO VAGO_K
NERVO FRÊNICO_L

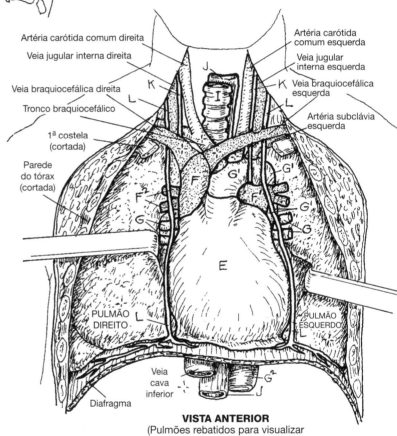

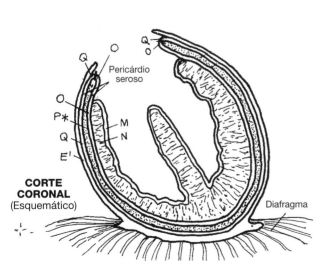

PAREDES DO CORAÇÃO/PERICÁRDIO
ENDOCÁRDIO_M
MIOCÁRDIO_N
LÂMINA VISCERAL DO PERICÁRDIO SEROSO_O
  CAVIDADE DO PERICÁRDIO_P*
LÂMINA PARIETAL DO PERICÁRDIO SEROSO_Q
PERICÁRDIO FIBROSO_E¹

O coração é a bomba muscular do sistema vascular sanguíneo. Contém quatro cavidades (câmaras): duas do lado direito (coração pulmonar) e duas do lado esquerdo (coração sistêmico).

O coração pulmonar inclui o **átrio direito** e o **ventrículo direito**. O átrio direito, de paredes finas, recebe sangue pobre em oxigênio das **veias cavas superior** e **inferior** e do seio coronário (que drena os vasos cardíacos). O **átrio esquerdo**, de paredes finas, recebe sangue ricamente oxigenado das **veias pulmonares**. O sangue atrial é bombeado em uma pressão de cerca de 5 mmHg para os **ventrículos direito** e **esquerdo** simultaneamente através dos óstios atrioventriculares, protegidos pela **valva atrioventricular direita** (**tricúspide**) e pela **valva atrioventricular esquerda** (**mitral; bicúspide**). As válvulas das valvas são como painéis de um paraquedas, fixadas aos músculos papilares nos ventrículos pelas **cordas tendíneas**. Esses músculos se contraem com os músculos ventriculares, estendendo as cordas tendíneas e resistindo à inversão das válvulas quando o sangue ventricular as pressiona durante a contração ventricular (*sístole*). O ventrículo direito bombeia sangue pobre em oxigênio para os pulmões através do **tronco pulmonar** com uma pressão de cerca de 25 mmHg (ventrículo direito), enquanto o ventrículo esquerdo bombeia simultaneamente sangue rico em oxigênio na **parte ascendente da aorta**, com uma pressão de cerca de 120 mmHg. Essa diferença de pressão reflete-se nas paredes mais espessas do ventrículo esquerdo em comparação com o ventrículo direito. As **válvulas semilunares** do **tronco pulmonar** e da **aorta**, em formato de bolsos, protegem o tronco pulmonar e a aorta, respectivamente. Quando o sangue retorna para o ventrículo, proveniente do tronco pulmonar/aorta durante a fase de repouso da contração cardíaca (*diástole*), esses bolsos se enchem, fechando os seus respectivos óstios e impedindo o refluxo para dentro dos ventrículos.

SISTEMA CIRCULATÓRIO
CÂMARAS CARDÍACAS

NC: Use azul para A a A^4; as setas pontilhadas representam o fluxo sanguíneo venoso em ambas as ilustrações. Use vermelho para H a H^4; as setas claras representam o fluxo sanguíneo arterial em ambas as ilustrações. Use cores claras para as cavidades cardíacas B, C, I e J. (1) Comece pelas setas A^4 no lado esquerdo da ilustração superior, acima e abaixo do átrio direito, B; pinte A e A^1 na lista dos nomes. Pinte as estruturas de acordo com a sequência na lista, A a H^3. (2) Pinte o esquema da circulação, abaixo, começando pela seta A^4 que conduz ao átrio direito (número 1). Pinte os números e suas setas correspondentes, na ordem de 1 a 4. Não pinte as câmaras nem os vasos na ilustração da parte inferior da página, à direita.

VEIA CAVA SUPERIOR_A
VEIA CAVA INFERIOR_A^1

ÁTRIO DIREITO_B

VENTRÍCULO DIREITO_C
 VALVA ATRIOVENTRICULAR
 DIREITA (TRICÚSPIDE)_D
 CORDAS TENDÍNEAS_E
 MÚSCULO PAPILAR_F

TRONCO PULMONAR_A^2
 VALVA DO TRONCO
 PULMONAR_G
 ARTÉRIA PULMONAR_A^3

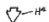

VEIA PULMONAR_H
ÁTRIO ESQUERDO_I

VENTRÍCULO ESQUERDO_J
 VALVA ATRIOVENTRICULAR
 ESQUERDA (MITRAL)_D^1
 CORDAS
 TENDÍNEAS_E^1
 MÚSCULO
 PAPILAR_F^1

PARTE ASCENDENTE
 DA AORTA_H^1
 VALVA DA AORTA_G^1
 ARCO DA AORTA_H^2
PARTE TORÁCICA
 DA AORTA_H^3

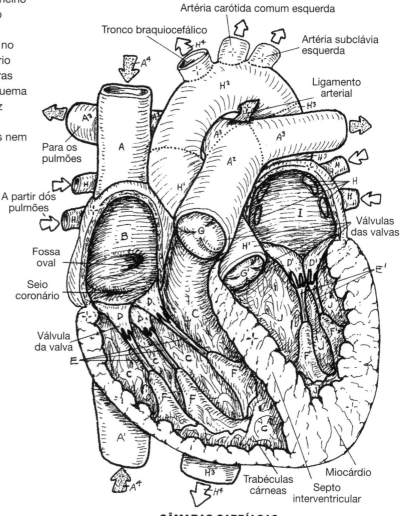

CÂMARAS CARDÍACAS E GRANDES VASOS
(Vista anterior)

SANGUE OXIGENADO
SANGUE DESOXIGENADO

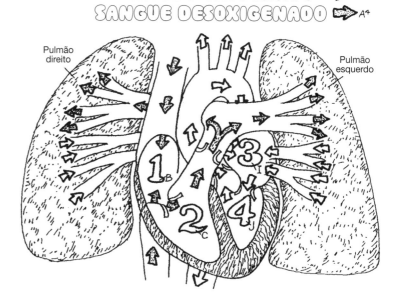

CIRCULAÇÃO ATRAVÉS DO CORAÇÃO
(Esquemático)

As células do músculo cardíaco sofrem contração espontânea. Não necessitam de inervação motora para se encurtar. Todavia, a velocidade intrínseca de contração dessas células é demasiadamente baixa e muito desorganizada para o bombeamento efetivo do coração. Felizmente, grupos de células cardíacas mais excitáveis, porém não contráteis, assumem a responsabilidade para iniciar e conduzir os impulsos eletroquímicos através da musculatura cardíaca. Essas células produzem uma sequência rítmica e coordenada de contrações do músculo cardíaco, que resultam na movimentação do sangue através das cavidades cardíacas em volumes e pressões apropriados. Essas células constituem o denominado **sistema de condução cardíaco**. Os impulsos gerados no **nó sinoatrial (SA)** distribuem-se pelos átrios e para o **nó atrioventricular (AV)** por meio de **vias internodais** não isoladas. Os impulsos saem do nó AV, percorrem o **fascículo AV** e seus **ramos** e alcançam o **plexo de Purkinje** (ramos subendocárdicos) de células inseridas na musculatura dos ventrículos.

O sistema de condução cardíaco gera alterações de voltagem no coração. Algumas dessas alterações podem ser monitoradas, avaliadas e medidas por meio de **eletrocardiografia (ECG)**. O ECG é essencialmente uma leitura de voltímetro. Não mede alterações hemodinâmicas. São aplicados eletrodos à pele de vários pontos do corpo. Os dados registrados (várias ondas de voltagem variável ao longo do tempo) são exibidos em um oscilocópio ou em uma fita de papel em movimento. O formato e a direção das deflexões das ondas dependem da relação especial dos eletrodos (derivações) na superfície do corpo.

Quando o nó SA dispara, a excitação/despolarização da musculatura atrial espalha-se a partir do nó. Isso aparece no ECG como uma deflexão para cima da linha horizontal de repouso (isoelétrica) (**onda P**). Essa deflexão precede imediatamente a contração da musculatura atrial e o enchimento dos ventrículos. O **intervalo P-Q** (**intervalo P-R** na ausência de onda Q) reflete a condução da excitação dos átrios até o plexo de células de Purkinje no miocárdio ventricular. O prolongamento desse intervalo além de 0,20 segundo pode refletir um bloqueio de condução AV. O **complexo QRS** reflete a despolarização do miocárdio ventricular. O termo *complexo* refere-se, aqui, à combinação das três ondas (Q, R e S) que precedem imediatamente a contração ventricular, em que o sangue é forçado para dentro do tronco pulmonar e na parte ascendente da aorta. O **segmento S-T** reflete um período contínuo de despolarização ventricular. A isquemia do miocárdio pode induzir a deflexão desse segmento normalmente horizontal. A **onda T** é uma deflexão prolongada para cima, que reflete a repolarização (recuperação) ventricular, durante a qual os átrios se enchem passivamente de sangue proveniente das veias cavas e das veias pulmonares. O intervalo QT, corrigido para a frequência cardíaca (QTc), reflete a despolarização e a repolarização ventriculares. O prolongamento desse segmento pode sugerir ritmos ventriculares anormais (arritmias). No coração sadio, com baixo ritmo de batimento, todos os **segmentos** P-Q, S-T e **T-P** são isoelétricos (horizontais).

SISTEMA CIRCULATÓRIO
SISTEMA DE CONDUÇÃO CARDÍACO E ECG

NC: Use azul para D e vermelho para E. Use uma cor bem clara para B, de modo que os padrões de pontos que identificam os segmentos B a B³ do ECG permaneçam visíveis após colorir. O complexo QRS e o segmento S-T (esquema do ECG) são pintados de modo semelhante; ambos refletem a despolarização ventricular. (1) Comece pela figura da parte superior, à direita, e pinte as quatro grandes setas que identificam os átrios, A^2, e os ventrículos, B^3, bem como seus nomes; não pinte os átrios nem os ventrículos. Pinte as setas das vias internodal e interatrial, A^1. (2) No meio da página, pinte os estágios do fluxo sanguíneo através do coração, bem como as letras correspondentes; relacionam-se com alterações de voltagem no ECG apresentado abaixo. (3) Pinte o ECG e as letras correspondentes, começando pelo lado esquerdo. (4) Pinte a barra horizontal abaixo da linha do tempo.

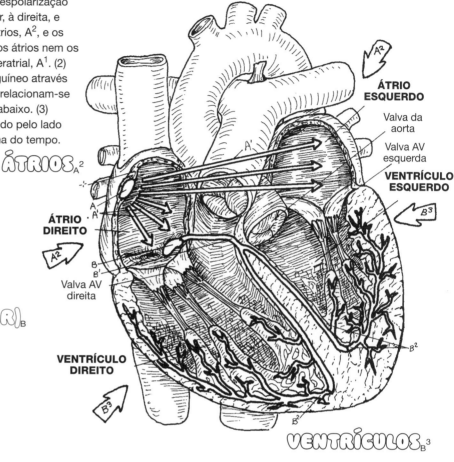

SISTEMA DE CONDUÇÃO
NÓ SA (SINOATRIAL)_A
VIA INTERNODAL_{A^1}
NÓ AV (ATRIOVENTRICULAR)_B
FASCÍCULO/RAMOS AV_{B^1}
PLEXO DE PURKINJE_{B^2}

FLUXO SANGUÍNEO
POBRE EM OXIGÊNIO_D
RICO EM OXIGÊNIO_E

ELETROCARDIOGRAMA (ECG)
ONDA P_{A^3}
INTERVALO P-Q (P-R)_{B-B^2}
COMPLEXO QRS_{B^3}
SEGMENTO S-T_{B^3}
ONDA T_{B^3}
SEGMENTO T-P_C

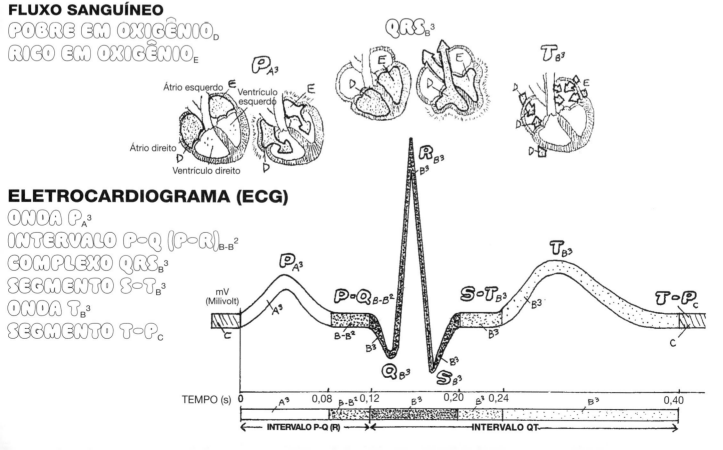

ARTÉRIAS CORONÁRIAS

As artérias coronárias formam uma coroa (em latim, *corona*) invertida na superfície do coração. As artérias percorrem sulcos, frequentemente cobertas pelo epicárdio.

Ambas as **artérias coronárias direita** e **esquerda** originam-se de pequenas aberturas (*seios da aorta*) logo acima de duas válvulas da valva da aorta. Em geral, a artéria coronária esquerda é ligeiramente maior do que a direita. Durante o ciclo cardíaco, a velocidade de fluxo na artéria coronária esquerda é, na maioria das pessoas, maior do que o fluxo na direita. Pode haver considerável variação no padrão anastomótico dos ramos das artérias coronárias direita e esquerda. Esses ramos terminam em inúmeras arteríolas que suprem a vasta rede capilar situada entre as fibras musculares. Apesar das aparentes comunicações múltiplas entre as artérias coronárias esquerda e direita, ocorrem graus variáveis de insuficiência vascular quando há obstrução significativa de uma ou de ambas as artérias coronárias. Existe algum suprimento arterial extracoronário para o coração por meio dos vasos do epicárdio (ramos das artérias torácicas internas) e vasos dos vasos da aorta.

Pode ocorrer lesão da túnica íntima das artérias coronárias com o depósito de lipídios ou inflamações. A agregação plaquetária nesses locais contribui para a formação de **placa ateromatosa** (material celular, lipídios, plaquetas, fibrina). A placa cresce no interior dos vasos, formando trombos que causam oclusão progressivamente maior dos vasos. A redução significativa do fluxo sanguíneo para o miocárdio (*isquemia*) pode provocar dor aguda (angina) no tórax, nas costas, no ombro e no braço, bem como lesão permanente do **miocárdio** (**infarto**), para não mencionar incapacidade e morte.

VEIAS CARDÍACAS

As **veias cardíacas** seguem o percurso das artérias coronárias, mas não totalmente. São observadas grandes anastomoses venosas em todo o miocárdio; a maior parte drena para o átrio direito através do **seio coronário**. As **veias cardíacas anteriores** conduzem o sangue diretamente para o átrio direito. Outras veias pequenas também podem drenar diretamente para o átrio direito. Algumas veias profundas (arteriossinusoidais) drenam diretamente nos átrios e nos ventrículos. Pode ocorrer também drenagem venosa extracardíaca por meio dos vasos dos vasos das veias cavas.

SISTEMA CIRCULATÓRIO
ARTÉRIAS CORONÁRIAS E VEIAS CARDÍACAS

ARTÉRIA CORONÁRIA DIREITA_A
 RAMO MUSCULAR_A1
 RAMO MARGINAL DIREITO_B
 RAMO INTERVENTRICULAR
  (DESCENDENTE) POSTERIOR_C
ARTÉRIA CORONÁRIA ESQUERDA_D
 RAMO INTERVENTRICULAR
  (DESCENDENTE) ANTERIOR_E
  RAMO MUSCULAR_E1
 RAMO CIRCUNFLEXO_F

NC: Pinte apenas as artérias e as veias desta página; não pinte o coração. Use cores mais vivas para A, D e L. (1) Quando pintar as artérias, inclua as linhas tracejadas que representam vasos na face posterior do coração. (2) Faça o mesmo com as veias. (3) Pinte a artéria após a placa ateromatosa na vista em detalhe.

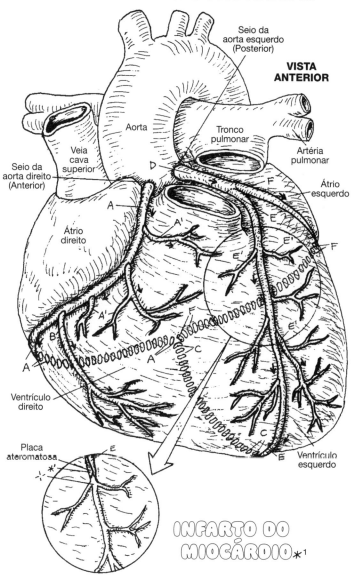

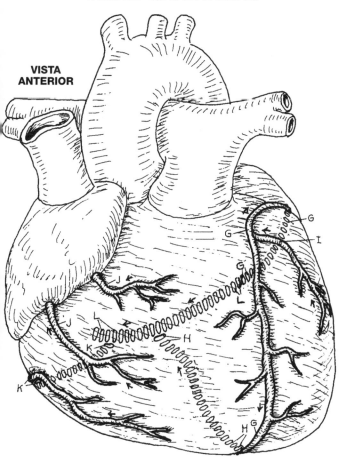

VEIA CARDÍACA MAGNA_G
VEIA INTERVENTRICULAR
 POSTERIOR (VEIA CARDÍACA
 MÉDIA)_H
VEIA MARGINAL_I
VEIA CARDÍACA ANTERIOR_J
VEIA CARDÍACA PARVA_K

SEIO CORONÁRIO_L

As **artérias para a cabeça e o pescoço**, principalmente a **artéria subclávia** e as **artérias carótidas comuns**, originam-se indiretamente por meio do **tronco braquiocefálico** no lado direito e diretamente a partir do arco da aorta no lado esquerdo. Existem bases embriológicas para essa diferença, que podem ser visualizadas na ilustração da parte inferior da página, à direita. O suprimento sanguíneo para o encéfalo, por meio das artérias vertebrais e carótida interna, é assunto da página 108.

Na ilustração da esquerda, observe o ramo da **artéria subclávia direita** (os ramos da esquerda não são mostrados aqui, porém examine a vista anterior). Os ramos da **artéria subclávia esquerda** são essencialmente idênticos. A artéria subclávia supre o membro superior por meio da artéria axilar (p. 109).

O primeiro ramo da artéria subclávia é a **artéria torácica interna**, uma importante artéria anastomótica entre os membros superior e inferior (p. 114). Muitos vasos que suprem o pescoço provêm dos **troncos tireocervical** e **costocervical**. A **artéria tireóidea inferior,** que provém do tronco tireocervical e se dirige para a glândula tireoide, é particularmente importante.

Acompanhe agora a **artéria carótida externa** após a ramificação da artéria carótida comum. Observe que o seu primeiro ramo é a **artéria tireóidea superior**, que supre a laringe e a glândula tireoide (p. 152). Acompanhe os ramos arteriais até a língua (**artéria lingual**), os músculos faciais (**artéria facial**) e a região occipital (**artéria occipital**). Neste ponto, a artéria carótida externa termina, dividindo-se em **artérias maxilar** e **temporal superficial**. Ramos da artéria maxilar incluem a **artéria meníngea média**, um vaso crítico que supre a dura-máter enquanto segue o seu percurso em um sulco do osso temporal (ver p. 23). Trata-se de um local potencial de ruptura arterial em caso de queda pesada ou golpe na parte lateral da cabeça (hematoma epidural). Se você gosta de beisebol, já pode ter-se perguntado por que o batedor usa um capacete com uma extensão que cobre o lado da cabeça voltado para o lançador. Uma bola de beisebol arremessada na têmpora (parte lateral da cabeça, imediatamente anterior à parte superior da orelha) pode causar sangramento da artéria meníngea média, que pode ser fatal se não for descoberto precocemente. Além disso, a artéria maxilar também é importante, porque supre os dentes, a mandíbula, a região do processo pterigoide, a cavidade nasal e o nariz, os palatos duro e mole e a articulação temporomandibular.

SISTEMA CIRCULATÓRIO
ARTÉRIAS DA CABEÇA E DO PESCOÇO

Ver 109, 112

NC: Use vermelho para A e cores escuras ou vivas para B e L.
(1) Comece pela vista anterior, na parte inferior da página, à direita, pintando também os nomes acima. (2) Pinte a vista lateral da esquerda, começando pelo tronco braquiocefálico, A. As linhas interrompidas, no lado da face, representam vasos que seguem o seu percurso mais profundamente do que as artérias representadas por linhas contínuas. (3) Pinte as setas que indicam os quatro locais onde o pulso arterial pode ser palpado.

TRONCO BRAQUIOCEFÁLICO_A
ARTÉRIA SUBCLÁVIA DIREITA_B
ARTÉRIA CARÓTIDA COMUM DIREITA_L
ARTÉRIA TORÁCICA INTERNA_C
ARTÉRIA CARÓTIDA INTERNA_M
ARTÉRIA VERTEBRAL_D
ARTÉRIA OFTÁLMICA_N
TRONCO TIREOCERVICAL_E
ARTÉRIA CARÓTIDA EXTERNA_O
ARTÉRIA TIREÓIDEA INFERIOR_F
ARTÉRIA TIREÓIDEA SUPERIOR_P
ARTÉRIA SUPRAESCAPULAR_G
ARTÉRIA LINGUAL_Q
ARTÉRIA CERVICAL TRANSVERSA_H
ARTÉRIA FACIAL_R
TRONCO COSTOCERVICAL_I
ARTÉRIA OCCIPITAL_S
ARTÉRIA CERVICAL PROFUNDA_J
ARTÉRIA MAXILAR_T
ARTÉRIA INTERCOSTAL SUPREMA_K
ARTÉRIA ALVEOLAR INFERIOR_U
ARTÉRIA ALVEOLAR SUPERIOR_U1
ARTÉRIA MENÍNGEA MÉDIA_V
ARTÉRIA AURICULAR POSTERIOR_W
ARTÉRIA TEMPORAL SUPERFICIAL_X
ARTÉRIA FACIAL TRANSVERSA_Y

ARTÉRIA SUBCLÁVIA ESQUERDA_B1
ARTÉRIA CARÓTIDA COMUM ESQUERDA_L1

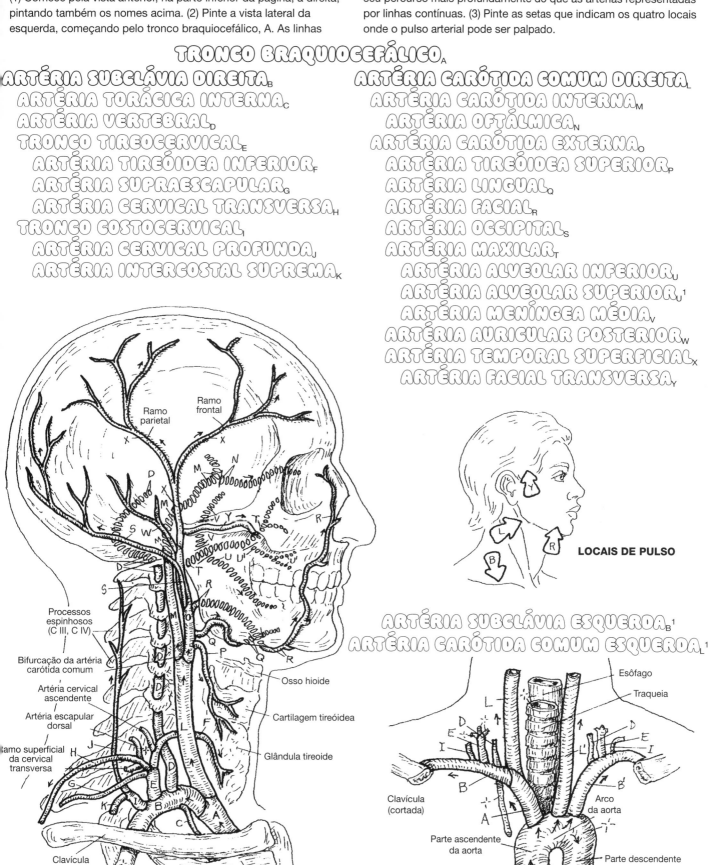

VISTA LATERAL (Lado direito)

LOCAIS DE PULSO

VISTA ANTERIOR

O suprimento sanguíneo para o encéfalo é feito por dois pares de artérias: o **sistema das artérias carótidas internas** e o **sistema das artérias vertebrais** (rever a página anterior). As duas artérias carótidas internas ascendem pelo pescoço e alcançam os *canais caróticos* na base do crânio (ver p. 23) para chegar na fossa média do crânio, lateralmente ao quiasma óptico. Na ilustração do centro, na parte superior da página, observe as extremidades cortadas das artérias carótidas internas (A). Cada artéria carótida interna termina dividindo-se em **artéria cerebral anterior** e **artéria cerebral média**. Imediatamente antes dessa divisão, a artéria carótida interna dá origem à artéria oftálmica para a órbita através da fissura orbital superior (não mostrada).

As artérias cerebrais anteriores seguem uma direção rostral, próximas uma da outra, e conectadas através de uma **artéria comunicante anterior**. A área de cobertura da artéria cerebral anterior pode ser observada em todas as três vistas de distribuição das artérias. A **artéria cerebral média** segue lateralmente, na fissura lateral entre a ínsula e o lobo temporal, dando origem a pequenas artérias lenticuloestriadas curtas em ângulos retos, dirigidas para os núcleos da base. Essas "artérias do derrame", como são designadas, constituem fontes comuns de hemorragia intracerebral, resultando, com frequência, em paralisia pelo menos parcial dos músculos do membro do lado do corpo oposto (contralateral) à hemorragia. Observe a distribuição das artérias cerebrais anterior, média e posterior na superfície do cérebro.

Na ilustração central, observe como os vasos que se originam direta ou indiretamente das artérias vertebrais (F) suprem o tronco encefálico. As **artérias espinais anteriores** originam-se das **artérias vertebrais**, assim como as artérias cerebelares inferiores posteriores (ACIP). As artérias vertebrais formam a **artéria basilar** na junção pontobulbar. Na face anterior da ponte, a artéria basilar envia ramos para o cerebelo, a orelha interna (artérias do labirinto) e a ponte e termina dividindo-se em duas **artérias cerebrais posteriores** (a parte posterior do círculo arterial do cérebro).

A **artéria comunicante posterior** é a única conexão direta do sistema de artérias vertebrais com o sistema das carótidas. Todavia, existe considerável variação nos componentes do círculo arterial, conforme observado na angiografia, incluindo anomalias e vasos acentuadamente estreitados.

SISTEMA CIRCULATÓRIO
ARTÉRIAS DO ENCÉFALO

NC: (1) Pinte os vasos do sistema das artérias carótidas A a E. (2) Pinte os vasos do sistema das artérias vertebrais F a J com cores contrastantes. (3) Pinte o diagrama na parte superior, à direita. (4) Pinte o diagrama do círculo arterial, à esquerda, começando por A. (5) Pinte os vasos nas faces medial e lateral do hemisfério cerebral.

ARTÉRIA CARÓTIDA INTERNA_A
ARTÉRIA CEREBRAL ANTERIOR_B
ARTÉRIA COMUNICANTE ANTERIOR_C
ARTÉRIA CEREBRAL MÉDIA_D
ARTÉRIA COMUNICANTE POSTERIOR_E

ARTÉRIA VERTEBRAL_F
ARTÉRIA BASILAR_G
ARTÉRIA CEREBELAR (3)_H
ARTÉRIA CEREBRAL POSTERIOR_I
ARTÉRIA ESPINAL ANTERIOR_J

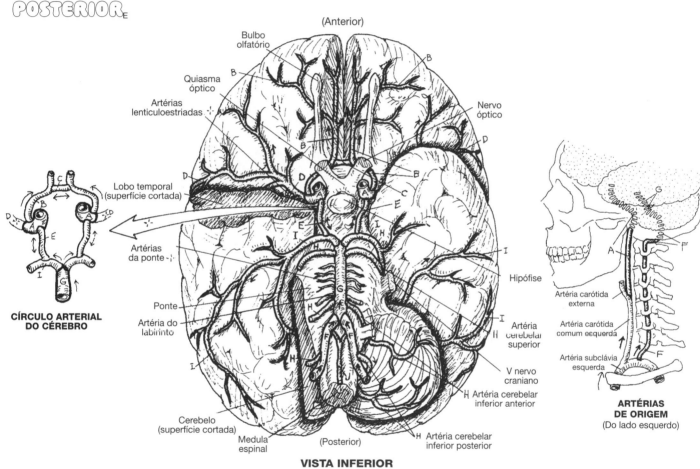

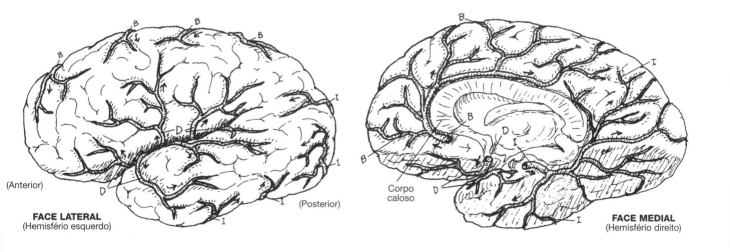

ARTÉRIAS

A principal artéria do membro superior origina-se de uma extensão da **artéria subclávia** na raiz do membro, localizada profundamente em relação à clavícula: a **artéria axilar**. Nesta página, examinando a disposição das artérias, pode-se perceber uma linha geralmente reta de uma artéria (**artéria braquial**) percorrendo o braço anteromedialmente, com um ramo importante (**artéria braquial profunda**) descendo pela parte posterior do braço e abaixo do cotovelo. Existe um complexo de vasos interligados, que constituem um padrão de circulação colateral, ao redor da escápula (não mostrado), pelo qual ramos das artérias subclávia, axilar e braquial formam *anastomoses circum-escapulares*, oferecendo uma via de fluxo sanguíneo para o antebraço em caso de oclusão das artérias axilar e braquial. Trata-se de canais anastomóticos existentes ao redor das principais articulações: (1) o acrômio e o ombro (*rede acromial* da artéria axilar) envolvendo ramos das **artérias toracoacromial, torácica lateral** e **supraescapular**; (2) colo do úmero (**artérias circunflexa da escápula** e **circunflexas anterior** e **posterior do úmero**), (3) o ombro (artérias circunflexas anterior e posterior do úmero) e (4) ao redor do cotovelo (**artérias braquial profunda, colaterais ulnares superior** e **inferior, radial** e **recorrente radial** e **artérias interósseas** [comum, anterior e posterior]).

As principais artérias do antebraço são a **artéria radial** e a **artéria ulnar**. As artérias interósseas anterior e posterior (não mostradas, porém olhe a membrana interóssea à direita) descem em ambos os lados da membrana interóssea. No punho, as artérias radial e ulnar contribuem com as anastomoses do punho e da mão, incluindo os **arcos palmares superficial** e **profundo.** As artérias digitais palmares comuns contribuem para as artérias digitais palmares próprias.

VEIAS

As veias do membro superior, como as do membro inferior, são variáveis quanto a seu número e padrão. Existem dois conjuntos de veias interconectadas: profundas e superficiais. O conjunto de veias profundas segue o percurso das artérias e recebe nomes idênticos (p. ex., artéria radial, **veia radial**). Todavia, isso não acontece com as veias superficiais (p. ex., veias **basílica, cefálica, intermédia do cotovelo**) (as veias frequentemente usadas para injeções intravenosas estão localizadas na fossa cubital; *cubital,* para se referir ao cotovelo). Fazendo o seu percurso frequentemente em pares (*veias acompanhantes*) com as artérias, as veias profundas da mão, do antebraço e do braço não são mostradas nesta página, porém é importante saber que elas seguem o seu percurso com as artérias. As linhas tracejadas representam as veias superficiais (subcutâneas) na face posterior do antebraço. Na região cubital anterior, as veias mostradas no detalhe são locais frequentes de coleta de sangue e administração de medicação intravenosa.

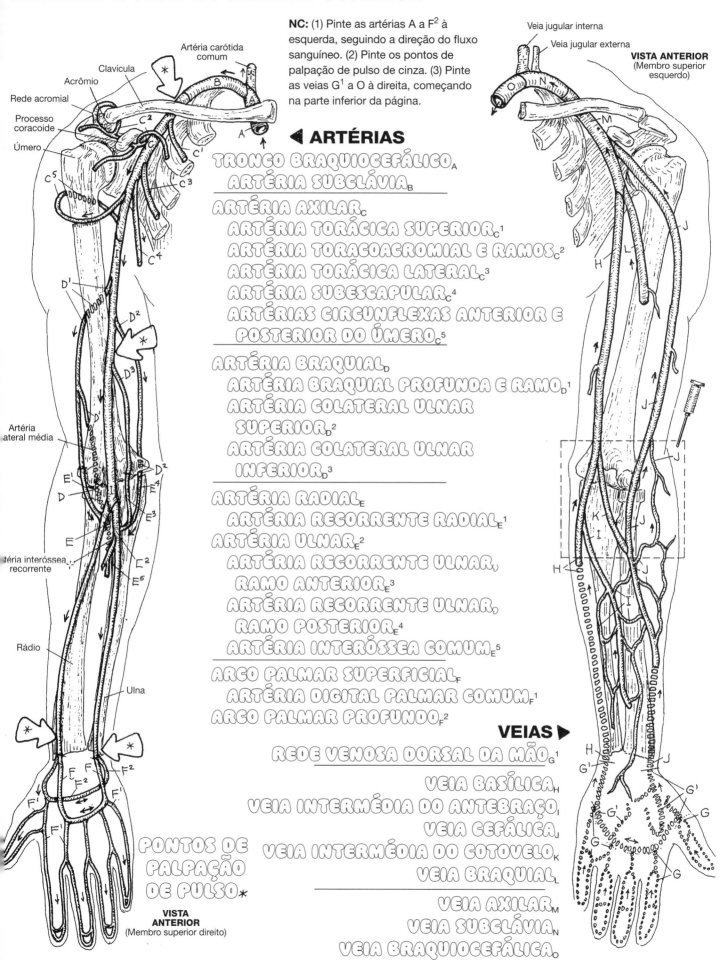

A principal **artéria para o membro inferior** começa na parede lateral da pelve. Aqui, as **artérias ilíacas comuns** bilaterais, que se originam da parte abdominal terminal da aorta (lado direito mostrado) dão origem à **artéria ilíaca interna**, que supre a parede e as vísceras da pelve. A partir da artéria ilíaca interna, surgem alguns vasos importantes para o membro inferior, incluindo as **artérias glúteas superior e inferior**, que saem da pelve através do forame isquiático maior, acima/abaixo do músculo piriforme, respectivamente (p. 59), para suprir os músculos glúteos médio e mínimo. A **artéria obturatória** e seu nervo passam através do forame obturado; a artéria supre principalmente a articulação do quadril. Observe a contribuição da artéria glútea inferior para as anastomoses existentes ao redor da articulação do quadril.

A **artéria ilíaca externa** dá origem à **artéria epigástrica inferior** muito importante, imediatamente antes de alcançar o ligamento inguinal. Essa artéria ascende pela face profunda da parede anterior do abdome até a bainha do músculo reto do abdome, onde se conecta com a artéria epigástrica superior (ver p. 111). Esta é uma importante via colateral de fluxo para o membro inferior em caso de oclusão da parte abdominal da aorta. A artéria ilíaca externa torna-se a **artéria femoral** em sua passagem sob o ligamento inguinal, acompanhada da veia e do nervo que levam o mesmo nome.

A artéria femoral dá origem à **artéria femoral profunda** no início de seu percurso; em seguida, mergulha profundamente sob o músculo sartório e perfura o compartimento muscular medial (canal dos adutores) para ter acesso à parte posterior do joelho e da perna. Devido, em parte, à massa muscular considerável existente na parte posterior da coxa, a artéria femoral profunda é de grande calibre, e seus **ramos perfurantes** descendentes são extensos. Observe como as **artérias circunflexas femorais medial** e **lateral** contribuem para as anastomoses em torno da cabeça/colo do fêmur e articulação do quadril. O suprimento sanguíneo para a região da articulação do quadril pode ser comprometido de várias maneiras.

A **artéria poplítea** é a continuação distal da artéria femoral na parte superior da fossa poplítea. Trata-se de uma artéria relativamente curta, visto que termina dividindo-se nas **artérias tibiais anterior** e **posterior**. As **artérias do joelho** formam um padrão anastomótico significativo em torno da articulação do joelho, juntamente com o ramo **circunflexo fibular** e a **artéria recorrente tibial anterior**. Podem manter os tecidos vivos em torno do joelho se houver qualquer oclusão da artéria poplítea. A **artéria tibial anterior** desce ao longo da membrana interóssea, assim como a **artéria fibular** que supre os compartimentos lateral e posterior da perna. As **artérias tibial posterior** e **fibular** seguem um percurso profundamente aos músculos gastrocnêmio e sóleo. A artéria tibial anterior sai do compartimento posterior da perna logo abaixo do joelho e desce pela face anterior da membrana interóssea. Em caso de oclusão da artéria tibial posterior, a artéria fibular se expande para receber a carga por meio de múltiplos vasos comunicantes.

A principal artéria da face dorsal do pé é a **artéria dorsal do pé**, cujo pulso é palpável sobre os ossos tarsais. A principal artéria da região plantar é a artéria tibial posterior.

SISTEMA CIRCULATÓRIO
ARTÉRIAS DO MEMBRO INFERIOR

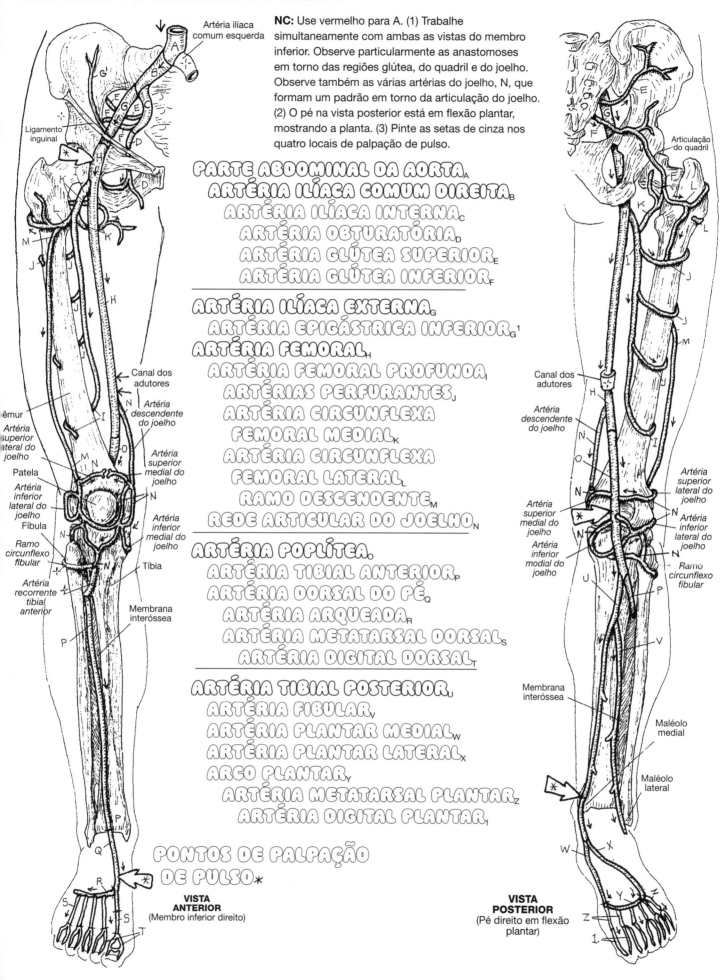

NC: Use vermelho para A. (1) Trabalhe simultaneamente com ambas as vistas do membro inferior. Observe particularmente as anastomoses em torno das regiões glútea, do quadril e do joelho. Observe também as várias artérias do joelho, N, que formam um padrão em torno da articulação do joelho. (2) O pé na vista posterior está em flexão plantar, mostrando a planta. (3) Pinte as setas de cinza nos quatro locais de palpação de pulso.

PARTE ABDOMINAL DA AORTA_A
ARTÉRIA ILÍACA COMUM DIREITA_B
  ARTÉRIA ILÍACA INTERNA_C
    ARTÉRIA OBTURATÓRIA_D
    ARTÉRIA GLÚTEA SUPERIOR_E
    ARTÉRIA GLÚTEA INFERIOR_F

ARTÉRIA ILÍACA EXTERNA_G
  ARTÉRIA EPIGÁSTRICA INFERIOR_G1
ARTÉRIA FEMORAL_H
  ARTÉRIA FEMORAL PROFUNDA_I
    ARTÉRIAS PERFURANTES_J
    ARTÉRIA CIRCUNFLEXA FEMORAL MEDIAL_K
    ARTÉRIA CIRCUNFLEXA FEMORAL LATERAL_L
      RAMO DESCENDENTE_M
REDE ARTICULAR DO JOELHO_N

ARTÉRIA POPLÍTEA_O
  ARTÉRIA TIBIAL ANTERIOR_P
    ARTÉRIA DORSAL DO PÉ_Q
    ARTÉRIA ARQUEADA_R
    ARTÉRIA METATARSAL DORSAL_S
    ARTÉRIA DIGITAL DORSAL_T

ARTÉRIA TIBIAL POSTERIOR_U
  ARTÉRIA FIBULAR_V
  ARTÉRIA PLANTAR MEDIAL_W
  ARTÉRIA PLANTAR LATERAL_X
  ARCO PLANTAR_Y
  ARTÉRIA METATARSAL PLANTAR_Z
  ARTÉRIA DIGITAL PLANTAR_1

PONTOS DE PALPAÇÃO DE PULSO✱

VISTA ANTERIOR
(Membro inferior direito)

VISTA POSTERIOR
(Pé direito em flexão plantar)

A aorta origina-se na face superior do ventrículo esquerdo como **parte ascendente da aorta**, seguida pela parte ascendente do arco da aorta. Esse grande vaso é uma "artéria de grande calibre" clássica, com parede quase totalmente composta de tecido elástico. Caracteriza-se por um par de **artérias coronárias**, que começam em dois óstios no início da parte ascendente da aorta. Abrem-se em duas das três válvulas da valva aórtica. Durante a sístole, o sangue é ejetado do ventrículo esquerdo sob alta pressão, e as válvulas da valva aórtica são pressionadas contra a parede da aorta. Durante a diástole, o sangue na parte ascendente da aorta segue um fluxo retrógrado, enche as válvulas e flui para as duas artérias coronárias. Dessa maneira, o coração proporciona a ele próprio o sangue mais "fresco" do corpo! O arco da aorta encontra-se no nível da quarta vértebra torácica.

Da direita para a esquerda, os ramos do **arco da aorta** são o **tronco braquiocefálico**, a **artéria carótida comum esquerda** e a **artéria subclávia esquerda**. A parte descendente torácica da aorta começa na altura da terceira costela (vértebra T V), intimamente aplicada à parede posterior do tórax, no lado esquerdo da linha mediana. Pequenos **ramos bronquiais** e **esofágicos** originam-se da parede anterior da parte torácica da aorta. A artéria intercostal suprema (mais alta), um ramo do **tronco costocervical** (rever p. 107), supre os primeiro e segundo espaços intercostais posteriores. A parte torácica da aorta dá origem a nove pares de artérias intercostais posteriores. Doze vértebras, onze espaços intercostais. De onde provêm as primeiras duas artérias intercostais?

Observe a **artéria torácica interna** esquerda (F) que surge da face inferior da artéria subclávia. Localiza-se nos espaços intercostais anteriores, profundamente às cartilagens costais. Dá origem às artérias intercostais anteriores (não mostradas) que, nos espaços intercostais, encontram-se com as artérias intercostais posteriores. Acompanhe essa artéria até o sexto espaço intercostal; aqui, ela se divide nas **artérias musculofrênica** (que termina no diafragma) e **epigástrica superior**. Esta última artéria desce pela parede anterior do abdome, profundamente à bainha do músculo reto do abdome (não mostrado, porém ver p. 49, camada profunda, na parte superior, à esquerda). Seus ramos terminais se conectam com os ramos terminais da artéria epigástrica inferior proveniente da artéria ilíaca externa (ver p. 110). *Trata-se de uma das anastomoses mais importantes do corpo:* por meio dessas conexões, o sangue pode fluir até os membros inferiores, mesmo na presença de grave oclusão da parte abdominal da aorta.

Os ramos da parte abdominal da aorta são viscerais ou parietais. Os ramos parietais são pequenas artérias bilaterais segmentares (**lombares**), que suprem a parede do corpo. Essas artérias são, em grande parte, responsáveis pelo fluxo de sangue arterial até a medula espinal. Os ramos viscerais podem ser em pares (p. ex., **artérias gástrica, renal, ovárica/testicular**) ou não (p. ex., tronco **celíaco, mesentérica superior, mesentérica inferior**). Esses ramos parietais e viscerais da aorta são claramente mostrados e devem ser pintados com cuidado. Serão apresentados de modo mais detalhado nos sistemas dos quais fazem parte.

SISTEMA CIRCULATÓRIO
AORTA, RAMOS E VASOS RELACIONADOS

NC: Use vermelho para A, A^1 e A^2. (1) Pinte o arco da aorta e seus ramos, A a E. Pinte os vasos que suprem os espaços intercostais anteriores e posteriores 1 a 11, F a H. (2) Pinte os ramos bronquiais e esofágicos nos brônquios e no esôfago. (3) Pinte a artéria epigástrica superior. (4) Pinte os ramos da parte abdominal da aorta. A veia cava inferior (pontilhada) é mostrada como referência.

ARCO DA AORTA_A
ARTÉRIA CORONÁRIA_B
TRONCO BRAQUIOCEFÁLICO_C
ARTÉRIA CARÓTIDA COMUM ESQUERDA_D
ARTÉRIA SUBCLÁVIA ESQUERDA_E
   ARTÉRIA TORÁCICA INTERNA_F
     ARTÉRIA MUSCULOFRÊNICA_F^1
     ARTÉRIA EPIGÁSTRICA SUPERIOR_F^2
   TRONCO COSTOCERVICAL_G
   ARTÉRIA INTERCOSTAL SUPREMA_H

PARTE TORÁCICA DA AORTA_A^1
RAMO BRONQUIAL_I
RAMO ESOFÁGICO_J
ARTÉRIAS INTERCOSTAIS POSTERIORES (9)_K

PARTE ABDOMINAL DA AORTA_A^2
TRONCO CELÍACO_L
   ARTÉRIA GÁSTRICA ESQUERDA_M
   ARTÉRIA ESPLÊNICA_N
   ARTÉRIA HEPÁTICA COMUM_O
ARTÉRIA MESENTÉRICA SUPERIOR_P
ARTÉRIA RENAL_Q
ARTÉRIA TESTICULAR/OVÁRICA_R
ARTÉRIA LOMBAR_S
ARTÉRIA MESENTÉRICA INFERIOR_T
ARTÉRIA ILÍACA COMUM_U

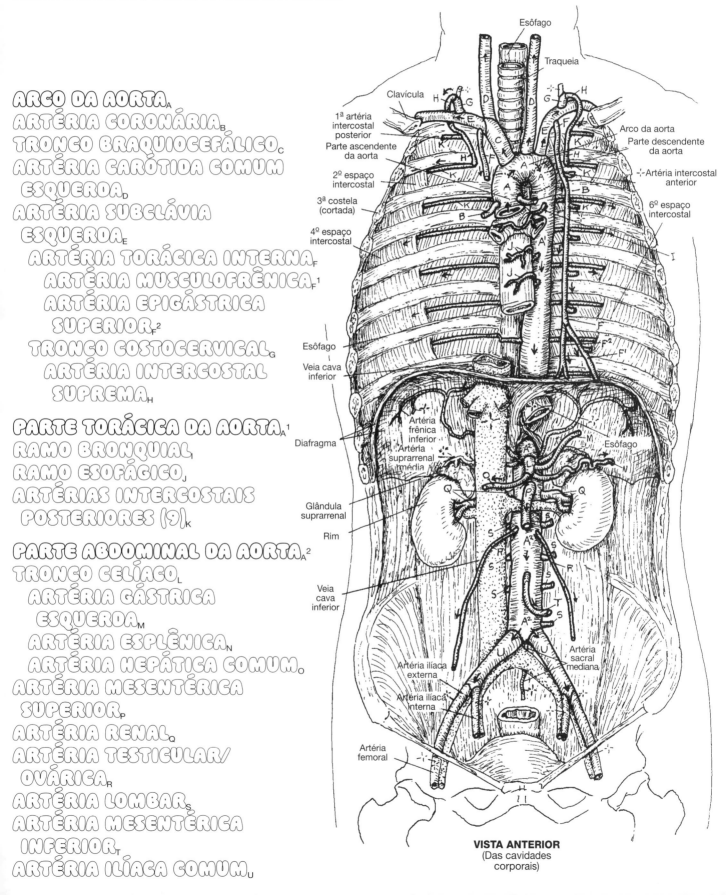

VISTA ANTERIOR
(Das cavidades corporais)

O **tronco celíaco**, a primeira artéria visceral ímpar da parte abdominal da aorta, origina-se da parte abdominal da **aorta** próximo ao hiato aórtico do diafragma. Trata-se de um vaso muito curto, que se divide imediatamente em artérias que suprem o fígado, o baço, o estômago, o duodeno e o pâncreas. Observe o rico padrão anastomótico de artérias para o estômago. As **artérias gástricas esquerda** e **direita** suprem a curvatura menor do estômago, e ramos da artéria gástrica esquerda alcançam a parte distal do esôfago. O termo *epiploico* refere-se ao omento, que é a prega de peritônio entre o estômago e o fígado (omento menor) e entre o estômago e o colo transverso (omento maior; ver p. 138, adiante). As **artérias gastromentais** (antigas artérias gastroepiploicas) suprem a curvatura maior do estômago e seguem o seu percurso no omento maior.

A **artéria mesentérica superior** supre a maior parte do intestino delgado, a cabeça do pâncreas, o ceco, o colo ascendente e parte do colo transverso. Percorre o interior do mesentério que se origina do peritônio parietal da parede posterior do abdome. Existem anastomoses entre o tronco celíaco e a artéria mesentérica superior na curvatura do duodeno. As artérias mesentéricas superior e inferior também se interconectam por meio de uma artéria marginal, que corre ao longo do intestino grosso e é alimentada por essas artérias. As artérias para o íleo/jejuno (O, P) seguem o seu percurso no interior do mesentério.

A **artéria mesentérica inferior** supre o colo transverso até o reto e o canal anal. Seus ramos situam-se, em sua maior parte, posteriormente ao peritônio (*retroperitoneais*); a principal exceção é constituída pelo grupo de vasos para o colo sigmoide, que percorrem o interior do mesocolo sigmoide, à esquerda. Observe as anastomoses entre os ramos da **artéria retal superior** (proveniente da artéria mesentérica inferior) e aqueles das artérias retais média e inferior, que provêm da artéria ilíaca interna, assim como a artéria pudenda interna.

SISTEMA CIRCULATÓRIO
ARTÉRIAS DO SISTEMA DIGESTÓRIO E ÓRGÃOS RELACIONADOS

Ver 111

NC: Use vermelho para a aorta, A. Use as mesmas cores das artérias listadas em "Parte Abdominal da Aorta" na página precedente para as artérias designadas aqui como B, J, K, L e Q. (1) Comece pela ilustração da parte superior à direita para melhor orientação. (2) Pinte a ilustração maior em sentido descendente.

AORTA_A
TRONCO CELÍACO_B
   ARTÉRIAS HEPÁTICAS: COMUM_C / ESQUERDA_{C^1} / DIREITA_{C^2}
   ARTÉRIA GÁSTRICA DIREITA_D
   ARTÉRIA GASTRODUODENAL_E
   ARTÉRIA GASTROMENTAL DIREITA_F
   ARTÉRIA GASTROMENTAL ESQUERDA_G
   ARTÉRIA PANCREATICODUODENAL (SUPERIOR)_H
   ARTÉRIA CÍSTICA_I
   ARTÉRIA GÁSTRICA ESQUERDA_J
   ARTÉRIA ESPLÊNICA_K
ARTÉRIA MESENTÉRICA SUPERIOR_L
   ARTÉRIA PANCREATICODUODENAL INFERIOR_{H^1}
   ARTÉRIA CÓLICA MÉDIA_M
   ARTÉRIA CÓLICA DIREITA_N
   ARTÉRIA ILEOCÓLICA_O
   RAMOS PARA O INTESTINO DELGADO_P
ARTÉRIA MESENTÉRICA INFERIOR_Q
   ARTÉRIA CÓLICA ESQUERDA_R
   ARTÉRIAS SIGMÓIDEAS_S
   ARTÉRIA RETAL SUPERIOR_T

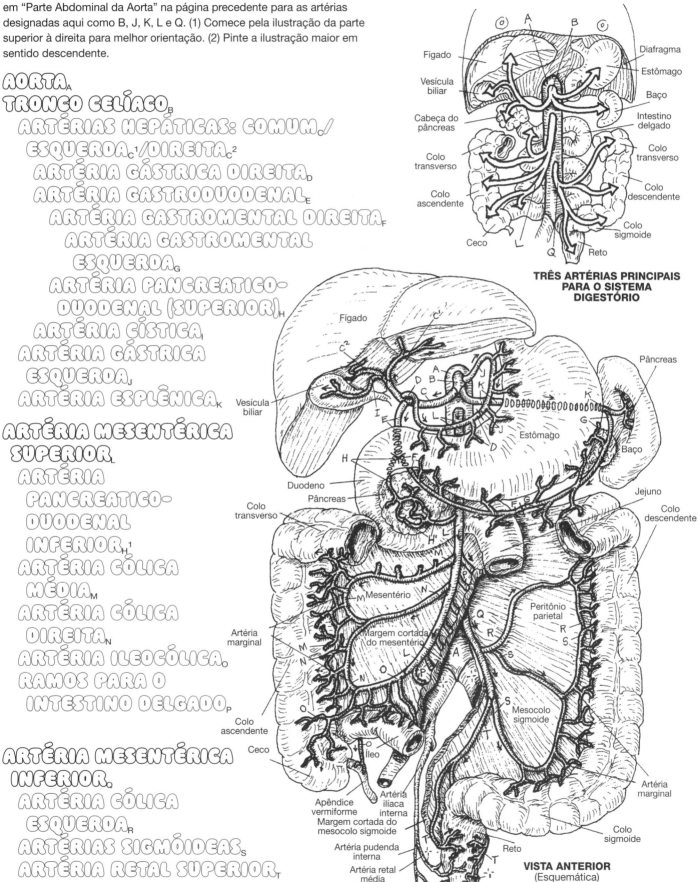

TRÊS ARTÉRIAS PRINCIPAIS PARA O SISTEMA DIGESTÓRIO

VISTA ANTERIOR (Esquemática)

A **artéria ilíaca interna** constitui a principal fonte de sangue para a **pelve** e o **períneo**. Seus ramos estão habitualmente organizados em divisões/troncos posterior (parietal) e anterior (visceral). O padrão vascular é variável, e aquele apresentado aqui é o mais característico. A partir do **tronco posterior**, a **artéria glútea superior** atravessa o *forame isquiático maior* acima do músculo piriforme para a parte superior da região glútea. As **artérias glútea inferior** e **pudenda interna**, provenientes do tronco anterior, deixam a pelve através do *forame isquiático menor*, abaixo do músculo piriforme. A artéria glútea inferior supre a parte inferior da região glútea e mantém canais anastomóticos com vasos na articulação do quadril. Proximalmente à formação das artérias glútea inferior e pudenda, o **tronco anterior** da artéria ilíaca interna dá origem a quatro ramos tanto no homem quanto na mulher. (1) A **artéria vesical superior**, que se origina na porção proximal da **artéria umbilical fetal**. Quando o cordão umbilical é cortado, a parte distal da artéria se atrofia, formando o ligamento umbilical medial; a parte restante da artéria umbilical torna-se a artéria vesical superior, que supre a parte superior da bexiga urinária e o ducto deferente. (2) O segundo ramo é a **artéria obturatória** para a região medial da coxa. (3) O terceiro ramo é a **artéria uterina**; no homem, é a **artéria vesical inferior**. A **artéria vaginal** origina-se da artéria uterina. As artérias para a próstata e as glândulas seminais (não mostradas) têm origem na artéria vesical inferior. (4) O quarto ramo é a **artéria retal média**, que contribui para o conjunto significativo de anastomoses retais em torno do reto e do canal anal (ver p. 112).

As **artérias pudendas internas** direita e esquerda suprem as estruturas genitais externas. Os vasos pudendos (e nervos) deixam a cavidade pélvica através do forame isquiático menor e descem pelo **canal do pudendo** na parede lateral da fossa isquiorretal, ao longo da face interna do ramo púbico inferior. A artéria penetra no espaço perineal profundo. Nessa região, a **artéria do bulbo do pênis**, a **artéria profunda do pênis** e a *artéria dorsal do pênis* ramificam-se para entrar na face posterior do bulbo do pênis, face posterior do corpo cavernoso e dorso do pênis, respectivamente. No homem, essas artérias fornecem sangue aos espaços vasculares de tecido erétil do corpo esponjoso e dos corpos cavernosos maiores, bem como da glande (artéria dorsal). O corpo esponjoso termina na glande do pênis. As artérias profunda e dorsal do pênis dilatam-se em resposta à estimulação parassimpática, aumentando o fluxo sanguíneo para os tecidos eréteis, expandindo os corpos eréteis, com consequente ereção e endurecimento do pênis. Em geral, o tecido erétil da glande é mais macio do que os corpos cavernosos, facilitando, assim, a penetração para a relação sexual.

Na mulher, o padrão de ramificação da artéria pudenda interna assemelha-se ao do homem, com ramos arteriais para o bulbo do vestíbulo e o corpo cavernoso do clitóris. A artéria dorsal do clitóris supre a glande do clitóris.

SISTEMA CIRCULATÓRIO
ARTÉRIAS DA PELVE E DO PERÍNEO

NC: Observe a aorta nas duas ilustrações da direita e não a pinte.
(1) Pinte as vistas mediais das duas pelves simultaneamente.
(2) Pinte ambas as metades do períneo dissecado da vista inferior.
(3) Os nomes listados em "Períneo" aparecem em uma ou mais das três vistas apresentadas.

PELVE
ARTÉRIA ILÍACA INTERNA_A
  TRONCO POSTERIOR_A1
    ARTÉRIA ILIOLOMBAR_B
    ARTÉRIA GLÚTEA SUPERIOR_C
    ARTÉRIA SACRAL LATERAL_D
  TRONCO ANTERIOR_A2
    ARTÉRIA UMBILICAL (FETAL)_E
    ARTÉRIA VESICAL SUPERIOR/ARTÉRIA DO DUCTO DEFERENTE_OF
    ARTÉRIA OBTURATÓRIA_G
    ARTÉRIA UTERINA_H
    ARTÉRIA VAGINAL_I
    ARTÉRIA VESICAL INFERIOR_J
    ARTÉRIA RETAL MÉDIA_K
    ARTÉRIA GLÚTEA INFERIOR_L

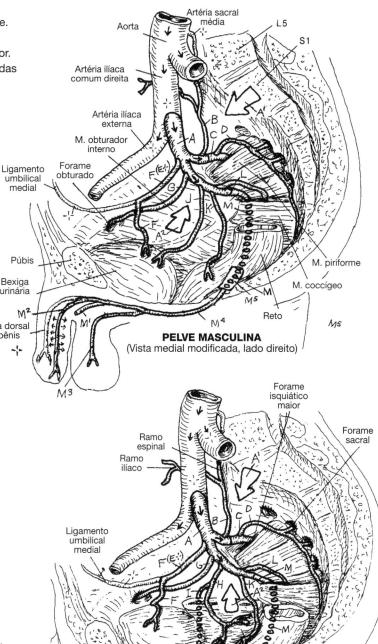

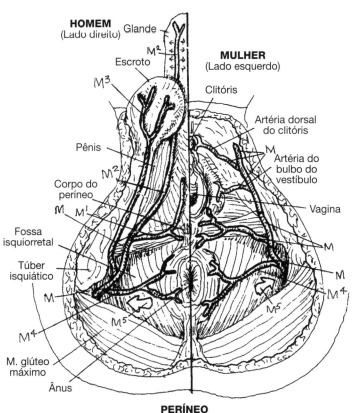

PERÍNEO
ARTÉRIA PUDENDA_M
  ARTÉRIA DO BULBO DO PÊNIS_M1
  ARTÉRIA PROFUNDA DO PÊNIS_M2
  RAMO ESCROTAL POSTERIOR_M3
  ARTÉRIA RETAL INFERIOR_M4
CANAL DO PUDENDO_M5

SISTEMA CIRCULATÓRIO
REVISÃO DAS PRINCIPAIS ARTÉRIAS

NC: As artérias são mostradas bilateralmente apenas nos membros. Observe que a figura está na posição anatômica, com as palmas das mãos voltadas para a frente. (1) Usando as páginas precedentes como referência, quando necessário, comece por A e pinte na ordem listada. Você pode querer escrever cada nome com lápis para facilitar as correções (você pode mudar de ideia!); neste caso, circule a letra ou o número no início da linha com a cor apropriada.

(Ver Apêndice A para respostas.)

A _____

ARTÉRIAS DO MEMBRO SUPERIOR
B _____
C _____
D _____
E _____
F _____
G _____
H _____
I _____
J _____

ARTÉRIAS DA CABEÇA E DO PESCOÇO
K _____
L _____
M _____

ARTÉRIAS DO TÓRAX
A _____
A^1 _____
N _____
O _____
P _____
Q _____
R _____
S _____

ARTÉRIAS DO ABDOME DA PELVE
A^2 _____
T _____
U _____
V _____
W _____
X _____
Y _____
Z _____
1 _____
2 _____

ARTÉRIAS DO MEMBRO INFERIOR
3 _____
4 _____
5 _____
6 _____
7 _____
8 _____
9 _____
10 _____
11 _____
12 _____
13 _____
14 _____

O encéfalo situa-se dentro de uma cavidade óssea (crânio) com um "teto" também ósseo (calvária). Como o teto do crânio é composto de vários ossos, o termo para teto deve estar mais no plural do que no singular. A superfície dessa cavidade óssea é periosteal e constitui a camada externa ou periosteal da dura-máter. A camada interna (ou meníngea) da dura-máter forma o saco dural que envolve o encéfalo e a medula espinal; ele também se separa da camada externa para formar pregas fibrosas que sustentam e separam as partes do encéfalo e cerebelo (rever p. 81).

Entre as camadas interna e externa da dura-máter são encontrados espaços revestidos de endotélio, denominados *seios da dura-máter*. Os seios da dura-máter conduzem sangue das veias do encéfalo para as veias jugulares internas, as veias faciais e os plexos pterigóideos de veias. Esses seios venosos também drenam as *veias diploicas* entre as lâminas de osso compacto nos ossos do crânio, bem como as *veias* meníngeas e *emissárias* que passam através dos forames do crânio para se unir a veias e plexos venosos fora do crânio.

As veias cerebrais profundas, que coletam sangue venoso do tálamo, dos núcleos da base e do diencéfalo, unem-se em duas *veias cerebrais internas* sob o esplênio (face posterior) do corpo caloso e acima do cerebelo (ver p. 75) para formar a **veia cerebral magna** (*veia de Galeno*). Aqui, a veia cerebral magna drena na extremidade anterior do **seio reto**. A confluência dos seios da dura-máter (**seio occipital**, *seio reto, seio transverso* e **seios sagitais superior** e **inferior**) ocorre próximo ao osso occipital, onde o tentório do cerebelo em formato de fenda une-se com a foice do cérebro na linha mediana (p. 81). A confluência do sangue venoso drena no par de **seios transversos** e na veia jugular interna por meio do par de **seios sigmóideos**.

O sangue venoso da fossa anterior e da fossa média do crânio e o das veias faciais flui para o par de **seios cavernosos** por meio das veias oftálmicas. Nas paredes laterais desses seios, podem ser encontrados os nervos cranianos oculomotor (terceiro), troclear (quarto), oftálmico (V^1) e maxilar (V^2) (quinto). O nervo craniano abducente (sexto) e a artéria carótida interna passam *através* dos seios cavernosos. Esses seios drenam nos **seios petrosos inferior** e **superior** da dura-máter, que fluem para a **veia jugular interna.**

Em termos práticos, a pele ao redor do nariz e nas bochechas frequentemente apresenta pequenas elevações avermelhadas com pus (pústulas). É perigoso espremer essas *espinhas* (*comedões abertos ou fechados*) com os dedos ou as unhas, visto que isso pode levar à captação de resíduos infectados pelas veias oftálmicas. Essas veias lançam esses resíduos no seio cavernoso, que podem causar a sua oclusão. Isso pode levar ao desenvolvimento de uma condição grave, denominada *trombose do seio cavernoso,* caracterizada por olhos de guaxinim, edema periorbital e muito mais. Pense de maneira antisséptica!

SISTEMA CIRCULATÓRIO
VEIAS DA CABEÇA E DO PESCOÇO

Ver 23, 81

NC: Observe a lista das tributárias, cada endentação *acima* da veia com a qual se unem e a direção do fluxo. Essa disposição é mantida em todas as páginas sobre veias. Use cores mais claras para os seios, A a K, representados na vista lateral por linhas tracejadas. (1) Comece acima pelos Seios da dura-máter. Quando pintar de cinza a foice e a tenda, pinte levemente sobre os vasos contidos nelas: A, B, D e E. Não pinte as veias cerebrais superiores que confluem no seio sagital superior, A. O seio occipital, K, é mostrado apenas na vista lateral, na ilustração da parte inferior da página. (2) Pinte as veias da cabeça e do pescoço na figura inferior, à esquerda.

SEIOS DA DURA-MÁTER

SEIO SAGITAL SUPERIOR_A
SEIO SAGITAL INFERIOR_B
VEIA CEREBRAL MAGNA_C
SEIO RETO_D
SEIO TRANSVERSO_E
SEIO SIGMÓIDEO_F
VEIA OFTÁLMICA SUPERIOR_G
SEIO CAVERNOSO_H
SEIO PETROSO SUPERIOR_I
SEIO PETROSO INFERIOR_J
SEIO OCCIPITAL_K

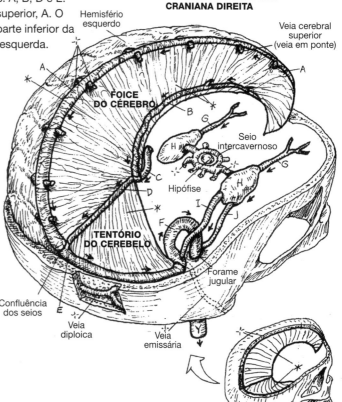

VEIAS DA CABEÇA E DO PESCOÇO

PLEXO PTERIGÓIDEO_L
VEIA MAXILAR_M
VEIA RETROMANDIBULAR_N
VEIA TEMPORAL SUPERFICIAL_O
VEIA AURICULAR POSTERIOR_P
VEIA JUGULAR ANTERIOR_Q
VEIA JUGULAR EXTERNA_R
VEIA ANGULAR_S
VEIA FACIAL PROFUNDA_T
VEIA FACIAL_U
VEIA LINGUAL_V
VEIA TIREÓIDEA SUPERIOR_W
VEIA TIREÓIDEA MÉDIA_X
VEIA JUGULAR INTERNA_Y
VEIA CERVICAL PROFUNDA_Z
VEIA VERTEBRAL_1
VEIA SUBCLÁVIA DIREITA_2
VEIA BRAQUIOCEFÁLICA DIREITA_3

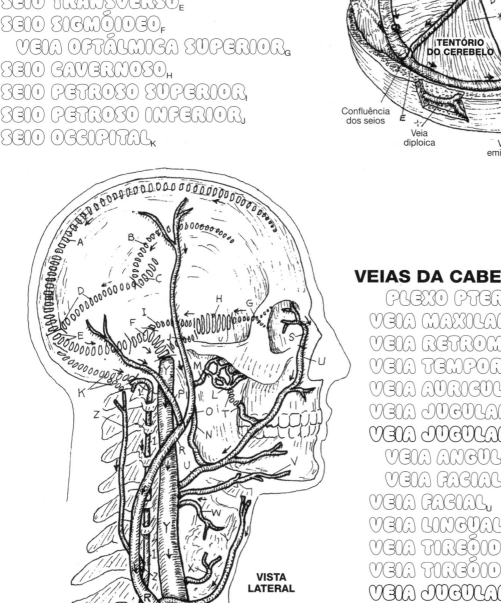

A **veia cava superior** drena a cabeça, o pescoço e os membros superiores e flui diretamente para o átrio direito do coração. Além disso, drena as regiões intercostal posterior e lombar por meio de um conjunto variável de veias, denominado **sistema ázigo**. Juntamente com as veias do canal vertebral (plexo venoso vertebral), o sistema ázigo (*veia ázigo, veia hemiázigo acessória* e *veia hemiázigo*) proporciona um meio secundário de retorno do sangue dos membros inferiores e da parede posterior do corpo ao coração em caso de obstrução da **veia cava inferior**.

Em geral, as artérias desenvolvem-se com regulação mais alta de pressões do que as veias. Em consequência, as veias (sob pressão mais baixa) são mais numerosas do que as artérias, com padrão de fluxo mais irregular, e suas paredes são mais finas. Esses fatos são mais bem observados no sistema ázigo, para o qual não existe correspondente arterial.

As **primeiras veias intercostais posteriores**, esquerda e direita, que drenam os primeiros espaços intercostais, desembocam diretamente nas veias braquiocefálicas *em ambos os lados*. As segunda e terceira veias intercostais esquerda e direita unem-se em um vaso comum, a **veia intercostal superior**, mas… aqui temos uma surpresa! A veia intercostal superior esquerda une-se à **veia braquiocefálica esquerda**, enquanto a veia intercostal superior direita drena para a veia ázigo. Do lado esquerdo, as veias intercostais posteriores 4 a 7 confluem para a **veia hemiázigo acessória**, que se une à veia ázigo; inferiormente, à esquerda, as veias intercostais posteriores 8 a 12 confluem para a **veia hemiázigo**, que cruza a coluna vertebral para drenar para a veia ázigo. À direita, as veias intercostais posteriores fluem de modo segmentar para a veia ázigo. A **veia ázigo** origina-se na veia cava inferior à direita; a veia hemiázigo origina-se da **veia lombar ascendente** à esquerda. A veia ázigo penetra no tórax através do hiato aórtico do diafragma. A veia ázigo termina na face posterior da veia cava superior, no nível da segunda cartilagem costal. As veias intercostais anteriores (não mostradas) drenam para as veias torácicas internas (F), que confluem para a veia subclávia, bilateralmente – o inverso das artérias intercostais com as quais você já está familiarizado (p. 111, 114). A veia cava inferior e o sistema ázigo não têm tributárias importantes para drenar o sistema digestório, a vesícula biliar e o pâncreas. Ver p. 118. Entretanto, o fígado é drenado pelas veias hepáticas que desembocam na veia cava inferior, logo abaixo do diafragma e átrio direito.

Observe que a veia testicular direita une-se à veia cava inferior no lado direito, em um ângulo de cerca de 20°, gerando pouca ou nenhuma resistência ao fluxo sanguíneo na veia. À esquerda, a **veia testicular** une-se à **veia renal** em ângulo reto (90°). A resistência ao fluxo sanguíneo na veia testicular criada pela corrente cruzada na veia renal tende a forçar para baixo o plexo de veias em torno do testículo esquerdo, deixando frequentemente (mas nem sempre) o testículo esquerdo em posição mais baixa que o direito.

SISTEMA CIRCULATÓRIO
SISTEMAS DAS VEIAS CAVA E ÁZIGO

NC: Use azul para as veias cavas superior e inferior, H e H[1]. Observe que um grande segmento da última foi removido para revelar a veia ázigo, N. Use cores vivas para a primeira veia intercostal posterior, D, e veia torácica interna, F, ambas as quais drenam para a veia braquiocefálica. Observe que a maioria das veias intercostais posteriores drena para a veia ázigo, N, à direita, e as veias hemiázigo acessória, L, e hemiázigo, M, à esquerda.

SISTEMA DA VEIA CAVA SUPERIOR
- VEIA TIREÓIDEA SUPERIOR, A
- VEIA TIREÓIDEA MÉDIA, B
- VEIA JUGULAR INTERNA, C
- 1ª VEIA INTERCOSTAL POSTERIOR, D
- VEIA TIREÓIDEA INFERIOR, E
- VEIA TORÁCICA INTERNA, F
- VEIA BRAQUIOCEFÁLICA DIREITA, G
- VEIA BRAQUIOCEFÁLICA ESQUERDA, G[1]
- VEIA CAVA SUPERIOR, H

SISTEMA ÁZIGO
- VEIA INTERCOSTAL POSTERIOR, D[1]
- VEIA INTERCOSTAL SUPERIOR, I
- VEIA LOMBAR, J
- VEIA LOMBAR ASCENDENTE, K
- VEIA HEMIÁZIGO (ACESSÓRIA), L
- VEIA HEMIÁZIGO, M
- VEIA ÁZIGO, N

SISTEMA DA VEIA CAVA INFERIOR
- VEIA ILÍACA COMUM, O
- VEIA TESTICULAR/OVÁRICA, P
- VEIA RENAL, Q
- VEIA HEPÁTICA, R
- VEIA CAVA INFERIOR, H[1]

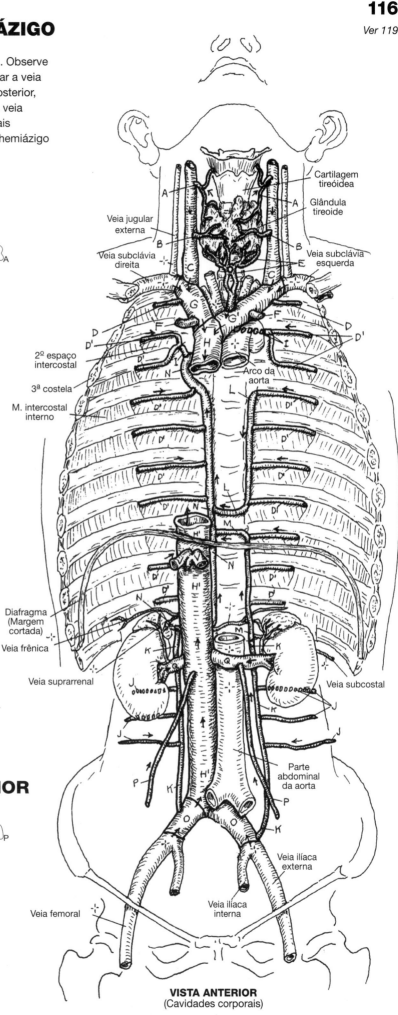

VISTA ANTERIOR
(Cavidades corporais)

As **veias profundas** seguem sob a fáscia muscular com as artérias com o mesmo nome ou destino. Como os tributários de rios que deságuam em rios maiores, as veias profundas também fluem para desaguar em veias de maior calibre. Na lista de nomes em "Veias profundas", a veia de maior calibre é a última veia da lista em cada um dos quatro grupos. Assim, A é uma veia tributária de D, que é tributária de G, que é tributária de K, que é tributária de P. P lança o sangue no coração.

As **veias superficiais** são drenadas pela **veia safena parva**, uma tributária da **veia poplítea**, e pela **veia safena magna**, uma tributária da **veia femoral**.

O fluxo sanguíneo nas veias profundas do membro inferior segue geralmente um curso para cima. Juntamente com a gravidade, longos períodos com as pernas em posição horizontal (e outras condições) podem resultar em redução da velocidade do fluxo (*estase*) nas veias profundas, produzindo dilatação venosa e inflamação (*flebite*). O processo pode ser seguido de formação de coágulos (*trombos*) (*trombose venosa profunda*) e inflamação (*tromboflebite*). Nessas condições, os trombos podem desprender-se e serem liberados na circulação venosa (*embolia*). Os êmbolos prosseguem pelas veias de calibre cada vez maior, passando facilmente para o coração direito e são bombeados para vasos de calibre progressivamente *menor* no pulmão, onde ficam presos (*embolia pulmonar*).

Embora as veias profundas geralmente acompanhem as artérias (*veias acompanhantes*), isso não ocorre com as veias superficiais. Com efeito, as veias superficiais seguem o seu percurso com nervos cutâneos na tela subcutânea; muitas são facilmente visualizadas nos membros. Nessas longas veias, o sangue precisa vencer a gravidade por uma considerável distância, e suas válvulas (p. 102) frequentemente são submetidas ao estresse da sustentação do peso. Felizmente, existem numerosos vasos comunicantes (*veias perfurantes*, não mostradas) entre as veias superficiais e as veias profundas, que possibilitam o desvio do sangue para as veias profundas. Isso compensa significativamente o efeito das válvulas incompetentes, que levam ao acúmulo de sangue e edema das veias superficiais inferiores, com potencial inflamatório. Na condição crônica, as veias safenas e suas tributárias podem tornar-se permanentemente deformadas e disfuncionais (*varicosidades*).

O sangue *precisa* continuar se movendo! O sangue que não se move coagula. Para mover o sangue nas veias da perna em toda a extensão do membro inferior até a veia cava inferior, é útil (e até mesmo necessário) movimentar rotineiramente os músculos dos pés e das pernas, de modo que o sangue venoso receba alguma assistência para retornar ao coração. Na verdade, os músculos massageiam as veias e ajudam o movimento de sangue em direção ao coração. Imagine o que o exercício pode fazer!

SISTEMA CIRCULATÓRIO
VEIAS DO MEMBRO INFERIOR

NC: Use azul para P, cores claras para as veias profundas e cores escuras para as veias superficiais (desenhadas com contornos mais escuros). As tributárias das veias superficiais podem ser vistas nos dois detalhes na parte inferior da página. (1) Comece pelas veias profundas, A, seguindo a ordem da lista de nomes e trabalhando simultaneamente com as duas vistas. (2) Pinte as veias superficiais Q^1 a V, terminando com as ilustrações menores.

VEIAS PROFUNDAS

VEIA DIGITAL PLANTAR_A/VEIA METATARSAL PLANTAR_{A1}
ARCO VENOSO PLANTAR PROFUNDO_B
VEIA PLANTAR MEDIAL_C
VEIA PLANTAR LATERAL_{C1}
VEIA TIBIAL POSTERIOR_D
VEIA DORSAL_E
VEIA TIBIAL ANTERIOR_F
VEIA POPLÍTEA_G
VEIA CIRCUNFLEXA FEMORAL LATERAL_H
VEIA CIRCUNFLEXA FEMORAL MEDIAL_{H1}
VEIA FEMORAL PROFUNDA_I
VEIA FEMORAL_J
VEIA ILÍACA EXTERNA_K
VEIAS GLÚTEAS SUPERIOR/INFERIOR_{L1}
VEIA OBTURATÓRIA_M
VEIA ILÍACA INTERNA_N
VEIA ILÍACA COMUM DIREITA_O
VEIA CAVA INFERIOR_P

VEIAS SUPERFICIAIS

VEIAS DIGITAL/METATARSAL_{Q1}
ARCO VENOSO DORSAL_R
VEIA MARGINAL LATERAL_S
VEIA MARGINAL MEDIAL_T
VEIA SAFENA MAGNA_U
VEIA SAFENA PARVA_V

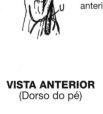

Veia safena magna e tributárias (face anterior da coxa)

VISTA ANTERIOR
(Dorso do pé)

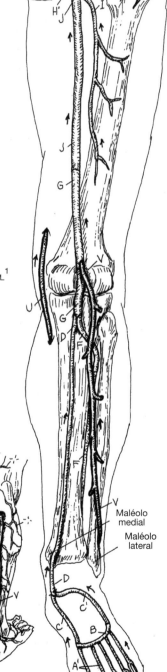

Veia safena parva e tributárias (face posterior da coxa)

VISTA POSTERIOR
(Pé em flexão plantar)

Um *sistema porta* de veias é um sistema de vasos que transporta sangue de uma rede capilar para outra sem a necessidade de passar pelo coração entre uma rede e outra. É o equivalente ao transporte de óleo cru em uma série de vagões com tanques de óleo e levar o trem até uma refinaria para descarregar o óleo cru para processamento. No corpo humano, o fígado é o centro de processamento. Seus capilares absorvem os nutrientes ingeridos e outras moléculas da primeira rede capilar no intestino e os processam em uma segunda rede de capilares (sinusoides hepáticos).

O **sistema porta do fígado** começa com os capilares do sistema digestório, da vesícula biliar, do pâncreas e do baço. As veias **tributárias** da veia porta do fígado drenam esses vasos. Não são ramos; são tributárias (como os tributários de um rio, que deságuam nele e fluem na mesma direção do rio). Dentro do fígado, *ramos* da veia porta (como os das artérias) lançam o sangue nos capilares (*sinusoides*) circundados por células hepáticas (ver p. 142). Essas células removem lipídios, carboidratos, aminoácidos, vitaminas e ferro digeridos (moleculares) dos sinusoides e os armazenam, alteram sua estrutura e/ou os distribuem para os tecidos corporais (e, no caso de moléculas desnecessárias/indesejáveis ou remanescentes degradados de substâncias tóxicas, para eliminação intestinal através da bile). O processo de distribuição começa a liberação seletiva de substâncias moleculares das células hepáticas para as pequenas tributárias das três **veias hepáticas**. As veias hepáticas desembocam na **veia cava inferior**, imediatamente abaixo do diafragma, que está imediatamente abaixo do átrio direito.

As veias que drenam as vísceras da cavidade abdominal geralmente acompanham o trajeto das artérias que suprem essas vísceras e recebem o mesmo nome que as artérias.

A doença hepática começa com a morte dos hepatócitos, seguida de resposta inflamatória, com deposição de tecido fibroso ao redor e entre os restos celulares mortos. As células hepáticas não conseguem se multiplicar rápido o suficiente para evitar a devastação causada pela invasão do tecido fibroso após a inflamação. À medida que aumenta a quantidade de tecido fibroso (cicatricial), ele invade os sinusoides hepáticos e começa a causar obstrução ao fluxo sanguíneo através da parte acometida do fígado. Em consequência, com o decorrer do tempo, o calibre da **veia porta** e o das suas tributárias aumentam significativamente. Esse evento está relacionado com a ausência de válvulas na veia porta e suas tributárias, bem como na veia cava inferior e suas tributárias. O fluxo retrógrado de sangue venoso induz a formação de vias de menor resistência. O sangue venoso precisa retornar ao átrio direito do coração e ele deve encontrar uma maneira de fazer isso.

Essas "maneiras" (vias, isto é, *1, *2) consistem no desenvolvimento de **anastomoses** entre as veias do sistema porta e as veias dos sistemas da veia cava inferior, veia cava superior, veia ázigo e vertebral. É a denominada **circulação colateral**. Com o passar do tempo e a evolução do processo, na ausência de tratamento, esses vasos anastomósticos de paredes finas (particularmente os vasos esofágicos e retais) tornam-se calibrosos e tortuosos (*varizes*), de paredes finas e sujeitos a hemorragia recorrente, se não letal.

SISTEMA CIRCULATÓRIO
SISTEMA PORTA DO FÍGADO

Ver 101, 142, 143

NC: Use azul para I e uma cor escura para J. (1) Pinte as veias A a J¹ e as setas correspondentes. Existem veias gastromentais direita e esquerda (D, D¹) e veias gástricas direita e esquerda (G, G¹). Para as setas direcionais com contornos escuros, adjacentes aos vasos sanguíneos, use a cor do vaso adjacente. (2) Pinte de cinza o título "Circulação colateral e local de anastomose", *³ e as três setas grandes relacionadas, *³, que apontam para as conexões entre a circulação porta e as tributárias da veia cava inferior, *¹, ou entre esta circulação e as tributárias da veia cava superior, *².

SISTEMA PORTA DO FÍGADO

VEIA RETAL SUPERIOR_A
VEIA MESENTÉRICA INFERIOR_B
VEIA PANCREÁTICA_C
VEIA GASTROMENTAL ESQUERDA_D
VEIA ESPLÊNICA_E
VEIA GASTROMENTAL DIREITA_D¹
VEIA MESENTÉRICA SUPERIOR_F
VEIA GÁSTRICA DIREITA_G
VEIA GÁSTRICA ESQUERDA_G¹
VEIA CÍSTICA_H
VEIA PORTA_I
VEIA HEPÁTICA E TRIBUTÁRIAS_J
VEIA CAVA INFERIOR *
TRIBUTÁRIAS *¹
TRIBUTÁRIA DA VEIA CAVA SUPERIOR *²

CIRCULAÇÃO COLATERAL E LOCAL DE ANASTOMOSE *³

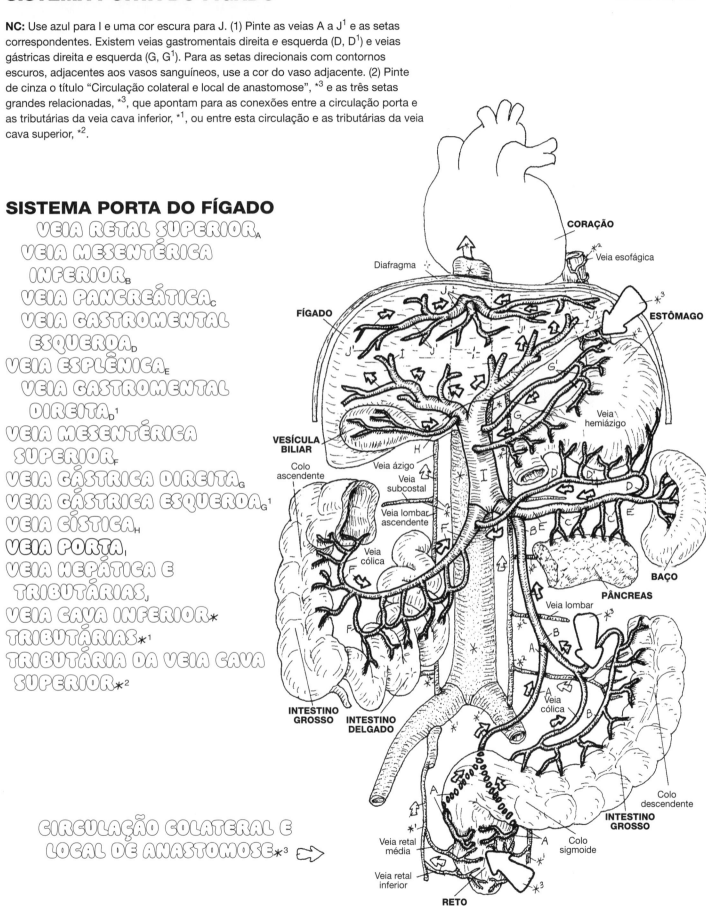

VEIAS PORTA E TRIBUTÁRIAS
(Vista anterior, esquemática)

Como todos os técnicos de análises clínicas sabem, algumas veias são extremamente variáveis quanto a seu tamanho e localização. Por que sabem disso? Porque dedicam horas, durante o seu trabalho, a procurar um vaso na fossa cubital (frente do cotovelo), por exemplo, que se pressupõe esteja neste local, porém nesta pessoa em particular, ele não está. Existem pessoas que exibem grande quantidade de veias em frente do cotovelo para a coleta de sangue, enquanto outras não parecem ter sequer uma única para introduzir a agulha!

As veias profundas acompanham as artérias do mesmo nome (embora a direção do fluxo seja oposta). Nos membros, as veias ocorrem frequentemente em pares (veias acompanhantes), enquanto as artérias raramente o fazem. Em geral, as veias superficiais não têm artérias associadas; tendem a fazer o seu percurso com nervos cutâneos. Em resumo, deve ficar bem claro que as artérias e as veias porta têm ramos. Todas as outras veias têm tributárias. Por fim, é importante reconhecer que existe quantidade substancialmente maior de veias do que de artérias no corpo.

Nesta ilustração, foram omitidas algumas das vias venosas anastomóticas entre a parte superior do tronco e os membros inferiores, que possibilitam o retorno venoso ao coração em caso de comprometimento da veia cava inferior. Você pode lembrar-se das anastomoses entre as artérias epigástricas superior e inferior (p. 111); os equivalentes venosos são veias do mesmo nome, que seguem o mesmo percurso (profundamente ao músculo reto do abdome) e terminam próximo a seus correspondentes arteriais. Existe também uma via colateral entre a veia torácica lateral (tributária da veia axilar) e a veia epigástrica superficial (tributária da veia safena magna). Essas veias não foram apresentadas em desenho ou no texto.

SISTEMA CIRCULATÓRIO
REVISÃO DAS PRINCIPAIS VEIAS

119

NC: As veias superficiais dos membros são mostradas à esquerda, e as veias profundas, à direita. Somente algumas são mostradas bilateralmente. As palmas das mãos estão voltadas para frente.
(1) Usando as páginas precedentes como referência, se necessário, comece por A (mão direita) e pinte na ordem da lista. Ao pintar cada veia, escreva o nome dela a lápis (para facilitar as correções), porém faça um círculo colorido nos números ou nas letras de identificação. Após completar as veias superficiais dos membros, pinte as veias profundas, começando pela mão ou pé. (2) Lembre-se de que as veias profundas seguem o percurso das artérias de mesmo nome.

(Ver Apêndice A para as respostas.)

VEIAS DO MEMBRO SUPERIOR
A _____
B _____
C _____
D _____
E _____
F _____
G _____
H _____
I _____
J _____
K _____
L _____
M _____
N _____

VEIAS DA CABEÇA E DO PESCOÇO
O _____
P _____

VEIAS DO TÓRAX
Q _____
R _____
S _____
T _____

VEIAS DO MEMBRO INFERIOR
U _____
V _____
W _____
X _____
Y _____
Z _____
1 _____
2 _____
3 _____
4 _____
5 _____
6 _____
7 _____
8 _____
9 _____

VEIAS DA PELVE E DO ABDOME
10 _____
11 _____
12 _____
13 _____
14 _____
15 _____
16 _____
17 _____
18 _____
19 _____
20 _____
21 _____

VEIAS SUPERFICIAIS

VEIAS PROFUNDAS

Coração

Pulmão

Fígado

Veia toraco-epigástrica

Veias superficiais da face posterior

VEIAS DORSAIS

VEIAS PLANTARES

A água corporal (60% do peso corporal) é compartimentalizada nas células (líquido intracelular, LIC) e nos espaços extracelulares/tecidos (líquido extracelular, LEC). O LEC inclui tanto o líquido tecidual quanto o líquido do sangue (plasma). Esses líquidos passam livremente de um compartimento de LEC para outro, sujeitos à difusão local e a outras pressões, bem como às forças hidrostáticas associadas ao movimento de moléculas e de líquido de um compartimento para outro. O excesso de líquido/íons/moléculas retirado dos tecidos intersticiais pelos capilares linfáticos é denominado *linfa*. O líquido em excesso no LEC é denominado *linfedema*.

Os **linfócitos** são pequenos leucócitos encontrados em todos os espaços de líquido extracelular (rever p. 100). Constituem as principais células do sistema imune (ver p. 121). A ilustração da parte inferior da página fornece um resumo visual da **circulação dos linfócitos** – é só acompanhar os números. Os linfócitos são formados no tecido hematopoético da medula óssea vermelha. Algumas dessas células sofrem diferenciação no timo (1), onde se tornam células T associadas à imunidade celular, diferentemente das células B relacionadas com a imunidade humoral (p. 121). Os linfócitos entram na circulação sanguínea (2) e passam pela rede capilar (3). Podem deixar a rede capilar e retornar ao coração pelo sistema venoso, ou podem entrar nos espaços de LEC (4). Nesses tecidos, podem ser direcionados para um antígeno para sua identificação e marcação. Os **capilares linfáticos** são tubos endoteliais de paredes finas, formados no tecido conectivo frouxo (ver detalhe na parte inferior da página). Diferentemente dos capilares sanguíneos, surgem a partir de uma extremidade "cega" ("tubos cegos"; ver ilustração da parte inferior da página, à esquerda) e unem-se a outros capilares linfáticos que, em conjunto, progridem para **vasos linfáticos** de maior calibre. A linfa e os linfócitos geralmente entram nos **linfonodos** (5) por meio dos vasos linfáticos aferentes; ver página 125. Em seu trajeto pelo linfonodo, os linfócitos podem permanecer ou sair através de vasos linfáticos eferentes (6) para finalmente entrar em um tributário do ducto torácico ou do ducto linfático direito (7). Os linfócitos também podem entrar diretamente no córtex profundo dos linfonodos, deslizando entre as células de revestimento das vênulas, caracterizadas por epitélio cúbico "arredondado" grande (vênulas de endotélio alto ou VEA (6); ver p. 125).

O fluxo da linfa é facilitado pelas contrações dos músculos nas proximidades, que aumentam as pressões dos tecidos intersticiais, e pelas válvulas linfáticas, que impedem o fluxo retrógrado da linfa. Os vasos linfáticos de maior calibre têm músculo liso em suas paredes, e a sua contração também aumenta o fluxo linfático.

Os vasos linfáticos têm um padrão de percurso tanto superficial quanto profundo. Os vasos linfáticos superficiais seguem o seu percurso nas extremidades, cabeça e pescoço, e são "filtrados" por um dos grupos mais proeminentes de linfonodos no pescoço (**linfonodos cervicais**), na axila (**axilares**) e na região inguinal (**inguinais**). Os vasos linfáticos mais profundos deságuam nos **troncos** intercostais, lombares e intestinais que fluem para a grande **cisterna do quilo**. A partir dessa cisterna, o **ducto torácico** transporta a linfa até a parte inferior esquerda do pescoço, onde recolhe a linfa dos troncos linfáticos jugular e subclávio, lançando a linfa na junção das veias jugular interna esquerda e subclávia. O mesmo processo é observado do lado direito (**ducto linfático direito**).

SISTEMA LINFÁTICO
DRENAGEM LINFÁTICA E CIRCULAÇÃO DOS LINFÓCITOS

NC: Use azul para H, vermelho para I e roxo para J; para os vasos linfáticos/linfonodos, use cores que contrastem nitidamente com aquelas usadas para os vasos sanguíneos. (1) Pinte os nomes e as estruturas/líquidos no esquema da "Circulação dos linfócitos" no desenho da parte inferior da página, à esquerda; acompanhe os números. (2) Pinte o detalhe na parte inferior, à esquerda; pinte apenas os linfócitos, N; o capilar sanguíneo, J; e o capilar linfático, K. (3) Pinte os vasos linfáticos, a cisterna do quilo e os linfonodos na ilustração da parte superior, à direita.

DRENAGEM SUPERFICIAL
VASO LINFÁTICO SUPERFICIAL_A
LINFONODO CERVICAL_B
LINFONODO AXILAR_B1
LINFONODO INGUINAL_B2

DRENAGEM PROFUNDA
TRONCO LINFÁTICO_C
CISTERNA DO QUILO_D
DUCTO TORÁCICO_E
DUCTO LINFÁTICO DIREITO_F

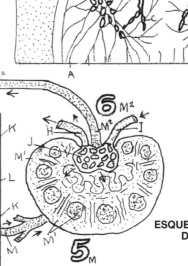

DRENAGEM LINFÁTICA SUPERFICIAL E PROFUNDA

ESQUEMA DA CIRCULAÇÃO DOS LINFÓCITOS

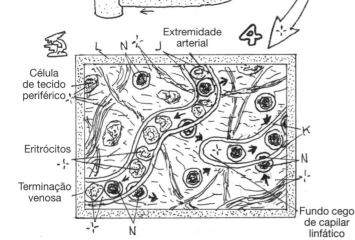

CIRCULAÇÃO DOS LINFÓCITOS
MEDULA ÓSSEA/TIMO_G1
SANGUE VENOSO_H
SANGUE ARTERIAL_I
CAPILARES SANGUÍNEOS_J
CAPILARES LINFÁTICOS_K
ESPAÇO DE LEC_L
VASO LINFÁTICO AFERENTE_M
LINFONODO_M1
VASO LINFÁTICO EFERENTE_M2
LINFÓCITO_N

O sistema linfático é o componente anatômico do sistema imune, que responde aos microrganismos que entram no corpo, bem como às células ou partes de células que não são mais reconhecíveis como "próprias". O sistema é responsável por duas formas de imunidade: a resposta imune inata e a resposta imune adaptativa (ver p. 122). A resposta imune inata é imediatamente reativa a estímulos; é inata e inespecífica. Seu principal veículo de expressão é a resposta inflamatória (p. 122). A segunda resposta leva mais tempo, visto que ela avalia a química do patógeno que estimulou a resposta (**antígeno**); todavia, ela produz imunidade permanente contra cada estímulo específico com o auxílio das células de memória. O sistema linfático consiste em tecidos e órgãos caracterizados por agrupamentos de linfócitos não consignados e consignados, fagócitos e fibroblastos no meio do líquido extracelular, linfa e capilares vasculares/linfáticos, sustentados por uma rede de fibras e células reticulares.

A **medula óssea vermelha** e o **timo** constituem as principais fontes de células linfáticas que ocupam os órgãos linfáticos. A medula óssea contém os precursores de todos os linfócitos e os libera na circulação. Consiste, em grande parte, em numerosas células sanguíneas em diferentes estágios de maturação, fagócitos, células e fibras reticulares e células adiposas. Alguns dos linfócitos amadurecem e passam por um processo de revisão estrutural e bioquímica (*diferenciação*) na medula óssea, transformando-se em linfócitos B. Os grandes linfócitos da medula óssea entram na circulação e atuam como células *natural killer* (NK).

O timo localiza-se no mediastino superior e anterior (inferior). Recebe linfócitos não consignados (*virgens*) da medula óssea. O timo está ativamente engajado na proliferação e diferenciação dos linfócitos T durante a vida embrionária e fetal, bem como durante a primeira década de vida extrauterina. O timo começa a sofrer degeneração (involução) depois da puberdade.

Os **órgãos linfáticos secundários** são estruturas predominantemente constituídas por linfócitos que migraram dos **órgãos linfáticos primários**. Variam desde uma disposição difusa de linfócitos em todo o tecido conectivo frouxo até estruturas complexas encapsuladas (**baço** e **linfonodos**).

Os **linfócitos B** (B = derivados da medula óssea [em inglês, *bone marrow*]) diferenciam-se ao longo de linhagens específicas, uma das quais é constituída pelos plasmócitos. Os **plasmócitos** secretam moléculas proteicas (**anticorpos**) nos líquidos teciduais (imunidade humoral). Os anticorpos interagem com antígenos e com partes de células livres ou ligadas e os destroem, desencadeando a ativação das células B.

Os **linfócitos T** (T = derivados do timo) diferenciam-se em vários tipos de células, incluindo as células **auxiliares** (T_H), **citotóxicas** (T_C) e de memória (não mostradas). As células T_H, ativadas por estimulação antigênica, estimulam e regulam operações imunes específicas e não específicas contra células, sem necessariamente o auxílio das células B. Estão envolvidas na imunidade celular. As células T_C matam as células marcadas por outras células T ou por linfocinas. Essas células não recirculam pela circulação sanguínea.

As **células *natural killer* (NK)** são essencialmente linfócitos não diferenciados. Fazem parte do sistema imune inato. Essas células não são ativadas (adaptadas) por outras células ou por linfocinas. As células NK destroem primariamente as células tumorais e as células infectadas por vírus em associação às células T_C.

Os **fagócitos** são macrófagos teciduais que destroem antígenos e restos celulares por fagocitose. Atuam como células apresentadoras de antígeno (CAA) para as células T. Por sua vez, as células T ativam os fagócitos.

SISTEMA IMUNE (LINFÁTICO)
INTRODUÇÃO

121
Ver 100

NC: O timo, T, mostrado aqui é visto desde o nascimento até a puberdade. Ele produz as células T_H e T_C; pinte essas células com a mesma cor usada para T. Use cores vivas para D, E, F, G, Ag e Ac; use cores claras para as células. MALT, E, são representações de uma série contínua de células encontradas na túnica mucosa de todas as vísceras; para representações mais detalhadas, veja a página 126. Os subscritos das células apresentadas são abreviaturas de seu nome. (1) Pinte todas as células; os símbolos de identificação nos núcleos das células são de uso universal; ver texto. (2) Pinte na sequência dos nomes na lista apresentada à esquerda. Procure usar a mesma cor clara para cada tipo de célula toda vez que ela aparecer nas páginas 122 a 128. Isso ajudará a memorizar os seus nomes.

ÓRGÃOS LINFÁTICOS PRIMÁRIOS
MEDULA ÓSSEA_A
TIMO_T

ÓRGÃOS LINFÁTICOS SECUNDÁRIOS
BAÇO_C
LINFONODO_D
TECIDO LINFÁTICO ASSOCIADO À TÚNICA MUCOSA (MALT)_E
TONSILAS_F
APÊNDICE VERMIFORME_G

CÉLULAS
LINFÓCITO B_B
PLASMÓCITO_PC
LINFÓCITO T (AUXILIAR)_TH
CÉLULA T (CITOTÓXICA)_TC
CÉLULA NATURAL KILLER_NK
FAGÓCITO_F

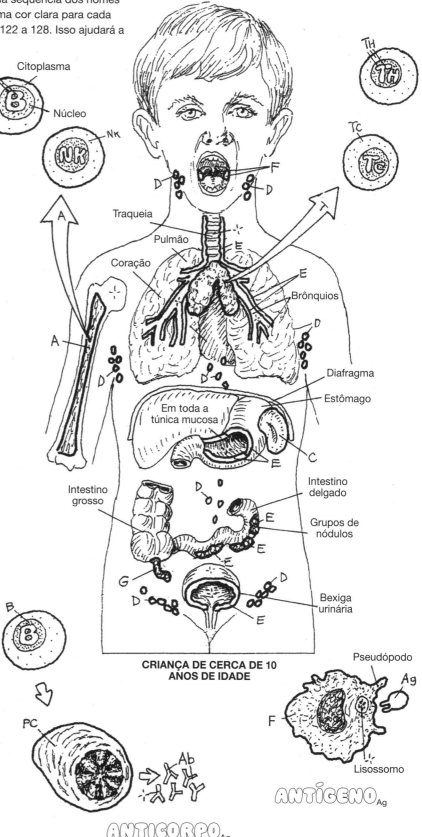

A *imunidade* é uma resposta do organismo a microrganismos patogênicos nocivos e que possivelmente comportam risco à vida. Como você aprendeu na página 121, a **imunidade inata (natural)** consiste em barreiras naturais e inespecíficas à infecção, conforme ilustrado na parte superior da página. Trata-se de uma resposta rápida, que começa com a primeira violação da pele ou da túnica mucosa. Pouco antes do nascimento e a partir daí, o indivíduo adquire progressivamente **imunidade adaptativa (adquirida)** mais específica, em que determinados linfócitos no sangue periférico, nos tecidos linfáticos e órgãos e tecidos linfáticos são ativados em resposta à exposição a um **antígeno** (qualquer material capaz de induzir resposta imune). O processo de ativação dos linfócitos leva 1 ou 2 dias para responder ao estímulo.

A imunidade inata opera indiscriminadamente contra **microrganismos** e células degeneradas, e partes de células e resíduos celulares e fibrosos. As **barreiras anatômicas** (1), como a pele e as túnicas mucosas, resistem fisicamente à invasão por microrganismos. Entretanto, uma vez violada, a pele danificada libera fatores, que desencadeiam os mecanismos da coagulação e induzem o processo de *inflamação*: a dilatação dos capilares locais provoca rubor na superfície da pele, bem como a liberação de calor; o consequente edema dos tecidos locais, devido ao acúmulo de líquido, é acompanhado do início da dor. Os neutrófilos e monócitos presentes nos capilares locais migram para a área acometida, sob a influência de citocinas e outros mediadores químicos. Milhares de **fagócitos**/macrófagos presentes no sangue (2) ou nos tecidos conectivos (3) dirigem-se para o local onde se encontram os invasores e os fagocitam (4, fagocitose), destruindo-os com enzimas lisossômicas (5). Certas proteínas solúveis presentes nos líquidos corporais, denominadas **complemento**, ligam-se aos microrganismos, intensificando o processo de fagocitose.

A imunidade adaptativa envolve respostas diversas, porém específicas dos linfócitos à presença do antígeno. Cada reação caracteriza-se pela ativação e proliferação de linfócitos, seguidas de destruição dos antígenos. Dependendo do tipo de linfócitos, são possíveis dois tipos de imunidade adquirida: a imunidade humoral e a imunidade celular. A especificidade e a diversidade de resposta, a retenção da memória celular para o antígeno e a capacidade de diferenciar o próprio do não próprio entre as proteínas presentes no corpo são inerentes a ambos os tipos de imunidade.

A **imunidade humoral (relacionada com fluidos)** caracteriza-se pela ativação dos **linfócitos B** por antígenos (Ag) (1); pela sua proliferação, formando **células de memória** (Bm) e secreção de anticorpos (Ac) (2); e pela formação de **plasmócitos** (PC) (3), que secretam anticorpos (4). Os **anticorpos** são proteínas complexas, produzidas em resposta a um antígeno específico e que se ligam a ele no sítio do determinante antigênico (5), facilitando a sua fagocitose.

A **imunidade celular** caracteriza-se pela ativação dos **linfócitos T** dos antígenos ligados a células de apresentação de antígenos: fagócitos (F) (1). A maioria das células T diferencia-se em **linfócitos T auxiliares** (T_H) e linfócitos T citotóxicos (T_C). Os linfócitos T_H (2) intensificam a imunidade humoral ativando as células B, aumentando a **resposta inflamatória**, ativando os fagócitos com fatores de estimulação (linfocinas) e formando células de memória (T_M). Os **linfócitos T citotóxicos** (3) ligam-se às **células infectadas** e as destroem e formam memórias do evento (células T_M). As **células de memória** reconhecem características estruturais específicas dos antígenos encontrados ("memória") e facilitam as respostas imunes rápidas em exposições subsequentes a esses mesmos antígenos.

SISTEMA IMUNE (LINFÁTICO)
IMUNIDADE INATA E IMUNIDADE ADAPTATIVA

NC: Use cor-de-rosa para o círculo grande designado como RI, que ilustra uma resposta inflamatória. Use as mesmas cores da página 121 sempre que possível. As linhas radiais que circundam uma célula indicam ativação. Todos os elementos foram ampliados e esquematizados para a sua coloração. (1) Pinte a lista de nomes e os elementos da "Imunidade inata" seguindo os números 1 a 5.
(2) Pinte a "Imunidade humoral", seguindo os números 1 a 5. (3) Faça o mesmo com a "Imunidade celular", seguindo os números 1 a 3.

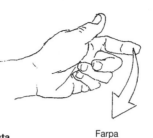

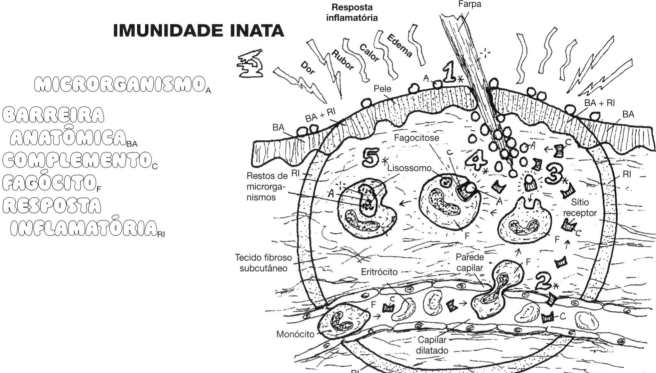

IMUNIDADE ADAPTATIVA

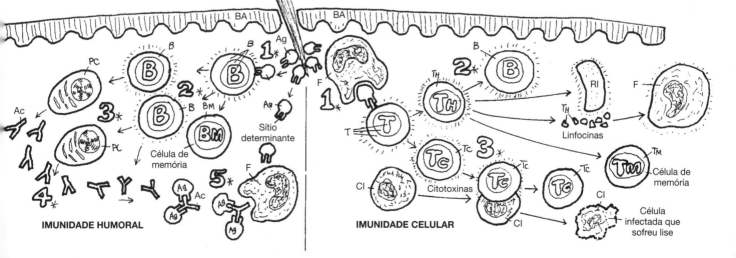

O **timo** é constituído por dois lobos de tecido glandular no mediastino anterior e no superior. Libera para todo o corpo linfócitos T, que são os protagonistas da imunidade celular. No feto a termo/recém-nascido, o timo é funcional e relativamente grande (15 g). Continua crescendo e funcionando até a puberdade, e a partir daí tanto o seu tamanho quanto a sua atividade entram em declínio.

O timo funcional consiste em lóbulos microscópicos divididos por septos contendo vasos sanguíneos. Cada lóbulo apresenta um **córtex** externo denso, com linfócitos (denominados *timócitos* enquanto se encontram no timo) e uma **medula** central muito menos densa. O tecido de sustentação do timo consiste em trabéculas fibrosas (extensões do tecido fibroso) que delimitam os lóbulos, e em uma rede de células reticulares epiteliais (RE) que formam o arcabouço para os linfócitos e os fagócitos tanto no córtex quanto na medula. É provável que as células RE, juntamente com os timócitos, possam produzir várias citocinas que influenciam o desenvolvimento dos timócitos.

As células-tronco T, que são liberadas pela medula óssea, entram no córtex do timo através das artérias tímicas, dando início ao processo de diferenciação, na forma de timócitos **imaturos**. A maioria dos timócitos corticais, embora consignados para se tornarem células T ativas, são reprovados por ocasião do exame final quando deixam de reconhecer certos antígenos. Esses timócitos são então processados para fagocitose e removidos. O número limitado de células que consegue migrar na medula apresenta sinais de desenvolvimento avançado, isto é, demonstram alterações na composição da membrana celular, que possibilitam o seu desenvolvimento em linfócitos T CD8+ citotóxicos ou linfócitos T CD4+ auxiliares. As células que passaram por esse processo de desenvolvimento deixam o timo por vênulas e entram na circulação sistêmica. O encontro com um antígeno fora do timo ativa essas células. Alguns linfócitos T entram nos **vasos linfáticos**, destinados aos linfonodos do mediastino e mais adiante.

Além de rede RE e de baixa densidade de linfócitos, a medula contém vários corpúsculos distintos, que consistem em anéis concêntricos de células epiteliais reticulares queratinizadas (corpúsculos de Hassal do timo). Sua função no desenvolvimento dos timócitos ainda não está totalmente elucidada. Acredita-se que produzam citocinas que irão influenciar o desenvolvimento dos timócitos.

A **medula óssea vermelha** (ver p. 17) é densamente preenchida por grande variedade de células sanguíneas em vários estágios de desenvolvimento, cujo conjunto é denominado *tecido hematopoético*. O arcabouço de sustentação da medula é composto de fibras reticulares e células do **estroma** (células não linfáticas que influenciam a diferenciação dos linfócitos). Alimentados por arteríolas provenientes da artéria nutrícia do osso, os capilares dentro da medula aumentam até constituírem pequenos seios (**sinusoides**). Revelam "poros" citoplasmáticos transitórios para a passagem imediata de células para a circulação. Entre as células sanguíneas em desenvolvimento estão os precursores dos linfócitos (células-tronco T e B). São estimuladas a se dividir por certos **fatores de crescimento**. A progênie dessas células consiste, em grande parte, em linfócitos pequenos e alguns linfócitos grandes. O desenvolvimento dos **linfócitos B** (células B), das células *natural killer* (linfócitos grandes) e das **células-tronco T** ocorre na medula óssea. Esses linfócitos entram nos sinusoides e no efluxo venoso para serem distribuídos por todo o corpo.

SISTEMA IMUNE (LINFÁTICO)
TIMO E MEDULA ÓSSEA VERMELHA

Ver 17, 121

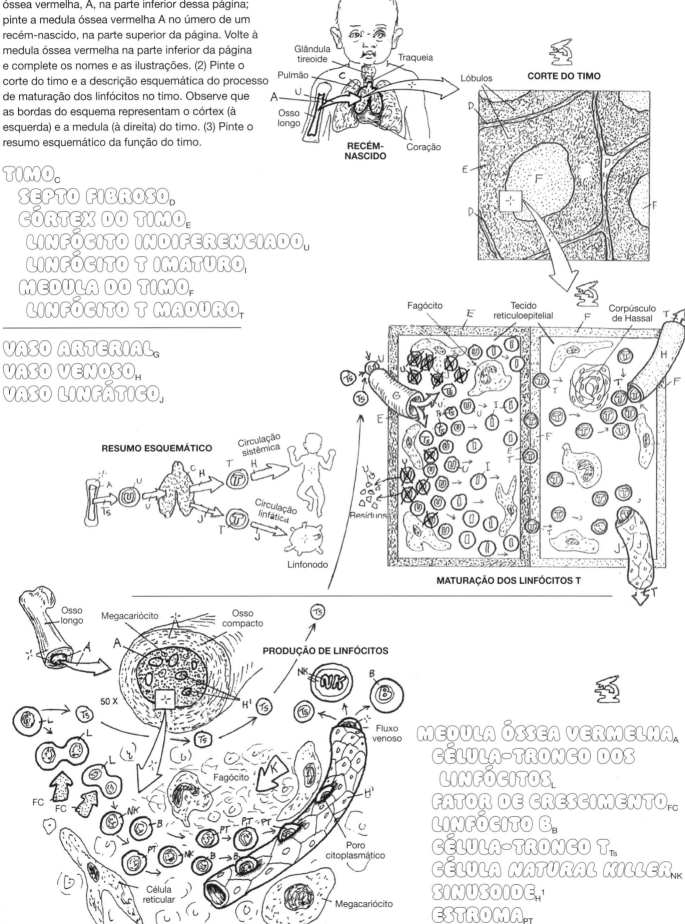

O **baço** é um órgão macio, cheio de sangue e roxo-escuro. Situa-se posteriormente no quadrante superior esquerdo do abdome, logo acima do rim esquerdo, aproximadamente no nível da 11ª e 12ª costelas. Em geral, o seu tamanho corresponde aproximadamente ao punho cerrado da pessoa. A cápsula do baço projeta extensões (**trabéculas**) para dentro do órgão, que o sustentam, assim como vasos que entram e saem. O exame microscópico do baço é complicado pela presença de um interminável mar de linfócitos, macrófagos/fagócitos, eritrócitos, restos de células sanguíneas, arteríolas e seios venosos. Não se desanime: você receberá ajuda no próximo parágrafo.

O baço é descrito com base em duas características visuais: a **polpa branca**, que consiste em **folículos linfáticos**, caracterizados por centros germinativos menos densos (e, por isso, brancos) de **linfócitos mitóticos**; e a **polpa vermelha**, constituída por cadeias de linfócitos (*cordões esplênicos*) e uma variedade de células e partes de eritrócitos, todos intimamente associados aos **sinusoides venosos** (seios esplênicos) na forma de redes circulatórias abertas e fechadas. Esses sinusoides são drenados por veias trabeculares, elas próprias tributárias da **veia** esplênica.

Na ilustração da parte inferior da página, comece com os ramos da **artéria** esplênica (parte superior, à esquerda) que penetram na **cápsula** esplênica e seguem o seu trajeto nas trabéculas fibrosas. A partir dessas artérias, surgem **arteríolas** centrais que entram na polpa branca e são circundadas por **linfócitos T**; em seguida, passam pelos folículos linfáticos, constituídos quase inteiramente por **linfócitos B**. Esses agrupamentos de linfócitos T ao redor das arteríolas centrais são denominados *bainhas linfáticas periarteriolares* (*BLPA*). À medida que os macrófagos apresentam o antígeno, e os linfócitos da polpa branca são expostos a ele, os linfócitos tornam-se ativados, adaptando-se aos vários estímulos antigênicos. Os folículos aumentam de tamanho em resposta a essa estimulação antigênica: os **linfócitos mitóticos** grandes (em vários estágios de divisão celular) aparecem em quantidades aumentadas na parte central de cada folículo (centro germinativo) após a estimulação, criando uma zona menos densa do que a área circundante repleta de células do folículo. As **arteríolas** com BLPA seguem o seu trajeto pelos centros germinativos. Quando abandonam a polpa branca, tornam-se retilíneas (como as cerdas de uma escova) e são denominadas *arteríolas peniciladas* quando entram na polpa vermelha.

Quando as arteríolas peniciladas deixam a polpa branca, elas perdem suas túnicas musculares e (1) abrem-se diretamente nos sinusoides venosos circundados por células fagocíticas; ou (2) abrem-se nos espaços teciduais por meios de lacunas no vaso (*circulação aberta*), descritas em um texto como "espaços entre as aduelas de um barril".* Os **fagócitos**/macrófagos reúnem-se em torno desses espaços, capturando, sequestrando e consumindo ou descartando os eritrócitos senescentes. A vista da polpa vermelha aqui consiste em uma das pilhas de linfócitos (cordões esplênicos) dispostos ao redor e entre os grandes sinusoides venosos revestidos de endotélio (seios esplênicos), com linfócitos, **plasmócitos**, eritrócitos, vários fagócitos e plaquetas percorrendo a rede ou *estroma* de células reticulares e fibras. O baço é o perfeito depurador: ele recicla tudo que passa por ele. Os sinusoides drenam em **vênulas**, tributárias das veias trabeculares.

As principais atividades do baço consistem na produção de anticorpos e na fagocitose.

---

*Mescher, A. L. *Junqueira's Basic Histology*. McGraw-Hill Medical, New York, 2010.

SISTEMA IMUNE (LINFÁTICO)
BAÇO

NC: A polpa branca, D, o folículo, D[1], e os sinusoides, G, não devem ser coloridos. Use púrpura avermelhado para A, vermelho para F e azul para H. Continue com as cores usadas nas páginas precedentes para as células. (1) Pinte as duas ilustrações da parte superior, com seus nomes relacionados. (2) Pinte o corte transversal; use vermelho-claro para E. (3) Pinte a ilustração maior; comece com os limites A, D e E. Pinte as várias células. Para maior clareza, não se recomenda pintar os sinusoides. Pinte com cores claras toda a polpa vermelha, mantendo todos os detalhes visíveis na ilustração.

BAÇO_A
CÁPSULA_A1
TRABÉCULA_C
POLPA BRANCA_D
FOLÍCULO LINFÁTICO_D1
POLPA VERMELHA_E

VASOS SANGUÍNEOS

ARTÉRIA_F
ARTERÍOLA_F1
SINUSOIDE VENOSO_G
VÊNULA_H
VEIA_H1

CÉLULAS

LINFÓCITO T_T
LINFÓCITO B_B
LINFÓCITO MITÓTICO_ML
FAGÓCITO_FC
PLASMÓCITO_PC

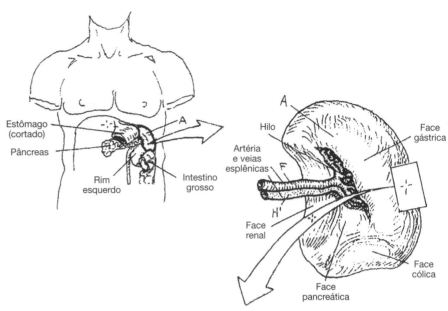

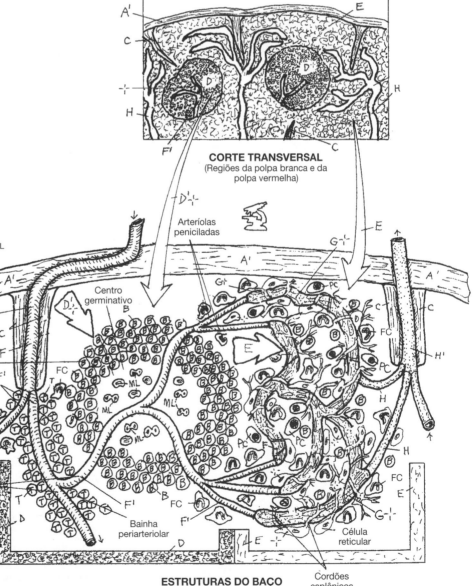

ESTRUTURAS DO BAÇO
(Esquemáticas)

O **linfonodo** tem uma **cápsula** fibrosa a partir da qual trabéculas de fibras invadem o órgão, dividindo-o incompletamente em compartimentos. Fibras finas e células reticulares espalham-se a partir das **trabéculas** para formar um matagal de células e fibras reticulares de sustentação entrelaçadas por todo o linfonodo (**rede reticular**). A cápsula recebe **vasos linfáticos aferentes** em diversos pontos ao redor do linfonodo; a **linfa** (líquido e linfócitos) infiltra-se por todos os **seios subcapsulares** e **trabeculares** no córtex superficial, córtex profundo e **seios medulares**. Em cada uma dessas áreas, os fagócitos, os linfócitos e os plasmócitos movem-se livremente. As fibras reticulares nesses seios (ver ampliação #1) formam uma estrutura espacial a partir da qual os fagócitos podem capturar prontamente os antígenos presentes no fluxo linfático. A linfa deixa os seios medulares e os linfonodos através dos **vasos linfáticos eferentes**.

O linfonodo caracteriza-se por um **córtex** superficial profundamente ao **seio subcapsular** (ver ampliações #2 e #3). Aqui, são encontradas massas particularmente densas de linfócitos B, denominadas **nódulos linfáticos**. As partes centrais desses nódulos, denominadas **centros germinativos**, apresentam áreas menos densas de **linfócitos B mitóticos** (ver #4). Quanto maior a atividade mitótica, maior o centro germinativo; na presença de quantidade significativa de **antígenos**, a atividade mitótica das células B aumenta rapidamente. O **córtex profundo** (*paracórtex*, ver #5) apresenta disposição mais difusa de **fagócitos**, grande quantidade de células T e algumas células B. As células endoteliais das vênulas pós-capilares no córtex profundo têm interesse especial (ver #7). Essas **vênulas de endotélio alto (VEA)** exibem células endoteliais cúbicas altas, que acomodam a migração dos linfócitos do sistema vascular para os seios linfáticos (*diapedese*); essa atividade cria uma ligeira diferença de pressão, que atrai linfa e eletrólitos através dos seios e para o sistema vascular. As VEA também apresentam receptores de guiamento para linfócitos, que influenciam a localização das células B e T, dentro do linfonodo. A **medula** (ver #6) contém um conjunto concentrado de **cordões medulares** e seios linfáticos interconectados, com quantidades significativas de fagócitos e **plasmócitos**.

À medida que a linfa percorre os aglomerados de fibras reticulares nos seios, os fagócitos capturam os antígenos e os apresentam às células T no córtex profundo. As células B ativadas nos nódulos, facilitadas pelas células auxiliares (T_H), transformam-se em plasmócitos e células de memória. Os plasmócitos e as células B secretam anticorpos com receptores que se ligam a uma parte do antígeno, facilitando a sua destruição. Os estímulos antigênicos acentuados promovem a formação de centros germinativos. Ocorre atividade imune adicional nas áreas paracortical e medular profunda.

Em resumo, o linfonodo constitui o local de respostas imunes tanto humorais (células B) quanto celulares (células T) a antígenos presentes na linfa. O aumento palpável dos linfonodos cervicais durante um diagnóstico duvidoso de infecção das vias respiratórias superiores, por exemplo, fornece uma prova da presença desses microrganismos.

SISTEMA IMUNE (LINFÁTICO)
LINFONODO

NC: Use vermelho para M, azul para N e verde para O. Use as mesmas cores para as células, como fez anteriormente. (1) Comece pelas setas, O, nos vasos aferentes, J, e pinte de acordo com a sequência da lista de termos apresentados. (2) Pinte as sete ampliações circulares numeradas, identificando o tema dominante em cada uma das sete regiões do linfonodo.

Ver 121, 122

LINFONODO_A
LINFA_O
VASO LINFÁTICO AFERENTE_J
CÁPSULA_A1
  SEIO SUBCAPSULAR_H
TRABÉCULA_C
  SEIO TRABECULAR_H1
CÓRTEX_E
  REDE RETICULAR_D
  LINFONODO_F
    CENTRO GERMINATIVO_G
  CÓRTEX PROFUNDO_I
    VEA_N1
MEDULA_K
  SEIO MEDULAR_H2
    CORDÕES MEDULARES_B/T

VASOS LINFÁTICOS EFERENTES_L
ARTÉRIA_M
VEIA_N

CÉLULAS
FAGÓCITOS_FC
LINFÓCITOS T_T
LINFÓCITOS B_B
  LINFÓCITOS MITÓTICOS_LM
  PLASMÓCITOS_PC
ANTÍGENO_Ag

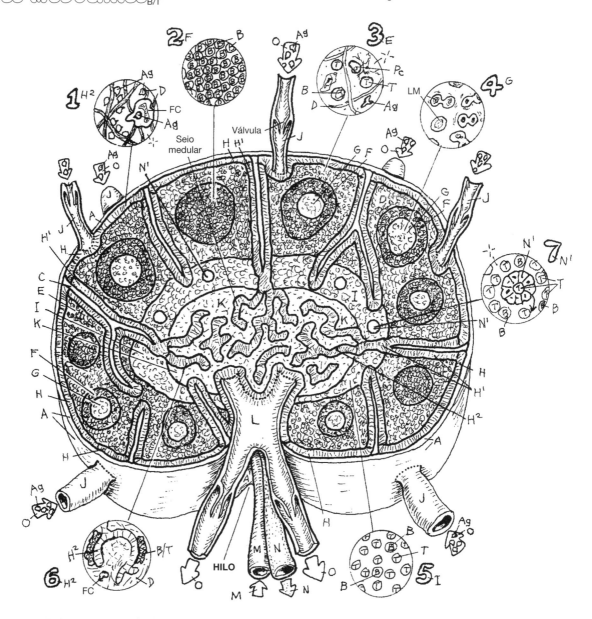

O tecido linfático não encapsulado é encontrado em abundância em todos os tecidos epiteliais e conectivos do corpo. Aqui, trataremos do tecido linfático presente na túnica mucosa e na tela submucosa das vísceras. Se você não se lembrar da túnica mucosa visualmente, retorne à página 14. O tecido linfático pode ser simplesmente representado por conjuntos móveis, frouxos ou densos, de linfócitos, que frequentemente atuam com os fagócitos como células apresentadoras de antígenos, bem como células que destroem. Nessa categoria, estão também incluídos nódulos isolados ou múltiplos de tecido linfático organizado, conforme observado nos linfonodos e no baço. Esses nódulos podem desaparecer e, em seguida, se formar novamente em resposta a estímulos antigênicos. A resposta imune adaptativa do **tecido linfático associado à túnica mucosa** (ou à tela submucosa) (**MALT**, sigla usada em inglês para *mucosal associated lymphoid tissue*) à estimulação antigênica consiste em identificar e catalogar o **antígeno** e, em seguida, produzir anticorpos ou citocinas geradas por células T que destruam o antígeno.

As **tonsilas** são massas de **folículos linfáticos primários** na túnica mucosa da boca. As tonsilas ilustradas são as palatinas, para distingui-las das tonsilas faríngeas. Localizam-se entre os arcos palatoglosso e palatofaríngeo, bilateralmente (retorne à p. 121). Não apresentam seios linfáticos definitivos; entretanto, pode haver capilares linfáticos que drenem em **vasos linfáticos eferentes** (ver "Corte de folículo", à esquerda). A inflamação da tonsila (*tonsilite*, uma resposta imune inata) ocorre comumente em resposta à estimulação antigênica. A **tonsila inflamada** apresenta-se edemaciada, avermelhada (frequentemente com estrias vasculares pela superfície da túnica mucosa), muito quente e dolorida. À medida que os microrganismos infectantes entram em contato com fagócitos e **linfócitos B**, esses microrganismos ativam os linfócitos, desencadeando a resposta imune adaptativa. A mitose começa, formam-se **centros germinativos**, a quantidade de **linfócitos** B e **T** aumenta, aparecem os **fagócitos** e os **plasmócitos**, são produzidos **anticorpos** específicos contra o microrganismo infectante, e as células B preparam uma "poção" de citocinas que logo destroem os microrganismos invasores. Consideradas como rito de passagem culturalmente aceito no passado, as tonsilectomias são agora realizadas apenas por uma causa justificável (obstrução das vias respiratórias, infecções crônicas que disseminem outras infecções).

As **placas de Peyer** são agregados de folículos linfáticos na tela submucosa da parte distal do íleo. Encontrados esporadicamente em todo o intestino, os folículos linfáticos são mais concentrados neste local. Com a estimulação antigênica, esses folículos aumentam praticamente da mesma maneira que as tonsilas, e é desencadeada a resposta imune adaptativa.

O **apêndice vermiforme** é uma extensão tubular fina do ceco (intestino grosso). Contém diversos folículos linfáticos que se estendem desde a tela submucosa até o revestimento epitelial da túnica mucosa. A túnica mucosa do apêndice vermiforme é submetida, com bastante frequência, a lesões (sementes de tomate, caroços de pipoca, sementes de girassol e corpos estranhos ingeridos), e os eventos inflamatórios (*apendicite*) são bastante comuns. A resposta imune adaptativa é típica: resposta fagocítica, identificação do microrganismo infectante, ativação dos linfócitos T e B, aumento dos nódulos/folículos linfáticos, aparecimento dos centros germinativos, formação de plasmócitos, e, subsequentemente, respostas específicas de anticorpos e citocinas.

SISTEMA IMUNE (LINFÁTICO)
TECIDO LINFÁTICO ASSOCIADO À TÚNICA MUCOSA (MALT)

126
Ver 121, 135, 141

NC: Use verde para C e as mesmas cores para as células usadas nas páginas precedentes. (1) Comece pelos nomes na parte superior à esquerda e pelas representações das tonsilas normais e inflamadas, usando rosa e vermelho, respectivamente. Pinte na sequência de cima para baixo. Inclua a ampliação circular que identifica as células predominantes dentro do folículo e do centro germinativo. (2) Pinte a vista microscópica das placas de Peyer em corte. (3) Pinte os cortes transversais do apêndice vermiforme, incluindo corte ampliado mostrando as células T ativadas, o fagócito e o plasmócito.

FOLÍCULO PRIMÁRIO_A
CENTRO GERMINATIVO_A
VASO LINFÁTICO EFERENTE_C

CÉLULA LINFÁTICA
LINFÓCITO MITÓTICO_LM
FAGÓCITO_FC
LINFÓCITO B_B
LINFÓCITO T_T
PLASMÓCITO_PC
ANTICORPO_Ac
ANTÍGENO_Ag
VASO SANGUÍNEO_VS

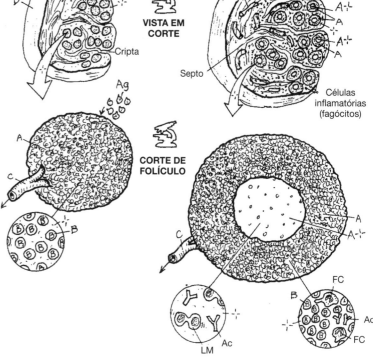

PLACAS DE PEYER
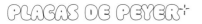
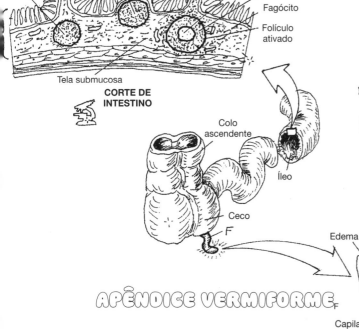

APÊNDICE VERMIFORME_F

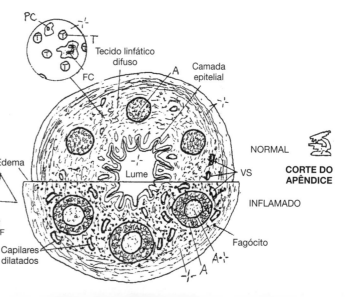

O **sistema respiratório**, com o auxílio do diafragma e dos músculos intercostais, conduz o ar até as unidades respiratórias dos pulmões (*inspiração*), em uma quantidade de 500 mℓ, em média, de modo que o oxigênio possa ser imediatamente absorvido pelo sangue, enquanto o ar saturado de dióxido de carbono pode ser expelido para a atmosfera externa. A laringe emite sons em vocalização potencialmente inteligível e pode produzir uma variedade de sons, desde uma linda melodia até uma violenta invectiva irada. O sistema respiratório ajuda a manter o equilíbrio acidobásico do sangue ao eliminar o excesso de ácido na forma de dióxido de carbono. Em nenhuma outra parte do corpo, o mundo exterior, com todas as suas criaturas de dimensões microscópicas, tem acesso tão fácil às cavidades internas protegidas do corpo, como ocorre nas interfaces ar/sangue dos pulmões. Entretanto, o corpo dispõe de uma variedade de meios para se proteger, como veremos adiante. O sistema respiratório consiste em partes condutoras de ar e partes respiratórias (*i. e.*, de troca gasosa).

O trato condutor de ar inclui uma via superior (**cavidade nasal, faringe, laringe**) e uma via inferior (**traqueia, brônquios principais** e **árvore bronquial**). A via superior é revestida por **túnica mucosa respiratória**, exceto na parte inferior da faringe, revestida por um epitélio pavimentoso estratificado. Com exceção do nariz e da faringe, a estrutura do sistema respiratório é cartilaginosa, até as vias respiratórias menores (*bronquíolos*) onde a cartilagem é substituída por músculo liso. As partes associadas às trocas gasosas são os menores bronquíolos e os alvéolos (unidades respiratórias), que ocupam grande parte do volume dos pulmões.

O **diafragma** muscular proporciona grande parte da força necessária para a inspiração e a expiração do ar. Outros 25% dessa força são gerados pelos músculos intercostais que movem as costelas.

A túnica mucosa do sistema respiratório é revestida, em grande parte, por **epitélio colunar pseudoestratificado** (nos bronquíolos) e por **epitélio** cúbico simples com células glandulares caliciformes secretoras de muco e cílios na superfície livre. Essas células sofrem transição para um epitélio pavimentoso simples nos bronquíolos respiratórios e nos alvéolos (células aéreas). Logo acima dessas células de transição, o muco excretado retém corpos estranhos sobre as superfícies bronquiolar/bronquial (bem acima dos alvéolos), onde o batimento poderoso dos cílios desloca o muco em direção à faringe para a sua excreção. O ar inalado é hidratado, colocando o oxigênio em solução, e é aquecido pelos **vasos sanguíneos** subjacentes. As células epiteliais são sustentadas por uma **lâmina própria** vascularizada, fibrosa e frouxa, repleta de fibroblastos, linfócitos e folículos linfáticos, onde ocorrem ativamente as respostas fagocíticas e imunes. Profundamente a essa camada de tecido conectivo encontra-se a tela submucosa, caracterizada por **glândulas** seromucosas tubulares, cujos ductos excretam muco na superfície da traqueia. O tecido de sustentação profundamente à tela submucosa varia: é constituído de osso na cavidade nasal; de músculo estriado e de algum músculo liso na faringe; de cartilagem hialina na laringe, traqueia e brônquios; de músculo liso nos bronquíolos; e de fibras finas de sustentação dos alvéolos.

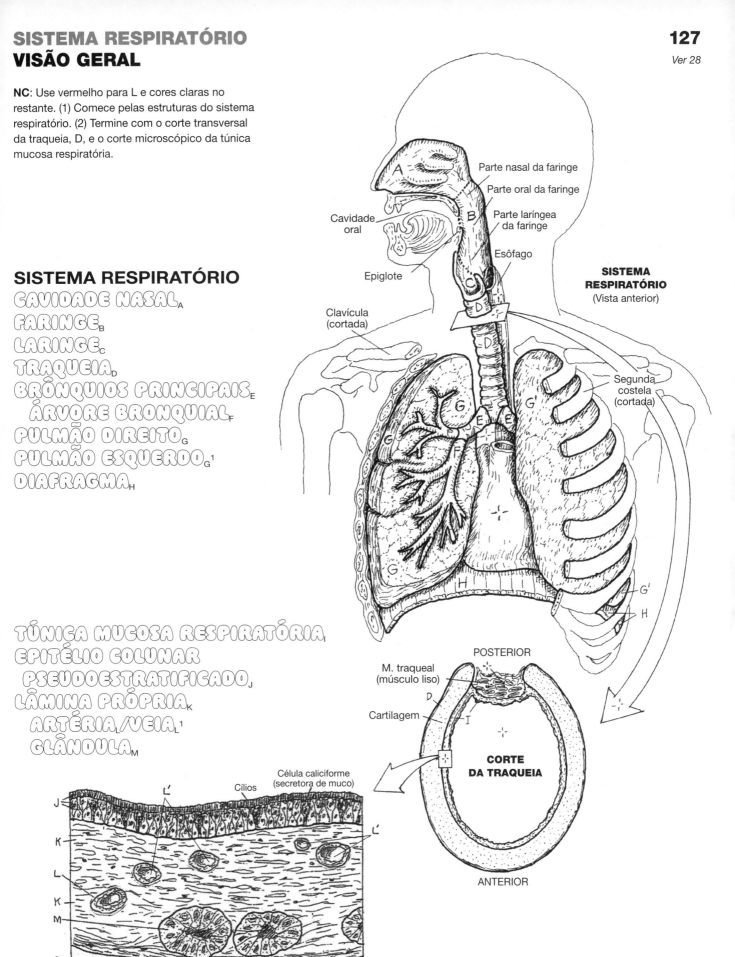

O **nariz** é externo ao crânio propriamente dito. É, em grande parte, cartilagíneo – se não fossem os pequenos **ossos nasais**, ele seria totalmente cartilagíneo. Seus orifícios (*narinas*) abrem-se na face anterior da **cavidade nasal** do crânio, que é um túnel ósseo dividido, na linha mediana, por um **septo nasal**, que é em parte cartilagíneo e em parte ósseo. Posteriormente, a cavidade nasal abre-se na faringe muscular por meio dos *cóanos*, duas aberturas posteriores de paredes ósseas, separadas uma da outra pelo **vômer**.

O nariz, situado na frente da face, frequentemente recebe a maior parte de um impacto facial. Nesses casos, não é raro que a **cartilagem do septo nasal** se desprenda da lâmina perpendicular do etmoide. Esse *desvio do septo* pode causar obstrução ao fluxo de ar através da metade estreitada da cavidade.

O **vestíbulo do nariz**, revestido de pele, tem pelos longos (*vibrissas*) que servem para desencorajar a entrada aleatória de pequenos organismos. A cavidade nasal é revestida por túnica mucosa caracterizada por células epiteliais pseudoestratificadas ciliadas e por glândulas mucosas. Ambas atuam em conjunto para manter o local limpo: as glândulas secretam muco, que retém pequenos resíduos estranhos e muco seco, enquanto os cílios das células epiteliais empurram as pequenas partículas para a parte nasal da faringe.

A **parede lateral** óssea da cavidade nasal não é mostrada detalhadamente aqui. Em geral, pode ser vista no laboratório com os ossos do crânio e com um crânio preparado (corte sagital). Se tiver um crânio, dê uma olhada. Se tiver um atlas de anatomia, procure também. A parede lateral óssea da cavidade nasal, da parte anterior para a posterior e de cima para baixo, é constituída por **osso nasal**, processo frontal da maxila, osso etmoide com as conchas nasais superior/média, osso lacrimal, corpo da maxila, concha nasal inferior, lâmina medial do processo pterigoide e lâmina perpendicular do palatino. Lateralmente a essas paredes de cada lado encontram-se os seios maxilares (ver p. 129).

As três conchas nasais ósseas (assim denominadas pela sua semelhança, em corte frontal, a uma concha curvilínea) aumentam a área de superfície da cavidade nasal, elevando significativamente a temperatura e o teor de umidade locais. A **concha nasal inferior** de cada lado está ligada ao osso etmoide por meio de uma articulação imóvel (sutura); as **conchas nasais superior** e **média** fazem parte do osso etmoide. Cada espaço sob a concha (*meato*) recebe a abertura de um seio paranasal cheio de ar, que constitui o tema da página 129. Observe que o teto da cavidade nasal (**lâmina cribriforme**) dá passagem às fibras nervosas olfatórias; repousando sobre essa lâmina ou próximo a ela estão os lobos frontais do cérebro. Observe também que o assoalho da cavidade nasal é formado pelo (1) **palato duro**, que atua como teto da cavidade oral, e (2) **palato mole,** uma extensão muscular do palato ósseo.

SISTEMA RESPIRATÓRIO
NARIZ, SEPTO NASAL E CAVIDADE NASAL

128
Ver 22

NC: Use cores bem claras para H e I. (1) Comece pela ilustração superior. (2) Pinte o septo nasal e a sua estrutura no esquema das cavidades nasais. (3) Pinte os elementos da parede lateral da cavidade nasal e suas relações na ilustração da parte inferior da página.

NARIZ
OSSO NASAL_A
CARTILAGEM DO SEPTO NASAL_B
PROCESSO LATERAL DA CARTILAGEM DO SEPTO NASAL_C
CARTILAGEM ALAR MAIOR_D
TECIDO FIBROADIPOSO_E

SEPTO NASAL
CARTILAGEM DO SEPTO NASAL_B
CARTILAGEM ALAR MAIOR_D
LÂMINA PERPENDICULAR DO OSSO ETMOIDE_F
VÔMER_G

CAVIDADE NASAL E RELAÇÕES
OSSO NASAL_A
OSSO FRONTAL_H
OSSO ESFENOIDE_I
LÂMINA CRIBRIFORME DO ETMOIDE_F¹
VESTÍBULO DO NARIZ_D¹
CONCHA NASAL SUPERIOR_J
CONCHA NASAL MÉDIA_K
CONCHA NASAL INFERIOR_L
PALATO DURO_M
PALATO MOLE_N
PAREDE LATERAL_O*

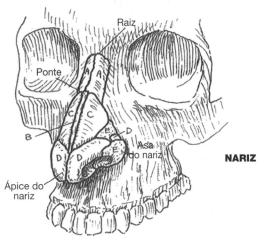

NARIZ

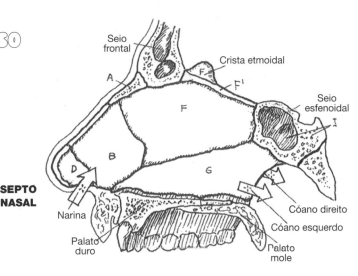

SEPTO NASAL

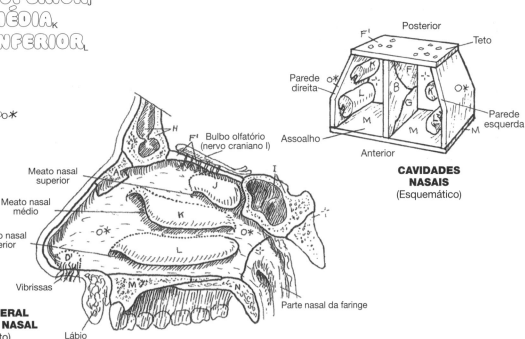

PAREDE LATERAL DA CAVIDADE NASAL (Lado direito)

CAVIDADES NASAIS (Esquemático)

O crânio tem diversas cavidades. Você já está familiarizado com algumas delas (boca, nariz, orelha externa, órbitas), mas talvez nem tanto com outras. Essas cavidades são espaços nos ossos **frontal, maxila, esfenoide, etmoide** e temporal, que não estão *diretamente* abertos para o exterior do corpo, exceto por meio da cavidade nasal. São os denominados **seios paranasais** (que devem ser distinguidos dos seios venosos, linfáticos, pericárdicos e outros seios ósseos).

Os seios paranasais tornam o crânio menos pesado, contribuem para o timbre da voz e causam desconforto a muitas pessoas. São revestidos por epitélio do tipo respiratório que se continua imediatamente com o da **cavidade nasal** e da parte nasal da faringe e, na verdade, com todo o sistema respiratório. As secreções mucosas desses revestimentos epiteliais passam ao longo de canais e entram na cavidade nasal logo abaixo das **conchas** (meatos). Seus **locais de drenagem** específicos estão indicados por setas nas ilustrações. Quando essas passagens ficam bloqueadas por edema inflamatório – como acontece com demasiada frequência em algumas pessoas –, a pressão dentro dos seios pode aumentar a ponto de causar dor considerável (sinusite, dor sinusal, cefaleia sinusal). Em geral, os descongestionantes e agentes anti-inflamatórios provocam constrição dos vasos sanguíneos, ajudando, assim, a reduzir o edema e a restabelecer a drenagem adequada dos seios. As células **mastóideas** no processo mastoide do osso temporal, imediatamente atrás e abaixo da orelha externa, e a alguma distância de suas companheiras, drenam para a orelha média (cavidade timpânica). As células mastóideas comunicam-se por meio da **tuba auditiva** (faringotimpânica) com a parte nasal da faringe, posteriormente à cavidade nasal.

Os seios paranasais são pequenos ou inexistentes por ocasião do nascimento. Permanecem nesse estágio até o desenvolvimento dos dentes permanentes e a puberdade, quando os seios aumentam, influenciando significativamente o formato do crânio facial e o aspecto da face.

O ducto lacrimonasal recebe secreções da glândula lacrimal, cuja função é manter úmida a cobertura (conjuntiva) do bulbo do olho. As lágrimas drenam para fendas na face medial das pálpebras, que se abrem em sacos que se estreitam, formando os **ductos lacrimonasais**. Esses ductos descem ao longo das paredes laterais da cavidade nasal e abrem-se no meato da **concha nasal inferior** em cada lado.

SISTEMA RESPIRATÓRIO
SEIOS PARANASAIS

NC: Para os ossos A, B, C e as conchas F, G e H, use as mesmas cores daquelas das estruturas na página 128. Pinte de cinza-claro as cavidades nasais. (1) Pinte os "Locais de drenagem dos seios" na parede lateral da cavidade nasal. Inclua as margens das conchas, que foram retiradas para revelar os meatos e os locais de drenagem relacionados. (2) Pinte o corte coronal. Trata-se de uma vista composta, mostrando aberturas na cavidade nasal que não aparecem em nenhum plano coronal individual. (3) Pinte os desenhos da parte inferior. Observe que o ducto lacrimonasal e o ducto do seio frontal são mostrados em apenas um dos lados.

SEIOS PARANASAIS
FRONTAL_A
ESFENOIDAL_B
CÉLULAS ETMOIDAIS_C
MAXILAR_D
CÉLULAS MASTÓIDEAS_E

CONCHAS NASAIS
SUPERIOR_F
MÉDIA_G
INFERIOR_H

ÓSTIO DA TUBA AUDITIVA_I
DUCTO LACRIMONASAL_J
SEPTO NASAL_K
CAVIDADE NASAL_L*

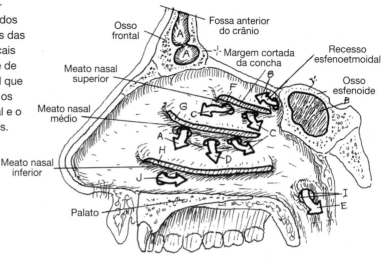

LOCAIS DE DRENAGEM DOS SEIOS
(Parede lateral direita da cavidade nasal, com as conchas nasais removidas)

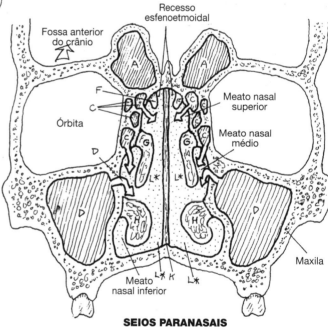

SEIOS PARANASAIS
(Corte coronal esquemático composto)

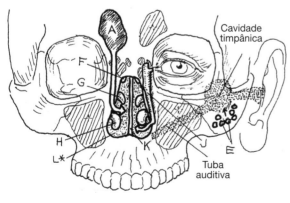

SEIOS PARANASAIS E DUCTOS

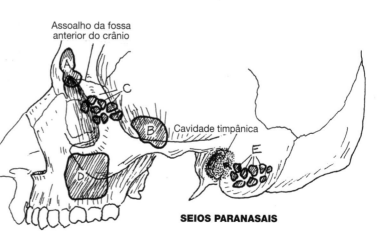

SEIOS PARANASAIS

129
Ver 130

A **faringe** é um tubo muscular que se abre posteriormente à cavidade nasal (**parte nasal da faringe**) e à cavidade oral (**parte oral da faringe**). Essas cavidades utilizam esse tubo para a entrada de ar na via respiratória superior (laringe) e de alimentos no sistema digestório superior. A proeza é evitar que o alimento entre nas vias respiratórias (aspiração) ou que o ar entre no esôfago (eructação!). A faringe é essencialmente composta de músculo esquelético, sendo os mais evidentes os músculos constritores superior, médio e inferior da faringe (p. 137). As contrações rítmicas e em sequência desses músculos, além de vários outros que fixam a faringe à base do crânio, produzem a força motriz, juntamente com a gravidade, para propelir o alimento deglutido em direção ao esôfago (*deglutição*, p. 137). A atividade muscular coordenada na faringe constitui a base do mecanismo da deglutição. O movimento de ar pela faringe é uma função de pressões de ar e volumes diferenciais criados pelos músculos da respiração (p. 133).

A **laringe** é, em primeiro lugar, uma passagem para o ar para os pulmões e a partir deles. Juntamente com essa função, a laringe pode fechar mecanicamente a via respiratória (com suas pregas vocais), impedindo, assim, a aspiração de materiais sólidos. Em segundo lugar, proporciona um meio mecânico de produzir som, com variações de timbre, tom e volume.

A laringe tem estrutura de cartilagem hialina conectada por ligamentos. O lume da laringe continua-se acima com a **parte laríngea da faringe** e abaixo com a traqueia. Sua face anterior é adjacente à fáscia frouxa e pele. Posteriormente, encontram-se a parte laríngea da faringe e a **parte cervical do esôfago**. A coluna cervical é posterior ao esôfago, e entre eles encontra-se o espaço retrofaríngeo de largura variável. Preenchido com vasos sanguíneos, representa um reservatório potencial de hemorragia de hiperextensão traumática da coluna cervical. Em geral, a laringe localiza-se entre as vértebras C II e C VI.

Apesar de estar associado à laringe, o **osso hioide** não é uma estrutura laríngea. Proporciona inserção para a membrana tíreo-hióidea (ligamento) da **cartilagem tireóidea**. Observe que essa cartilagem não tem face posterior. A proeminência laríngea (*pomo de Adão*) pode ser palpada e é geralmente vista em homens após a puberdade. A cartilagem **cricóidea** tem formato semelhante ao de um anel com sinete, voltada posteriormente e repousando sobre a primeira cartilagem traqueal. As **cartilagens aritenóideas** articulam-se com o topo da cartilagem cricóidea, girando sobre ela. As **pregas vocais** (*cordas vocais*) são ligamentos revestidos de túnica mucosa que se estendem entre as cartilagens tireóidea e aritenóidea. A tensão das pregas vocais (mudança de timbre) ocorre pela inclinação da cartilagem tireóidea para cima e para baixo. A abdução/adução das cartilagens aritenóideas variam a abertura da **rima da glote**. Na respiração, são abduzidas; na tosse, são momentaneamente aduzidas ao máximo (fechando a rima da glote e possibilitando o aumento da pressão intratorácica) e, em seguida, são abduzidas para liberar o ar retido. Durante a formação, as pregas vocais geralmente são aduzidas, variando um pouco com mudanças de timbre e volume. As **pregas vestibulares** (pregas vocais falsas) são fibrosas e só se movem passivamente. Quando edemaciadas, podem causar obstrução das vias respiratórias.

SISTEMA RESPIRATÓRIO
FARINGE E LARINGE

NC: Use cores vivas para N, O e Q. (1) Comece pelo esquema de visão geral na parte superior da página, à direita. (2) Complete o desenho grande em corte sagital composto; pinte de cinza as setas que representam o fluxo de ar. Observe as estruturas que circundam a faringe/laringe como referência, porém sem pintá-las. (3) Pinte simultaneamente todas as seis vistas da laringe.

FARINGE_A
 PARTE NASAL DA FARINGE_B
  TONSILA FARÍNGEA_C
 PARTE ORAL DA FARINGE_D
  TONSILA PALATINA_E
 PARTE LARÍNGEA DA FARINGE_F

OSSO HIOIDE_G

LARINGE_H
 CAVIDADE DA LARINGE_H1
 EPIGLOTE_I
 CARTILAGEM TIREÓIDEA_J
 MEMBRANA TÍREO-HIÓIDEA_K
 CARTILAGEM CRICÓIDEA_L
  LIGAMENTO CRICOTIREÓIDEO_M
 CARTILAGEM ARITENÓIDEA_N
  CARTILAGEM CORNICULADA_O
 PREGA VESTIBULAR_P
 LIGAMENTO VOCAL E PREGA
  VOCAL_Q
   RIMA DA GLOTE_R*

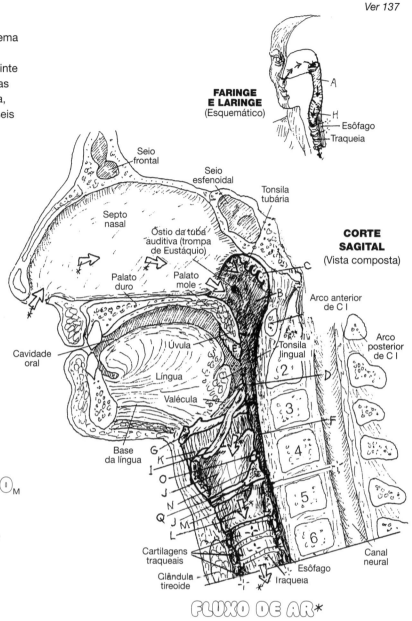

FARINGE E LARINGE (Esquemático)

CORTE SAGITAL (Vista composta)

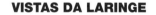
FLUXO DE AR*

VISTAS DA LARINGE

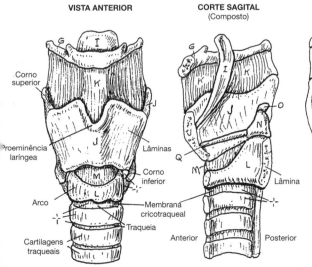

VISTA ANTERIOR — CORTE SAGITAL (Composto) — VISTA POSTERIOR

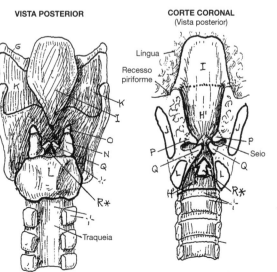

CORTE CORONAL (Vista posterior)

VISTA POSTEROSSUPERIOR
Fonação: Pregas vocais aduzidas

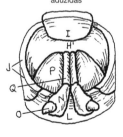

VISTA POSTEROSSUPERIOR
Inspiração: Pregas vocais abduzidas

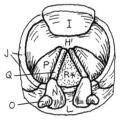

Os pulmões são os principais órgãos do sistema respiratório. Consistem em alvéolos e em um sistema de tubos (brônquios, bronquíolos e ductos alveolares; ver p. 132) que levam o ar até os alvéolos durante a inspiração e retiram o ar dos alvéolos na expiração. Os pulmões, constituídos, em grande parte, de ar, são leves e esponjosos. Eles ocupam os dois terços laterais da cavidade torácica; o terço mediano é ocupado pelo mediastino (p. 103). A raiz de cada pulmão passa pelo *hilo,* local onde os brônquios saem dos pulmões, as artérias pulmonares entram, e as veias pulmonares saem. A face inferior de cada pulmão é adjacente ao diafragma, o principal músculo da respiração (p. 48). As faces posterior, lateral e anterior de cada pulmão são delimitadas pela coluna vertebral (p. 25), pelas costelas (p. 28) e pelos músculos intercostais (p. 48). O pulmão direito consiste em três **lobos** separados pela fissura horizontal acima e pela fissura oblíqua abaixo; os dois lobos do pulmão esquerdo são separados por uma fissura oblíqua.

Cada pulmão é totalmente separado do outro pelo mediastino. Cada um está envolvido pela **pleura visceral**, uma fina camada serosa de mesotélio (epitélio pavimentoso simples) com uma pequena quantidade de tecido fibroso leve. A pleura visceral se afasta de cada pulmão em suas raízes (se reflete), passando a constituir a **pleura parietal**, que reveste a face interna da parede torácica, a parte lateral do mediastino e grande parte do diafragma. As porções de pleura parietal são identificadas pelos órgãos ou estruturas adjacentes (*i. e.*, partes mediastinal, costal, diafragmática e cervical). A pleura parietal ascende através da abertura superior do tórax e cobre o pulmão, formando a *cúpula da pleura*.

Nos locais onde as duas camadas da pleura estão em contato uma com a outra, uma fina camada de fluido (aquoso, glicoproteico) as separa. Essa cavidade pleural representa apenas uma cavidade potencial; na presença de certas doenças, quando o líquido extracelular infiltra-se entre as duas pleuras, o espaço pode se expandir à custa do pulmão para acomodar quantidades crescentes de líquido (*derrame pleural*), com consequente redução da capacidade pulmonar total. A camada normalmente fina de líquido seroso entre as camadas adjacentes de pleura mantém certo grau de tensão superficial entre as superfícies pleurais, resistindo à separação das camadas visceral e parietal.

É importante que a pleura parietal permaneça intacta. O ambiente interpleural é subatmosférico, e a ocorrência de ruptura da pleura parietal levaria ao colapso do pulmão elástico contra a sua raiz (*pneumotórax*).

Durante a expiração tranquila, as margens inferior e anterior dos pulmões revestidos pela pleura visceral não alcançam a pleura parietal, deixando um espaço estreito ou recesso entre os dois. Trata-se do *recesso costomediastinal* entre a caixa torácica e o mediastino (não mostrado) e o *recesso costodiafragmático*, entre a caixa torácica e o **diafragma** (ver corte coronal, à esquerda).

SISTEMA RESPIRATÓRIO
LOBOS E PLEURA DOS PULMÕES

Ver 28, 48, 103

NC: Use cores vivas para A a E, cores bem claras para F e G e uma cor marrom-avermelhada para H. A espessura das pleuras, F e G, foi aumentada para facilitar a pintura. (1) Pinte a vista anterior. As costelas e os músculos intercostais foram removidos (ver p. 48). As camadas das pleuras (F, G) foram afastadas e separadas para revelar a cavidade pleural. Esse espaço potencial é representado por uma linha. (2) Pinte o corte coronal. (3) Na parte superior, à direita, pinte o corte transversal feito através de T V (lobos dos pulmões, pleura, brônquios e vasos) vista superior.

LOBOS
SUPERIOR DIREITO_A
MÉDIO DIREITO_B
INFERIOR DIREITO_C
SUPERIOR ESQUERDO_D
INFERIOR ESQUERDO_E

PLEURAS
PLEURA VISCERAL_F
ESPAÇO PLEURAL_+
PLEURA PARIETAL_G

DIAFRAGMA_H

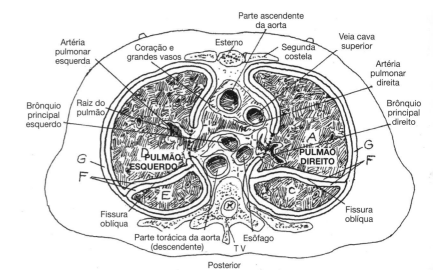
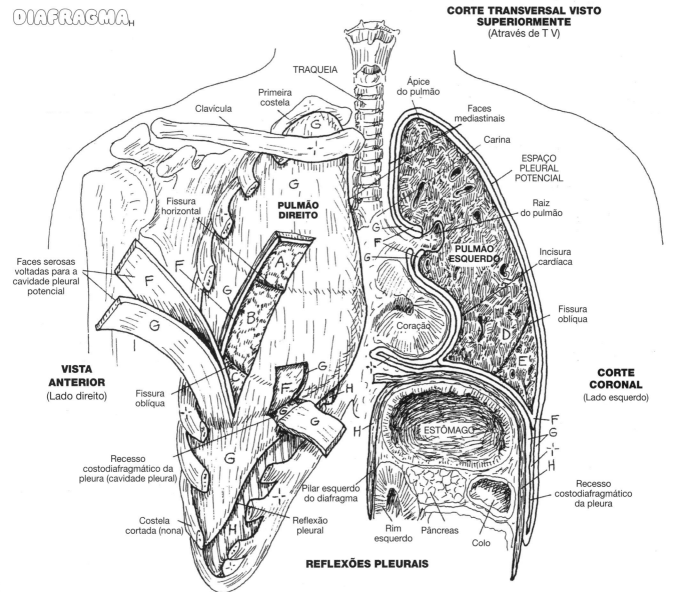

As **vias respiratórias inferiores** consistem em traqueia, **árvore bronquial** e unidades respiratórias. A **traqueia** consiste em um tubo de anéis cartilagíneos incompletos, conectados por tecido fibroelástico. As extremidades de cada anel incompleto estão ligadas posteriormente por músculo liso (*músculo traqueal*). A traqueia começa na margem inferior da cartilagem cricóidea da laringe, no nível da vértebra C VI. A traqueia se estende em direção caudal até a sua *bifurcação*, onde se divide nos **brônquios principais** direito e esquerdo no nível vertebral T IV (nível do arco da aorta).

Cada brônquio principal entra nos pulmões pelo *hilo*. O brônquio principal direito é mais curto, mais vertical e mais largo do que o esquerdo. Em geral, o brônquio principal *direito* dá origem a três **brônquios lobares** para três **lobos: superior, médio** e **inferior**. O brônquio principal *esquerdo* divide-se em dois brônquios lobares para os lobos superior e inferior. Cada lobo é dividido por septos fibrosos em unidades anatômicas e funcionais em formato de pirâmide, cirurgicamente ressecáveis, denominadas **segmentos broncopulmonares**. Cada segmento tem um brônquio segmentar, e cada um deles é suprido por uma artéria segmentar e drenado por veias e vasos linfáticos segmentares.

Existe alguma variação quanto ao número de lobos e segmentos de um pulmão. Aqui, mostramos os pulmões direito e esquerdo, cada um composto de 10 segmentos. Neste caso, os segmentos IV e V do pulmão direito (P.D.) não estão localizados nas mesmas áreas do pulmão esquerdo (P.E.). Em alguns casos, os segmentos **apical** e **posterior** combinam-se em um único segmento, enquanto os segmentos **basilar anterior** e **basilar medial** também se combinam, resultando em 8 segmentos no pulmão (não mostrado).

O conhecimento da disposição tridimensional dos segmentos tem importância particular para os cirurgiões pulmonares e pneumologistas que precisam estabelecer a localização precisa de uma lesão no pulmão.

Dentro de cada segmento broncopulmonar, um brônquio segmentar ramifica-se em vários **bronquíolos**, cada um deles com menos de 1 mm de diâmetro, desprovido de cartilagem e sustentado por músculo liso. Esses bronquíolos ramificam-se em bronquíolos terminais menores, caracterizados por células cúbicas ciliadas *sem glândulas*. Se existissem células glandulares (caliciformes) abaixo do nível dos cílios, haveria acúmulo de líquido nos alvéolos – uma situação que não seria saudável. Os bronquíolos terminais representam o final da via de condução aérea.

Cada bronquíolo terminal divide-se em dois ou mais **bronquíolos respiratórios**, caracterizados por sacos alveolares ocasionais em suas paredes. Cada bronquíolo respiratório supre uma **unidade respiratória**, que consiste em um grupo individualizado de **alvéolos** dispostos em **sacos alveolares** e supridos por **ductos alveolares**. Estendendo-se a partir de seu bronquíolo de origem, cada bronquíolo respiratório que se estende inferiormente apresenta quantidade cada vez maior de sacos alveolares. As paredes dos alvéolos, compostas de epitélio pavimentoso simples e sustentadas por camadas entrelaçadas finas de fibras elásticas e reticulares, são circundadas por capilares que surgem das **arteríolas pulmonares** e se tornam tributárias das **vênulas pulmonares**. As paredes desses capilares unem-se com alvéolos estruturalmente semelhantes. O oxigênio e o dióxido de carbono sofrem rápida difusão através dessas paredes, devido a gradientes de pressão.

SISTEMA RESPIRATÓRIO
VIAS RESPIRATÓRIAS INFERIORES

NC: Reserve a cor azul para H, a cor roxa para I e a cor vermelha para J. (1) Use 10 cores diferentes para os segmentos de ambos os pulmões, atribuindo cada uma delas aos 10 brônquios segmentares de cada pulmão. (2) Acompanhe as setas da unidade respiratória. Use uma cor clara para os alvéolos, G^1, e os sacos alveolares, G. No esquema das trocas gasosas, observe que os eritrócitos no capilar I recebem três cores diferentes, de acordo com o seu estágio de oxigenação.

TRAQUEIA_A
BRÔNQUIO PRINCIPAL_B
BRÔNQUIO LOBAR_C

I APICAL II POSTERIOR III ANTERIOR IV LATERAL (P.D.)
IV SUPERIOR (P.E.) V MEDIAL (P.D.) V INFERIOR (P.E.)
VI SUPERIOR VII BASILAR MEDIAL VIII BASILAR ANTERIOR
IX BASILAR LATERAL X BASILAR POSTERIOR

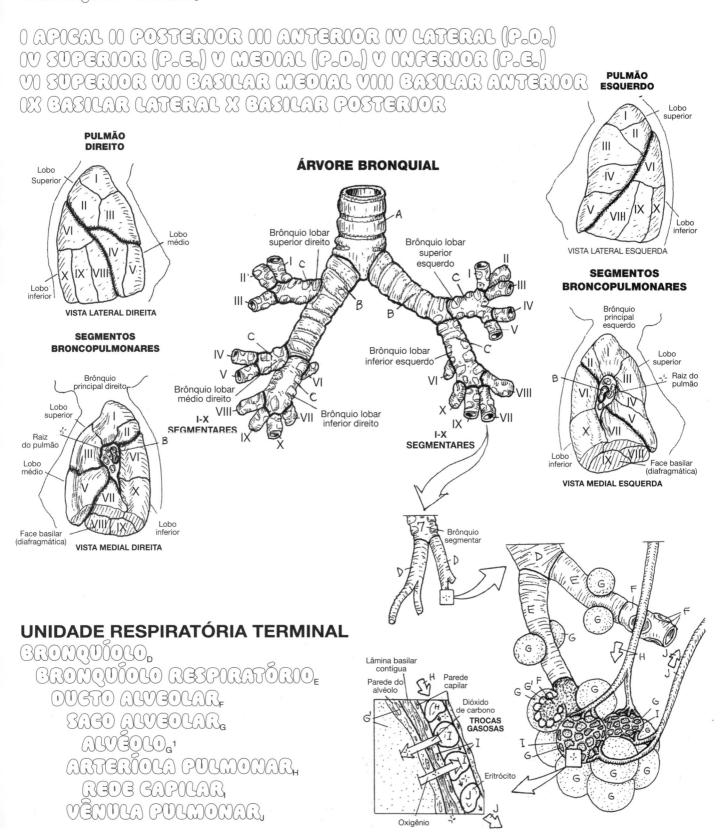

UNIDADE RESPIRATÓRIA TERMINAL
BRONQUÍOLO_D
BRONQUÍOLO RESPIRATÓRIO_E
DUCTO ALVEOLAR_F
SACO ALVEOLAR_G
ALVÉOLO_{G^1}
ARTERÍOLA PULMONAR_H
REDE CAPILAR_I
VÊNULA PULMONAR_J

O mecanismo da respiração torna possível o processo da respiração. A respiração consiste em levar ar até os pulmões (*inspiração, inalação*) e em devolver o ar reduzido em oxigênio (*expiração, exalação*) à atmosfera circundante. À semelhança da contração do músculo cardíaco, a respiração é um fenômeno contínuo durante toda a vida: a vida começa com ela e termina quando ela cessa.

O princípio físico subjacente ao movimento de ar para dentro e para fora do tórax é a relação inversa entre pressão e volume: quando um aumenta, o outro diminui. A natureza abomina o vácuo; aumentando a quantidade de espaço na cavidade torácica, o ar é sugado pela boca e pelo nariz. A diminuição da quantidade de espaço na cavidade torácica faz com que o ar seja expelido pelo nariz e pela boca.

Na respiração normal tranquila, o aumento de volume da cavidade torácica diminui a pressão intratorácica em 1 a 2 mmHg, e o ar é levado através do nariz e da boca até os pulmões. Esse processo é denominado **inspiração**. Para aumentar esse volume intratorácico:

(1) É preciso aumentar a dimensão vertical da cavidade torácica, o que pode ser obtido pelas seguintes ações:

a. Contração do **diafragma**. Quando ocorre a contração do diafragma, ele se achata, e a dimensão longitudinal da cavidade torácica aumenta.

b. Contração dos **músculos intercostais externos**. Isso traciona as costelas para cima em relação à coluna vertebral. Em consequência, as costelas empurram o **esterno** para fora; as costelas maiores inferiores elevam-se, e a dimensão anteroposterior da cavidade torácica aumenta.

c. Uso do músculo esternocleidomastóideo para tracionar as clavículas e a caixa torácica para cima. Em consequência desses movimentos, cerca de 500 mℓ de ar são levados até os pulmões passando através das cavidades nasal e/ou oral, faringe, laringe, traqueia e árvore bronquial. O diafragma do tórax realiza cerca de 75% do esforço inspiratório, e os músculos intercostais externos, cerca de 25%.

A **expiração** ocorre quando o volume de ar dentro dos pulmões diminui, aumentando a pressão de ar e impulsionando o ar para regiões mais apropriadas (de menor pressão).

(1) A redução das dimensões intratorácicas da cavidade torácica pode ser obtida pelas seguintes ações:

a. Relaxamento do diafragma, permitindo que seja empurrado pelas vísceras abdominais (fígado, estômago, baço). Isso diminui a dimensão longitudinal da cavidade torácica e, assim, diminui o volume dos pulmões. Isso aumenta a pressão dentro dos pulmões, induzindo a saída de ar (exalação) pelas únicas vias disponíveis: pelo nariz e pela boca.

b. Relaxamento dos músculos intercostais externos (induzido pelo centro respiratório do encéfalo) e contração dos **músculos intercostais internos** (profundamente aos músculos intercostais externos). A orientação de suas fibras musculares é oposta àquela dos músculos intercostais externos. A contração dos músculos intercostais internos faz baixar a caixa torácica e traz o esterno de volta para o centro, diminuindo, assim, a dimensão anteroposterior e reduzindo o volume dos pulmões. A pressão nos pulmões aumenta, e cerca de 500 mℓ de ar movimentam-se nas vias respiratórias em direção ao nariz e à boca durante a expiração normal.

SISTEMA RESPIRATÓRIO
MECANISMO DA RESPIRAÇÃO

NC: Use cores claras, exceto para E, que deve receber uma cor viva ou escura. (1) Pinte os nomes B, D, E, F e as estruturas relacionadas na parte inferior, à esquerda ("inspiração"). O diafragma relaxado (em pontilhado, linha curva E) e o diafragma contraído (linha cheia E). Observe as setas que indicam as direções das contrações musculares (E, F) e o movimento da caixa torácica, C. Pinte as setas do movimento de entrada do ar, H, e a pressão subatmosférica indicada. (2) Pinte o esquema "expiração" e o nome relacionado, G. Pinte o relaxamento do diafragma e as setas relacionadas, E, a contração/direção da contração de G e as setas de movimento do ar, H. (3) Pinte a ilustração na parte superior da página, à direita, sobre os movimentos respiratórios.

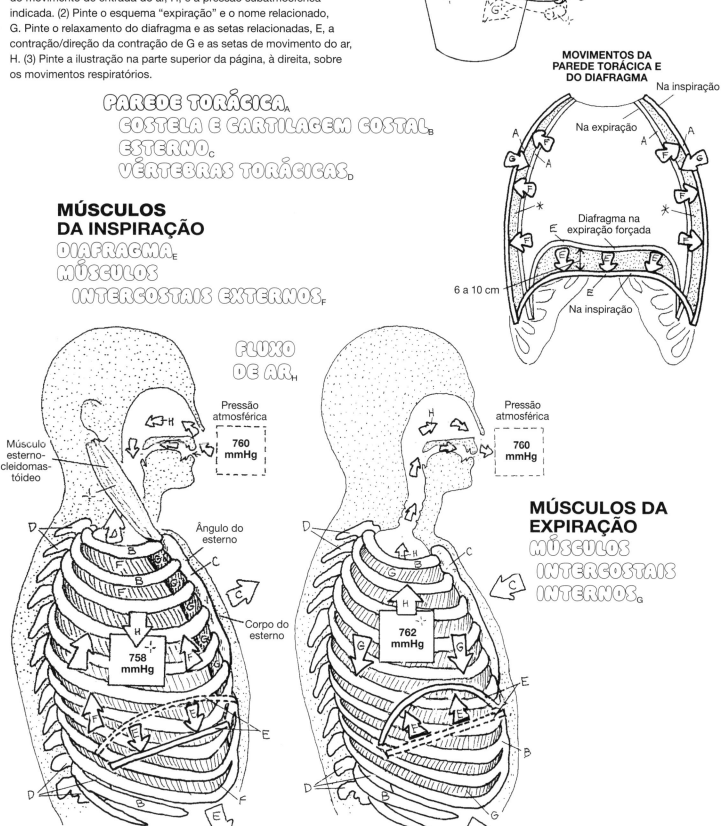

Ver 28, 48

O sistema digestório consiste em um **tubo digestório** com **órgãos acessórios**. O tubo começa com a **cavidade oral**, onde os **dentes** trituram o alimento ingerido, enquanto ele é amaciado e parcialmente digerido pelas secreções das **glândulas salivares**. A **língua** auxilia na manipulação mecânica do alimento (bolo alimentar) e literalmente empurra o alimento para a **faringe** fibromuscular durante a deglutição.

O **esôfago** move o bolo alimentar em direção ao **estômago** por meio de contrações musculares peristálticas. No estômago, o bolo alimentar é submetido à digestão mecânica e química e, em seguida, propelido para o **intestino delgado** altamente sinuoso para processos adicionais de digestão enzimática e mecânica. A bile, produzida pelo **fígado** e armazenada na **vesícula biliar**, é liberada no **duodeno** pelo **ducto colédoco**. A bile auxilia na degradação das gorduras. As enzimas digestivas do **pâncreas** também são liberadas no duodeno. Os nutrientes de tamanho molecular são extraídos principalmente do lume do intestino delgado, absorvidos por células de revestimento e transferidos para os capilares sanguíneos e linfáticos, a partir dos quais são finalmente transportados até o fígado para o seu processamento. O **intestino grosso** está relacionado com a absorção de minerais e água (metade proximal) e com o armazenamento. As substâncias não digeridas e não absorvidas prosseguem até o **reto** para a sua eliminação pelo **canal anal** e ânus.

SISTEMA DIGESTÓRIO
VISÃO GERAL

NC: Use as suas cores mais claras para D, E, T, V e W. Onde houver superposição de órgãos ou estruturas, cada parte superposta recebe as cores das respectivas estruturas. (1) Após pintar o tubo digestório, faça uma revisão das estruturas antes de completar os órgãos acessórios. A parte central do colo transverso, J, foi removida para mostrar as estruturas mais profundas. (2) Pinte de cinza a ilustração esquemática do tubo digestório em relação ao corpo no canto superior direito.

TUBO DIGESTÓRIO
CAVIDADE ORAL_A
FARINGE_B
ESÔFAGO_C
ESTÔMAGO_D

INTESTINO DELGADO
DUODENO_E
JEJUNO_F
ÍLEO_G

INTESTINO GROSSO
CECO_H
   APÊNDICE VERMIFORME_H1
COLO
   COLO ASCENDENTE_I
   COLO TRANSVERSO_J
   COLO DESCENDENTE_K
   COLO SIGMOIDE_L
RETO_M
CANAL ANAL_N

ÓRGÃOS ACESSÓRIOS
DENTES_O
LÍNGUA_P

GLÂNDULAS SALIVARES MAIORES
GLÂNDULA SUBLINGUAL_Q
GLÂNDULA SUBMANDIBULAR_R
GLÂNDULA PARÓTIDA_S
FÍGADO_T
VESÍCULA BILIAR_U
DUCTOS BILIARES_V
PÂNCREAS_W

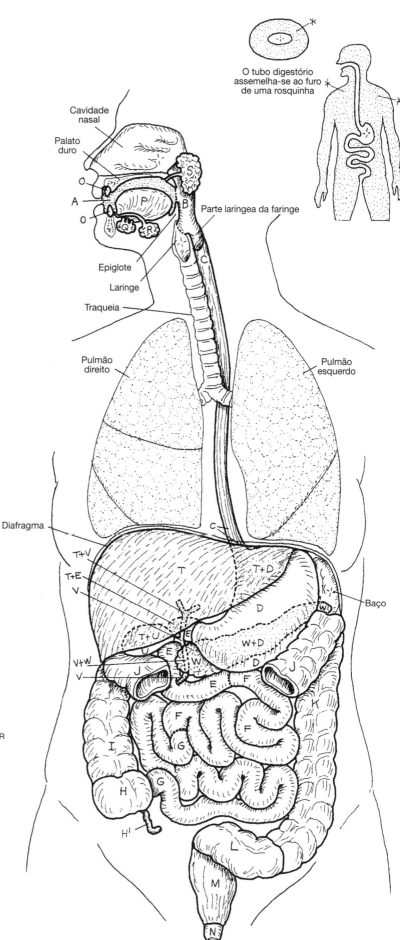

A **cavidade oral** (boca) está essencialmente envolvida na preparação do alimento para a sua deglutição. Os **dentes** (ver p. 136) trituram o alimento por meio do processo de mastigação (digestão mecânica). Esse processo é viabilizado pelos músculos da mastigação e pela articulação temporomandibular (p. 45), que possibilita a abertura da boca até uma distância de 35 a 50 mm entre os incisivos. O umedecimento do alimento é uma função dos milhares de glândulas mucosas e serosas localizadas na língua e na túnica mucosa que reveste a cavidade oral. O umedecimento e a ação enzimática também constituem funções das glândulas salivares (discutidas adiante). A digestão mecânica é ampliada pelas **papilas linguais** presentes na superfície (dorso) da **língua**. As papilas linguais proporcionam o local para os receptores gustativos (com exceção das **papilas filiformes**) e uma superfície abrasiva para reduzir o alimento.

O teto da cavidade oral é constituído pelo palato; você pode sentir o **palato duro** com a ponta de sua língua. A cavidade nasal situa-se imediatamente acima. À medida que você desloca a língua em direção à faringe, você pode sentir a transmissão para o **palato mole**. Nesse ponto, mova a sua língua para a esquerda ou para a direita e sinta o **arco palatoglosso**. Posteriormente a ele encontra-se o **arco palatofaríngeo**. Entre os dois arcos estão a fossa tonsilar e a **tonsila palatina** (que pode ter sido removida). Se você ainda tiver as tonsilas, elas costumam ser muito visíveis quando a boca está aberta e iluminada em direção à faringe. Existe também tecido tonsilar na face posterior da língua (geralmente não visível sem o uso de um espelho): a **tonsila lingual**. A tonsila faríngea está localizada na faringe, em grande parte oculta pelo arco palatofaríngeo; é mostrada aqui na face lateral do arco. A **úvula palatina** é a extremidade do palato mole vista na linha média da boca aberta. Logo abaixo da úvula palatina, na face posterior da língua, os receptores sensoriais desencadeiam o "reflexo de vômito" quando tocados (nervos cranianos IX e X).

As **glândulas salivares** secretam na boca um fluido rico em enzimas durante os períodos de alimentação ou antecipação do ato de comer. A maior delas é a **glândula parótida**, situada bilateralmente na frente e abaixo de cada meato acústico externo, superpondo-se parcialmente ao músculo masseter. Seu ducto faz um trajeto em arco sobre o masseter e penetra na túnica mucosa da bochecha, entrando na cavidade oral no nível do segundo molar superior. Suas células glandulares são serosas. As menores glândulas salivares, as **glândulas sublinguais** de tipo mucoso, situam-se abaixo da língua, sob a túnica mucosa da boca. As **glândulas submandibulares** têm formato de U e envolvem o músculo milo-hióideo (p. 46). Consistem em ductos e glândulas mistas, principalmente mucosas.

Um exemplo de glândula mista (seromucosa) é mostrado na ilustração da parte inferior da página, à direita. As glândulas serosas consistem em uma série circular de células piramidais, formando alvéolos ou *ácinos* (P) arredondados, em forma de cacho de uvas, cujo centro forma o ducto (p. 8). As glândulas tubulares secretoras de muco têm formato cilíndrico, com um ducto central. As células mioepiteliais contráteis na lâmina basal das células ductais e glandulares são responsáveis por forçar as secreções para dentro dos ductos e para fora das glândulas.

SISTEMA DIGESTÓRIO
CAVIDADE ORAL E SUAS RELAÇÕES

Ver 24, 45, 99, 126

NC: Use rosa ou vermelho para I e cores bem claras para N, O e P. (1) Pinte as duas vistas superiores da cavidade oral simultaneamente. Use cores bem próximas para as partes do palato mole. (2) Na ilustração da língua, no meio da página, pinte as papilas linguais com a cor escolhida para a língua, I, porém não a pinte. (3) Pinte as três glândulas salivares maiores e o esquema celular à direita delas. Observe que o lume do ducto não deve ser pintado.

CAVIDADE ORAL
DENTES_A
GENGIVA_B
PALATO DURO_C
PALATO MOLE_D
  ÚVULA PALATINA_E
  ARCO PALATOGLOSSO_F
  TONSILA PALATINA_G
  ARCO PALATOFARÍNGEO_H

LÍNGUA_I
  TONSILA LINGUAL_J
  PAPILAS
    CIRCUNVALADAS_I1
  PAPILAS FOLHADAS_I2
  PAPILAS FUNGIFORMES_I3
  PAPILAS FILIFORMES_I4

GLÂNDULAS SALIVARES MAIORES
GLÂNDULA SUBLINGUAL_K
GLÂNDULA SUBMANDIBULAR_L
GLÂNDULA PARÓTIDA_M

ESTRUTURAS DUCTAIS
DUCTO_N
TÚBULO MUCOSO_O
ÁCINO SEROSO_P
CÉLULA MIOEPITELIAL_Q

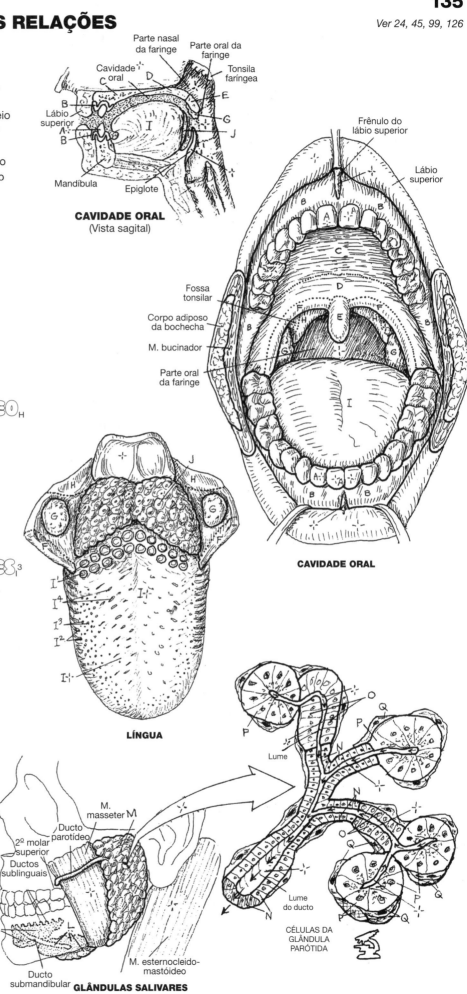

Neste corte longitudinal de um **dente molar** são mostradas duas raízes. A substância central do dente é a **dentina**. É composta de túbulos microscópicos em arranjo denso. A dentina é sensível à dor, porém é avascular. É densa como o osso, porém é mais mineralizada (70% do peso). A dentina é recoberta por uma camada de 1,5 mm de esmalte insensível, 95% mineral e menos de 1% orgânica. O **esmalte** consiste em bastonetes circulares microscópicos preenchidos com cristais de hidroxiapatita (osso), sendo o material mais encontrado no corpo. A dentina de cada dente tem uma cavidade pulpar oca, que se estende em cada raiz do dente, formando o **canal da raiz** do dente. No ápice de cada dente, uma abertura (forame do ápice do dente ou da raiz) possibilita a passagem de vasos sanguíneos e nervos no osso alveolar em ambos os sentidos. Cada dente tem uma **coroa,** que se estende acima da gengiva (linha gengival) e um **colo** (no nível da gengiva; aqui o esmalte termina e continua-se com o cemento) e uma ou mais **raízes** enterradas no osso alveolar da maxila (dentes superiores) ou da mandíbula (dentes inferiores). Os dentes incisivos e os dentes caninos apresentam, cada um deles, um único canal da raiz do dente; os pré-molares e os molares podem ter uma a três raízes (esse número varia entre indivíduos e dentes específicos). Com exceção dos incisivos, que apresentam apenas uma margem, cortante, a superfície da coroa do dente caracteriza-se por cúspides tuberculares, separadas por fissuras. Os dentes caninos têm uma cúspide; os pré-molares têm duas cúspides (bicúspides), e os molares, quatro ou cinco cúspides. A presença de múltiplas cúspides amplia as funções de trituração e abrasão dos dentes.

O **ligamento periodontal** fibroso, com espessura de cerca de 0,2 mm, faz a interface entre o cemento (que recobre a raiz do dente) e o **osso alveolar.** O **cemento** é uma substância altamente mineralizada. Fibras de colágeno fixadas ao cemento penetram no ligamento para se inserir no osso alveolar. A **gengiva** é uma membrana mucosa com epitélio pavimentoso estratificado, que se fixa ao esmalte por uma lâmina basal espessada. A lâmina própria da membrana é fortemente ancorada ao osso alveolar subjacente.

Existem normalmente 32 dentes no adulto – 8 em cada um dos 4 quadrantes (direito e esquerdo, em ambos os arcos dentais maxilar e mandibular). Dois conjuntos de dentes (dentição) desenvolvem-se durante a vida: os dentes decíduos e os permanentes. O conjunto de dentes decíduos (20) é absorvido/ perdido no início da vida; os dentes permanentes (32) não são perdidos naturalmente. Os bebês nascem com a dentição decídua submersa na gengiva, para gratidão das mães que amamentam. Em geral, os **incisivos** decíduos são os primeiros a aparecer, aos 6 meses. A dentição decídua completa (ver destaque à direita) surge aos 18 meses e é perdida aos 12 anos. O primeiro dente permanente é o primeiro molar. Aparece por volta de 6 anos, e o último a irromper é o **terceiro molar (dente serotino [do siso])**, que aparece em torno dos 18 anos. Esse molar, entre todos os dentes, é o que tem mais tendência a apresentar problemas (habitualmente cáries), em virtude de sua infecção crônica e frequentemente silenciosa por lactobacilos ou *Staphylococcus.*

SISTEMA DIGESTÓRIO
ANATOMIA DE UM DENTE

NC: Use amarelo para F, vermelho para G, azul para H e cores claras para A, B, L e para o dente abaixo. Cada nome tem mais de uma designação para a sua cor: números para os dentes permanentes e letras para os dentes decíduos. (1) Comece pelo desenho pequeno do dente, na parte superior da página; a seguir, pinte a ilustração maior; pinte de cinza os nomes e as setas/bandas verticais à esquerda da ilustração superior. (2) Pinte os dentes na parte inferior da página.

DENTE
ESMALTE_A
DENTINA_B
CAVIDADE PULPAR_C
  POLPA DO DENTE_E
CANAL DA RAIZ DO DENTE_D
  NERVO_F
  ARTÉRIA_G
  VEIA_H
CEMENTO_I
LIGAMENTO PERIODONTAL_J
GENGIVA_K
OSSO ALVEOLAR_L

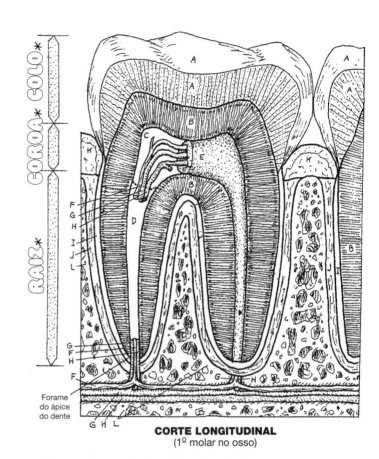

CORTE LONGITUDINAL
(1º molar no osso)

DENTIÇÃO ADULTA/INFANTIL
INCISIVO MEDIAL_{8,9,24,25,E,F,O,P}
INCISIVO LATERAL_{7,10,23,26,D,G,N,Q}
CANINO_{6,11,22,27,C,H,M,R}
1º PRÉ-MOLAR_{5,12,21,28}
2º PRÉ-MOLAR_{4,13,20,29}
1º MOLAR_{3,14,19,30,B,I,L,S}
2º MOLAR_{2,15,18,31,A,J,K,T}
3º MOLAR (DENTE SEROTINO [DO SISO])_{1,16,17,32}

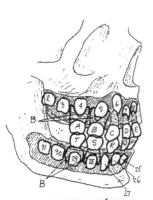

DENTES DECÍDUOS E PERMANENTES
(5 anos de idade/parede alveolar removida)

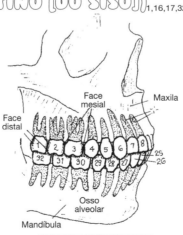

DENTES PERMANENTES EM OCLUSÃO
(21 anos de idade)

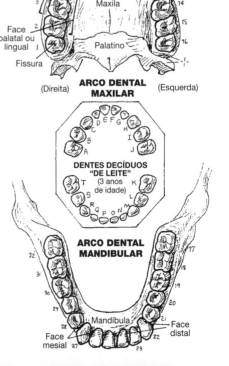

ARCO DENTAL MAXILAR

DENTES DECÍDUOS "DE LEITE" (3 anos de idade)

ARCO DENTAL MANDIBULAR

A **deglutição** começa com a presença do alimento (P*) na **cavidade oral**, presumivelmente preparada fisicamente para a sua realização iminente. O **bolo alimentar** é empurrado *voluntariamente* para cima e para trás pela **língua** em direção à **parte oral da faringe**. O **palato mole** é tensionado (músculo tensor do véu palatino) e elevado (músculo levantador do véu palatino) contra a **parte nasal da faringe** para impedir a entrada do bolo alimentar na cavidade nasal. Em associação a essa ação, os **músculos palatofaríngeos** (pregas) fecham parcialmente a cavidade oral para a **faringe**, possibilitando seletivamente a entrada de bolo alimentar de tamanho apropriado na faringe. Até esse ponto, o processo é voluntário. Os eventos que se seguem são *involuntários*.

Entregue à parte oral da faringe, e com a parte nasal da faringe bloqueada, o bolo alimentar deve ser direcionado para a **parte laríngea da faringe** (laringofaringe), sem entrar na **laringe**. Uma estrutura fundamental no processo que segue é o **osso hioide**. Os músculos supra-hióideos (ver p. 46) tracionam o osso hioide para cima e para frente ou para trás, dependendo do material a ser movido na faringe. Os músculos extrínsecos da língua (músculo genioglosso, músculo hioglosso, músculo palatoglosso) elevam a parte posterior da língua até o palato e bloqueiam a cavidade oral, enquanto pressionam, ao mesmo tempo, o bolo contra a parte oral da faringe, preparando a sua descida iminente. Com o osso hioide fixo, o músculo tíreo-hióideo, o músculo estilofaríngeo e outros músculos extrínsecos da faringe a elevam e a movem anteriormente, em direção posterior ao hioide, elevando também a faringe.

Para sentir a subida e a descida do osso hioide durante a deglutição, coloque o polegar e o dedo indicador de cada lado do pescoço, no nível do hioide palpável, e degluta (ver p. 46).

Com a laringe e a faringe elevadas, a abertura faríngea do **esôfago** é aumentada. Os músculos intrínsecos da laringe fecham a abertura da laringe, e a **epiglote** é passivamente forçada posteriormente, cobrindo a via respiratória. As pregas vocais são firmemente aproximadas como segurança adicional contra qualquer aspiração acidental. Os **músculos constritores superior** e **médio** da faringe, auxiliados pela gravidade, contraem-se sequencialmente a partir de cima para propelir o bolo alimentar pela parte laríngea da faringe. As contrações dos músculos palatofaríngeos orientam a descida do bolo alimentar para baixo e ligeiramente para trás. As contrações do músculo constritor inferior da faringe direcionam o bolo para o esôfago.

SISTEMA DIGESTÓRIO
FARINGE E DEGLUTIÇÃO

Ver 46, 130

NC: Use rosa para L. Pinte de cinza o bolo alimentar, P, em todas as vistas. (1) Pinte as ilustrações 1 e 2 da deglutição. (2) Pinte simultaneamente as três ilustrações da parte inferior. Na vista posterior do interior da faringe, a parede posterior da faringe está dividida e retraída, de modo que você possa observar a relação da estrutura interna da faringe com os músculos constritores (A, B, C) e as subdivisões da faringe (D, G, I). (3) Acompanhe o texto ao pintar os esquemas da deglutição.

PAREDE MUSCULAR DA FARINGE
M. CONSTRITOR SUPERIOR DA FARINGE_A
M. CONSTRITOR MÉDIO DA FARINGE_B
M. CONSTRITOR INFERIOR DA FARINGE_C

INTERIOR DA FARINGE E RELAÇÕES
PARTE NASAL DA FARINGE_D
PALATO MOLE_E
ÚVULA PALATINA_F
PARTE ORAL DA FARINGE_G
M. PALATOFARÍNGEO_H
PARTE LARÍNGEA DA FARINGE_I

ESÔFAGO_J

ESTRUTURAS RELACIONADAS
CAVIDADE ORAL_K
LÍNGUA_L
OSSO HIOIDE_M
EPIGLOTE_N
LARINGE_O
BOLO ALIMENTAR_P*

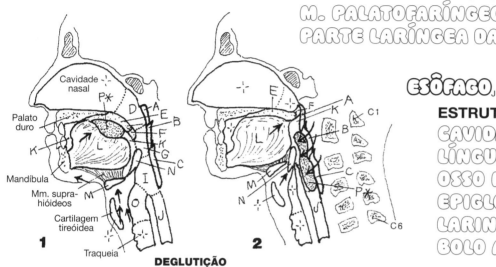

DEGLUTIÇÃO

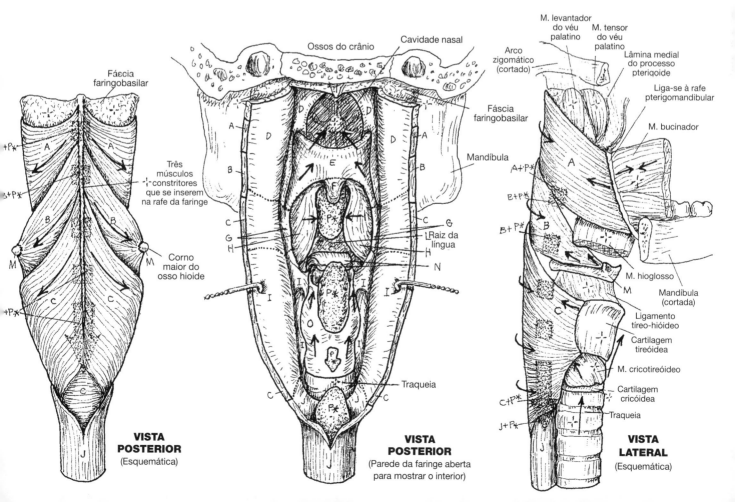

VISTA POSTERIOR (Esquemática)

VISTA POSTERIOR (Parede da faringe aberta para mostrar o interior)

VISTA LATERAL (Esquemática)

O **peritônio** é a membrana serosa da cavidade abdominal. A disposição do peritônio assemelha-se àquela de outras membranas serosas (ver pp. 103, 131). O peritônio fixado à parede corporal é *parietal*; quando fixado à parede externa das vísceras, é *visceral*. O espaço potencial entre as duas camadas (**cavidade peritoneal**) é vazia. Apresenta uma fina camada aquosa (líquido seroso) entre as duas camadas, que acomoda movimentos de deslizamento. As estruturas de localização profunda em relação ao **peritônio parietal** posterior são *retroperitoneais*.

Imagine os órgãos abdominais em desenvolvimento (de um feto) situados sob um cobertor de peritônio na parede posterior do abdome. Com o crescimento, a torção e a rotação dos órgãos, eles carregam com eles a cobertura de peritônio.

Com o tempo, torna-se uma história "enrolada". Por ocasião do nascimento, os órgãos que permaneceram fixados à parede posterior são recobertos por peritônio parietal e, portanto, são retroperitoneais. Na superfície profunda desses órgãos, não há peritônio.

Os órgãos que se afastaram da parede corporal também carregaram peritônio com eles. As duas camadas peritoneais que ligam esses órgãos à parede corporal constituem o **mesentério**; a parte do peritônio que envolve o órgão (#1) é o **peritônio visceral**. Quando outro órgão (#2), como o estômago, fica envolvido no mesentério entre a parede corporal e o órgão #1, a dupla camada de peritônio entre os dois órgãos é denominada **omento**.

A continuidade dessas membranas peritoneais pode ser observada na vista sagital: veja como os órgãos estão direta ou indiretamente desprendidos da parede posterior do corpo. Todos os vasos sanguíneos e os nervos que suprem os órgãos abdominais provêm de vasos e da medula espinal (todos eles retroperitoneais). Os vasos ou nervos alcançam os órgãos pelo mesentério fazendo o seu percurso sob o peritônio até encontrar um mesentério ou um omento onde possam atravessar as camadas peritoneais, alcançando o órgão que suprem/ inervam. Lembre-se de que todos os vasos e nervos originam-se profundamente ao peritônio (retroperitoneais).

A vista da parte superior à direita mostra os intestinos e seus mesentérios/omentos separados uns dos outros (durante a vida, eles ficam bem próximos, como uma corda molhada enrolada). A **bolsa omental** é um saco revestido de peritônio criado pela rotação do estômago durante o desenvolvimento fetal. *É aberta à direita* no forame omental, entre o omento menor e o peritônio parietal. Aqui, a bolsa omental (bolsa menor) comunica-se com a cavidade peritoneal vazia colapsada (bolsa maior).

Ilustração 1: a parede anterior do abdome com peritônio está aberta. O **omento maior** conecta o colo transverso com o estômago (ver ilustração 2).

Ilustração 2: o estômago e o omento maior estão rebatidos superiormente, e o **mesocolo transverso, F,** de dupla camada pode ser visto entre o colo transverso e o peritônio parietal, A. Observe os dois mesentérios (G e H).

Ilustração 3: todos os mesentérios estão removidos; as estruturas retroperitoneais (aorta, veia cava inferior, rins, ureteres, pâncreas, duodeno, colo ascendente/colo descendente) são retroperitoneais (profundamente a A). Muitos nervos e vasos percorrem esse espaço retroperitoneal.

SISTEMA DIGESTÓRIO
PERITÔNIO

NC: Use uma cor bem clara para o peritônio parietal, A, e o peritônio visceral, I. (1) Pinte a vista sagital. Use cinza mais escuro ou preto para a bolsa omental, E. O espaço da cavidade abdominal, B, foi muito ampliado para maior clareza das membranas peritoneais. Não pinte os órgãos nem as suas paredes. (2) Pinte os três esquemas da parte inferior da página por ordem numérica. Observe que os órgãos digestórios estão cobertos por peritônio visceral, I; não pinte as suas paredes.

MEMBRANAS PERITONEAIS

PERITÔNIO PARIETAL_A
   CAVIDADE PERITONEAL_B*
OMENTO MENOR_C
   BOLSA OMENTAL_E•
OMENTO MAIOR_D
MESOCOLO TRANSVERSO_F
MESENTÉRIO_G
MESOCOLO SIGMOIDE_H
PERITÔNIO VISCERAL_I

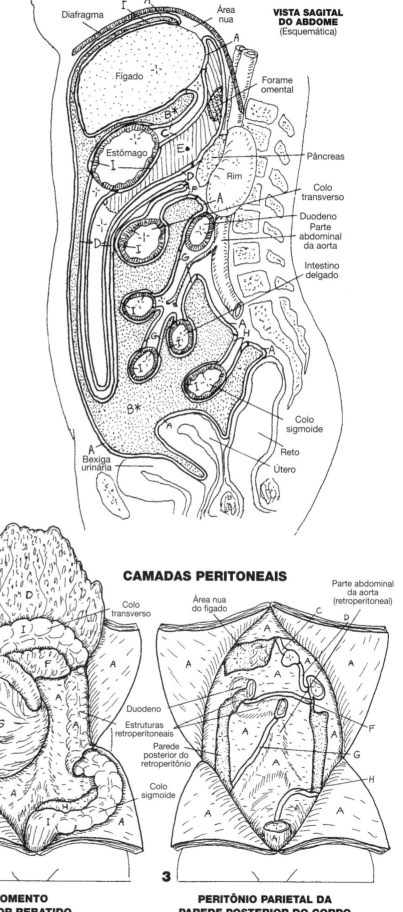

1 PAREDE DO ABDOME ABERTA

2 OMENTO MAIOR REBATIDO

3 PERITÔNIO PARIETAL DA PAREDE POSTERIOR DO CORPO

O **esôfago** começa na extremidade inferior da parte laríngea da faringe, na altura da vértebra C VI. Acomoda-se confortavelmente entre a laringe e a traqueia, anteriormente, e o músculo longo do pescoço e a coluna, posteriormente. As paredes da faringe são revestidas por epitélio pavimentoso estratificado não queratinizado e sustentadas por músculo esquelético no pescoço. Esses dois tecidos continuam-se na parede do esôfago. Lateralmente, o esôfago está estreitamente relacionado com as bainhas caróticas (revestindo e agrupando, cada uma delas, a artéria carótida, a veia jugular interna e o nervo vago) em sua descida pelo pescoço. Passa posteriormente ao arco da aorta (p. 103) e ao coração, imediatamente atrás da bifurcação da traqueia, aproximadamente na altura de T V. À medida que a parte descendente torácica da aorta segue o seu percurso no mediastino posterior, o esôfago localiza-se anteriormente. O esôfago passa pelo hiato esofágico do diafragma, tornando-se o estômago. Aqui, o tecido epitelial sofre transição para o epitélio colunar simples com glândulas, mais compatível com as funções digestórias do órgão, enquanto o músculo esquelético sofre transição para o músculo liso. A camada de músculo liso tem disposição tanto longitudinal quanto circular, com uma fina camada de **lâmina muscular da mucosa**.

A junção esofagogástrica apresenta uma área de musculatura circular especializada (esfíncter inferior do esôfago) que possibilita a passagem do bolo alimentar por relaxamento muscular durante a deglutição. O pilar direito do diafragma também contribui com fibras para o esôfago (esfíncter externo) e funciona para resistir ao refluxo gastresofágico (fluxo reverso) durante a inspiração.

O **estômago** é a primeira parte do sistema digestório. Está geralmente localizado no quadrante superior esquerdo do abdome, embora um estômago cheio possa se estender até a pelve, enquanto o estômago com grave doença por refluxo gastresofágico pode fazer protuberância no tórax. Na extremidade duodenal, o estômago se estreita, formando o músculo esfíncter do piloro.

Classicamente, o estômago é dividido em quatro **regiões**, cujo formato varia de acordo com a quantidade de conteúdo. O estômago manipula mecanicamente as substâncias ingeridas, as acidifica para aumentar a digestão das proteínas, secreta enzimas proteolíticas (pepsina) e induz a secreção de bile da vesícula biliar e de enzimas do pâncreas, ambas as quais penetram no duodeno. Em geral, os microrganismos não sobrevivem a essas atividades.

Observe a disposição da **parede do estômago** e das várias células que compõem a camada epitelial da **túnica mucosa**. As células epiteliais são ativas, fornecendo um "coquetel" de produtos digestórios, cujo alvo principal é constituído pelas proteínas. A **lâmina própria** fornece sustentação vascular e mecânica para as **fovéolas** (fossetas) **gástricas**. A lâmina muscular da mucosa e as camadas musculares externas produzem contrações peristálticas para auxiliar a digestão mecânica e movimentar os resíduos da digestão ao longo do sistema. A **tela submucosa** fibrosa sustenta os folículos linfáticos, os vasos e os nervos.

O suprimento sanguíneo para o estômago pode ser observado na página 112. A divisão autônoma do sistema nervoso inerva o estômago e o esôfago e pode ser vista nas pp. 91 a 93.

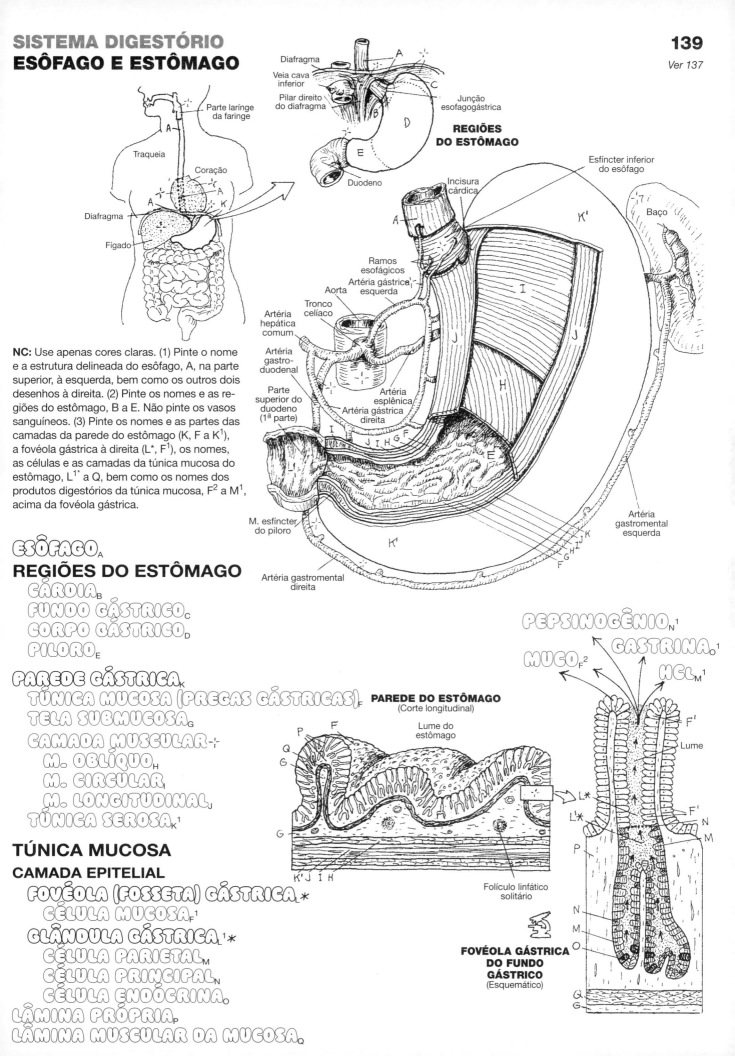

O **intestino delgado** é um tubo de paredes finas, altamente convoluto, que é responsável por grande parte do processo digestório químico e mecânico e por quase todo o processo de absorção. A **parte superior** ou a **primeira parte do duodeno** é suspensa pelo omento menor. As **partes descendente (segunda parte)** e **horizontal (terceira parte)** são retroperitoneais. A **parte ascendente (quarta parte)** emerge anteriormente e é envolvida pelo mesentério, tracionada para cima e suspensa por uma faixa de músculo liso na junção duodenojejunal. O **jejuno** é altamente contorcido, suspenso pelo mesentério, constituído de duas camadas peritoneais, entre as quais passam o seu suprimento sanguíneo e nervoso e **veias** de drenagem. O **íleo**, que é mais fino, porém mais comprido, também é suspenso pelo mesentério. Abre-se no ceco do intestino grosso, no quadrante inferior direito do abdome.

A face interna ou luminal do intestino delgado, particular-mente a do jejuno, consiste em uma série contínua de pregas circunferenciais (semelhantes a anéis) (**pregas circulares**) compostas de túnica mucosa e tela submucosa. A face mucosa caracteriza-se pela presença de inúmeras projeções digitiformes cônicas (**vilosidades**) e glândulas tubulares profundas (**criptas intestinais**). As vilosidades e as criptas são revestidas por epitélio colunar simples, principalmente por **células mucosas** caliciformes e por **células absortivas**. Nas criptas, as células são secretoras e produzem um meio aquoso, aumentando a captação de minerais e nutrientes. As **células enteroendócrinas** secretam diversos hormônios que estimulam a secreção glandular (p. ex., colecistoquinina e secretina). As **células de Paneth** potencialmente fagocíticas secretam lisozimas no líquido das criptas profundas. Essa enzima digestiva destrói as paredes celulares das bactérias. A **lâmina própria** vascularizada, de tecido fibroso frouxo, sustenta as vilosidades que contêm ductos **lactíferos**, vasos sanguíneos e axônios e as glândulas das criptas. A **tela submucosa** sustenta vasos sanguíneos/ linfáticos de grande calibre e os corpos celulares/axônios de **neurônios parassimpáticos.** Tanto a tela submucosa quanto a lâmina própria contêm massas de nódulos linfoides (placas de Peyer; rever p. 126). As células epiteliais M ou membranáceas especializadas (não mostradas) na interface epitélio-nódulo linfático desempenham um papel na apresentação de antígenos aos linfócitos imunorreativos. No duodeno, as glândulas de Brünner da tela submucosa secretam muco contendo bicarbonato, que neutraliza o ácido clorídrico proveniente do estômago.

SISTEMA DIGESTÓRIO
INTESTINO DELGADO

NC: Use verde para N, vermelho para Q, roxo para R, azul para S, amarelo para T e uma cor bem clara para H.
(1) Comece pelas três divisões do intestino delgado. (2) Pinte as partes do duodeno e sua parede. A lâmina própria, L, pode ser pintada apenas no desenho da parte inferior da página.

INTESTINO DELGADO
DUODENO_A
 PARTE SUPERIOR (1ª)_B
 PARTE DESCENDENTE (2ª)_C
 PARTE HORIZONTAL (3ª)_D
 PARTE ASCENDENTE (4ª)_E
JEJUNO_F
ÍLEO_G

PAREDE INTESTINAL
PREGAS CIRCULARES_H
 TÚNICA MUCOSA
  VILOSIDADES_H1 / CRIPTAS_H2
   EPITÉLIO ÷
    CÉLULA ABSORTIVA_H3
    CÉLULA MUCOSA (CALICIFORME)_I
    CÉLULA ENTEROENDÓCRINA_J
    CÉLULA DE PANETH_K
   LÂMINA PRÓPRIA_L
   LÂMINA MUSCULAR DA MUCOSA_M
   NÓDULO LINFÁTICO_N
 TELA SUBMUCOSA_O
  GLÂNDULA DUODENAL_P
  ARTÉRIA_Q
  CAPILAR_R
  VEIA_S
  DUCTO LACTÍFERO_N1
  NEURÔNIO PARASSIMPÁTICO/
   PÓS-GANGLIONAR_T
 CAMADA MUSCULAR_U
  CAMADA HELICOIDAL DE PASSO
   CURTO (CIRCULAR)_U
  CAMADA HELICOIDAL DE PASSO
   LONGO (LONGITUDINAL)_U1
 TÚNICA SEROSA_D1

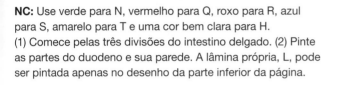
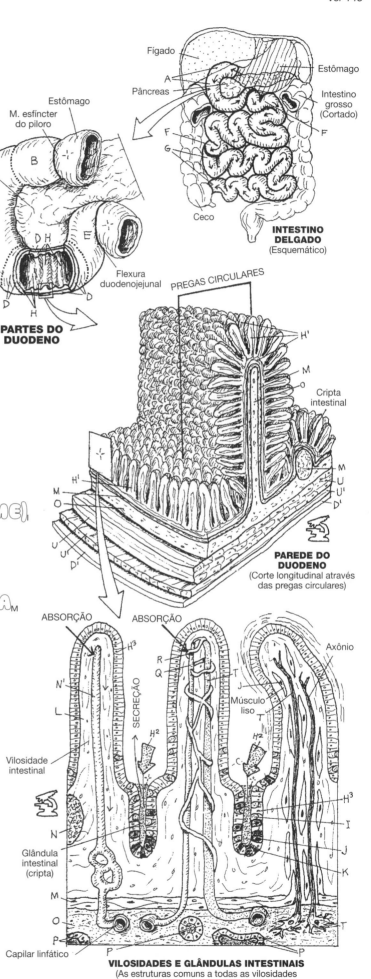

O **intestino grosso** começa após o íleo do intestino delgado, na junção ileocecal. O intestino grosso é constituído pelo **ceco, colo ascendente, colo transverso, colo descendente, colo sigmoide, reto** e **canal anal**.

O **ceco** e o colo caracterizam-se por grandes protuberâncias semelhantes a sacos (*saculações*), também denominadas *haustros*. Essas saculações são mantidas por faixas de músculo longitudinal na camada muscular externa (**tênias do colo**). Acúmulos de tecido adiposo (**apêndices omentais**) estão ligados à face serosa dos colos ascendente, transverso e descendente – mas não ao ceco. Seu significado ainda não foi esclarecido. O ceco é recoberto por peritônio e ocupa o quadrante lateral inferior direito do abdome (fossa ilíaca direita).

A **papila ileal** controla fracamente a passagem do conteúdo ileal para o ceco, bem como em direção oposta. Funciona geralmente em associação a outras valvas do sistema digestório. O **apêndice vermiforme** varia em seu comprimento (2 a 20 cm); pode situar-se anterior, posterior ou inferiormente ao ceco. Sua função linfoide é discutida na página 126. Os estudos realizados revelam que o apêndice vermiforme localiza-se mais frequentemente atrás do ceco, um fato que influencia a abordagem clínica em caso de apendicite.

Os **colos ascendente e descendente** são retroperitoneais; o **colo transverso** é suspenso por um mesentério (mesocolo transverso; não mostrado; todavia, ver a p. 138). Observe as flexuras do colo e suas relações. Na abertura superior da pelve (não mostrada), o colo volta-se medialmente, ganha um mesentério (mesocolo sigmoide; ver p. 138) e recebe o nome de **colo sigmoide**. O colo sigmoide, que é variável na sua extensão e formato, torna-se o **reto** no nível da vértebra S III. A partir do reto, os haustros, os apêndices omentais e as tênias do colo não são mais vistos.

Com cerca de 12 cm de comprimento, o reto apresenta uma parte inferior dilatada (ampola do reto). A parte inferior do reto perdeu o seu revestimento peritoneal. As fezes que entram no reto causam a sua dilatação e estimulam o desejo de defecação; por conseguinte, o reto geralmente não é um local de armazenamento a longo prazo, embora existam exceções. À medida que o reto se estreita em sua descida na região anal, torna-se o **canal anal** circundado por músculos esfíncteres (músculo levantador do ânus).

A parede do intestino grosso é geralmente característica da organização do intestino delgado: túnica mucosa sem vilosidades ou pregas, **tela submucosa** vascularizada subjacente e uma **túnica muscular**, externa, de duas camadas, envolvida por **túnica serosa** peritoneal. O revestimento epitelial é colunar simples, exceto no canal anal, onde se torna pavimentoso estratificado. As glândulas são tubulares e secretam muco. São observados nódulos linfáticos na lâmina própria. Na junção anorretal, cerca de 2 cm acima do ânus, um número consideravelmente grande de veias pode ser visto na lâmina própria (não mostradas). As dilatações varicosas dessas veias (plexo venoso retal ou hemorroidário) são denominadas *hemorroidas*. O intestino grosso atua na absorção de água, vitaminas e minerais, bem como na secreção de muco para facilitar a defecação.

SISTEMA DIGESTÓRIO
INTESTINO GROSSO

Ver 126

NC: Se utilizar aqui as mesmas cores das partes da parede intestinal da página precedente, você poderá demonstrar as semelhanças entre o intestino delgado e o intestino grosso. As glândulas epiteliais/mucosas, N, devem receber a mesma cor das vilosidades, H^1, da página 140. Use uma cor bem clara para B.
(1) Comece pelo corte na parte superior da página.

INTESTINO GROSSO
CECO_A
   PAPILA ILEAL_B
   APÊNDICE VERMIFORME_C
COLO ASCENDENTE_D
COLO TRANSVERSO_E
COLO DESCENDENTE_F
COLO SIGMOIDE_G
RETO_H
   CANAL ANAL_I
   M. ESFÍNCTER INTERNO DO ÂNUS_J
   M. ESFÍNCTER EXTERNO DO ÂNUS_K
TÊNIAS DO COLO_L
APÊNDICES OMENTAIS_M

PAREDE INTESTINAL
TÚNICA MUCOSA
   GLÂNDULAS EPITELIAIS/MUCOSAS_N
   LÂMINA PRÓPRIA_O
   LÂMINA MUSCULAR DA MUCOSA_P
TELA SUBMUCOSA_Q
CAMADA MUSCULAR:
   MÚSCULO CIRCULAR_R
   MÚSCULO LONGITUDINAL_L^1
TÚNICA SEROSA_D^1

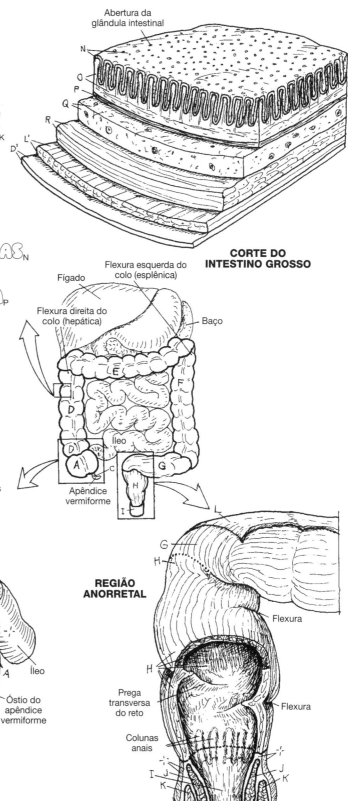

Olhando para a vista anterior na parte superior da página, observe os **lobos hepáticos direito** e **esquerdo. O ligamento falciforme** indica o ponto de divisão. A face superior do fígado é arredondada e encaixa-se sob o diafragma. A face inferior é sua margem em gume. Por conseguinte, o fígado tem o formato de uma cunha, com o lado afilado para baixo. A face anterior do fígado é um dos lados da cunha; a face posterior é o lado profundo ou visceral do fígado (ver a ilustração inferior). Observe as impressões feitas sobre o fígado pelo contato com vários outros órgãos (vísceras).

Olhe para a parte central dessa face visceral e observe os vasos que se dirigem para o interior do fígado através de um espaço (*porta do fígado*): artéria hepática, veia porta do fígado e ducto biliar. Observe o **lobo caudado** acima da porta do fígado, e o **lobo quadrado**, abaixo. A veia cava inferior segue um percurso superoinferior ao longo do lobo caudado. As veias hepáticas (que drenam o fígado) podem ser vistas (círculos escuros) unindo-se com a veia cava inferior na face visceral, imediatamente antes de esta passar pelo diafragma e entrar no átrio direito do coração. Ver página 118.

A partir da porta do fígado: a **veia porta do fígado** transporta sangue desoxigenado rico em nutrientes absorvidos para os hepatócitos dos lóbulos hepáticos. A **artéria hepática** transporta sangue oxigenado para os hepatócitos. O **ducto biliar** drena bile pelos canalículos (pequenos canais) entre as células dos lóbulos hepáticos. Esses vasos, juntamente com os lóbulos microscópicos dos quais fazem parte, constituem as unidades funcionais do fígado – o mecanismo final de distribuição.

Um **lóbulo** dissecado (parte inferior, à direita) é mostrado para revelar o seu interior. Observe os três vasos interlobulares (**tríade**) em *cada* canto do lóbulo. A partir de cada tríade, a artéria transporta nutrientes no sangue até as células hepáticas; a veia transporta sangue porta até as células hepáticas para extração de materiais; e o ducto biliar drena bile das células hepáticas. Os **sinusoides** venosos recebem sangue porta; as células hepáticas extraem materiais a serem processados. As células de revestimento desses sinusoides incluem as células de Kupffer fagocíticas, que removem microrganismos e substâncias indesejáveis. O sangue porta é drenado dos sinusoides pela **veia central**. As veias centrais são drenadas pelas tributárias das veias hepáticas. A bile drena nos ductos maiores que são tributários do ducto colédoco observado na porta do fígado.

Dentro do conjunto desses lóbulos tridimensionais, as **células hepáticas** (*hepatócitos*) armazenam e liberam proteí-nas, carboidratos, lipídios, ferro e certas vitaminas (A, D, E, K); produzem ureia a partir dos aminoácidos e bile a partir de pigmentos e sais; e desintoxicam muitas substâncias nocivas ingeridas. A bile é liberada das células nos tributários dos ductos bilíferos. As **veias centrais** são **tributárias** de veias de maior calibre que se unem para formar três **veias hepáticas** na face posterossuperior do fígado. Essas veias deságuam na veia cava inferior, imediatamente abaixo do diafragma.

SISTEMA DIGESTÓRIO
FÍGADO

NC: Use azul para I, vermelho para J e amarelo para K. Use cores bem claras para A, B e L. (1) Pinte as duas vistas superiores simultaneamente. (2) Pinte o grupo de lóbulos e, em seguida, a ampliação à direita. Comece pelos vasos da tríade e continue para dentro. (3) Pinte o resumo sobre o sangue e a circulação biliar; comece pelo fluxo arterial, J, e pinte os números.

LOBOS
LOBO HEPÁTICO DIREITO_A
LOBO HEPÁTICO ESQUERDO_B
LOBO QUADRADO_C
LOBO CAUDADO_D

LIGAMENTOS
LIGAMENTO CORONÁRIO_E
LIGAMENTO TRIANGULAR_F
OMENTO MENOR_G
LIGAMENTO FALCIFORME_H

PORTA DO FÍGADO
VEIA PORTA DO FÍGADO_I
ARTÉRIA HEPÁTICA_J
DUCTO HEPÁTICO COMUM_K

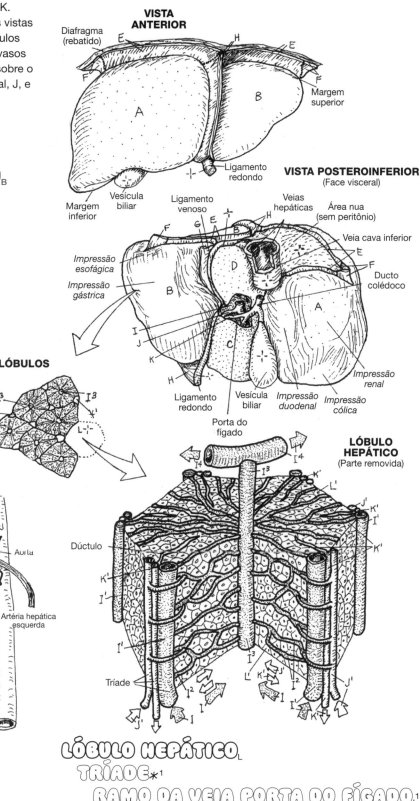

1 SANGUE ARTERIAL_J
2 SANGUE PORTA VENOSO_I
3 SANGUE DA VEIA HEPÁTICA_I 3-5
4 FLUXO BILIAR_K

LÓBULO HEPÁTICO_L
  TRÍADE *1
  RAMO DA VEIA PORTA DO FÍGADO_I 1
  RAMO DA ARTÉRIA HEPÁTICA_J 1
  DUCTO BILÍFERO_K 1
  SINUSOIDE_I 2
  CÉLULA HEPÁTICA_L 1
  VEIA CENTRAL_I 3
  TRIBUTÁRIA DA VEIA HEPÁTICA_I 4
  VEIA HEPÁTICA_I 1

O **sistema biliar** consiste em um arranjo de ductos que transportam a bile das células hepáticas que a produzem até a vesícula biliar, para armazenamento e liberação na parte descendente do duodeno.

A **bile** é formada no fígado (e não na vesícula biliar!). Trata-se de um fluido que consiste, em grande parte, em água (97%), com sais biliares e pigmentos (provenientes dos produtos de degradação da hemoglobina no baço). Uma vez formada, a bile é liberada pelas **células hepáticas** (hepatócitos) nos canalículos bilíferos circundantes. Esses pequenos canais unem-se para formar dúctulos bilíferos que desembocam nos ductos bilíferos convergentes, que percorrem o seu trajeto acompanhados por ramos intra-hepáticos da veia porta do fígado e da veia hepática. A bile deixa o fígado através dos **ductos hepáticos direito** e **esquerdo**, que se unem na porta do fígado, formando o **ducto hepático comum**. Esse ducto desce entre as camadas do omento menor e recebe o **ducto cístico** de 4 cm de comprimento, proveniente da vesícula biliar. A vesícula biliar localiza-se contra a face visceral do lobo hepático direito, que é coberto com peritônio visceral. O **ducto colédoco** é formado pela junção do ducto cístico e ducto hepático comum. Com cerca de 8 cm de comprimento, ele desce por trás da parte superior do duodeno, profundamente à cabeça do pâncreas ou através dela. Ele se une habitualmente com o **ducto pancreático** principal, formando uma ampola na parede da parte descendente do duodeno. Aqui, o ducto abre-se no lume duodenal. Pode haver variações na união desses dois ductos.

A **vesícula biliar** serve como câmara de armazenamento para a bile liberada pelo fígado. Aqui, a bile é concentrada várias vezes. Esse fato se reflete nas múltiplas microvilosidades presentes nas faces luminais das células epiteliais colunares simples, que absorvem água da bile diluída. Em resposta à presença de gordura no estômago ou no duodeno, a secreção de colecistoquinina é induzida, estimulando a vesícula biliar a descarregar o seu conteúdo no ducto cístico. As contrações peristálticas da musculatura do ducto espremem a bile no lume duodenal através do músculo esfíncter da ampola. A bile saponifica e emulsiona as gorduras, tornando-as hidrossolúveis e passíveis de digestão por enzimas (lipases).

O **pâncreas** é uma glândula retroperitoneal, que consiste em cabeça, colo, corpo e cauda. A maior parte do pâncreas é constituída por glândulas exócrinas semelhantes a sacos (acinares), que secretam enzimas e bicarbonato de sódio, em uma taxa de cerca de 2.000 mℓ/dia, nos tributários do ducto pancreático e no duodeno por uma de duas ampolas, protegidas por um músculo esfíncter da ampola. Essas enzimas são responsáveis por grande parte da digestão química no intestino delgado (para citar algumas: lipases para as gorduras, tripsina para as proteínas, amilase para os carboidratos e outras). A secreção pancreática é regulada por hormônios (principalmente colecistoquinina e secretina) das células enteroendócrinas e pelos nervos vagos (acetilcolina). A função endócrina do pâncreas é apresentada na página 154.

SISTEMA DIGESTÓRIO
SISTEMA BILIAR E PÂNCREAS

143
Ver 142, 154

NC: Use as mesmas cores da página 142 para os hepatócitos e os ductos biliares e uma cor bem clara para H. (1) Pinte simultaneamente o esquema de formação/transporte da bile e a ilustração central grande. Evite pintar, porém observe, o duodeno, o baço e os vasos relacionados. (2) Pinte o esquema que descreve o armazenamento da bile.

HEPATÓCITO_A
 BILE_B
 DUCTO HEPÁTICO DIREITO_C
 DUCTO HEPÁTICO ESQUERDO_{C¹}
 DUCTO HEPÁTICO COMUM_D
VESÍCULA BILIAR_E
 DUCTO CÍSTICO_F
 DUCTO COLÉDOCO_G

PÂNCREAS_H
 DUCTO PANCREÁTICO_I
 HEPATOPANCREÁTICA_J

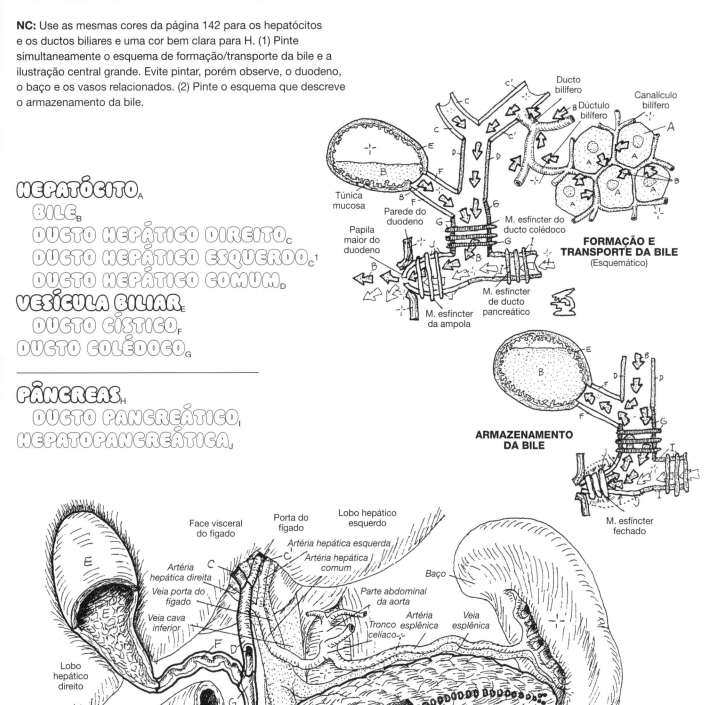

O **sistema urinário** consiste em um par de rins e de ureteres no retroperitônio, uma bexiga urinária e uma uretra. O sistema urinário constitui uma passagem para a eliminação dos subprodutos metabólicos e das moléculas tóxicas e outras moléculas não essenciais, todos dissolvidos em um pequeno volume de água (*urina*). Os **rins** não são simplesmente instrumentos de excreção; eles atuam na conservação da água e na manutenção do equilíbrio acidobásico do sangue. O processo é dinâmico, e aquilo que é excretado como resíduo em um segundo pode ser retido como precioso no próximo segundo.

Os **ureteres** são tubos fibromusculares revestidos por uma camada de epitélio de transição de túnica mucosa altamente convoluta, semelhante àquela do esôfago (ver p. 8). A camada muscular profunda é mais espessa do que a própria túnica mucosa. Cada ureter também tem uma camada adventícia. Três áreas dos ureteres são relativamente mais estreitas e propensas à obstrução por concreções mineralizadas (*cálculos*) dos rins (ver setas).

A **bexiga urinária** fibromuscular localiza-se na pelve verdadeira, e a sua face superior é coberta de peritônio. A túnica mucosa é revestida por epitélio de transição. A bexiga pode conter uma pequena quantidade de urina, como 50 mℓ, mas pode reter até 700 a 1.000 mℓ sem qualquer lesão. À medida que se distende, a bexiga urinária sobe na cavidade abdominal e faz protrusão posteriormente. A área da túnica mucosa entre os dois óstios dos ureteres e o óstio interno da uretra é denominada *trígono da bexiga*.

A **uretra** fibromuscular e glandular, revestida por epitélio de transição, exceto próximo à pele, é mais longa no homem (20 cm) do que na mulher (4 cm). Por conseguinte, a uretrite é mais comum nos homens, enquanto a cistite é mais comum nas mulheres. Nos homens, a uretra é dividida em três partes: prostática, membranácea e esponjosa. O ducto deferente e os ductos das glândulas seminais alcançam a **parte prostática da uretra**, embora os ductos das glândulas seminais possam se unir ao ducto deferente antes de entrar na uretra. A **parte membranácea da uretra**, fixada entre camadas musculares no diafragma urogenital, é curta e vulnerável à ruptura em caso de traumatismo da parte anteroinferior da pelve. A **parte esponjosa da uretra** no corpo do pênis tem cerca de 15 cm de comprimento e é revestida por epitélio colunar estratificado ou pseudoestratificado. Abre-se para fora no óstio externo da uretra.

Na mulher, a uretra entra imediatamente no espaço perineal profundo após deixar a bexiga urinária. Penetra no espaço perineal superficial entre os bulbos do vestíbulo e abre-se para o exterior.

SISTEMA URINÁRIO
TRATO URINÁRIO

Ver 51, 145, 146, 158

SISTEMA URINÁRIO
RIM_A
URETER_B
BEXIGA URINÁRIA_C
URETRA_D
  PARTE PROSTÁTICA (MASCULINA)_D1
  PARTE MEMBRANÁCEA (MASCULINA)_D2
  PARTE ESPONJOSA (MASCULINA)_D3

RELAÇÕES DOS RINS
GLÂNDULA SUPRARRENAL_E
FÍGADO_F
DUODENO_G
COLO TRANSVERSO_H
BAÇO_I
ESTÔMAGO_J
PÂNCREAS_K
JEJUNO_L

NC: Use cores bem claras nesta página. (1) Pinte simultaneamente as três vistas do sistema urinário. Pinte os rins na vista anterior em relação às áreas de contato dos órgãos mostradas na parte superior da página. Os rins na vista superior são mostrados como silhuetas sombreadas subjacentes e não devem ser pintados. (2) Observe e pinte os óstios dos ureteres, B, na bexiga urinária na vista anterior. (3) Pinte de cinza as três setas indicando os locais de obstrução ureteral potencial por cálculos.

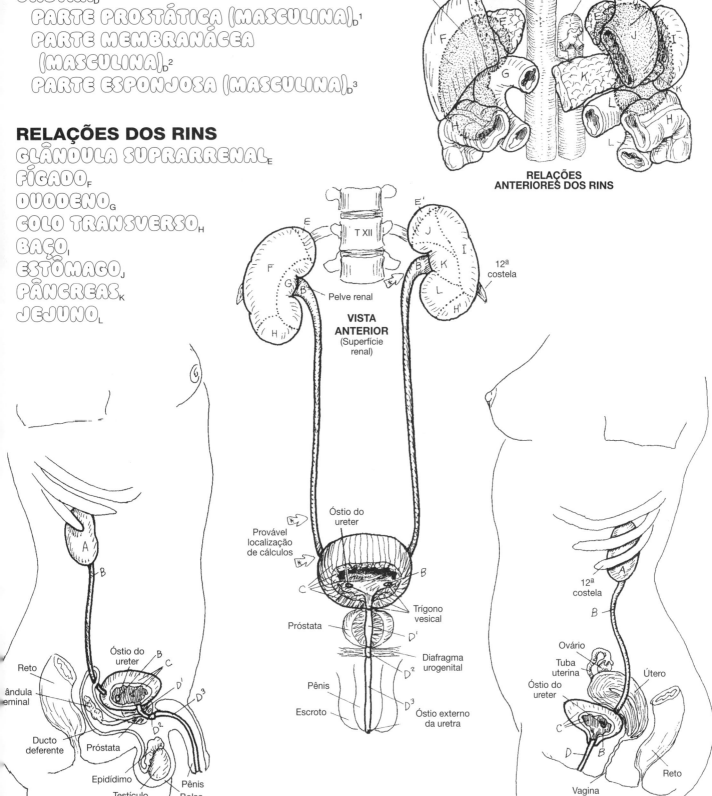

Os pares de rins e ureteres situam-se posteriormente ao peritônio parietal da cavidade abdominal, no retroperitônio (ver X no lado esquerdo da ilustração maior). Podemos ver o peritônio parietal que recobre parcialmente as estruturas mais profundas. Procure cuidadosamente qual estrutura é retroperitoneal. À direita, mostramos a estrutura sem o seu revestimento peritoneal. Durante o desenvolvimento fetal, algumas estruturas abdominais surgem no retroperitônio (p. ex., rins), enquanto outras se tornam retroperitoneais em consequência do movimento dos órgãos viscerais durante o desenvolvimento (p. ex., colo ascendente/colo descendente, pâncreas). A **parte abdominal da aorta** e seus ramos diretos e a **veia cava inferior** e suas tributárias diretas são todos retroperitoneais. As artérias e veias percorrem o seu trajeto *entre* camadas de peritônio (omento maior, mesentério) para alcançar os órgãos que suprem/drenam; elas nunca penetram no peritônio em circunstâncias normais. Os linfonodos, os troncos lombares e a cisterna do quilo (não mostrados) são todos retroperitoneais. Os **ureteres** descem no retroperitônio (sob o peritônio parietal) para alcançar a face posteroinferior da bexiga urinária. As vísceras e os vasos da pelve situam-se profundamente ao peritônio parietal.

Profundamente ao peritônio parietal, cada **rim** é circundado por gordura pararrenal, fixado por uma camada resistente de *fáscia renal* e uma camada mais profunda de gordura perirrenal (ver corte transversal). Esses compartimentos direito e esquerdo não se comunicam entre si. Esse sistema de sustentação possibilita a movimentação do rim durante a respiração, porém os fixa contra forças de impacto.

SISTEMA URINÁRIO
RINS E ESTRUTURAS RETROPERITONEAIS RELACIONADAS

145
Ver 140

NC: Use vermelho para B, azul para L e uma cor bem clara para X. (1) Pinte as estruturas retroperitoneais na vista ampla da cavidade abdominal. O peritônio parietal, cujo nome está na parte superior, à direita, X, é mostrado cobrindo parcialmente essas estruturas à esquerda. (2) Na parte superior à direita, observe a relação do retroperitônio, Y, com o peritônio parietal.

RIM_A
 URETER_A¹
 BEXIGA URINÁRIA_A²

AORTA_B E RAMOS⁺
 TRONCO CELÍACO E RAMOS_C
 ARTÉRIA SUPRARRENAL_D
 ARTÉRIA MESENTÉRICA
  SUPERIOR_E
 ARTÉRIA RENAL_F
 ARTÉRIA TESTICULAR_G
 ARTÉRIA MESENTÉRICA
  INFERIOR_H
 ARTÉRIA ILÍACA COMUM_I
 ARTÉRIA ILÍACA INTERNA_J
 ARTÉRIA ILÍACA EXTERNA_K

VEIA CAVA INFERIOR_L E
 TRIBUTÁRIAS⁺
 VEIA ILÍACA INTERNA_M
 VEIA ILÍACA EXTERNA_N
 VEIA ILÍACA COMUM_O
 VEIA TESTICULAR_P
 VEIA RENAL_Q
 VEIA SUPRARRENAL_R
 VEIAS HEPÁTICAS_S

ÓRGÃOS E DUCTOS⁺
 ESÔFAGO_T
 GLÂNDULA SUPRARRENAL_U
 RETO_V
 DUCTO DEFERENTE_W

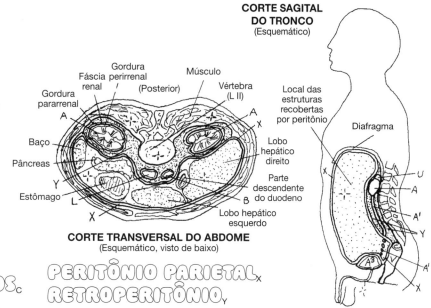

PERITÔNIO PARIETAL_X
RETROPERITÔNIO_Y

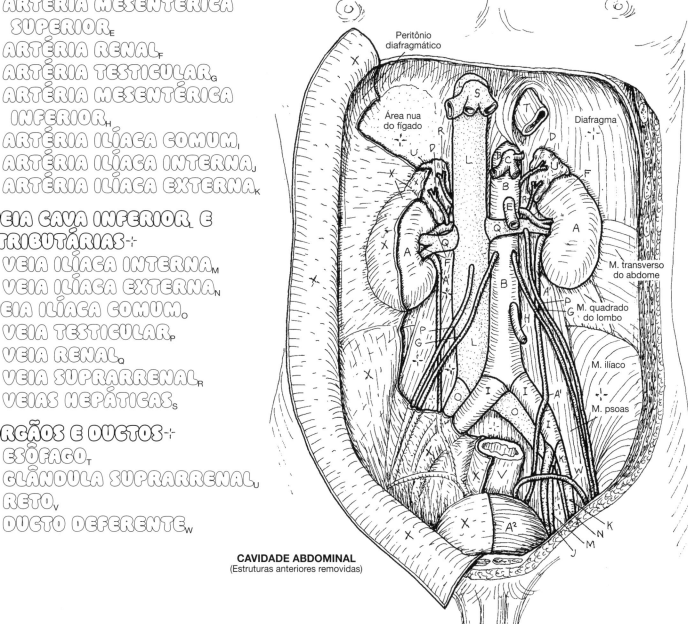

CAVIDADE ABDOMINAL
(Estruturas anteriores removidas)

O **rim** é composto de cápsulas de filtração, túbulos e vasos sanguíneos densamente acondicionados no denominado *parênquima* renal. Cerca de 3 ℓ de sangue circulam pelos rins; os rins (glomérulos) filtram 180 ℓ de sangue a cada 24 h. Três litros de plasma passam pelos rins 60 vezes/dia, e 1% é excretado na forma de **urina**! Conclusão: o rim está envolvido na conservação da água e solutos necessários.

O parênquima renal consiste em um **córtex** externo de filtros sanguíneos (glomérulos) e túbulos em grande parte contorcidos, recoberto por uma **cápsula renal**, e em uma **medula** interna constituída por pirâmides de túbulos e ductos coletores, muitos dos quais armazenam a urina em formação, enquanto conservam a água (p. 147). As partes do córtex renal que alcançam as pirâmides são denominadas *colunas renais*. O ápice de cada pirâmide medular forma uma **papila renal** (que contém numerosas aberturas de ductos coletores) que se encaixa em um pequeno funil, o **cálice renal menor**, revestido de tecido epitelial de transição. Esses funis, em número de 8 a 18, abrem-se em três **cálices renais maiores**, todos os quais se abrem em uma cavidade denominada **pelve renal**.

A concavidade do rim (parte endentada) é o **hilo renal**, e, dentro dessa área, pode-se observar parte do seio renal. O **seio renal** é o espaço renal menos o tecido funcional (filtros, túbulos, ductos, vasos e células relacionadas); suas paredes são uma continuação interna da cápsula renal. O assoalho inclui as papilas e o revestimento dos cálices maiores e menores. O seio renal contém os ramos e as tributárias da **artéria renal** e da **veia renal**, bem como os nervos que entram e saem pelo seio renal. A pelve renal se estreita para formar a parte proximal do **ureter**, que compartilha a área com artéria e veia renais, todos os quais entram/saem do rim através do hilo renal.

O ureter, que transporta a urina até a bexiga urinária, é uma continuação da pelve renal. O tecido funcional (**túnica mucosa**) é altamente pregueado, exceto quando a cavidade ureteral está preenchida, quando a **camada de epitélio de transição** (*urotélio*) pode ser distendida em camadas com três células de espessura para acomodar a carga. A **lâmina própria** fibrosa de sustentação é fina em relação às camadas acentuadas de músculo liso (**muscular**): **longitudinal interna, circular média** e **longitudinal externa**. A camada externa do ureter é uma túnica **serosa** fina, ligeiramente fibrosa e vascularizada (peritônio parietal).

SISTEMA URINÁRIO
RIM E URETER

NC: Pinte esta página e a próxima simultaneamente. Use vermelho para J, azul para K, amarelo para P e cores bem claras para B, F, G, H e I. (1) Comece pela ilustração dos rins *in situ*. (2) Na ilustração do rim, a espessura da cápsula renal foi ampliada para ser pintada. Pinte as bordas cortadas dos vasos sanguíneos, K¹, no córtex renal, B. Pinte as quantidades e setas referentes aos fluxos de sangue e de urina, bem como a grande seta, E, que aponta para o hilo renal. (3) Pinte o corte transversal do ureter na parte inferior, à esquerda.

ESTRUTURA DO RIM

RIM_A
   CÁPSULA RENAL_A¹
   CÓRTEX RENAL_B
   MEDULA RENAL (PIRÂMIDE)_C
     PAPILA RENAL_D
   HILO RENAL_E
     CÁLICE MENOR_F
     CÁLICE MAIOR_G
     PELVE RENAL_H
     SEIO RENAL_I
   ARTÉRIA RENAL_J
     SANGUE RICO EM OXIGÊNIO_J¹
   VEIA RENAL_K
     SANGUE POBRE EM OXIGÊNIO_K¹

ESTRUTURA DO URETER

URETER_L
TÚNICA MUCOSA
   EPITÉLIO DE TRANSIÇÃO_M
   LÂMINA PRÓPRIA_N
TÚNICA MUSCULAR
   CAMADA LONGITUDINAL INTERNA_O
   CAMADA CIRCULAR MÉDIA_O¹
   CAMADA LONGITUDINAL EXTERNA_O²
REVESTIMENTO
   TÚNICA SEROSA_L¹

URINA_P

1.300 mℓ/MIN_J¹ (entram em ambos os rins)

1.299 mℓ/MIN_K¹ (saem de ambos os rins)

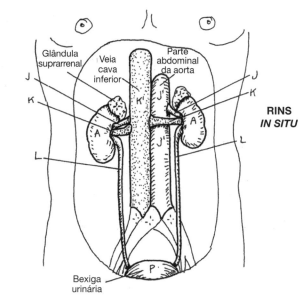

RINS *IN SITU*

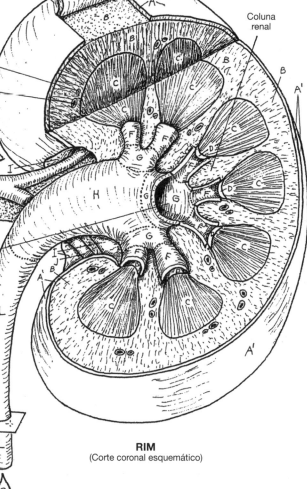

RIM (Corte coronal esquemático)

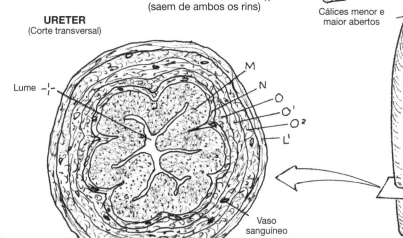

URETER (Corte transversal)

A unidade funcional/primária do rim é o **néfron**, que consiste no **corpúsculo renal** e nos túbulos contorcidos proximal/distal e túbulos retos e **alça de Henle** (**túbulo renal**). O néfron termina quando se une ao **túbulo/ducto coletor**.

Os corpúsculos renais ocupam o córtex; os **néfrons justamedulares** são de localização mais profunda no córtex do que os **néfrons corticais**, que são mais numerosos (cerca de 70 a 80%) do que os justamedulares. Observe que os túbulos retos delgados dos néfrons justamedulares são significativamente mais longos e penetram mais profundamente na medula do que os dos néfrons corticais. A diferença funcional entre eles é expressa pelos diferentes graus de concentração da **urina** na alça de Henle (ver p. 148).

O corpúsculo renal é composto de um grupo encapsulado de capilares porosos (*fenestrados*) especializados, denominado **glomérulo**, nutrido por uma **arteríola aferente** em um dos lados e drenado por uma **arteríola eferente** no mesmo lado. As células mesangiais fagocíticas compartilham o espaço no polo vascular (não mostrado).

Cada glomérulo em seu desenvolvimento é empurrado dentro de uma cápsula em fundo cego, resultante de sua própria invaginação (ver texto, p. 103). Essa cápsula é a **cápsula glomerular** (*cápsula de Bowman*). O lado da cápsula no qual o glomérulo sofreu invaginação é denominado *polo vascular*. Examine agora o corte transversal do corpúsculo renal na parte inferior da página; observe que o lado oposto ao polo vascular (o polo urinário) abre-se no **túbulo contorcido proximal** (primeira parte do túbulo renal).

A cavidade criada pela invaginação do glomérulo na cápsula é o **espaço capsular**. Essa cavidade recebe o filtrado plasmático dos capilares glomerulares. A parede externa da cápsula é a **camada parietal**. A parede interna é a **camada visceral**, composta de células epiteliais alongadas, semelhantes a um polvo (**podócitos**), com longas extensões que se estendem pelos capilares e múltiplos processos digitiformes curtos em um ou em ambos os lados (*pedicelos*) que se estendem para se fixar ao capilar subjacente. O plasma passa pelas fenestrações capilares entre os pedicelos e penetra na cápsula por essas minúsculas passagens (*locais de filtração*). Esse líquido na cápsula é agora denominado *filtrado*.

As células dos túbulos renais do néfron atuam para (1) *reabsorver* certas substâncias do lume tubular, bem como do líquido intersticial e capilares locais, como sódio, potássio, bicarbonato, cálcio, outros eletrólitos e água; (2) *secretar* (fazer retornar) certas substâncias das células tubulares no lume tubular; e (3) *excretar* (transportar) a quantidade constantemente variável de restos (urina) através dos ductos coletores para eventual armazenamento. Dessa maneira, os túbulos mantêm o equilíbrio acidobásico neutro nos líquidos corporais e concentram o filtrado que passa pelos túbulos, de minuto a minuto, para reter a água corporal. Em média, 99% do filtrado são reabsorvidos pelos túbulos do néfron e pelos ductos coletores, retornando aos espaços líquidos do corpo. Nessa função, os túbulos contorcidos distais e retos e os ductos coletores desempenham um importante papel.

SISTEMA URINÁRIO
NÉFRON

NC: Use vermelho para G e G¹; use as mesmas cores da página anterior para estruturas semelhantes que possam ter designações diferentes. (1) Comece pela "Região do rim", na parte superior da página. (2) Pinte os dois tipos de néfrons no desenho em cunha menor. (3) Pinte a vista detalhada do néfron cortical. (4) Na parte inferior da página, pinte o corte transversal do corpúsculo renal à direita. Não pinte o espaço capsular, H³. (5) Na parte inferior, à esquerda, pinte os podócitos ao redor do capilar glomerular à esquerda, relacionando-o com o glomérulo, à direita.

REGIÃO DO RIM
- CÁPSULA_A
- CÓRTEX_B
- MEDULA_C
- PAPILA_D

NÉFRON
- NÉFRON CORTICAL_E
- NÉFRON JUSTAMEDULAR_F

CORPÚSCULO RENAL
- ARTERÍOLA AFERENTE_G
- GLOMÉRULO_G¹
- CÁPSULA GLOMERULAR_H
  - CAMADA PARIETAL_H¹
  - CAMADA VISCERAL (PODÓCITO)_H²
  - ESPAÇO CAPSULAR_H³
- ARTERÍOLA EFERENTE_G²

TÚBULO RENAL
- TÚBULO CONTORCIDO PROXIMAL_I
- ALÇA DE HENLE_J
- TÚBULO CONTORCIDO DISTAL_K

- TÚBULO COLETOR_L
- DUCTO COLETOR_L¹
- DUCTO PAPILAR_L²

- URINA_M

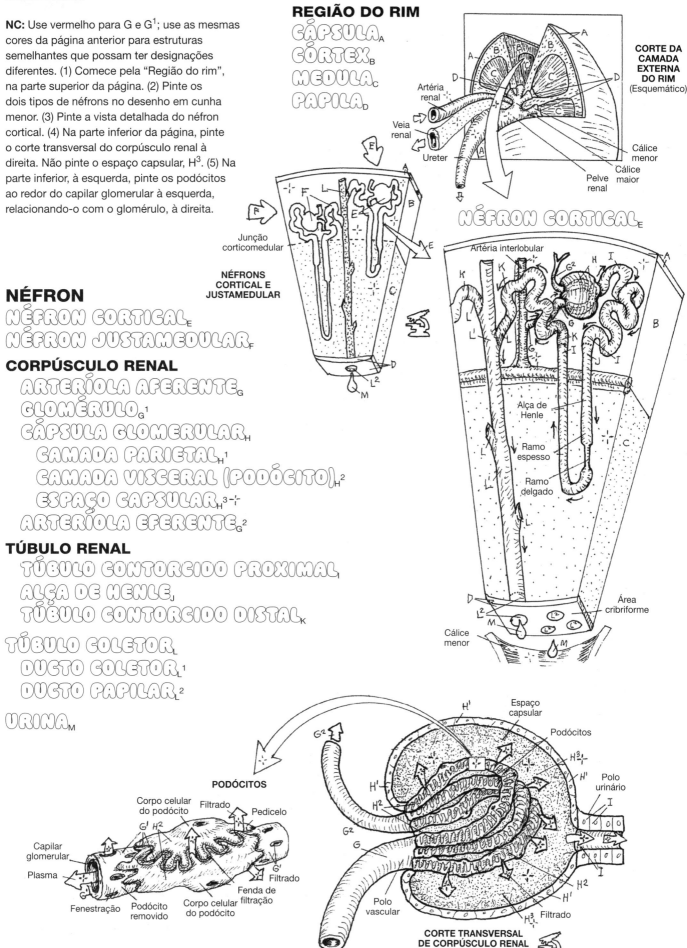

O filtrado glomerular é formado no espaço da cápsula renal. Esse filtrado é pobre em proteínas plasmáticas e rico em íons, pequenas moléculas e água. À medida que o filtrado passa na primeira parte do túbulo contorcido proximal, grande parte (água, sódio e outros íons, glicose e aminoácidos) é reabsorvida pelas células do túbulo e reintegrada ao corpo por meio do líquido intersticial e dos capilares peritubulares. Os corpúsculos renais dos néfrons estão localizados no córtex; cerca de 70% desses néfrons encontram-se na parte superior do córtex, enquanto 30% estão próximos à junção corticomedular (justamedulares, mostrados aqui).

A ilustração da parte superior da página, à esquerda, fornece uma visão geral da arquitetura vascular do rim. A **artéria renal** entra no hilo renal e dá origem a ramos **segmentares**, que passam na medula, entre as pirâmides medulares, como **artérias interlobares**. Quando essas artérias alcançam a margem corticomedular, giram 90° e passam a constituir as **artérias arqueadas**. A partir desses vasos, as **artérias interlobulares** dirigem-se para a cápsula. Em seu percurso, dão origem às **arteríolas glomerulares aferentes**. Aqui, no corpúsculo renal, o plasma do sangue glomerular é filtrado, preservando as células e as grandes moléculas, enquanto os resíduos penetram no espaço capsular glomerular, como *filtrado glomerular* (rever p. 147).

O sangue remanescente deixa os capilares glomerulares por meio da **arteríola glomerular eferente**. Na área cortical, os capilares distalmente à arteríola glomerular eferente (**capilares peritubulares**) formam uma rede em torno dos túbulos contorcidos proximais e distais e seus ramos descendente e ascendente. Esses vasos continuam-se com as vênulas que transportam o sangue de volta ao coração através das veias que, em grande parte, seguem paralelamente às artérias, com exceção das **veias interlobares**, que drenam diretamente nas veias renais (sem veias segmentares). Os **néfrons justamedulares** apresentam túbulos retos muito mais longos do que os néfrons corticais. As arteríolas eferentes desses néfrons deixam os glomérulos de origem e descem com os longos túbulos (descendente, ascendente, coletor) como **vasos retos**. Esses vasos, juntamente com os túbulos retos longos, formam um mecanismo que influencia profundamente a recaptação tubular de água e íons essenciais, concentrando, assim, o filtrado no lume dos túbulos lobulares longos e, ao mesmo tempo, aumentando o volume de sangue nas tributárias dos vasos retos que fluem para as **veias interlobulares** e **arqueadas**.

As *células* **justaglomerulares** (*JG*) secretoras de renina, constituídas de músculo liso modificado e localizadas nas arteríolas aferentes e eferentes no polo vascular do glomérulo, percebem mudanças de pressão (*barorreceptores*). Células epiteliais modificadas no túbulo distal adjacente (*mácula densa*) percebem as concentrações de sódio e de cloreto (*quimiorreceptores*). A combinação de pressão arterial elevada e altos níveis de sódio dá início a uma reação em cadeia para reduzir a pressão arterial local, modulando a taxa de filtração glomerular e a pressão arteriolar.

SISTEMA URINÁRIO
FUNÇÃO TUBULAR E CIRCULAÇÃO RENAL

Ver 147

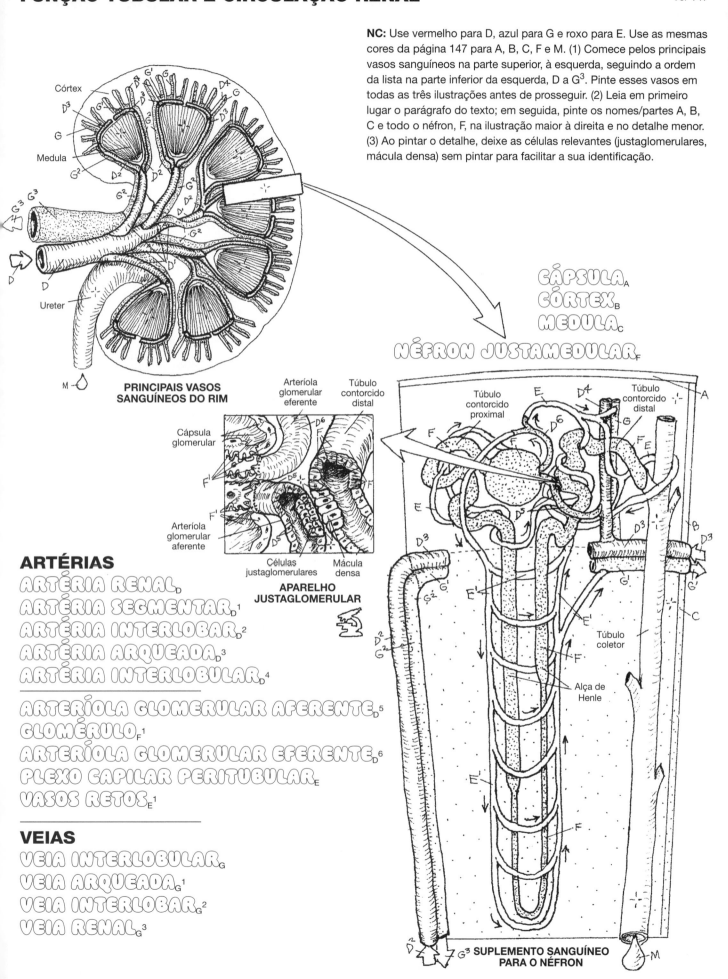

Classicamente, as **glândulas** e os **tecidos endócrinos** são massas individualizadas de células secretoras e seus tecidos de sustentação em íntima proximidade com capilares sanguíneos, nos quais essas células secretam seus hormônios. Os *hormônios* são agentes químicos habitualmente efetivos para células (**órgãos-alvo**) localizadas a certa distância de sua fonte. A **secreção de hormônio** resulta em mecanismos de controle por retroalimentação positiva ou negativa no(s) tecido(s)-alvo. Dentro de uma visão mais ampla, com base nas pesquisas recentes e atuais, existe um consenso geral de que essa definição clássica pode ser ampliada para incluir novas descobertas relativas ao controle químico *local*. Os agentes químicos que se mostram efetivos no mesmo ambiente líquido que as células que os secretaram (células-"alvo" locais) são conhecidos como *parácrinos*. Existem também células que secretam agentes químicos fora da membrana celular, os quais induzem uma resposta entre os receptores presentes na mesma célula (*autócrinos*). Essas células são, pelo menos em parte, autorreguladoras.

A atividade hormonal resulta em crescimento, reprodução e estabilidade metabólica no meio interno (químico). Nesse meio interno, as células, os tecidos e os órgãos contribuem para e respondem à estimulação química, resultando em estabilização das influências sobre a atividade celular em uma ampla variedade de condições e mantendo um meio "normal" de longa duração, denominado *homeostasia* (*homeo*, normal; *stasis*, estado de equilíbrio entre forças ou tendências que se opõem).

As glândulas endócrinas clássicas mostradas aqui são apresentadas nas páginas que se seguem, à exceção da **glândula pineal** (ver p. 75) e do **timo** (ver p. 123). Além das glândulas endócrinas clássicas, são também listados alguns dos inúmeros tecidos/células que secretam agentes químicos que influenciam as atividades celulares.

Os átrios do **coração** secretam o peptídio natriurético atrial (PNA) durante períodos de elevação da pressão arterial. O efeito desse agente químico consiste em limitar a influência do mecanismo de renina-angiotensina-aldosterona e possibilitar excreção aumentada de água e de sódio.

As células justaglomerulares do **rim** (ver p. 148) secretam a renina, uma enzima que converte o angiotensinogênio em angiotensina I, induzindo indiretamente elevação da pressão arterial e conservação dos líquidos corporais, como ocorre durante a hemorragia.

As células do **sistema digestório** secretam numerosos fatores endócrinos que influenciam a motilidade intestinal e a secreção enzimática.

A **placenta** secreta muitos hormônios, incluindo gonadotropina coriônica humana (hCG), estrogênio, progesterona, hormônios lactotrópicos (desenvolvimento das mamas e sustentação da produção de leite) e relaxina. Durante os primeiros 90 dias após a fertilização, a hCG contribui para a sustentação do crescimento embrionário ao estimular o crescimento do corpo lúteo.

SISTEMA ENDÓCRINO
INTRODUÇÃO

NC: Use uma cor bem clara para a glândula tireoide, C, e uma cor mais escura para as glândulas paratireoides, D, (localizadas na face posterior da glândula tireoide). Após pintar as glândulas endócrinas e os tecidos, pinte o esquema funcional da parte inferior da direita.

GLÂNDULAS ENDÓCRINAS
HIPÓFISE A
GLÂNDULA PINEAL B
GLÂNDULA TIREOIDE C
GLÂNDULAS PARATIREOIDES (4) D
TIMO E
GLÂNDULAS SUPRARRENAIS (2) F
PÂNCREAS G
OVÁRIOS (2) H
TESTÍCULOS (2) I

TECIDOS ENDÓCRINOS
HIPOTÁLAMO J
CORAÇÃO K
RIM (2) L
SISTEMA DIGESTÓRIO M
PLACENTA N

FUNÇÃO ENDÓCRINA
GLÂNDULA ENDÓCRINA O
SECREÇÃO HORMONAL P
ÓRGÃO-ALVO Q

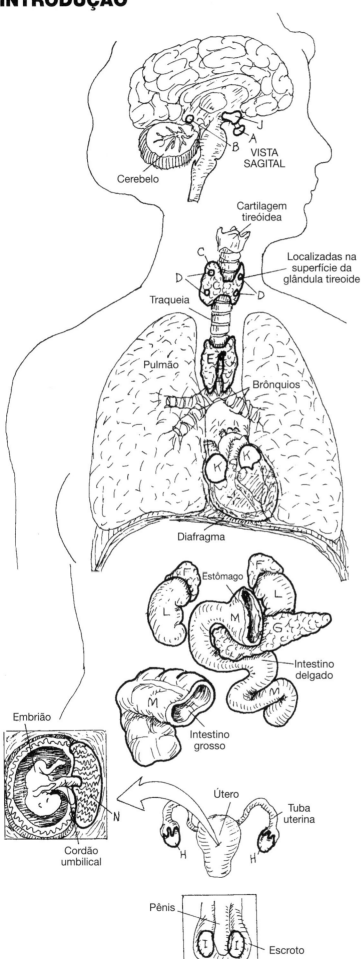

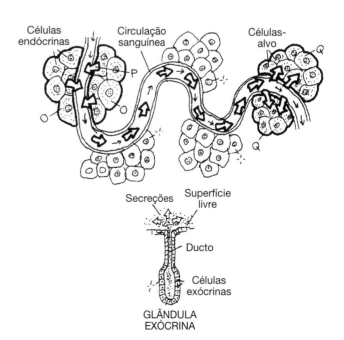

A **hipófise** está localizada em um recesso do osso esfenoide, denominado *sela turca*, e está conectada com o hipotálamo pelo *infundíbulo*. A **parte anterior da hipófise** consiste em um **lobo anterior** (*adeno-hipófise*), uma **parte tuberal** e uma **parte intermédia**. A **parte posterior** consiste em um **lobo posterior** (*neuro-hipófise*) e no **infundíbulo.** As três partes da adeno-hipófise originam-se de uma extensão do teto da boca em desenvolvimento. Na verdade, acreditava-se antigamente que a glândula produzisse muco (*pituíta*) secretado no nariz. Em termos de desenvolvimento, o lobo posterior é a migração para baixo do assoalho do **hipotálamo**. Esse assoalho, inferior ao terceiro ventrículo, consiste no infundíbulo oco (pedículo) circundado pela eminência mediana, um núcleo de células do hipotálamo. A parte mais baixa do infundíbulo (abaixo da eminência mediana) na maturidade continua sendo parte do assoalho do hipotálamo, porém não é mais oca e continua-se com o lobo posterior. As três estruturas (infundíbulo, eminência mediana e lobo posterior) são frequentemente consideradas como a *neuro-hipófise*.

A parte tuberal da adeno-hipófise envolve o infundíbulo e a eminência mediana da parte anterior do hipotálamo. Nesta região, os neurônios do hipotálamo secretam hormônios de liberação e de inibição em uma rede capilar alimentada pela artéria hipofisária superior e drenada pelas **veias porto-hipofisárias**. Estas veias transportam os hormônios até os **sinusoides** e **capilares** da adeno-hipófise, onde as células secretoras são induzidas (ou inibidas) a secretar seus hormônios (ver p. 151). A **veia hipofisária inferior** drena a adeno-hipófise.

A parte intermédia não revela nenhuma atividade secretora funcionalmente significativa conhecida.

A neuro-hipófise não tem células secretoras próprias. Os axônios de **neurônios secretores** nos núcleos supraópticos e paraventriculares do hipotálamo se estendem para baixo através do infundíbulo até redes capilares na neuro-hipófise, uma via conhecida como **trato hipotálamo-hipofisial**. As terminações axônicas liberam ocitocina e hormônio antidiurético na circulação (ver p. 151).

SISTEMA ENDÓCRINO
HIPÓFISE E HIPOTÁLAMO

NC: Use vermelho para E, roxo para F e G, azul para I e uma cor bem clara para H. (1) Comece pela parte superior da página. (2) Pinte o esquema da adeno-hipófise, seguindo a sequência dos nomes da lista. (3) Prossiga com esquema da neuro-hipófise, seguindo também a sequência dos nomes da lista. (4) Pinte de cinza os nomes (*, *¹) e as duas grandes setas que apontam para a região infundibular de ambos os lobos.

HIPÓFISE
ADENO-HIPÓFISE_A-
   PARTE DISTAL_A¹
   PARTE TUBERAL_A²
   PARTE INTERMÉDIA_A³
NEURO-HIPÓFISE_B-
   PARTE NERVOSA_B¹
   INFUNDÍBULO_B²

ADENO-HIPÓFISE_A¹
   SISTEMA
     PORTA-HIPOTÁLAMO-HIPOFISIAL*
   NEURÔNIO SECRETOR/SECREÇÃO_D
   ARTÉRIA HIPOFISÁRIA SUPERIOR/
     INFERIOR_E
       ARTERÍOLA_E¹
   PLEXO CAPILAR_F
   VEIAS PORTA-HIPOFISÁRIAS_G
   PLEXO SINUSOIDE/CAPILAR_F¹
   CÉLULAS SECRETORAS/HORMÔNIOS_H
   VEIA HIPOFISÁRIA INFERIOR_I

NEURO-HIPÓFISE_B¹
   TRATO HIPOTÁLAMO-HIPOFISIAL*¹
   NEURÔNIO SECRETOR/SECREÇÃO_D¹
   PLEXO CAPILAR_F¹
   VEIA HIPOFISÁRIA INFERIOR_I¹
   ARTÉRIA HIPOFISÁRIA INFERIOR_E²

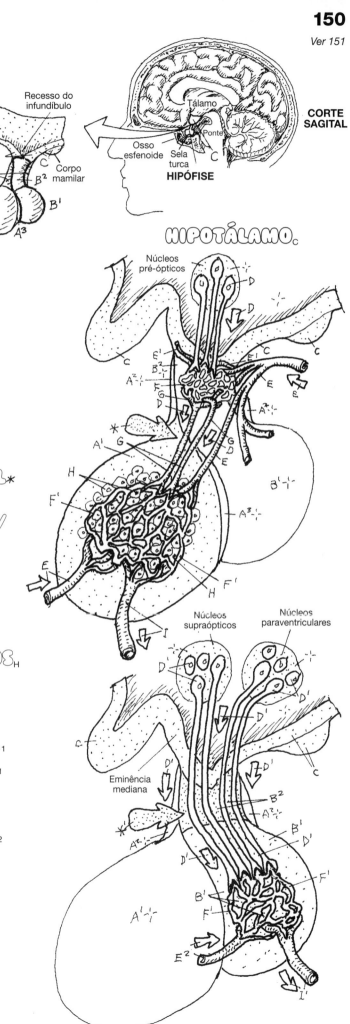

Os **hormônios** de *liberação ou de inibição* do **hipotálamo** atuam sobre a **adeno-hipófise**. Esses hormônios estimulam/inibem as células-alvo da adeno-hipófise, aumentando/diminuindo suas secreções hormonais. Entretanto, a inibição da secreção de hormônios hipofisários é mais frequentemente controlada por **retroalimentação** negativa dos próprios **órgãos-alvo**. Por exemplo, o hipotálamo é sensível à concentração de **estrogênio** na circulação hipotalâmica e hipofisária por meio de ramos da artéria hipofisária superior (ou um ou mais dos vários ramos corticais profundos das artérias cerebrais anterior, média e posterior que suprem o tálamo e o hipotálamo). À medida que os níveis de estrogênio diminuem no sangue, certos núcleos hipotalâmicos percebem essa mudança e podem aumentar a sua secreção de hormônio de liberação das gonadotropinas (GRH). O GRH é liberado de terminações nervosas secretoras no sistema porta-hipofisário na eminência mediana (rever a p. 150). O GRH alcança os sinusoides da adeno-hipófise mais diretamente por meio do sistema porta-hipotálamo-hipofisial e estimula a secreção de hormônio foliculoestimulante por certos basófilos. O **hormônio foliculoestimulante (FSH)** é liberado na circulação e exerce influência estimuladora sobre o crescimento dos folículos ovarianos (bem como sobre a espermatogênese no homem). A presença de níveis significativamente elevados de estrogênio é percebida pelo hipotálamo (retroalimentação), que, em seguida, interrompe a sua secreção de GRH (retroalimentação negativa).

O **hormônio luteinizante (LH)**, uma gonadotropina, é um dos hormônios da adeno-hipófise. O LH estimula a secreção de **testosterona**, a ovulação, o desenvolvimento do corpo lúteo e a secreção de estrogênio/**progesterona**. O **hormônio tireoestimulante (TSH)** induz a secreção do hormônio tireóideo, a **tiroxina** (ver p. 152). À semelhança do FSH e do LH, existem hormônios de liberação e de inibição do hipotálamo que também regulam a secreção de TSH.

O **hormônio adrenocorticotrófico (ACTH)** estimula a liberação dos hormônios do córtex da glândula suprarrenal (p. ex., cortisol), que exercem poderosa influência sobre a atividade do metabolismo dos lipídios, das proteínas e dos carboidratos. O ACTH é uma molécula esteroide; os hormônios anteriormente mencionados são, em sua maior parte, pequenas proteínas (peptídios). O ACTH também tem propriedades de estimulação dos melanócitos (MSH), dispersando o pigmento da pele (ver p. 15).

O **hormônio do crescimento (GH)** estimula o crescimento corporal, particularmente do osso. A **prolactina** medeia a secreção de leite (ver p. 162) e é inibida pelo hormônio de inibição de prolactina no hipotálamo.

A **ocitocina** e o hormônio antidiurético (ADH, vasopressina) são produtos de neurônios secretores dos núcleos supraópticos e paraventriculares do hipotálamo. O produto secretado é transportado pelos axônios longos do trato hipotálamo-hipofisial até os capilares da **neuro-hipófise**, onde são liberados na circulação geral por meio da veia hipofisária. A ocitocina induz a ejeção de leite e estimula as contrações uterinas.

O **hormônio antidiurético (ADH)** (ver p. 153) causa retenção de água corporal pelos rins. Sua secreção é induzida por osmorreceptores no hipotálamo. O ADH é também um poderoso vasoconstritor.

SISTEMA ENDÓCRINO
HIPÓFISE E ÓRGÃOS-ALVO

Ver 152, 153

NC: Use a mesma cor da página 150 para os hormônios, A, e secreções, A¹, do hipotálamo. (1) Observe os principais indicativos distribuídos por toda a ilustração; pinte os nomes correspondentes, bem como as setas e os círculos que representam os hormônios e as secreções da adeno-hipófise e da neuro-hipófise. (2) Pinte as setas grandes e menores que representam os hormônios dos órgãos-alvo desempenhando a sua função de retroalimentação.

HORMÔNIOS DA HIPÓFISE
ADENO-HIPÓFISE
HORMÔNIO FOLICULOESTIMULANTE (FSH)_B
HORMÔNIO LUTEINIZANTE (LH)_C
HORMÔNIO TIREOESTIMULANTE (TSH)_D
HORMÔNIO ADRENOCORTICOTRÓFICO (ACTH)_E
HORMÔNIO DO CRESCIMENTO (GH)_F
PROLACTINA_G

NEURO-HIPÓFISE
OCITOCINA_H
HORMÔNIO ANTIDIURÉTICO (ADH)_I

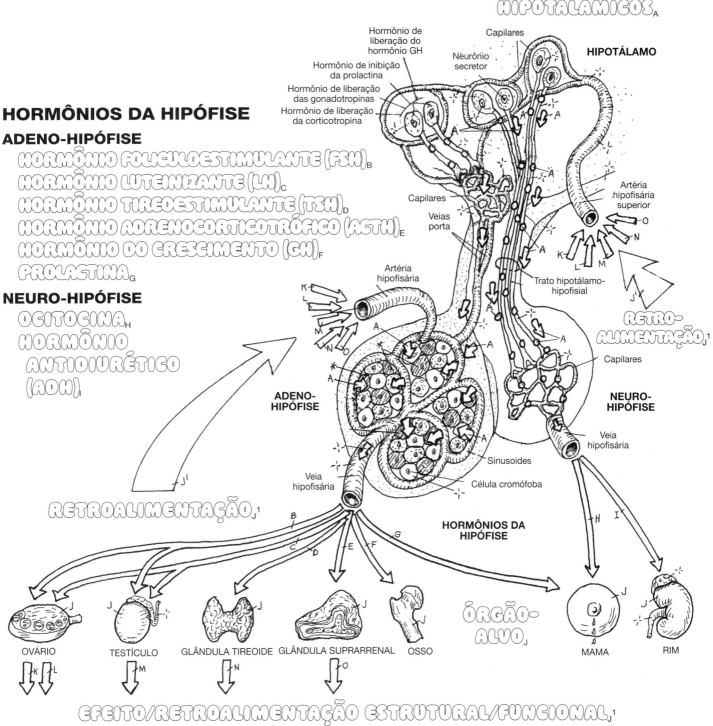

HORMÔNIOS DOS ÓRGÃOS-ALVO
ESTROGÊNIO_K
PROGESTERONA_L
TESTOSTERONA_M
TIROXINA_N
HORMÔNIO DO CÓRTEX DA GLÂNDULA SUPRARRENAL_O

A glândula **tireoide**, que recobre as faces anteriores dos segundo a quarto anéis da traqueia, é delimitada por uma cápsula fibrosa, cuja camada posterior encerra as quatro glândulas paratireoides. A glândula tireoide é composta pelos lobos direito e esquerdo, conectados por um istmo. Consiste em grupos de **folículos** (semelhantes a cachos de uvas) sustentados por tecido conectivo frouxo rico em vasos sanguíneos. Um corte microscópico realizado através de um folículo revela uma camada única de células epiteliais cúbicas, que formam a parede folicular. O folículo contém **coloide**, uma glicoproteína (tireoglobulina) produzida pelas células foliculares. Essas células captam a tireoglobulina e a decompõem para formar diversos hormônios, principalmente a **tiroxina** (T4, tetraiodotironina). Em seguida, a tiroxina é secretada nos capilares adjacentes. Os hormônios da glândula tireoide contêm iodeto (uma forma reduzida do iodo), que é absorvido pelas células foliculares a partir do sangue. A formação e a secreção de tiroxina são estimuladas pelo hormônio tireoestimulante (TSH) produzido pela adeno-hipófise. A relação opera em um mecanismo de retroalimentação negativa: o aumento da secreção de tiroxina inibe a secreção adicional de TSH.

A tiroxina aumenta o consumo de oxigênio em praticamente todos os tecidos e, dessa maneira, mantém a taxa metabólica. A tiroxina está envolvida em muitos níveis nos processos de crescimento e desenvolvimento. A secreção excessiva de tiroxina geralmente resulta em perda de peso, nervosismo extremo e elevação do metabolismo basal. O hipotireoidismo resulta em diminuição da atividade mental, alteração da voz, diminuição da atividade metabólica e acúmulo de material semelhante a muco sob a pele (mixedema), conferindo um aspecto edemaciado.

À semelhança de todas as glândulas endócrinas, a glândula tireoide é altamente vascularizada. Os vasos mostrados aqui exigem atenção especial quando se considera a realização de traqueostomia ou cricotireotomia de emergência; com efeito, o padrão desses vasos nem sempre é previsível. Observe particularmente as veias tireóideas inferiores na face anterior da traqueia.

As glândulas **paratireoides** consistem em pequenos botões de tecido altamente vascularizados, contendo dois tipos de células, um dos quais (*células principais*) secreta **paratormônio**. O paratormônio mantém os níveis plasmáticos de cálcio ao induzir a atividade dos osteoclastos (degradação do osso), liberando íons cálcio. A atividade muscular e a coagulação sanguínea normais dependem da presença de níveis plasmáticos normais de cálcio. A redução da função das glândulas paratireoides diminui os níveis de cálcio e, abaixo de um determinado nível, provoca rigidez muscular, cãibras, espasmos e convulsões (tetania).

SISTEMA ENDÓCRINO
GLÂNDULA TIREOIDE E GLÂNDULAS PARATIREOIDES

NC: Use vermelho para H, azul para I e cores claras para E, F e G.
(1) Pinte simultaneamente as três vistas superiores, observando as artérias e as veias que penetram na glândula tireoide. (2) Pinte os cortes microscópicos dos folículos tireóideos hipoativos e hiperativos; o tecido normal fica entre os dois extremos. (3) Pinte o esquema das funções da glândula tireoide e das glândulas paratireoides.

GLÂNDULA TIREOIDE_A
　FOLÍCULO TIREÓIDEO_A
　　CÉLULA FOLICULAR_B
　　COLOIDE_C
　TIROXINA_A1

GLÂNDULA PARATIREOIDE (4)_D
　PARATORMÔNIO_D1

ESTRUTURAS RELACIONADAS
TRAQUEIA_E
FARINGE_F
ESÔFAGO_G
ARTÉRIAS_H
VEIAS_I

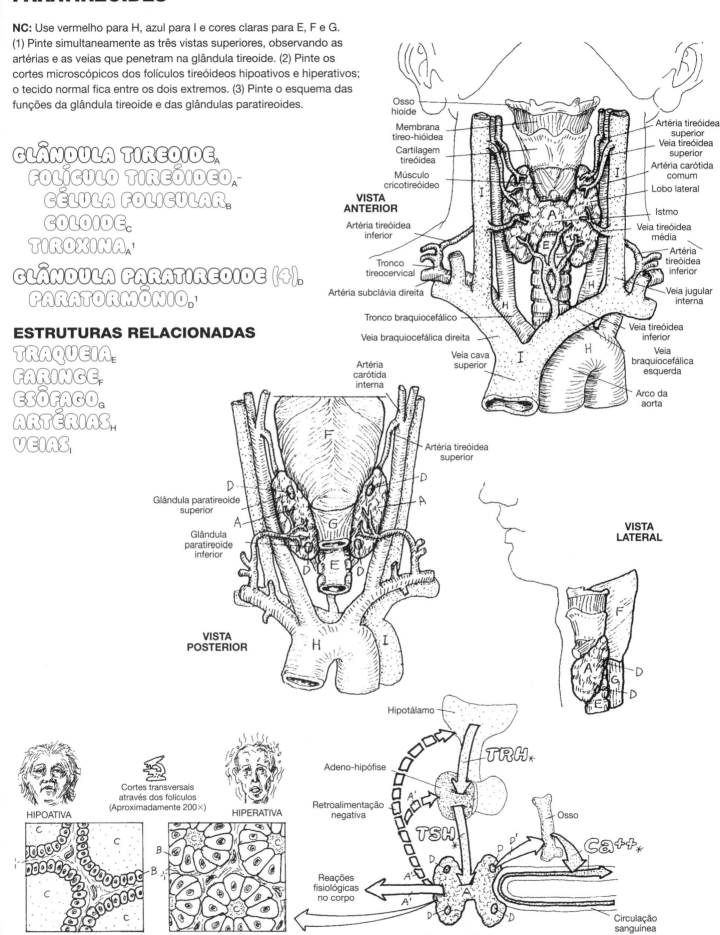

Ver 149

As **glândulas suprarrenais (adrenais)** estão localizadas no retroperitônio, envolvidas pela fáscia renal, nas faces superior e medial de cada rim (nível das vértebras T XI-T XII). As suprarrenais são duas glândulas diferentes, encapsuladas como uma única glândula: o córtex externo e a medula interna. À semelhança de outras glândulas endócrinas, as glândulas suprarrenais são ricamente vascularizadas.

O **córtex da glândula suprarrenal** é organizado em três regiões: a zona glomerulosa externa, a zona fasciculada média e a zona reticulada interna. Na presença de redução do volume de líquido, como em caso de hemorragia, as células da **zona glomerulosa** sintetizam e secretam hormônios denominados **mineralocorticoides**. A aldosterona é o mais bem conhecido desses hormônios. Os mineralocorticoides atuam principalmente sobre os túbulos distais dos rins, as glândulas sudoríferas e o sistema digestório, induzindo a absorção de sódio (e de água) e a secreção de potássio. As células da **zona fasciculada**, mediadas pelo ACTH, secretam **glicocorticoides**. Esses hormônios (principalmente o cortisol e, secundariamente, a corticosterona) estimulam a formação de glicose no fígado. As células da **zona reticulada** secretam o androgênio desidroepiandrosterona (DHEA) em pequenas quantidades. O DHEA pode ser convertido em testosterona. Essas células também secretam **hormônios sexuais femininos (esteroides)** (estrogênio e progesterona) em pequenas quantidades. Esses androgênios e estrogênios suprarrenais exercem efeito limitado durante a vida.

A **medula da glândula suprarrenal** consiste em cordões de células secretoras sustentadas por fibras reticulares e em abundante quantidade de capilares. Fibras do **nervo esplâncnico maior** atravessam os gânglios celíacos sem fazer sinapse e penetram nas glândulas suprarrenais. Essas fibras terminam na medula da glândula suprarrenal e estimulam as suas células secretoras, 80% das quais sintetizam e liberam **epinefrina**; o restante secreta **norepinefrina**. Essas células secretoras consistem em neurônios pós-ganglionares modificados. Suas secreções desencadeiam as reações de "luta ou fuga" em resposta a situações que ameaçam a vida, conforme ilustrado esquematicamente à esquerda.

SISTEMA ENDÓCRINO
GLÂNDULAS SUPRARRENAIS

153

Ver 91

GLÂNDULA SUPRARRENAL_A
  CÁPSULA_A1

CÓRTEX DA GLÂNDULA SUPRARRENAL
  ZONA GLOMERULOSA_B
  ZONA FASCICULADA_C
  ZONA RETICULADA_D
MEDULA_E

ARTÉRIAS
ARTÉRIA SUPRARRENAL SUPERIOR_F
ARTÉRIA SUPRARRENAL MÉDIA_F1
ARTÉRIA SUPRARRENAL INFERIOR_F2

VEIAS
VEIA SUPRARRENAL DIREITA_G
VEIA SUPRARRENAL ESQUERDA_G1

PLEXO SUPRARRENAL
NERVO ESPLÂNCNICO MAIOR_H
GÂNGLIO CELÍACO_H1
  PLEXO_H2

NC: Use vermelho para F, azul para G, amarelo para H e uma cor clara para E. (1) Na vista superior, pinte apenas os vasos identificados. (2) Pinte o corte transversal da glândula suprarrenal, com setas e hormônios correspondentes. (3) Pinte os vários órgãos associados à reação de "luta ou fuga", observando os efeitos listados.

VISTA ANTERIOR

Esôfago

Artéria frênica inferior

Veias hepáticas

GLÂNDULA SUPRARRENAL ESQUERDA

GLÂNDULA SUPRARRENAL DIREITA

Tronco celíaco

Artéria renal

Veia renal

Artéria mesentérica superior

Artéria ovárica (testicular)

Rim direito

Rim esquerdo

Veia cava inferior

Parte abdominal da aorta

Ureter

Artéria mesentérica inferior

Alerta

Dilatação pupilar

Vasodilatação na musculatura

Dilatação bronquiolar

Hipertensão

Taquicardia

Elevação do nível de glicemia e do metabolismo

Vasoconstrição periférica

Diminuição da digestão

REAÇÃO DE LUTA OU FUGA

Capilar

MINERALOCORTICOIDES
(INCLUINDO A ALDOSTERONA)_B

GLICOCORTICOIDES
(INCLUINDO O CORTISOL)_C

ESTEROIDES SEXUAIS
(ESTROGÊNIOS, PROGESTERONA, ANDROGÊNIOS)_D

HORMÔNIOS DO CÓRTEX DA GLÂNDULA SUPRARRENAL

HORMÔNIOS DA MEDULA DA GLÂNDULA SUPRARRENAL

EPINEFRINA_E1
NOREPINEFRINA_E2

O **pâncreas** é suprido por numerosas artérias provenientes do tronco celíaco e da **artéria mesentérica superior**. A veia porta do fígado drena as redes capilares do tecido exócrino, bem como a porção endócrina do pâncreas. Como não apresenta ductos, essa porção endócrina consiste em ilhas microscópicas (**ilhotas de Langerhans**) que dependem dos capilares circundantes para transportar seus produtos secretados – *insulina, glucagon* e uma quantidade muito menor de *somatostatina* – até o fígado e mais além para a circulação geral. Praticamente todos os tecidos do corpo humano representam um órgão-alvo para essas secreções! Revendo a página 143, você pode lembrar-se de que o pâncreas também desempenha um importante papel nas secreções exócrinas por uma importante parte (em termos de volume) da glândula. Essas secreções são transportadas por um sistema de ductos (ver a ilustração do pâncreas em relação ao duodeno à esquerda do esquema microscópico do tecido pancreático) que termina finalmente na parte descendente do duodeno.

Essas ilhas (*ilhotas*) de tecido endócrino (e seus capilares) no pâncreas são literalmente ilhas de células frouxas (parte inferior da página à esquerda) entre uma quantidade muito maior de células glandulares exócrinas dispostas em grupos (ácinos) ao redor de ductos revestidos por células cúbicas. Essas células secretam seus produtos enzimáticos diretamente no ducto. Entre esses ácinos e ductos encontram-se as ilhotas intercaladas, que apresentam três ou quatro tipos de células diferentes, as quais não exibem nenhuma disposição particular dentro do grupo, porém estão associadas a um grande número de capilares. As **células alfa (A)**, geralmente localizadas na periferia de cada ilhota, secretam **glucagon**, um hormônio polipeptídico que se liga a **receptores** de glicogênio nas membranas das células hepáticas. O glucagon induz a degradação enzimática do **glicogênio** (um amido complexo; a forma armazenada de glicose), em um processo denominado *glicólise*. O glucagon facilita a *gliconeogênese*, a formação de **glicose** a partir do glicogênio no fígado. O efeito consiste em elevação do nível de glicemia.

As **células beta (B)** constituem 70% ou mais da população celular das ilhotas. Secretam a **insulina**, um polipeptídio, em resposta a níveis plasmáticos crescentes de glicose. A insulina atua rapidamente; tem meia-vida muito curta, de cerca de 5 min, e, em seguida, desaparece. O fígado e o rim captam a maior parte da insulina, porém quase todas as células são capazes de metabolizá-la. A insulina acelera a remoção de glicose da circulação, aumentando o número de proteínas que transportam a glicose (carreadores de glicose) através das membranas celulares de células musculares, células adiposas, leucócitos e outras células (mas não as células hepáticas). A insulina aumenta a síntese de glicogênio a partir da glicose nas células hepáticas. A captação da insulina é facilitada por **receptores de insulina** (proteínas) presentes nas superfícies externa e interna de muitas membranas celulares, mas não de todas elas. A diminuição da secreção de insulina ou a redução no número ou na atividade dos receptores de insulina levam à hiperglicemia e ao desenvolvimento de diabetes melito. Os efeitos da atividade da insulina são de longo alcance: a insulina medeia o transporte de eletrólitos e o armazenamento de nutrientes (carboidratos, proteínas, lipídios); facilita o crescimento celular; e aumenta o metabolismo dos tecidos hepático, muscular e adiposo. As **células delta (D)** ocupam a periferia da ilhota e constituem cerca de 5% da população de células das ilhotas. Secretam a *somatostatina* (hormônio do crescimento) e inibem a secreção de glucagon e de insulina.

SISTEMA ENDÓCRINO
ILHOTAS PANCREÁTICAS

NC: Use roxo para N e cores claras para K e L. (1) Ao pintar o desenho superior, inclua as linhas tracejadas que representam artérias dentro do pâncreas ou na face posterior deste órgão. (2) Pinte o corte microscópico do pâncreas na parte inferior esquerda e a vista ampliada de uma ilhota. (3) Pinte as setas e o esquema que mostra o papel do glicogênio e dos receptores de insulina das células hepáticas em relação à glicose e ao glicogênio.

ARTÉRIAS PARA O PÂNCREAS
ARTÉRIA GASTRODUODENAL E RAMOS_A
ARTÉRIA PANCREATICODUODENAL SUPERIOR ANTERIOR_B
ARTÉRIA PANCREATICODUODENAL SUPERIOR POSTERIOR_C
ARTÉRIA ESPLÊNICA E RAMOS_D
ARTÉRIA PANCREÁTICA DORSAL_E
ARTÉRIA PANCREÁTICA INFERIOR_F
ARTÉRIA PANCREÁTICA MAGNA_G
ARTÉRIA MESENTÉRICA SUPERIOR_H
ARTÉRIA PANCREATICODUODENAL INFERIOR_I

ILHOTA PANCREÁTICA (ENDÓCRINA)_J
CÉLULA ALFA_K
GLUCAGON_K1
RECEPTOR_K2
CÉLULA BETA_L
INSULINA_L1
RECEPTOR_L2
CÉLULA DELTA_M
CAPILAR SANGUÍNEO_N

GLICOGÊNIO_O GLICOSE_P

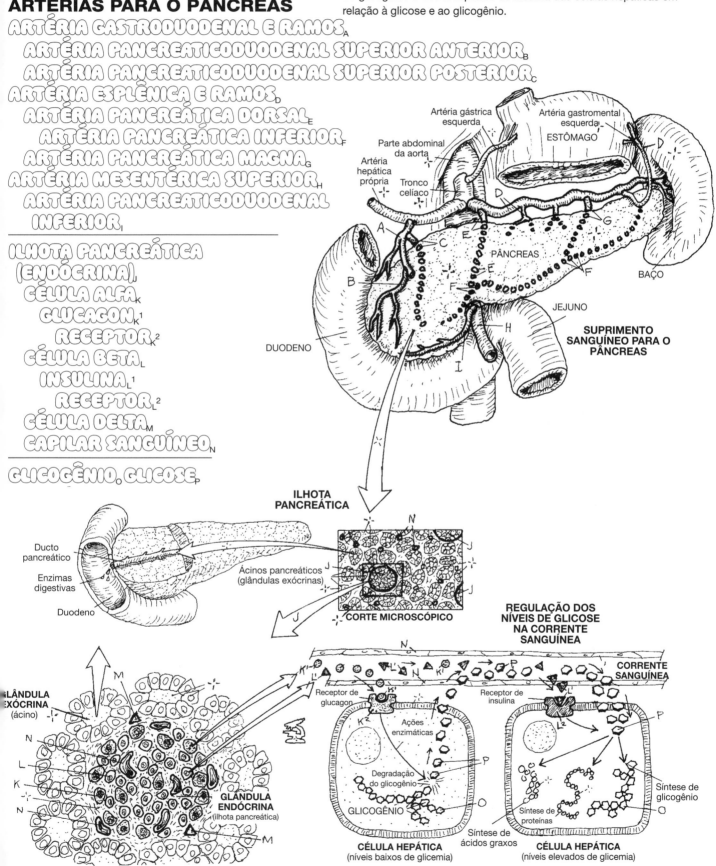

O **sistema genital masculino** consiste nos testículos, em uma série de ductos, diversas glândulas e no **pênis**. Os **testículos** constituem os principais órgãos do sistema. Os testículos parecem estar suspensos (mas não estão) pelo par de **funículos espermáticos** dentro de um saco formado por pele e uma camada fina de tecido fibromuscular (*escroto*).

O desenvolvimento das células germinativas masculinas (*espermatozoides*) nos testículos requer temperatura ligeiramente inferior à do corpo (cerca de 35°C); essa temperatura pode ser obtida no **escroto**, onde as células germinativas estão separadas do corpo e das cavidades corporais, mais quentes. A temperatura dentro do escroto pode ser ligeiramente ajustada pela contração/relaxamento do músculo liso (*músculo dartos*) na parede escrotal, aumentando ou diminuindo a tensão da pele do escroto em torno dos testículos.

Os espermatozoides maduros são armazenados no **epidídimo**. Em condições de estímulo sexual, além de seu próprio poder de mobilidade, os espermatozoides são induzidos a percorrer rapidamente o epidídimo e o **ducto deferente** por meio das contrações rítmicas do músculo liso da parede do ducto. O ducto deferente, com seus vasos sanguíneos e túnicas, entra no anel inguinal superficial (medialmente à inserção do ligamento inguinal). Percorre a parede do abdome (*canal inguinal*) por uma distância de cerca de 4 cm e emerge através do anel inguinal profundo, envolvido por uma camada da fáscia transversal (fáscia espermática interna), profundamente aos músculos oblíquos do abdome (ver p. 49). Cada ducto deferente entra na cavidade pélvica retroperitonealmente, passa sobre os vasos ilíacos, cruza o ureter e curva-se acentuadamente atrás da bexiga urinária para descer e se unir ao ducto da **glândula seminal** na parte posterior da **próstata**, formando o **ducto ejaculatório**, com formato de ponta de caneta, que se abre na *parte prostática* da **uretra**. Aqui, as secreções ricas em nutrientes da próstata e das glândulas seminais são acrescentadas aos espermatozoides (*sêmen*). Antes da emissão do sêmen (*ejaculação*), as **glândulas bulbouretrais** lançam secreções na *parte esponjosa* da uretra, proporcionando lubrificação durante a relação sexual.

Cada **artéria testicular** (ver p. 111) origina-se da parte abdominal da aorta, imediatamente abaixo das artérias renais. A *veia testicular* deixa o testículo como **plexo pampiniforme de veias** (ver ilustração inferior). Nesta vista, podem-se observar as relações da artéria testicular e do ducto deferente com o plexo venoso. Uma pequena parte da fáscia transversal (K) (fáscia espermática interna) também pode ser vista (rever p. 49). Para uma vista mais ampliada do deságue das veias testiculares na veia cava inferior (lado direito) e na veia renal esquerda, ver página 116.

SISTEMA GENITAL
SISTEMA GENITAL MASCULINO

Ver 35, 49, 51

NC: Use vermelho para L, azul para M e cores bem claras para A, J e K. (1) Pinte simultaneamente os cortes sagital composto e coronal composto/vista anterior. (2) Pinte a vista anterior abaixo; observe particularmente enquanto pintar a vista dissecada dos revestimentos e constituintes do funículo espermático.

ESCROTO_A
TESTÍCULO_B
EPIDÍDIMO_C
DUCTO DEFERENTE_D
GLÂNDULA SEMINAL_E
DUCTO EJACULATÓRIO_F
URETRA_G
GLÂNDULA BULBOURETRAL_H
PRÓSTATA_I
PÊNIS_J

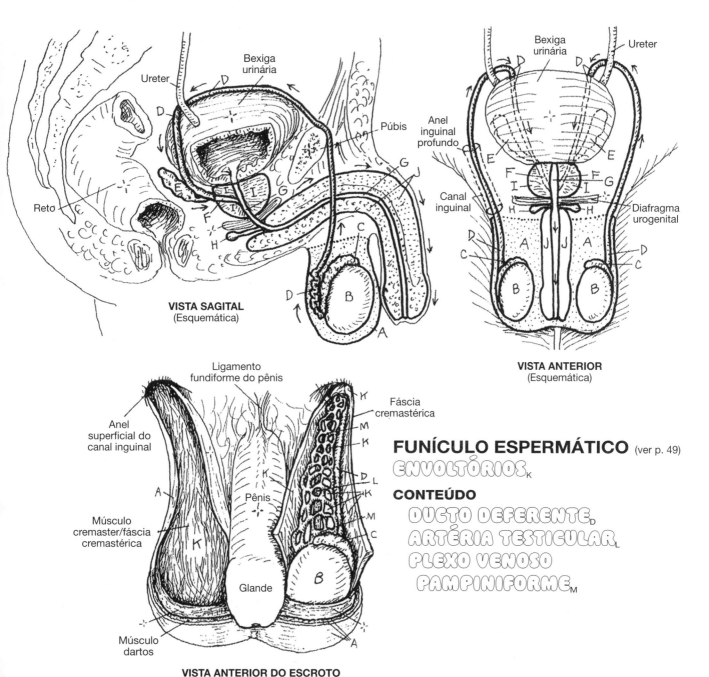

FUNÍCULO ESPERMÁTICO (ver p. 49)
ENVOLTÓRIOS_K

CONTEÚDO
DUCTO DEFERENTE_D
ARTÉRIA TESTICULAR_L
PLEXO VENOSO PAMPINIFORME_M

Os **testículos** desempenham duas funções principais: o desenvolvimento das células germinativas masculinas (**espermatozoides**) que, juntamente com as células germinativas femininas (ver p. 159), possibilitam a perpetuação da espécie; e a secreção de *testosterona*, o hormônio sexual masculino.

Cada testículo tem uma cápsula externa fibrosa densa (**túnica albugínea**), a partir da qual surgem os **séptulos do testículo** que se dirigem centralmente, compartimentalizando o testículo em lóbulos. Em cada lóbulo existem 1 a 4 **túbulos seminíferos** altamente enovelados, cada um deles revestido por uma **membrana basal** (*lâmina basal*). Nesses túbulos é que ocorre o desenvolvimento dos espermatozoides. Esses túbulos seminíferos contorcidos convergem para o lado posterior de seus lóbulos, tornam-se retilíneos (*túbulos seminíferos retos*) e unem-se a uma rede de espaços revestidos por epitélio (**rede do testículo**). Os **dúctulos eferentes** deixam a rede do testículo para formar a cabeça do **epidídimo**. O enovelado epidídimo (**cabeça, corpo e cauda**) é revestido por epitélio colunar pseudoestratificado, um tipo de epitélio que contém cílios longos e imóveis (*estereocílios*; não mostrados). Inferiormente, o ducto do epidídimo volta-se para cima para formar o **ducto deferente**. A parede desse ducto, revestida por epitélio colunar pseudoestratificado com estereocílios, contém quantidade significativa de músculo liso. As contrações rítmicas dessas células musculares conduzem os espermatozoides para a próstata durante a emissão.

Cada túbulo seminífero consiste em um túbulo revestido por membrana basal com lume central e camadas de células compactas organizadas (**epitélio germinativo**) e quantidade menor de **células de Sertoli (de sustentação)** maiores. As membranas basais incorporam células finas e achatadas, denominadas *fibromiócitos* (células peritubulares ou mioides) que depositam tecido fibroso e têm a capacidade de se encurtar, auxiliando o movimento das células dentro e através dos túbulos.

A *espermatogênese* começa com células que desenvolvem espermatozoides, denominadas **espermatogônias**. Essas células se dividem, e as células-filhas são empurradas em direção ao lume, onde se diferenciam em **espermatócitos primários**, as maiores das células germinativas em desenvolvimento. Quando se dividem para produzir **espermatócitos secundários**, o número de cromossomos é reduzido de 46 para 23 (pela meiose). Cada par de espermatócitos secundários recém-formados divide-se rapidamente para formar quatro **espermátides**. Essas pequenas células amadurecem, desenvolvendo caudas, condensando seus núcleos e citoplasma e desenvolvendo um capuz ou **acrossoma** com um arsenal de enzimas para perfurar a membrana do óvulo e possibilitar a sua penetração.

A célula espermática madura (**espermatozoide**) consiste em uma **cabeça** com 23 cromossomos (núcleo), incluindo o acrossoma; uma **peça média** contendo **mitocôndrias** para gerar energia destinada ao movimento celular; e uma **cauda** (essencialmente um único flagelo), cujos movimentos fornecem a força motriz da célula. Todavia, os espermatozoides jovens são essencialmente imóveis e incapazes de fertilizar óvulos. Esses espermatozoides são lançados da rede do testículo para o epidídimo através dos dúctulos eferentes por ação ciliar e fluxo de líquido. Nesse local, amadurecem, transformando-se em espermatozoides potentes e móveis.

As **células intersticiais** estão dispersas no tecido intersticial vascularizado ao redor dos túbulos. Incluem fibroblastos e células secretoras (**de Leydig**) que produzem e secretam testosterona e estimulam o desenvolvimento dos ductos e das glândulas do sistema genital masculino na puberdade (em geral, entre 11 e 14 anos de idade), bem como as características sexuais secundárias (ver glossário).

SISTEMA GENITAL
TESTÍCULO

NC: Use as cores empregadas na página 155 para o testículo, o epidídimo e o ducto deferente, A, E e F. Use vermelho para U e cores claras para G, H, I, S e T. (1) Observe que o epitélio germinativo é pintado de cinza no corte transversal através dos túbulos, enquanto o lume tubular não deve ser pintado.

TESTÍCULO_A
  TÚNICA ALBUGÍNEA_A¹
    SÉPTULO DO TESTÍCULO_A²
  TÚBULO SEMINÍFERO_B
  REDE DO TESTÍCULO_C
  DÚCTULO EFERENTE_D

EPIDÍDIMO_E
  CABEÇA_E¹
  CORPO_E²
  CAUDA_E³

DUCTO DEFERENTE_F

EPITÉLIO GERMINATIVO
ESPERMATOGÔNIA_G
ESPERMATÓCITO PRIMÁRIO_H
ESPERMATÓCITO SECUNDÁRIO_I
ESPERMÁTIDE_J
ESPERMATOZOIDE_K

CABEÇA
ACROSSOMA_L
NÚCLEO_M

CAUDA
COLO_N
PEÇA INTERMEDIÁRIA_O
  MITOCÔNDRIA_P
PEÇA PRINCIPAL_Q
PEÇA TERMINAL_R

CÉLULA DE SERTOLI
 (DE SUSTENTAÇÃO)_S
MEMBRANA BASAL_B¹
CÉLULA INTERSTICIAL (DE LEYDIG)_T
VASO SANGUÍNEO_U

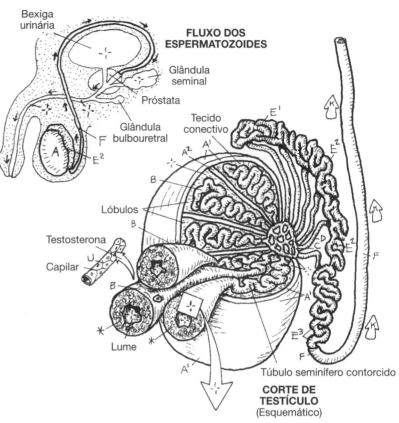

FLUXO DOS ESPERMATOZOIDES

CORTE DE TESTÍCULO (Esquemático)

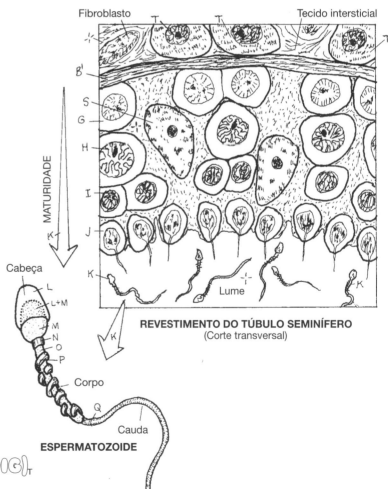

REVESTIMENTO DO TÚBULO SEMINÍFERO (Corte transversal)

ESPERMATOZOIDE

Antes de pintar, tenha a gentileza de rever p. 50 (músculos pélvicos), p. 51 (músculos perineais), p. 113 (artérias da pelve e do períneo) e p. 155 (sistema genital masculino).

A **uretra** no homem tem 20 cm ou mais de comprimento. É dividida em três partes. A **parte prostática da uretra** (a primeira parte da uretra) localiza-se totalmente dentro da substância da próstata. Neste local, a uretra recebe a urina da bexiga, o sêmen dos ductos ejaculatórios bilateralmente, constituído pelo líquido seminal das glândulas seminais e pelo conteúdo do ducto deferente, e recebe também as secreções de numerosas glândulas tubuloalveolares prostáticas, que se abrem na uretra através de vários ductos. A contração reflexa dos músculos do colo da bexiga impede a saída de urina durante a ejaculação. A base da próstata é separada do diafragma urogenital (membrana perineal) por uma camada de fáscia, com fibras finas do músculo puboprostático (levantador da próstata) do diafragma pélvico (ver p. 50).

A segunda parte da uretra é a **parte membranácea**, que desce pelo espaço/membrana perineal profunda. Em seu estudo do **diafragma urogenital** (DUG; p. 51), lembre-se de que a membrana perineal profunda consiste em duas camadas de fáscia (superior e inferior) (como as duas fatias de pão de um sanduíche), com a "carne" do sanduíche no meio: o músculo esfíncter interno da uretra, as glândulas bulbouretrais e os músculos transversos profundos do períneo. A uretra aqui está bem fixada; na verdade, talvez excessivamente fixada, visto que está sujeita a traumatismo (como laceração ou transecção) em caso de traumatismo contuso ou perfurante do períneo, como ocorre em algumas colisões automobilísticas ou quedas de alturas diversas.

A **parte esponjosa** da uretra passa através do **bulbo do pênis** e do **corpo esponjoso do pênis**. Existem numerosas glândulas na túnica mucosa da uretra. Os ductos das **glândulas bulbouretrais** deságuam na parte esponjosa da uretra, em uma posição imediatamente inferior ao DUG. A uretra abre-se para o exterior por meio do óstio externo da uretra, no final da **glande do pênis**.

O **pênis** consiste em três corpos de tecido erétil, envolvidos em duas camadas de fáscias. Os **corpos cavernosos** (dois laterais) originam-se dos ramos ascendentes do púbis. O corpo central, o **corpo esponjoso**, origina-se como **bulbo** suspenso na fáscia inferior do DUG. Cada corpo erétil (tecido erétil) consiste em espaços fibroelásticos revestidos de endotélios (seios cavernosos), com algum músculo liso, e é encapsulado por uma cápsula fibrosa (*túnica albugínea*). Os três corpos são mantidos unidos em uma densa manga de **fáscia profunda do períneo** e pendem como unidade suspensa pelo ligamento suspensor do pênis, profundo, e pelo ligamento fundiforme do pênis, mais superficial. Entre a túnica albugínea e a pele, existe uma camada de **tela subcutânea**. Durante a atividade sexual, as artérias dilatam-se nessa região em consequência do aumento da atividade parassimpática, e o volume de sangue que entra nos seios cavernosos aumenta, expandindo do tecido erétil. Em consequência, as veias na periferia dos corpos eréteis, profundamente à túnica albugínea, são pressionadas contra a cápsula e incapazes de drenar sangue. O pênis aumenta de volume e enrijece (*ereção*).

SISTEMA GENITAL
ESTRUTURAS UROGENITAIS MASCULINAS

NC: Use azul para I, vermelho para J, amarelo para K e cores bem claras para D, E e G. (1) Pinte simultaneamente as duas vistas à direita. Observe que a tela subcutânea (superficial), G, e a fáscia do pênis (profunda) H, foram omitidas da vista coronal. (2) Pinte a vista estrutural e o corte transversal do pênis.

URETRA
PARTE PROSTÁTICA_A
PARTE MEMBRANÁCEA_B
PARTE ESPONJOSA_C

PÊNIS
CORPO CAVERNOSO_D
 RAMO DO PÊNIS_D1
CORPO ESPONJOSO_E
 BULBO DO PÊNIS_E1
 GLANDE DO PÊNIS_E2
PREPÚCIO_F

ESTRUTURAS RELACIONADAS
TELA SUBCUTÂNEA_G
FÁSCIA DO PÊNIS_H
VEIA_I
ARTÉRIA_J
NERVO_K
LIGAMENTO SUSPENSOR_L
MÚSCULO LEVANTADOR DO ÂNUS
 (DIAFRAGMA PÉLVICO)_M
DIAFRAGMA UROGENITAL_N
GLÂNDULA BULBOURETRAL_O

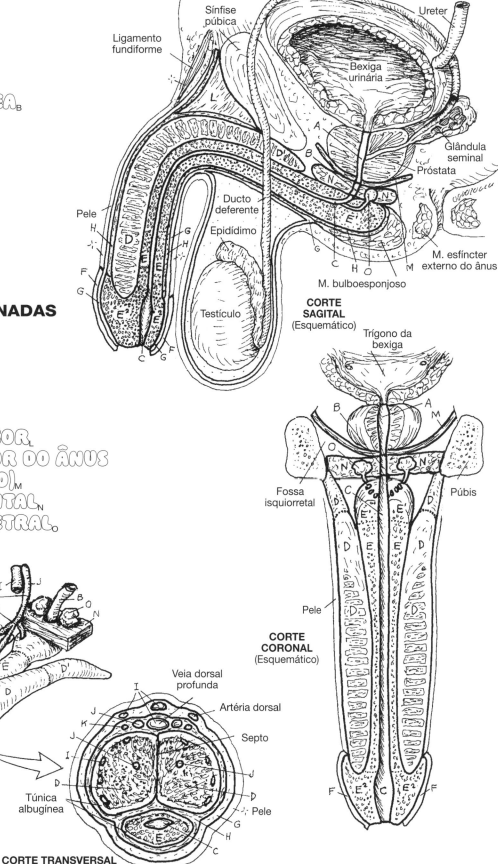

O principal órgão do sistema genital feminino é o **ovário**, que produz as células germinativas femininas (*óvulos*) e que secreta os hormônios (*estrogênio* e *progesterona*). Cada ovário origina-se da parede posterior do abdome na região lombar durante o início do desenvolvimento fetal. À semelhança com a descida dos testículos, o ovário é interrompido precocemente em sua descida pelo ligamento redondo, sendo retido na pelve menor (verdadeira). O **útero** atua como local para a implantação e a nutrição do embrião e do feto em desenvolvimento. As **tubas uterinas** fornecem um meio de condução do óvulo recém-fertilizado ou não fertilizado para o útero; a extremidade uterina da tuba também pode constituir um local de implantação para um óvulo fertilizado (gravidez ectópica, um evento potencialmente fatal). A **vagina**, que é uma bainha fibromuscular, recebe o pênis durante a relação sexual, fornece uma via para que o sêmen alcance o útero e atua como canal de parto para o recém-nascido sair do útero e entrar em um novo mundo totalmente diferente. Ver as páginas 159 e 160.

Os **órgãos genitais femininos externos** (*pudendo feminino*) são estruturas associadas à facilitação da união bem-sucedida e possivelmente produtiva dos parceiros sexuais, bem como ao parto de um recém-nascido que deve ser bem-sucedido tanto para a mãe quanto para o lactente. Os órgãos genitais femininos externos localizam-se na parte superficial do períneo (p. 51). Os **lábios maiores do pudendo** são pregas de pele preenchidas por gordura, que surgem anteriormente da comissura anterior dos lábios e nunca se unem posteriormente, visto que se tornam parte da pele no corpo do períneo. Medialmente aos lábios maiores do pudendo e de ambos os lados da vagina e da uretra, existem duas pregas finas de pele sem gordura (**lábios menores do pudendo**). O espaço ou a cavidade entre ambos os lábios menores do pudendo é o **vestíbulo da vagina**, no qual se abrem a vagina e a uretra. Os lábios menores do pudendo podem ser seguidos anteriormente até a **glande** e o **corpo do clitóris**, ao redor dos quais pregas dos lábios menores passam sobre a glande e o corpo do clitóris como uma bainha (**prepúcio**) e sob a glande (**frênulo**), como as pontas de um xale amarradas sob o mento. Posteriormente, os lábios menores do pudendo unem-se (*frênulo dos lábios do pudendo*) sobre o corpo do períneo. Essa fusão é indistinta após iniciar a atividade sexual. À semelhança do pênis, o clitóris tem um ramo do clitóris erétil que surge de cada ramo isquiopúbico; os dois ramos unem-se na linha mediana para formar o corpo do clitóris erétil. Esse **corpo** é envolvido por fáscia e termina em uma **glande do clitóris** sensível, vascularizada e coberta de pele. A rigidez do clitóris é devida ao mesmo mecanismo que atua no pênis; todavia, diferentemente do pênis, o clitóris não incorpora a uretra. Os **bulbos do vestíbulo** eréteis são homólogos ao bulbo do pênis, porém separados em dois corpos. São cobertos pelo músculo bulboesponjoso e projetam-se para a vagina durante a estimulação sexual. O óstio da vagina imatura é frequentemente fechado ou parcialmente fechado por uma túnica mucosa fina (**hímen**); o óstio da vagina madura é frequentemente circundado por um remanescente fino dessa túnica mucosa que foi rompida com a atividade física ou sexual.

SISTEMA GENITAL
SISTEMA GENITAL FEMININO

158
Ver 51, 159, 160

NC: (1) Pinte simultaneamente as duas vistas superiores das estruturas genitais internas. Na vista medial, pinte de cinza-claro a linha dupla que representa a margem cortada do peritônio parietal e o revestimento peritoneal mais amplo, Q, das paredes do abdome e da pelve. (2) Nos dois desenhos da parte inferior, pinte o vestíbulo, N, de cinza bem claro após pintar os orifícios D^1 e O e as paredes internas de F.

ÓRGÃOS GENITAIS INTERNOS
OVÁRIO_A
TUBA UTERINA_B
ÚTERO_C
VAGINA_D

ÓRGÃOS GENITAIS EXTERNOS
LÁBIO MAIOR DO PUDENDO_E
LÁBIO MENOR DO PUDENDO_F
FRÊNULO DO CLITÓRIS_G
PREPÚCIO DO CLITÓRIS_H
CLITÓRIS_I
 GLANDE DO CLITÓRIS_{I1}
 CORPO DO CLITÓRIS_J
 RAMO DO CLITÓRIS_K
BULBO DO VESTÍBULO_L
GLÂNDULA VESTIBULAR
 MAIOR/DUCTO_M
VESTÍBULO DA VAGINA_N *
ÓSTIO DA URETRA_O
ÓSTIO DA VAGINA_{D1}
HÍMEN_P
PERITÔNIO PARIETAL_Q

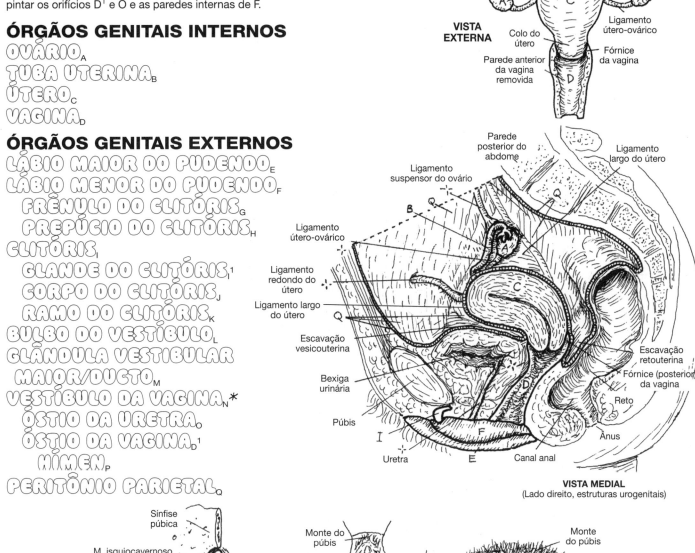

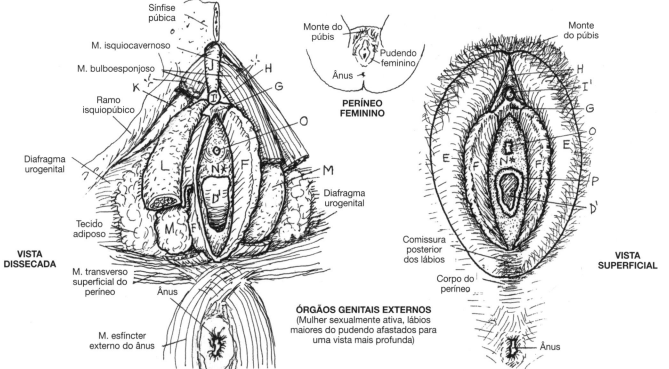

Os **ovários**, medindo, cada um deles, 3 cm de comprimento por 1,5 cm de largura ou menos, encontram-se no lado da pelve menor, fixados à camada posterior de uma dupla prega de peritônio parietal (**ligamento largo do útero**) que se estende sobre os ovários, as tubas uterinas e o útero, de um lado a outro, como um cobertor dobrado sobre um varal. Ver p. 160. Entre o ovário e a abertura (com as *fímbrias*) da **tuba uterina**, existe um espaço contínuo com a cavidade peritoneal, no interior da qual poucos óvulos entram e nenhum retorna. Com a expulsão a partir do ovário, o óvulo deve evitar esse abismo para não se perder no espaço e, assim, desperdiçar a oportunidade de uma vida.

O ovário é revestido por uma única camada de células cúbicas derivadas do mesotélio. As células primordiais migram do saco vitelino embrionário para o **estroma ovariano** e proliferam. Ocorre desenvolvimento de centenas de milhares, porém somente algumas centenas alcançam a maturidade.

As duas principais atividades do ovário são: (1) o desenvolvimento das células germinativas femininas (*óvulos*) na fase folicular e (2) a secreção de *estrogênio* e de *progesterona* na fase lútea ou secretora. O ovário mostra muitos folículos em vários estágios de desenvolvimento em um coxim de células e tecido conectivo frouxo (*estroma ovariano*). Um folículo ovariano consiste em uma célula germinativa epitelial imatura (**oócito**) circundada por uma ou mais camadas de células de sustentação não germinativas.

O desenvolvimento de um **óvulo** começa com o **folículo primordial** – um oócito com uma camada de células foliculares. O oócito aumenta de tamanho e amadurece, enquanto as células foliculares aumentam em número ao seu redor, formando um **folículo primário**. Nos **folículos secundários**, aparece uma pequena cavidade (*antro*), preenchida com líquido folicular. Esse antro continua se expandindo à custa das células foliculares, que são empurradas para longe do oócito, exceto por uma única camada de células (**folículo maduro** ou **de Graaf**). Essas células secretam estrogênio durante a fase folicular do ciclo reprodutivo. Os folículos que interrompem o seu desenvolvimento em qualquer estágio são designados como "atrésicos".

Por volta do 14º dia do ciclo (ver "Ciclo ovariano"), o óvulo do folículo maduro é circundado por uma camada de glicoproteína – a *zona pelúcida* – e está totalmente preparado para a ovulação. A coroa radiada de células e o óvulo revestido pela zona pelúcida saem do folículo e dirigem-se para as estruturas digitiformes (**fímbrias**) da tuba uterina. O **folículo roto**, uma vez liberado o oócito, sofre involução. Ocorrem algum sangramento e formação de coágulo (**corpo hemorrágico**) durante a transição das células foliculares em um **corpo lúteo**, caracterizado pelo acúmulo de grandes quantidades de lipídios necessários para a secreção subsequente de hormônios esteroides.

O corpo lúteo secreta estrogênio e progesterona durante a *fase lútea* do ciclo; em caso de gravidez, o corpo lúteo irá sustentar o embrião/feto em desenvolvimento por até 3 meses com essas secreções. Caso não haja fertilização, o corpo lúteo sofre degeneração em **corpo *albicans***. Os folículos e corpos *albicans/lúteos*, em seu conjunto, relacionados com dois ou mais ciclos diferentes, porém sequenciais, geralmente podem ser vistos no ovário em algum momento.

SISTEMA GENITAL
OVÁRIO

Ver 158, 160

NC: Use as cores da p. 158 para o ovário, A, e a tuba uterina, M. Use vermelho para K e R, amarelo para L, azul para S e cores bem claras para C a J, M, O e P. (1) Pinte o desenvolvimento da célula germinativa feminina em ambas as vistas superior e inferior do ovário em corte. O oócito, C, deve ser pintado até a ovulação. Na ilustração maior, pinte de cinza o estroma, B.

ESTRUTURAS OVARIANAS
EPITÉLIO/TÚNICA ALBUGÍNEA_A
ESTROMA DE TECIDO CONECTIVO_B*

DESENVOLVIMENTO DO OÓCITO
OÓCITO/ÓVULO_C
FOLÍCULO PRIMORDIAL_D
FOLÍCULO PRIMÁRIO_E
FOLÍCULO SECUNDÁRIO_F
FOLÍCULO EM MATURAÇÃO_G
FOLÍCULO MADURO (DE GRAAF)_H
FOLÍCULO ROMPIDO_I
ÓVULO EXPELIDO_C1
FOLÍCULO ATRÉSICO_J
CORPO HEMORRÁGICO_K
CORPO LÚTEO JOVEM_L
CORPO LÚTEO MADURO_L
CORPO ALBICANS_L2-:-

ESTRUTURAS RELACIONADAS
TUBA UTERINA_M
FÍMBRIAS DA TUBA UTERINA_M1
LIGAMENTO LARGO DO ÚTERO_N
MESOSSALPINGE_O
MESOVÁRIO_P
LIGAMENTO SUSPENSOR DO OVÁRIO_Q
ARTÉRIA OVÁRICA_R
VEIA OVÁRICA_S
ARTÉRIA UTERINA_R1
VEIA UTERINA_S1
LIGAMENTO ÚTERO-OVÁRICO_T

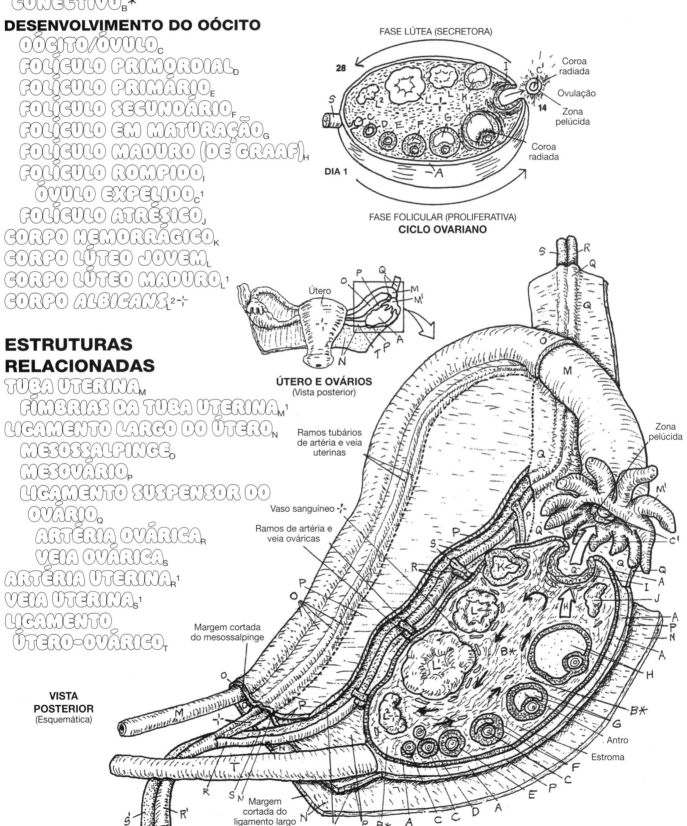

O **útero** e as **tubas uterinas** são recobertos pela dobra (em formato de "U" invertido) do **ligamento largo do útero**. As tubas uterinas, suspensas em uma parte do ligamento largo do útero (*mesossalpinge*), são extensões laterais do útero. As tubas uterinas são revestidas por epitélio colunar ciliado carregado de nutrientes e sustentado por tecido conectivo e músculo liso. As contrações rítmicas desse músculo ajudam o óvulo em sua jornada desde as fímbrias até a **cavidade do útero** (assumindo que ele irá evitar cair no abismo!) e as células de revestimento o sustentam nutricionalmente. A tuba uterina tem cerca de 10 cm de comprimento e é dividida em três partes bastante distintas: as **fímbrias** distais (projeções digitiformes), que prendem o óvulo liberado e o lançam no lume da tuba; a **ampola** da tuba uterina, que é a parte mais ampla da tuba; e o **istmo** da tuba uterina, cujo lume se estreita ao penetrar na cavidade do útero.

O útero é uma estrutura em formato de pera, com cerca de 7,5 cm de comprimento, que aumenta durante a gravidez. A parte superior (acima dos óstios uterinos da tuba) é o **fundo do útero**; a parte central, o **corpo do útero**; e os 2,5 cm inferiores, o **colo do útero**.

O útero é antevertido (inclinado para frente) e antefletido (dobrado para frente) em relação à vagina. O colo do útero encaixa-se na parte superior da vagina aproximadamente em ângulo reto (antefletido), e o corpo do útero (e o fundo do útero) é inclinado dobrado (antefletido) e inclinado (antevertido) anteriormente sobre a bexiga urinária. O dobramento/inclinação para trás (retroflexão/retroversão) do útero não são incomuns, particularmente em mulheres que já deram à luz. O útero retrofletido está predisposto a um leve deslizamento para dentro da vagina (*prolapso*), visto que o útero está mais no eixo do colo do útero/vagina. Esse evento geralmente é evitado pelos diafragmas pélvico e urogenital, pelo corpo do períneo e por numerosos ligamentos fibrosos (ligamento largo do útero e condensações das fáscias pélvicas, não mostradas) que ancoram o útero e suas tubas à parede da pelve e ao sacro. A parede do útero consiste, em grande parte, em músculo liso (**miométrio**), revestido por uma camada superficial glandular de espessura variável (**endométrio**), que é extremamente sensível aos hormônios estrogênio e progesterona.

O *colo* do útero, com 2,5 cm ou mais de comprimento, pode ser dividido em duas partes: a porção supravaginal e a porção vaginal do colo. O revestimento de túnica mucosa do colo do útero caracteriza-se por cristas intercaladas que resistem ao ataque bacteriano após a menstruação. A túnica mucosa do colo do útero não participa do espessamento e do adelgaçamento que ocorrem periodicamente na túnica mucosa do corpo do útero.

A **vagina** é um tubo fibromuscular elástico com revestimento mucoso de epitélio pavimentoso estratificado. As faces anterior e posterior da túnica mucosa normalmente ficam em contato. A parede anterior da vagina incorpora a uretra curta (4 cm). A túnica mucosa da vagina é desprovida de glândulas; a atividade secretora durante a estimulação sexual provém de um transudato de plasma dos capilares locais e de glândulas do colo do útero, bem como da secreção das glândulas bulbouretrais masculinas. O revestimento da vagina revela poucos receptores sensitivos. Na junção do colo com a vagina, forma-se um fosso circular (*fórnice* da vagina). O **fórnice** posterior fibroelástico é capaz de expansão significativa durante a relação sexual.

SISTEMA GENITAL
ÚTERO, TUBAS UTERINAS E VAGINA

NC: Use vermelho para N, azul para O e cores claras para D, E e Q. (1) Comece pela metade esquerda da ilustração maior. Apenas partes das veias ovárica e uterina são mostradas. Os nervos e vasos linfáticos que podem acompanhar as artérias e as veias não são mostrados. (2) Pinte as duas vistas do útero antefletido e retrofletido. Acima, pinte os principais ligamentos.

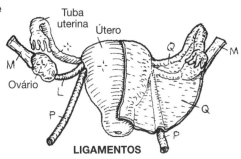

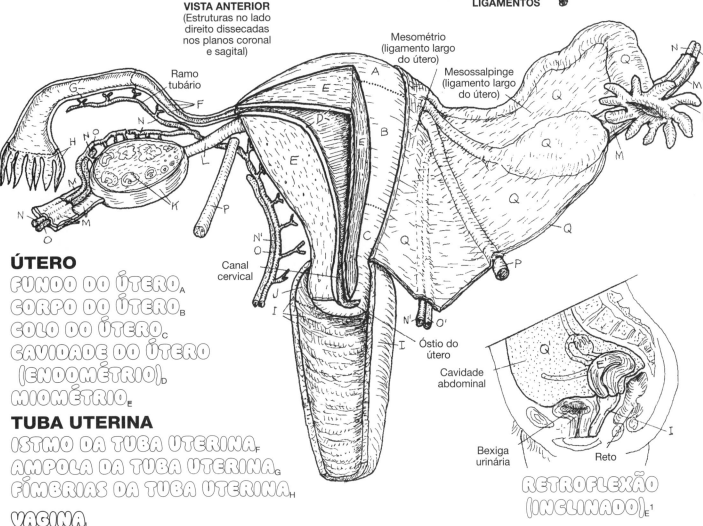

ÚTERO
FUNDO DO ÚTERO_A
CORPO DO ÚTERO_B
COLO DO ÚTERO_C
CAVIDADE DO ÚTERO (ENDOMÉTRIO)_D
MIOMÉTRIO_E

TUBA UTERINA
ISTMO DA TUBA UTERINA_F
AMPOLA DA TUBA UTERINA_G
FÍMBRIAS DA TUBA UTERINA_H

VAGINA_I
  FÓRNICE DA VAGINA_J

ESTRUTURAS RELACIONADAS
OVÁRIO_K
  LIGAMENTO ÚTERO-OVÁRICO_L
  LIGAMENTO SUSPENSOR DO OVÁRIO_M
  ARTÉRIA OVÁRICA_N
  VEIA OVÁRICA_O
LIGAMENTO REDONDO DO ÚTERO_P
ARTÉRIA UTERINA_{N¹}
VEIA UTERINA_{O¹}
LIGAMENTO LARGO DO ÚTERO (PERITÔNIO)_{Q,Q¹}

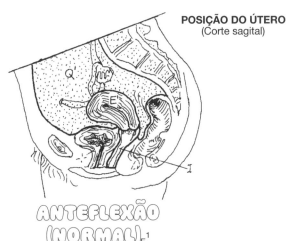

O ciclo reprodutivo de 28 dias da mulher, que é iniciado e mantido por hormônios, envolve alterações significativas nas estruturas folicular e endometrial. O ciclo que começa por volta dos 12 anos (*menarca*) e que termina em torno de 45 anos de idade (*menopausa*), caracteriza-se por períodos de degradação e eliminação do endométrio (**menstruação**). Em cada ciclo, as alterações progressivas que ocorrem no ovário e no útero servem para desenvolver e liberar a célula germinativa feminina para a sua possível fertilização pela célula germinativa masculina e preparar o endométrio para a implantação do óvulo fertilizado.

O *período menstrual* constitui os primeiros 5 dias do ciclo, com perda de tecido endometrial e sangramento concomitante. O crescimento do endométrio começa em torno do quinto dia do **ciclo menstrual**. Esse crescimento é desencadeado por hormônios dos folículos ovarianos (regulados por hormônios da adeno-hipófise [FSH e LH]). Os níveis hormonais são relativamente baixos, porém repare no crescimento endometrial! Durante os últimos dias do ciclo anterior e nos primeiros dias do ciclo seguinte, esses hormônios (**FSH** e LH) e o estrogênio impulsionam o desenvolvimento do útero e estimulam também o desenvolvimento folicular.

O desenvolvimento folicular começa a produzir estrogênio em torno do sétimo dia; observe a elevação dos níveis de estrogênio e a sua influência sobre o crescimento endometrial. Com aproximadamente 14 dias, o pico de LH no sangue, em associação aos níveis crescentes de FSH e de estrogênio, induz a **ovulação**. Esse processo leva ao rompimento do **folículo ovariano maduro** e à liberação do óvulo imaturo nas fímbrias da tuba uterina. Após a ovulação, o folículo roto sofre reconstrução significativa (**corpo lúteo**), influenciada pelo hormônio luteinizante (**LH**). Por volta do 21º dia, o corpo lúteo secreta **progesterona** e **estrogênio**, uma combinação que aumenta o desenvolvimento das **glândulas** endometriais. O estroma fibroso torna-se logo edemaciado com secreções. As **artérias espiraladas** são fisicamente forçadas a seguir trajetos sinuosos entre as numerosas glândulas em proliferação. Se houver fertilização por volta do 16º dia, o corpo lúteo passa a constituir a principal fonte de hormônios nos 90 dias seguintes.

Na ausência de fertilização, o corpo lúteo começa sofrer involução (formando um **corpo**) por volta do dia 26, e ocorre acentuada queda dos níveis de estrogênio/progesterona. Na ausência de estímulo hormonal, o endométrio passa por redução da secreção glandular, enquanto prossegue a absorção de líquido pelas veias locais, de modo que, dentro de um curto período de tempo, os tecidos sofrem colapso, como um suflê no forno, quando a sua porta é fechada bruscamente! As artérias espiraladas são fletidas por esses eventos, rompem-se e ocorre **hemorragia** com considerável pressão hidráulica, rompendo o revestimento epitelial, as glândulas e os tecidos fibrosos. Entretanto, no que concerne à sua camada basal, a integridade estrutural do endométrio é essencialmente mantida. A vasoconstrição reflexa limita a hemorragia. O tecido rompido (mênstruo, tecido glandular e secreções), sangue e um ou mais óvulos não fertilizados gravitam em direção à vagina. Depois de 3 a 5 dias de **menstruação**, apenas cerca de 1 mm (em altura) do endométrio permanece para a sua regeneração. No decorrer das 2 semanas seguintes, ele irá se regenerar 500%, até uma altura de cerca de 5 mm.

SISTEMA GENITAL
CICLO MENSTRUAL

Ver 151, 159, 160

CICLO OVARIANO
FOLÍCULO PRIMORDIAL_A
FOLÍCULO PRIMÁRIO_{A¹}
FOLÍCULO SECUNDÁRIO_{A²}
FOLÍCULO MADURO_{A³}
OVULAÇÃO_{A⁴}
CORPO LÚTEO_{B, B¹}
CORPO ALBICANS_{B²⁻/⁻}

CICLO HORMONAL
HORMÔNIOS HIPOFISÁRIOS
FSH_C
LH_D

HORMÔNIOS OVARIANOS
ESTROGÊNIO_E
PROGESTERONA_F

CICLO MENSTRUAL
FASES
MENSTRUAÇÃO_G
PROLIFERATIVA_H
SECRETORA_I

ENDOMÉTRIO
EPITÉLIO_J
GLÂNDULA_{J¹}
ARTÉRIA ESPIRALADA_{G¹}/HEMORRAGIA_{G²}

NC: Use amarelo para B, vermelho para G a G² e uma cor bem clara para A. (1) Pinte a escala de tempo do ciclo menstrual na base do diagrama principal. Pinte as setas C e D no desenho "Influências hormonais". Em seguida, pinte as curvas hormonais C e D no diagrama principal, seguidas dos diferentes estágios de desenvolvimento folicular do ciclo ovariano na parte superior do diagrama principal, A, B, observando como esses hormônios influenciam as alterações foliculares. (2) Pinte as setas E e F e o endométrio no diagrama "Influências hormonais". Pinte as curvas hormonais E e F no diagrama principal, seguidas das alterações nas glândulas/tecidos uterinos durante o ciclo menstrual, observando como esses hormônios influenciam o crescimento endometrial e a menstruação. Pinte apenas a superfície epitelial, as glândulas e os vasos do endométrio. Não pinte o tecido conectivo. (3) Os dias indicados representam média (são aproximados). As curvas hormonais refletem os níveis plasmáticos relativos dos hormônios e não constituem valores absolutos.

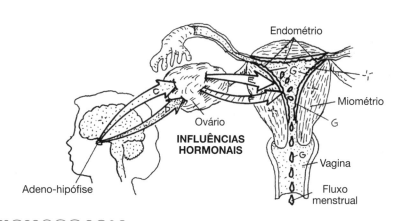

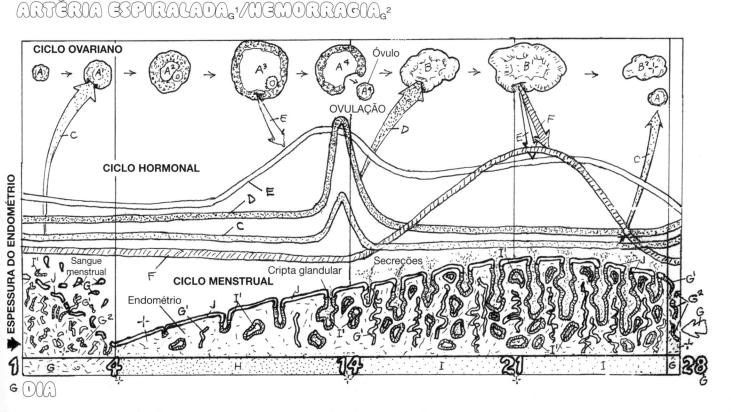

A **mama** (tanto no homem quanto na mulher) situa-se na **tela subcutânea**, sobre o **músculo peitoral maior** na parede anterior do tórax. É uma área de tecido conectivo gorduroso (adiposo e areolar frouxo), com nervos e vasos sanguíneos e linfáticos associados. O tecido adiposo é sustentado por extensões da **fáscia muscular** subjacente (**ligamentos suspensores da mama**) e atua mais proeminentemente na mama feminina pós-puberal bem desenvolvida da mulher jovem. Dentro do tecido adiposo, encontra-se um conjunto de ductos ramificados (*ductos lactíferos*). No homem e na mulher não grávida (não lactante), esses ductos não estão desenvolvidos. Poucas glândulas (alvéolos) ou nenhuma estão associadas aos ductos nessas populações. Por ocasião da puberdade, o aumento da secreção de estrogênio pelos ovários (e, talvez, pelas glândulas suprarrenais) na mulher influencia o aumento da papila mamária e da aréola da mama, com aumento geralmente pronunciado da proliferação de gordura local. Em consequência, a mama aumenta em certo grau, embora esse aumento seja altamente variável.

Nos estágios iniciais da gravidez, o sistema de **ductos lactíferos** sofre intensa proliferação, com formação de pequenas **glândulas tubulares e alveolares** (**tubuloalveolares**) inativas, que se abrem em ductos alveolares. Um **lóbulo** consiste em numerosos desses ductos e glândulas. Um **lobo** (em número de 15 a 20) consiste em numerosos lóbulos e um *ducto interlobular* de interconexão. Os ductos interlobulares convergem para formar até 20 **ductos lactíferos**. Esses ductos se dilatam para formar **seios lactíferos** próximos à papila mamária e, em seguida, estreitam-se novamente dentro da papila mamária. Esses seios provavelmente atuam como reservatórios de leite durante a lactação. A **papila mamária** consiste em pele pigmentada com algumas fibras musculares lisas dentro de um tecido conectivo. A ereção da papila mamária pode aumentar o fluxo de leite através dos ductos. A **aréola da mama** circular, também mais pigmentada do que a pele circundante, contém glândulas sebáceas que podem atuar como lubrificante da pele durante a amamentação. Nos estágios finais da gravidez, as glândulas alveolares sofrem maturação e começam a formar leite. A produção de leite atinge o seu máximo após o parto, em consequência da ação de vários hormônios que influenciam as células glandulares. O movimento de leite para os ductos (denominado *ejeção*) e a excreção de leite pela papila mamária resultam de um mecanismo reflexo neuroendócrino iniciado pela sucção da papila mamária pelo bebê.

Os vasos linfáticos constituem uma importante parte da mama; drenam a porção gordurosa do leite produzida durante a lactação. Eles também transferem material infectado ou células neoplásicas (cancerosas) da mama para regiões mais distantes. As vias linfáticas potenciais para metástase ou disseminação de infecção são mostradas à esquerda.

SISTEMA GENITAL
MAMA | GLÂNDULA MAMÁRIA

NC: Use amarelo para E; rosa ou castanho para K e uma cor semelhante, porém mais escura, para J; e cores claras para A, D e G. (1) Pinte simultaneamente as duas ilustrações da mama e estruturas subjacentes. (2) Pinte as setas que indicam a direção do fluxo linfático e os linfonodos do tórax. Observe a rede de vasos linfáticos. (3) Pinte os diagramas do desenvolvimento da mama. (4) Pinte a ampliação das glândulas e ductos na parte inferior à direita.

162
Ver 151

OSSO
COSTELA_A
CLAVÍCULA_{A¹}

MÚSCULO E FÁSCIA
MÚSCULO INTERCOSTAL_B
MÚSCULO PEITORAL MAIOR_C
FÁSCIA MUSCULAR_D

MAMA
TELA SUBCUTÂNEA (GORDURA)_E
LIGAMENTO SUSPENSOR DA MAMA_F
LOBO DA GLÂNDULA MAMÁRIA_G
DUCTO LACTÍFERO_H
SEIO LACTÍFERO_I
PAPILA MAMÁRIA_J
ARÉOLA DA MAMA_K

DRENAGEM LINFÁTICA_L

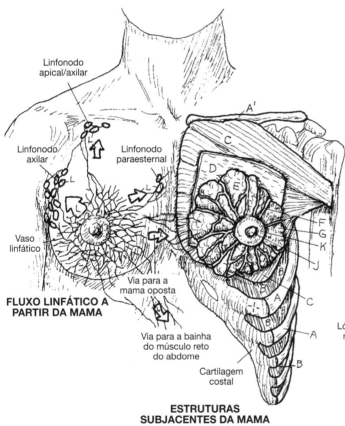

FLUXO LINFÁTICO A PARTIR DA MAMA

ESTRUTURAS SUBJACENTES DA MAMA
(Pós-puberal, não grávida, não lactante)

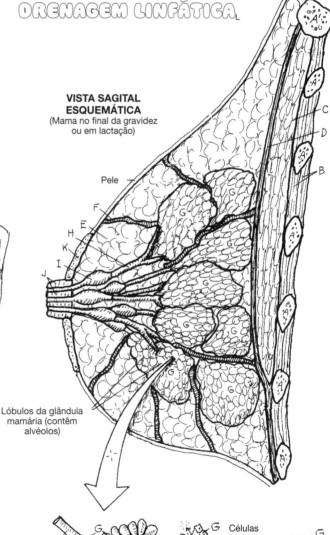

VISTA SAGITAL ESQUEMÁTICA
(Mama no final da gravidez ou em lactação)

Lóbulos da glândula mamária (contêm alvéolos)

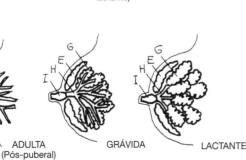

ADOLESCENTE (Pré-puberal) — ADULTA (Pós-puberal) — GRÁVIDA — LACTANTE

DESENVOLVIMENTO DA MAMA

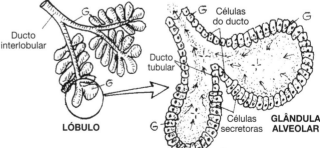

LÓBULO — GLÂNDULA TUBULAR — GLÂNDULA ALVEOLAR

Bibliografia

Alberts, B., Johnson, A., Lewis, J., Raff, M., Roberts, K., and Walter, P. *Molecular Biology of the Cell*, 4th ed. Garland Science, New York, 2002

Blumenfeld, H. *Neuroanatomy through Clinical Cases.* Sinauer and Associates, Sunderland, MA, 2002

Burkitt, H.G., Young, B., and Heath, J.W. *Wheater's Functional Histology.* Churchill Livingstone, Edinburgh, 1993

Diamond, M.C., Scheibel A.B., and Elson, L.M. *The Human Brain Coloring Book.* HarperCollins, New York, 1985

Dickenson, R.L. *Human Sex Anatomy*, 2nd ed. Williams & Wilkins, Baltimore, 1949

Dorland's Illustrated Medical Dictionary, 30th ed. Saunders/Elsevier, Philadelphia, 2003

DuBrul, L. *Sicher's Oral Anatomy*, 7th ed. C.V. Mosby, St. Louis, 1980

Eroschenko, V.P. *DiFiore's Atlas of Histology with Functional Correlations*, 11th ed. Wolters Kluwer/Lippincott, Williams & Wilkins, Philadelphia, 2008

Foerster, O. *The Dermatomes in Man*. Brain *56*:1–39, 1933

Gazzaniga, M.S. (ed.-in-chief), *The Cognitive Neurosciences III.* MIT Press, Cambridge, MA, 2004

Gilroy, A.M., MacPherson, B.R., and Ross, L.M. (eds.). *Atlas of Anatomy,* Thieme, New York, 2009

Guyton, A.C., and Hall, J.E. *Textbook of Medical Physiology*, 10th ed. W.B. Saunders, Philadelphia, 2000

Haymaker, W.B., and Woodhall, B. *Peripheral Nerve Injuries: Principles of Diagnosis*, 2nd ed. W.B. Saunders, Philadelphia, 1953

Hoppenfeld, S. *Physical Examination of the Spine and Extremities.* Appleton-Century-Crofts, New York, 1976

Huettel, S.A., Song, A.W., and McCarthy, G. *Functional Magnetic Resonance Imaging.* Sinauer and Assocs., Sunderland, MA, 2004

Kandel, E.R., Schwartz, J.H., and Jessell, T.M. *Principles of Neural Science*, 4th ed. McGraw-Hill, New York, 2000

Kendall, F.P., McCreary, E.K., Provance, P.G., Rodgers, M.M., and Romani, W.A. *Muscles: Testing and Function with Posture and Pain*, 5th ed. Lippincott Williams & Williams, Baltimore, 2005

Lockhart, R.D., Hamilton, G.F., and Fyfe, F.W. *Anatomy of the Human Body,* 2nd ed. Faber & Faber, London, 1965

Lockhart, R.D., Hamilton, G.F., and Fyfe, F.W. *Anatomy of the Human Body*. J.B. Lippincott, Philadelphia, 1959

Marieb, E.N., and Hoehn, K. *Human Anatomy and Physiology*, 9th ed. Pearson, Boston, 2013

Marieb, E.N., Wilhelm, P.B., and Mallatt, J. *Human Anatomy*, 6th ed. Benjamin Cummings/ Pearson, San Francisco, 2012

Mescher, A.L. *Junqueira's Basic Histology.* McGraw-Hill Medical, New York, 2010

Moore, K.L. *The Developing Human: Clinically Oriented Embryology*, 6th ed. W.B. Saunders, Philadelphia, 1998

Moore, K.L., and Dalley, A.F. *Clinically Oriented Anatomy*, 5th ed. Lippincott/Williams & Wilkins, Philadelphia, 2006

Murphy, K, *Immunobiology*, 8th ed. Garland Science/Taylor & Francis Group, London, 2012

Netter, F. *Atlas of Human Anatomy*, 4th ed. Saunders/Elsevier, Philadelphia, 2006

Nomina Anatomica, 6th ed. Churchill Livingstone, New York, 1989

O'Rahilly, R. *Gardner-Gray-O'Rahilly Anatomy.* WB Saunders, Philadelphia, 1986

Purves, D., Augustine, G.J., Fitzpatrick, D., Hall, W.C., La Mantia, A.S., McNamara, J.O., and White, L. (eds.). *Neuroscience*, 4th ed. Sinauer Associates, Sunderland, MA, 2008

Roberts, M., and Hanaway, J. *Atlas of the Human Brain in Section*, 2nd ed. Lea & Febiger, Philadelphia, 1970

Rohen, J.W., Yokochi, C., and Lütjen-Drecoll, E. *Color Atlas of Anatomy: A Photographic Study of the Human Body*, 5th ed. Wolters Kluwer/Lippincott Williams & Wilkins, Philadelphia, 2002

Romanes, G.J. (ed.). *Cunningham's Textbook of Anatomy*, 12th ed. Oxford University Press, Oxford, UK, 1981

Ross, M.H., and Pawlina, W. *Histology: A Text and Atlas.* Wolters Kluwer/Lippincott Williams & Wilkins, Philadelphia, 2011

Rosse, C., and Gaddum-Rosse, P. *Hollinshead's Textbook of Anatomy*, 5th ed. Lippincott-Raven, Philadelphia, 1997

Skinner, H. *The Origin of Medical Terms*, 2nd ed. Williams & Wilkins, Baltimore, 1961

Terminologia Anatomica, 2nd ed. Georg Thieme, New York, 2011

Warfel, J. *The Head, Neck, and Trunk: Muscles and Motor Points*, 6th ed. Lea & Febiger, Philadelphia, 1993

Warfel, J. *The Extremities*, 6th ed. Lea & Febiger, Philadelphia, 1993

Williams, P.L. (ed. & chair). *Gray's Anatomy*, 38th ed. Churchill Livingstone, New York, 1995

Apêndice A

RESPOSTAS

Página 34
Membro Superior | Revisão dos Ossos e das Articulações
Ossos do membro superior

A   Clavícula
B   Escápula
C   Úmero
D   Ulna
E   Rádio
F   Ossos carpais
G   Ossos metacarpais
H   Falanges

Articulações do membro superior

1   Articulação acromioclavicular
2   Articulação do ombro
3   Articulação esternoclavicular
4   Articulação umeroulnar
5   Articulação umerorradial
6   Articulação radiulnar proximal
7   Articulação radiulnar distal
8   Articulação radiocarpal
9   Articulação intercarpal
10   Articulação carpometacarpal
11   Articulação intermetacarpal
12   Articulação mctacarpofalângica
13   Articulações interfalângicas

Página 41
Membro Inferior | Revisão dos Ossos e das Articulações
Ossos do membro inferior

A   Osso do quadril
B   Fêmur
C   Patela
D   Tíbia
E   Fíbula
F   Ossos tarsais
G   Ossos metatarsais
H   Falanges

Ossos do membro superior

A^1 Escápula
B^1 Úmero
D^1 Ulna

E^1 Rádio
F^1 Ossos carpais
G^1 Ossos metacarpais
H^1 Falanges

Articulações do membro inferior

1   Articulação sacroilíaca
2   Articulação do quadril
3   Articulação femoropatelar
4   Articulação tibiofemoral
5   Articulação tibiofibular
6   Sindesmose tibiofibular
7   Articulação talocrural (tornozelo)
8   Articulação intertarsal
9   Articulação tarsometatarsal
10   Articulação intermetatarsal
11   Articulação metatarsofalângica
12   Articulações interfalângicas

Página 58
Membro Superior | Revisão dos Músculos

MÚSCULOS QUE ATUAM PRINCIPALMENTE SOBRE A ESCÁPULA

A   M. trapézlo
A^1 M. romboide
A^2 M. serrátil anterior

MÚSCULOS QUE MOVEM A ARTICULAÇÃO DO OMBRO

B   M. deltoide
B^1 M. peitoral maior
B^2 M. latíssimo do dorso
B^3 M. infraespinal
B^4 M. redondo menor
B^5 M. redondo maior
B^6 M. coracobraquial

MÚSCULOS QUE MOVEM AS ARTICULAÇÕES DO COTOVELO E RADIULNAR

C   M. bíceps braquial
C^1 M. braquial
C^2 M. tríceps braquial
C^3 M. ancôneo
C^4 M. braquiorradial
C^5 M. pronador redondo

MÚSCULOS QUE MOVEM AS ARTICULAÇÕES DO PUNHO E DA MÃO

D   M. flexor radial do carpo
D^1 M. palmar longo
D^2 M. flexor ulnar do carpo
D^3 M. extensor radial longo do carpo
D^4 M. extensor radial curto do carpo
D^5 M. extensor dos dedos
D^6 M. extensor do dedo mínimo
D^7 M. extensor ulnar do carpo

MÚSCULOS DO ANTEBRAÇO QUE MOVEM O POLEGAR

E   M. abdutor longo do polegar
E^1 M. extensor curto do polegar
E^2 M. extensor longo do polegar

MÚSCULOS TENARES QUE MOVEM O POLEGAR

F   M. oponente do polegar
F^1 M. abdutor curto do polegar
F^2 M. flexor curto do polegar

MÚSCULOS HIPOTENARES QUE MOVEM O DEDO MÍNIMO

G   M. oponente do dedo mínimo
G^1 M. abdutor do dedo mínimo
G^2 M. flexor curto do dedo mínimo

OUTROS MÚSCULOS QUE ATUAM SOBRE O POLEGAR E OS DEDOS

H   M. adutor do polegar
H^1 M. lumbricais
H^2 M. interósseos dorsais

Página 66
Membro Inferior | Revisão dos Músculos

MÚSCULOS QUE ATUAM PRINCIPALMENTE SOBRE A ARTICULAÇÃO DO QUADRIL

A   M. obturador interno
A^1 M. iliopsoas
A^2 M. glúteo médio
A^3 M. tensor da fáscia lata
A^4 M. glúteo máximo
A^5 M. pectíneo
A^6 M. adutor longo
A^7 M. adutor magno

A-2

MÚSCULOS QUE ATUAM PRINCIPALMENTE SOBRE A ARTICULAÇÃO DO JOELHO

B   M. reto femoral
B^1 M. vasto lateral
B^2 M. vasto medial
B^3 M. sartório
B^4 M. grácil
B^5 M. bíceps femoral
B^6 M. semitendíneo
B^7 M. semimembranáceo

MÚSCULOS QUE ATUAM PRINCIPALMENTE SOBRE A ARTICULAÇÃO DO JOELHO

C   M. gastrocnêmio
C^1 M. plantar
C^2 M. sóleo
C^3 M. flexor longo dos dedos
C^4 M. flexor longo do hálux
C^5 M. tibial anterior
C^6 M. extensor longo dos dedos
C^7 M. extensor longo do hálux
C^8 M. fibular terceiro

MÚSCULOS QUE ATUAM PRINCIPALMENTE NA ARTICULAÇÃO TALOCALCÂNEA

D   M. fibular longo
D^1 M. fibular curto

MÚSCULOS QUE ATUAM SOBRE OS DEDOS DOS PÉS

E   M. abdutor do hálux
E^1 M. abdutor do dedo mínimo
E^2 M. extensor curto dos dedos

Página 114
Revisão das Principais Artérias

A   Arco da aorta

ARTÉRIAS DO MEMBRO SUPERIOR

B   Tronco braquiocefálico
C   Subclávia
D   Axilar
E   Braquial
F   Radial
G   Ulnar
H   Arco palmar profundo
I   Arco palmar superficial
J   Digitais palmares comum e própria

ARTÉRIAS DA CABEÇA E DO PESCOÇO

K   Carótida comum
L   Carótida interna
M   Carótida externa

ARTÉRIAS DO TÓRAX

A   Arco da aorta
A^1 Parte torácica da aorta
N   Intercostal
O   Torácica interna
P   Musculofrênica
Q   Epigástrica superior
R   Tronco pulmonar
S   Pulmonar

ARTÉRIAS DO ABDOME E DA PELVE

A^2 Parte abdominal da aorta
T   Tronco celíaco
U   Mesentérica superior
V   Mesentérica inferior
W   Renal
X   Testicular/ovárica
Y   Ilíaca comum
Z   Ilíaca interna
1   Ilíaca externa
2   Epigástrica inferior

ARTÉRIAS DO MEMBRO INFERIOR

3   Femoral
4   Poplítea
5   Tibial anterior
6   Dorsal do pé
7   Arqueada
8   Metatarsais dorsais
9   Digital dorsal
10   Tibial posterior
11   Fibular
12   Plantar medial
13   Plantar lateral
14   Arco plantar

Página 119
Revisão das Principais Veias

VEIAS DO MEMBRO SUPERIOR

A   Dorsal dos dedos
B   Rede venosa dorsal
C   Basílica
D   Cefálica

E   Braquial
F   Axilar
G   Subclávia
H   Braquiocefálica
I   Veia cava superior
J   Digitais
K   Arco palmar superficial
L   Arco palmar profundo
M   Radial
N   Ulnar

VEIAS DA CABEÇA E DO PESCOÇO

O   Jugular interna
P   Jugular externa

VEIAS DO TÓRAX

Q   Pulmonares
R   Intercostais
S   Ázigo
T   Toracoepigástrica

VEIAS DO MEMBRO INFERIOR

U   Digitais dorsais do pé
V   Metatarsais dorsais
W   Arco venoso dorsal
X   Safena magna
Y   Safena parva
Z   Digitais plantares
1   Metatarsais plantares
2   Arco venoso plantar
3   Plantar medial
4   Plantar lateral
5   Tibial posterior
6   Dorsal
7   Tibial anterior
8   Poplítea
9   Femoral

VEIAS DA PELVE E DO ABDOME

10   Ilíaca externa
11   Ilíaca interna
12   Ilíaca comum
13   Testicular/ovárica
14   Renal
15   Mesentérica inferior
16   Esplênica
17   Mesentérica superior
18   Gástrica
19   Porta do fígado
20   Hepáticas
21   Cava inferior

Apêndice B

Inervação Espinal dos Músculos Esqueléticos

Os segmentos da medula espinal e as raízes dos nervos espinais dão origem a nervos espinais, cujos axônios se distribuem entre os nervos periféricos por todo o corpo (com exceção da maior parte da cabeça; nervo craniano V: V_1, V_2, V_3). Ao deixar a medula espinal, estes nervos espinais recém-formados dividem-se em ramos anterior e posterior (p. 84). O ramo posterior supre a pele e os músculos da parte posterior do pescoço e do tronco (*i. e.*, músculos eretores da espinha, músculos multífidos etc.). O ramo anterior proporciona os nervos para a pele e os músculos dos membros superiores e inferiores e músculos da parte anterior do tronco. Na tabela a seguir há uma lista dos músculos esqueléticos do corpo isoladamente ou em grupos funcionalmente relacionados, dos nervos que os inervam e dos segmentos da medula espinal ou das raízes nervosas a partir dos quais derivam os nervos motores. Todos os nervos são ramos dos ramos anteriores, a não ser que esteja especificado de outro modo, ou seja, como ramos posteriores. O número de uma raiz nervosa entre parênteses (*p. ex.*, L2) indica uma pequena contribuição para o nervo do músculo citado.

A perda do suprimento nervoso ameaça a vida de um músculo esquelético. Quando um músculo é parcial ou totalmente desnervado, a sua perda funcional caracteriza-se por perda sensitiva, redução/perda do reflexo tendíneo relacionado e atrofia/fraqueza muscular. Esses sinais/sintomas podem ser identificados por um examinador treinado (*p. ex.*, médico, fisioterapeuta, enfermeiro, assistente de médico etc.) e são úteis no estabelecimento de um diagnóstico anatômico ou clínico de disfunção nervosa ou de raízes nervosas, como neuropatia ou radiculopatia (*radix*, raiz).

Os padrões de inervação dos nervos cranianos não estão incluídos aqui, mas podem ser revisados na p. 83, e o glossário fornece um resumo de sua classificação funcional.

Fontes: W. B. Haymaker & B. Woodhall. *Peripheral nerve injuries, (2nd ed.)* Philadelphia: W. B. Saunders, 1953; R. D. Lockhart, G. F. Hamilton & F. W. Fyfe, *Anatomy of the Human Body.* Philadelphia: J. B. Lippincott, 1959; P. L. Williams, (ed.). *Gray's anatomy (38th ed.).* New York: Churchill Livingstone, 1995; K. L. Moore & A.F., Dalley II. *Clinically oriented anatomy*, (5th ed.). Philadelphia: Lippincott, Williams & Wilkins, 2006.

Abreviaturas: n = nervo(s); o segmento espinal em negrito indica a principal fonte de inervação.

Inervação espinal dos músculos esqueléticos		
Músculo esquelético	**Suprimento nervoso**	**Segmento da medula espinal/raiz nervosa**
Músculos do pescoço		
Esternocleidomastóideo	N. acessório	C2-C5
Músculos suboccipitais	N. suboccipital	Raiz dorsal de C1
M. supra-hióideo		
Digástrico	N. alveolar inf.	Nervo craniano V_3
Milo-hióideo	N. alveolar inf.	Nervo craniano V_3
Estilo-hióideo	N. facial	Nervo craniano VII
Gênio-hióideo	Por meio do n. hipoglosso	C1
M. infra-hióideo		
Esterno-hióideo	Alça cervical	C1-C3
Esternotireóideo	Alça cervical	C1-C3
Tíreo-hióideo	Por meio do n. hipoglosso	C1
Omo-hióideo	Alça cervical	C1-C3

Inervação espinal dos músculos esqueléticos

Músculo esquelético	Suprimento nervoso	Segmento da medula espinal/raiz nervosa
M. vert. anterior		
Reto da cabeça/ant./lat.	Ramos ant.	C1-C2
Longo do pescoço/da cabeça	Ramos post./ramos musculares	C2-C6
M. vert. lateral		
Escaleno anterior	Ramos ant.	C4-C6
Escaleno médio	Ramos ant.	C3-C8
Escaleno posterior	Ramos ant.	C6-C8
M. cervical profundo		
Semiespinal da cabeça/do pescoço	Ramos posteriores/	C6-C8
Eretor da espinha/multífido	Ramos musculares	C2-C6
Parede do tórax		
Diafragma	N. frênico	C3-C5
Músculos intercostais	N. intercostais	T1-T12
Serrátil posterior superior	Ramos posteriores torácicos	T1-T3
Serrátil posterior inferior	Ramos posteriores torácicos	T9-T12
Subcostal/transverso do tórax	N. intercostais	T12/T1-T11
Parede do abdome		
Oblíquos externo/interno	Ramos anteriores torácicos/lombares	T6-T12, L1
Cremaster (do oblíquo interno)	N. genitofemoral/ramo genital	L1-L2
Transverso do abdome	Ramos anteriores torácicos/lombares	T6-T12, L1
Reto do abdome	Ramos anteriores torácicos	T5-T12
Piramidal	N. subcostal	T12
Quadrado do lombo	Ramos anteriores torácicos/lombares	T12, L1-L3
Profundos do dorso		
Esplênio da cabeça/do pescoço Grupo transversoespinal: semiespinal da cabeça/do pescoço, multífido, rotadores (principalmente do tórax), Eretor da espinha, interespinais, intertransversários	Ramos posteriores dos n. espinais cervicais, espinais torácicos, espinais lombares e espinais sacrais (quando aplicável)	C1-C8, T1-T12, L1-L5, S1-S3
Pelve/períneo		
Levantador do ânus	N. pudendo/plexo sacral	S2-S3
Coccígeo	Plexo sacral	S3-S4; (Co1)
Músculos do períneo	N. pudendo/plexo sacral	S2-S4
	N. esplâncnicos pélvicos	
Músculos esfíncteres da uretra	N. esplâncnicos pélvicos	S2-S4
	N. pudendo	S2-S4
	Ramos perineais/retais	S4

Inervação espinal dos músculos esqueléticos

Músculo esquelético	Suprimento nervoso	Segmento da medula espinal/raiz nervosa
Membro superior		
Trapézio	N. acessório	C1-C5
Romboide maior/menor	N. dorsal da escápula (C5)	C4-C5
Levantador da escápula	N. dorsal da escápula (C5)	C3-C5
Serrátil anterior	N. torácico longo	C5-C7
Peitoral menor	N. peitoral medial/lateral	C5-T1
Subclávio	N. para o músculo subclávio	C5-C6
Supraespinal	N. supraescapular	C5-C6
Infraespinal	N. supraescapular	C5-C6
Subescapular	N. subescapular superior/inferior	C5-C6
Redondo menor	N. axilar	C5-C6
Deltoide	N. axilar	**C5**-C6
Peitoral maior	N. peitoral medial/lateral	C5-T1
Latíssimo do dorso	N. toracodorsal	C6-C8
Redondo maior	N. subescapular inferior	C5-C7
Bíceps braquial	N. musculocutâneo	**C5**-C6
Braquial	N. musculocutâneo/radial	C5-(C7)
Coracobraquial	N. musculocutâneo	C5-C7
Braquiorradial	N. radial	C5-**C6**
Tríceps braquial	N. radial	C6, **C7**, C8
Ancôneo	N. radial	C6-C8
Supinador	N. radial	**C6**-C7
Pronador redondo	N. mediano	C6 C7
Pronador quadrado	N. mediano	C7-C8
Palmar longo	N. mediano	C7-T1
Palmar curto	N. ulnar	C8-T1
Flexor radial do carpo	N. mediano	C6-C7
Flexor ulnar do carpo	N. ulnar	C7, **C8,** T1
Flexor superficial dos dedos	N. mediano	C8, T1
Flexor profundo dos dedos	N. mediano/n. ulnar	C8, T1
Flexor longo do polegar	N. mediano	C7, C8
Músculos tenares	N. mediano	**C6**, C7-T1
Músculos hipotenares	N. ulnar	C8, T1
Músculos intrínsecos da mão	N. ulnar	C8, T1
Músculos interósseos	N. ulnar	C8, T1
Lumbricais 1, 2	N. mediano	C8, T1
Lumbricais 3, 4	N. ulnar	C8, T1
Extensores do carpo	N. radial	C6-C8
Extensores dos dedos	N. radial	C7, C8

Inervação espinal dos músculos esqueléticos

Músculo esquelético	Suprimento nervoso	Segmento da medula espinal/raiz nervosa
Membro inferior		
Psoas maior	Plexo lombar	L1-L3
Psoas menor	N. espinal lombar	L1
Ilíaco	N. femoral	L2-L3
Adutores do quadril	N. obturatório	L2, L3, (L4)
Adutor magno	N. obturatório/n. isquiático	L2, L3, (L4)
Pectíneo	N. femoral/n. obturatório	L2, L3
Quadríceps femoral	N. femoral	L2-L4
Sartório	N. femoral	L2-L3
Tensor da fáscia lata	N. glúteo superior	L4-S1
Glúteo máximo	N. glúteo inferior	L5, S1, (S2)
Glúteos médio/mínimo	N. glúteo superior	**L4**-S1
Músculos posteriores da coxa (do jarrete)	N. isquiático	L5-S2
Rotadores laterais do quadril	Plexo sacral	L5-S2
Piriforme	N. para o músculo piriforme	L5-S2
Obturador interno	N. para o músculo obturador interno	L5-S1
Obturador externo	N. obturatório (ramo posterior)	L3-L4
Gêmeos superior/inferior	N. para o músculo obturador interno/n. para o músculo quadrado femoral	L5-S1
Quadrado femoral	N. para o músculo quadrado femoral	L5-S1
Tibial anterior	N. fibular profundo	**L4**-L5
Extensor longo do hálux	N. fibular profundo	L5
Extensor longo dos dedos	N. fibular profundo	**L5**-S1
Fibular terceiro	N. fibular profundo	L5-S1
Fibular longo/curto	N. fibular superficial	L5-S1
Gastrocnêmio/sóleo	N. tibial	S1-S2
Plantar	N. tibial	S1-S2
Tibial posterior	N. tibial	L4-L5
Flexor longo do hálux	N. tibial	L5, **S1, S2**
Flexor longo dos dedos	N. tibial	L5-S2
Músculos intrínsecos do pé	N. tibial/plantar	L5-S3

Glossário

São incluídos aqui os termos anatômicos estabelecidos e revisados pela Federative Committee on Anatomical Terminology (Comissão Federativa da Terminologia Anatômica) (FCAT/CFTA) e pela International Federation of Associations of Anatomists (Federação Internacional das Associações de Anatomistas) (IFAA/FIAA), publicados na *Terminologia Anatômica,* 2ª edição (Thieme, New York, 2011). Para maiores informações, consulte um dicionário médico. Os termos apresentados aqui estão de acordo com aqueles listados no *Dorland's Illustrated Medical Dictionary,* 30ª edição (2003).

A

a-, an-, sem.

ab-, afastado da linha mediana.

abdome, a região entre o músculo diafragma no tórax e a pelve.

abertura, uma entrada.

abscesso, cavidade em tecido de desintegração, caracterizada pela presença de pus e de agentes infecciosos.

Ac, anticorpo.

ácido desoxirribonucleico, DNA, ácido nucleico em que o açúcar é a desoxirribose; material genético de todos os organismos (inclusive os vírus). Consiste habitualmente em fitas duplas entrelaçadas (dupla-hélice). O DNA replica-se por duplicação. Atua como molde para a síntese de ácido ribonucleico (RNA).

acinar, relativo a ácino ou ácinos.

ácino, uma glândula ou dilatação em formato de saco.

actina, uma proteína do músculo, associada à contração e ao relaxamento das células musculares.

ad-, em direção à linha mediana.

adeno-, glândula.

aferente, que leva a um centro; no sistema nervoso, um neurônio dirigido para o encéfalo ou a medula espinal.

Ag, antígeno.

AIDS, síndrome de imunodeficiência adquirida.

alavanca, uma das seis máquinas simples usadas para levantar pesos. Pode-se obter vantagem mecânica no levantamento de um objeto ao manobrar uma barra rígida de metal ou madeira em torno de um ponto fixo (fulcro, eixo), colocando a extremidade da barra sob o objeto a ser erguido e empurrando para baixo a extremidade oposta da barra para levantar o objeto (alavanca de primeira classe). Ver página 42. A quantidade de força ou esforço muscular necessária para levantar o objeto depende do peso a ser erguido (resistência) e da distância entre o fulcro e o local do esforço muscular. Quanto mais afastada a força do fulcro (pessoa que levanta/empurra) do fulcro propriamente dito, maior a força gerada no fulcro para realizar a tarefa. As polias são outro tipo de máquina simples que podem ser usadas para levantar cargas.

-algia, dor.

alimentação, o ato de dar ou receber alimento ou substâncias nutritivas.

alvéolo, cavidade em formato de uva, arredondada ou oblonga. Refere-se ao formato de glândulas exócrinas, espaços aéreos dentro dos pulmões e cavidades ósseas para os dentes.

aminoácido, molécula de dois átomos de carbono com uma cadeia lateral que contém nitrogênio (na forma de NH_2) ou um grupo carboxila (-COOH).

amorfo, sem morfologia aparente em determinado nível de observação. O que parece amorfo com aumento de 1.000× pode ser muito estruturado com aumento de 500.000×.

ampola, dilatação de uma estrutura tubular.

anastomose(s), conexão entre dois vasos.

anatomia, *ana* = de alto a baixo, *tome* = cortar; os detalhes estruturais das plantas e dos animais, incluindo os seres humanos.

anemia, condição caracterizada por um número inadequado de eritrócitos.

anfi-, duplo, em torno de, ao redor de, ambos os lados.

anfiartrose, ver classificação das articulações, funcional.

angina, dor, particularmente dor cardíaca.

angio-, vaso.

ângulo, o ponto de interseção de duas linhas, como no ângulo inferior da escápula, entre as margens medial (vertebral) e lateral (axilar) desse osso.

ano-, ânus.

anomalia, anormalidade, particularmente variações congênitas ou de desenvolvimento em relação ao normal.

anserino, semelhante a um ganso. *Pé anserino,* pata de ganso.

ante, para a frente.

antebraço, a parte do membro superior entre as articulações do cotovelo e do punho (radiocarpal).

antecubital, anterior ao cotovelo (*cubitus*).

antepé, a parte do pé anterior à articulação transversa do tarso (talonavicular e calcaneocubóidea).

anti-, contra.

anticorpo, proteína complexa (imunoglobulina). Produto dos linfócitos B ativados e dos plasmócitos, é sintetizado como parte de uma resposta imune à presença de um antígeno específico.

antígeno, qualquer substância capaz de desencadear uma resposta imune e reagir com os produtos dessa resposta. Os antígenos podem estar em solução (toxinas) ou podem ser estruturas sólidas (microrganismos, fragmentos celulares etc.).

A matéria particulada que é fagocitada, mas que não desencadeia uma resposta imune, não constitui um antígeno. Anticorpos específicos produzidos por clonagem (anticorpos monoclonais) podem reagir com determinadas moléculas de superfície de uma membrana celular; essas moléculas de superfície constituem antígenos.

ânulo, estrutura em forma de anel ou circular.

apical, referente a ápice ou extremidade pontiaguda.

apofisário, referente a apófise.

apófise, protuberância; processo ósseo, como o túber isquiático.

aponeurose, um tendão plano.

aponeurose toracolombar, camada resistente que envolve os músculos dorsais profundos ou paravertebrais, desde a crista ilíaca e o sacro até as costelas. Desempenha um importante papel na limitação e movimentação dos segmentos móveis do dorso.

Aquiles, na mitologia grega, um dos filhos de Peleu, um jovem rei, e Tétis, uma das deusas imortais do mar. Não querendo que Aquiles fosse mortal como o seu pai, Tétis mergulhou-o no Rio Estige, segurando-o pelo tendão entre o calcanhar (calcâneo) e os músculos gastrocnêmio, sóleo e plantar, tornando-o invunerável a danos, exceto naquele ponto. Aquiles tornou-se, mais tarde, um grande guerreiro grego. Nas muitas batalhas travadas entre Grécia e Troia, Aquiles era invulnerável. Finalmente, um troiano, auxiliado pelo Deus Apollo, matou Aquiles com uma flecha disparada no tendão do calcâneo vulnerável. O termo "calcanhar de Aquiles" refere-se, metaforicamente, às vulnerabilidades de alguém.

arborização, ramificação semelhante a uma árvore, por exemplo, ramificação de dendritos terminais.

areolar, cheio de espaços.

arritmia(s), variação do ritmo normal do batimento cardíaco; ausência de ritmo.

art-, articulação.

arterio-, referente a artéria.

articulação, junção ou conexão entre ossos, que pode ser ou não móvel; oclusão entre dentes; enunciação de palavras.

articulação dos processos articulares, articulação entre processos articulares de vértebras adjacentes, também denominada *articulação zigapofisária*.

articular, referente a articulação.

artrite, inflamação de uma articulação.

áspero, rugoso.

áster, raio, como nos raios de luz; na célula, raios de microtúbulos que se projetam dos centríolos.

aterosclerose, forma de arteriosclerose ou endurecimento das artérias; especificamente, caracterizada por placas amareladas de colesterol e lipídios na túnica íntima de artérias de calibres médio e grande.

ATP, trifosfato de adenosina, um composto nucleotídio contendo três ligações de fosfato de alta energia; a energia é liberada quando o ATP é hidrolisado a difosfato de adenosina e um grupo fosfato.

atração capilar, força que atrai líquido para uma superfície, como a água que flui ao longo da face inferior de um tubo que escorre.

atrofia, habitualmente associada a diminuição de tamanho, como na atrofia muscular.

avascular, sem vasos sanguíneos ou, em alguns casos, sem sangue.

avulsão, separação de uma parte do todo, como na laceração de um tendão de sua inserção no osso.

axial, uma linha em torno da qual um corpo gira ou pode girar; por exemplo, o eixo longitudinal do corpo estende-se da cabeça até os pés.

B

barreira hematencefálica, característica histológica do SNC que impede fisicamente que substâncias tóxicas ou prejudiciais tenham acesso ao encéfalo; é representada por junções endoteliais firmes nos capilares do encéfalo, camadas de pia-máter ao redor dos vasos e presença de terminações axônicas da neuróglia circundando os vasos.

basilar, na base ou no fundo.

benigno, não maligno; termo frequentemente usado para significar brando ou de menor importância.

bi-, dois.

bicipital, com duas cabeças.

bicúspide, uma estrutura, por exemplo, dente ou valva, com duas cúspides.

bifurcar, ramificar.

bilateral, em ambos os lados (esquerdo e direito).

-blasto, célula formadora; forma imatura.

blefaro-, pálpebra.

bolo, massa de alimento; qualquer massa individualizada.

bolsa, saco revestido por membrana sinovial entre tendões e osso ou entre músculos, ou em qualquer outro local onde a movimentação de uma estrutura tenda a irritar ou lesar uma estrutura adjacente. Contém líquido sinovial e é recoberta externamente por tecido conectivo denso.

braço, parte do membro superior entre as articulações do ombro e do cotovelo.

braqui-, braço.

bronco-, referente a brônquios ou bronquíolos do sistema respiratório.

bucal, referente ou na direção da bochecha; em odontologia, refere-se ao lado do dente voltado para a bochecha.

bursite, inflamação de uma bolsa.

C

cabeça, parte superior de um corpo, osso, músculo ou parte; como na cabeça do úmero ou na cabeça do corpo.

cabeça de Medusa, a rede venosa dilatada, contorcida e radiada que faz protuberância na superfície da parede anterior do abdome de portadores crônicos de hipertensão/obstrução da veia porta recebeu a designação de cabeça de Medusa.

Na mitologia grega, Medusa era uma das irmãs Górgonas, caracterizadas como monstros alados com cabeças cercadas de serpentes em lugar de cabelos. Quando uma pessoa olhava para uma delas, era transformada em pedra. Medusa foi a única Górgona mortal. Oferecendo seus serviços a seu rei tirano, Perseu perseguiu Medusa e cortou-lhe a cabeça (que, embora separada do corpo, ainda mantinha o poder de transformar em pedra quem olhasse para ela). Perseu apresentou a cabeça ao rei tirano e a seus homens que, ao dirigirem seus olhos para a cabeça coberta de serpentes, foram imediatamente transformados em pedra. Perseu tornou-se então rei. O termo *cabeça de Medusa* é usado para a aparência serpiginosa da massa de veias subcutâneas dilatadas e entrelaçadas que circunda o umbigo na presença de obstrução da veia porta do fígado.

cadáver, corpo morto.

calvária, os ossos da calota craniana; consiste em partes dos ossos frontal, temporal, parietal e occipital. A calvária é uma entidade única.

canal alimentar, o trato digestório da boca até o ânus.

canalículo, pequeno canal.

câncer, patologia em que determinadas células sofrem mitoses descontroladas, com invasão e metástase (migração do ponto de origem para outros locais, habitualmente por meio dos sistemas vasculares linfático e/ou sanguíneo). Existem duas grandes divisões: *carcinoma*, câncer de células epiteliais; e *sarcoma*, câncer dos tecidos conectivos.

capítulo, processo arredondado de um osso, habitualmente coberto por cartilagem articular.

características sexuais secundárias, alterações anatômicas e fisiológicas que ocorrem em consequência do aumento da secreção de hormônios sexuais (testosterona no homem, estrogênio na mulher); essas características desenvolvem-se na puberdade, geralmente entre 11 e 14 anos de idade. No indivíduo do sexo masculino, incluem crescimento de pelo no corpo, mudança da voz em consequência de alteração da estrutura da laringe, aumento do crescimento esquelético, aumento de tamanho dos órgãos genitais externos, alterações funcionais dos órgãos genitais internos e alterações na mentalidade. Nos indivíduos do sexo feminino, incluem aumento das mamas, alteração no formato do corpo devido ao crescimento esquelético e à distribuição da gordura corporal e maturação das estruturas genitais internas e externas.

cardio-, coração.

cari-, nuclear.

carpo, **carpo-**, punho.

caud-, cauda.

cauda equina, feixe de raízes nervosas de orientação vertical dentro do canal vertebral, abaixo do nível da primeira vértebra lombar (L I). Inclui as raízes nervosas dos nervos espinais L 2-Co 2, bilateralmente.

cauterização, destruição de tecido por calor, obtida por um instrumento eletrocauterizador.

cavidade potencial, espaço entre membranas que pode aumentar com o acúmulo de líquido, como na cavidade peritoneal (ascite) ou na cavidade pericárdica (tamponamento cardíaco).

cc, centímetro cúbico, cm^3.

coxa(al), quadril; articulação do quadril (*coxae*). Termo frequentemente usado para descrever deformidades da parte proximal do fêmur (como *coxa vara* e *coxa valga*). Precedido pelo termo *osso*, refere-se ao osso do quadril.

CD4, **CD**, *clusters of differentiation* ("grupos de diferenciação"). A abreviatura refere-se a um conjunto de moléculas de superfície celular, com características estruturais específicas (marcadores) que refletem uma linhagem comum. A identificação desses marcadores é efetuada por meio de anticorpos puros (monoclonais), que reagem apenas com marcadores de superfície de células de uma linhagem comum. As células que exibem marcadores de superfície celular de uma linhagem comum pertencem a um grupo (de diferenciação) identificado por número, por exemplo, 4. A maioria dos linfócitos T auxiliares apresenta marcadores de três grupos diferentes: CD3, CD4 e CD8. Os linfócitos T citotóxicos são CD3, CD4 e CD8.

cef-, cabeça.

celoma, a cavidade corporal embrionária.

célula de Schwann, célula da parte periférica do sistema nervoso, que fornece mielina para alguns axônios e um envoltório membranáceo para todos os axônios. Uma fileira de células de Schwann forma um tubo para regeneração axônica após lesão do axônio.

célula depuradora, ver fagócito.

célula progenitora, célula-tronco de uma linhagem de células, como os linfócitos T. As células progenitoras são disseminadas por todo o corpo, onde podem ser utilizadas quando houver necessidade de sua progênie.

células de Kupffer, células em formato de estrela que revestem os sinusoides hepáticos; são intensamente fagocíticas, removendo os microrganismos e restos (material tóxico) do lume do sinusoide. Não estão fixadas às células endoteliais dos sinusoides. A presença de fragmentos de eritrócitos e de ferro (ferritina) em seu citoplasma fornece provas de sua função fagocítica na remoção de fragmentos de eritrócitos do baço.

células dendríticas, células que se originam na medula óssea, passam para a circulação, tornam-se imunologicamente ativadas e estabelecem residência em um de vários tecidos. São denominadas células dendríticas pela presença de dendritos semelhantes aos ramos de uma árvore em torno da periferia da célula. As células dendríticas são encontradas na epiderme (células de Langerhans), nos folículos linfoides (células dendríticas foliculares) e no baço. As células dendríticas são células apresentadoras de antígenos (CAP), que apresentam antígenos aos linfócitos B para identificação e destruição.

-centese, punção.

central, no centro ou em direção a ele.

cerebr-, cérebro; especificamente, hemisfério cerebral.

cerume, a secreção cérea da orelha externa.

cerv-, pescoço.

ciática, dor na região glútea que se irradia para o pé através da parte posterior e/ou lateral da coxa e da perna; segue a distribuição do nervo isquiático e, portanto, é considerada como resultante da irritação desse nervo ou de suas raízes (radiculite).

cifose, corcunda. Anatomicamente, uma curvatura da coluna vertebral em que a convexidade é dirigida posteriormente; em ortopedia, trata-se da curvatura excessiva das vértebras torácicas.

cin(e), movimento.

cíngulo do membro inferior, os dois ossos do quadril.

cinina, polipeptídio (proteína de cadeia curta) que influencia reações, como os complexos antígeno-anticorpo.

circulação colateral, vias alternativas de circulação; vasos entre dois ou mais pontos que existem adicionalmente aos principais vasos encontrados entre esses pontos. Essa circulação é formada como resultado de anastomoses entre vários vasos.

circulação porta, veias que drenam um leito capilar e que terminam em uma segunda rede capilar ou sinusoide, como na veia porta do fígado e no sistema porta-hipofisário.

circular, com formato semelhante a um círculo.

cistite, inflamação da bexiga urinária.

cisto-, referente à bexiga urinária.

-cito, célula.

citocina, produto de uma célula que influencia a atividade celular, por exemplo, que facilita a destruição de antígeno ao induzir ou ampliar uma resposta imune.

citólise, destruição e dissolução de uma célula.

citotoxina, produto de uma célula que atua para destruir outra célula ou que exerce um efeito tóxico sobre ela.

clareamento, o processo de extração de água ou solvente na preparação de uma amostra para exame microscópico.

classificação das articulações, estrutural; as articulações são classificadas de acordo com o material que as constitui (*i. e.*, fibrosas, cartilagíneas, ósseas, sinoviais). As articulações fibrosas são ainda classificadas em suturas (pouco tecido fibroso entre os ossos planos do crânio), *sindesmoses* (lâminas ligamentosas entre os ossos do antebraço e da perna) e *gonfoses* (tecido fibroso entre o dente e seu alvéolo ósseo). As articulações cartilagíneas são ainda classificadas em *sincondroses* (cartilagem hialina entre as epífises e a diáfise dos ossos em desenvolvimento) e *sínfises* (discos fibrocartilaginosos entre os ossos, como entre as vértebras e os ossos púbicos). As articulações ósseas são articulações fibrosas ou cartilagíneas que se ossificaram com o passar do tempo (sinostoses). A classificação das articulações sinoviais pode ser vista na página 20.

classificação das articulações, funcional; as articulações são classificadas de acordo com o grau de movimentação (*i. e.*, fixas, semimóveis e livremente móveis). As articulações fixas são denominadas *sinartroses*; as articulações semimóveis, *anfiartroses*; e as livremente móveis, *diartroses*. As articulações fixas podem ser fibrosas (suturas, gonfoses), ou cartilagíneas (sincondroses). As articulações semimóveis podem ser fibrosas (sindesmoses) ou cartilagíneas (sínfises). As articulações livremente móveis são sempre sinoviais. As articulações sinoviais têm o seu movimento limitado pela arquitetura da articulação e pelos ligamentos; todavia, dentro dessas limitações, elas são, em condições normais, livremente móveis. Ver também sin-.

-clasto, destruído, quebrado.

clínico, contexto em que uma pessoa é examinada à procura de sinais de lesão ou doença.

clivagem, divisão em partes distintas.

cm, centímetro.

co-, junto.

coagulação, a formação de coágulo no sangue.

coágulo, sangue coagulado; estrutura reticular de fibrina, plaquetas e outras células sanguíneas. O líquido associado é o soro.

cóano, semelhante a um funil, como nas passagens ou aberturas nasais.

colágeno, a proteína das fibras do tecido conectivo. São encontrados vários tipos diferentes de colágeno nas fáscias, tendões, ligamentos, cartilagem, osso, vasos, órgãos, tecido cicatricial e onde houver necessidade de sustentação ou união. Formado por fibroblastos, endotélio, células musculares e células de Schwann.

cole(é)-, bile

coli-, pescoço.

colo-, colo.

colo, parte estreita de um órgão ou de um osso, como no colo cirúrgico do úmero ou colo da vesícula biliar. Parte do corpo inferior à cabeça e superior à primeira vértebra torácica (região cervical), confluente com os ombros, parte superior do dorso e parte superior do tórax; pescoço.

compartimento miofascial, conjunto de músculos esqueléticos, juntamente com sua vascularização e inervação, envolvidos e isolados por um revestimento fascial.

complemento, grupo de proteínas no sangue, cuja ativação provoca sua clivagem e fragmentação. Os fragmentos desempenham várias funções biológicas, uma das quais consiste em sua combinação com complexos de anticorpo/antígeno, aumentando a destruição do antígeno.

concha, grande concha espiralada. Relaciona-se principalmente com as conchas nasais.

concreção, massa inorgânica ou mineralizada, encontrada habitualmente em uma cavidade ou tecido.

condilar, condiloide, referente a um processo arredondado, como em uma superfície articular.

côndilo, projeção óssea arredondada; habitualmente, uma superfície articular recoberta por cartilagem articular.

condro-, cartilagem.

contíguo, adjacente ou em contato. A membrana basal é contígua com as superfícies basais de certas células epiteliais.

contração, encurtamento.

contração concêntrica, tipo de contração muscular em que a força de contração interna de um músculo é maior do que a carga externa imposta a ele (trabalho positivo), com consequente encurtamento do músculo.

contração excêntrica, tipo de contração muscular em que o músculo contraído é estirado e alongado durante a contração, como em contrações antigravitacionais por agonistas durante movimentos a favor da gravidade. Embora exista uma carga imposta ao músculo, este é estirado (trabalho negativo).

contração isométrica, contração muscular sem movimento ósseo, de modo que o músculo mantém o mesmo comprimento aparente. Nesse tipo de contração, o encurtamento das fibrilas é compensado pela elasticidade inerente do tecido miofascial.

corno, processo com formato de chifre.

coroa radiada, refere-se à aparência da substância branca subcortical e, especificamente, aos tratos de projeção.

coronoide, semelhante a uma coroa ou em formato de bico; refere-se a um processo ósseo.

corpo celular, a maior e principal massa de um neurônio, que contém o núcleo envolvido por organelas no citoplasma.

corpo do períneo, massa fibromuscular no períneo, no plano mediano entre o ânus e a vagina. Trata-se de um ponto de inserção crítico para os músculos profundos e superficiais do períneo, proporcionando estabilidade aos músculos e tecidos dessa região. A linha que divide o períneo em regiões urogenital e anal passa pelo corpo do períneo, unindo os dois túberes isquiáticos.

corpúsculo, qualquer corpo pequeno, não necessariamente uma célula.

cost-, referente a costela.

costocondrite, inflamação em torno da cartilagem da articulação de uma costela, acometendo habitualmente a sinóvia e a cápsula articular fibrosa e, possivelmente, os ligamentos relacionados.

cotovelo, a região entre o braço e o antebraço.

coxa, parte do membro inferior situada entre a articulação do quadril e a articulação do joelho.

crani-, crânio.

crânio, a parte da cabeça que contém o encéfalo.

cribriforme, perfurado; como uma peneira.

cricoide, em formato de anel, como na cartilagem cricóidea. A cartilagem cricóidea tem a aparência de um anel com sinete, em que um lado do anel apresenta a área achatada sobre a qual existe marca de identificação ou impressão.

-crino, separado de; refere-se a glândulas que não apresentam ductos, como "separadas de ductos". O conceito de glândulas sem ductos (endócrinas) fazia pouco sentido para os primeiros pesquisadores.

cromatina, a parte mais corável do núcleo celular; a fase condensada, desenrolada e geneticamente ativa do material genético quando observado na interface de um cromossomo, eucromatina.

cromossomo, "corpo colorido". Uma estrutura no núcleo de uma célula que contém DNA e que é visível durante a metáfase e a anáfase da divisão celular.

cruciforme, com formato de cruz.

crural, relativo a perna.

cubital, na frente (face anterior) do cotovelo.

cúspide, estrutura triangular caracterizada por projeção afunilada.

cutâneo, referente a pele.

D

dacri-, referente a lágrimas.

dactilo-, dedo da mão ou do pé.

decussação, cruzamento.

defecação, eliminação de dejetos do reto através do canal anal/ânus.

deglutição, ato de deglutir, engolir.

deltoide, delta ou em formato triangular, por exemplo, o músculo deltoide do ombro.

demi-, metade.

denticulado, em formato de dente.

dentina, a parte dura do dente. É mais densa (mais dura) do que o osso e menos densa (mais macia) do que o esmalte.

derm-, referente a pele.

descarga, liberar, disparar, deixar sair.

-dese, fixação.

desmo-, fibroso.

desnervação, estado em que um músculo ou uma área do corpo é isolado de seu suprimento nervoso.

despolarização, neutralização de determinada polaridade; nos sistemas biológicos, a carga elétrica nos tecidos excitáveis estimulados (nervos, células especializadas do músculo cardíaco) a partir de uma polaridade basal (de cerca de −90 milivolts) até a neutralidade (0 milivolt). Esse evento induz a condução de uma onda eletroquímica (impulso) ao longo do tecido excitável (p. ex., nervo).

dessecação, secagem; sem água.

destreza, habilidade com as mãos.

determinante antigênico, a parte específica de um antígeno que reage com o produto de uma resposta imune (anticorpo, complemento).

di-, duas vezes.

diafragma, divisão que separa duas cavidades. Existem três diafragmas fibromusculares significativos no corpo: o diafragma do tórax (que separa o tórax e o abdome), o diafragma da pelve (que separa a pelve e o períneo) e o diafragma urogenital (que separa os recessos anteriores da fossa isquioanal do espaço superficial do períneo).

diafragma urogenital, camada no períneo que consiste no músculo esfíncter externo da uretra e músculos transversos profundos do períneo e suas fáscias. Também denominado espaço profundo do períneo.

diapedese, movimento das células dentro dos vasos sanguíneos e linfáticos (eritrócitos, leucócitos) para os espaços extracelulares através da parede endotelial dos vasos.

diartrose, ver classificação das articulações, funcional.

diferenciação, tornar algo diferente; no desenvolvimento de uma célula, refere-se às alterações estruturais e funcionais dentro da célula que a tornam diferente de outras células. Aumento na heterogeneidade e diversificação possibilitam a diferenciação de uma estrutura da outra.

difusão, movimento espontâneo de moléculas sem a aplicação de forças adicionais.

G-6

dígito, dedo da mão ou do pé.

diploico, referente à camada de medula óssea entre as camadas interna e externa de osso compacto nos ossos planos do crânio.

dis-, anormal, doloroso ou difícil; separado.

disco, estrutura fibrocartilagínea arredondada ou oval, em formato de bolacha; quando tem formato em crescente no joelho, é denominada *menisco*. Pode formar a interface na superfície da cartilagem articular em uma articulação sinovial (disco articular) ou pode constituir a interface de placas cartilagíneas opostas dos corpos vertebrais (disco intervertebral).

dissecar, cortar, separar. Nos laboratórios de anatomia macroscópica, o corpo humano é estudado por meio da dissecção ordenada por regiões.

dorso, a parte de trás. Refere-se à face posterior da mão e ao "peito" do pé; a região que constitui a parede mais posterior do tórax e do abdome, sustentada pelas vértebras torácicas e lombares. Em sentido estrito, exclui o pescoço e o sacro/cóccix (pelve).

E

ec-, fora.

-ectasia, dilatação.

-ectomia, remoção.

eferente, que leva para longe de um centro (órgão ou estrutura).

eletroquímico, referente à combinação de propriedades elétricas e químicas, como o impulso neuronal.

elipsoide, curva fechada, mais oval do que um círculo perfeito. As articulações elipsoides são formas reduzidas de articulações esferóideas; em sentido amplo, incluem as articulações condilares.

em-, dentro de.

embalsamar, tratar um corpo morto com conservantes químicos para impedir a degradação estrutural por microrganismos.

-emia, sangue.

emissão, liberação involuntária de sêmen; refere-se também ao movimento dos espermatozoides do epidídimo para a próstata durante a estimulação sexual no homem.

en-, dentro de.

encaixe, recesso que recebe uma parte, como o encaixe para o tálus nos recessos da tíbia e da fíbula.

encapsular, envolver com uma cápsula.

endo-, dentro de.

endocitose, a ingestão de material por uma célula, envolvendo esse material com a membrana celular e liberando-o dentro do citoplasma.

endócrino, *endo* = dentro de, *crino* = separado. Glândulas que secretam seus produtos nos líquidos teciduais ou no sistema vascular.

endocrondral, *endo* = dentro de, *condral* = cartilagem.

endométrio, o revestimento glandular interno e vascularizado do útero sujeito a crescimento rápido (fase proliferativa) e atividade secretora (fase secretora), seguida de colapso glandular/tecidual e hemorragia subsequente (menstruação).

endósteo, o revestimento do canal medular dos ossos longos, que consiste em uma fina camada de fibras de colágeno e grande número de células osteoprogenitoras.

endotélio, o revestimento epitelial dos vasos sanguíneos e linfáticos e das cavidades cardíacas. Os endotélios são de origem mesenquimal, e não ectodérmica, e apresentam propriedades diferentes dos epitélios clássicos.

entero-, referente aos intestinos.

enteroendócrino, refere-se às células da camada epitelial/glândulas da mucosa gastrintestinal, que secretam hormônios que estimulam/inibem (regulam) a secreção das glândulas intestinais/pancreáticas e/ou a motilidade do músculo liso.

enzima, molécula de proteína que facilita uma reação, sem se envolver (*i. e.*, sem ser alterada ou destruída) na reação. As enzimas são identificadas pelo sufixo *-ase*.

epi-, sobre, em.

epicôndilo, elevação do osso acima de um côndilo.

epidid-, referente a epidídimo.

epidural, externamente à dura-máter, entre a dura-máter e o crânio.

epitélio, *epi* = sobre, *thelia* = mamilo. Para os primeiros histologistas a epiderme localizava-se aparentemente sobre um conjunto de papilas dérmicas em formato de mamilo.

erg, unidade de trabalho.

ergo-, forma combinada que significa *trabalho*.

escoliose, qualquer curvatura lateral significativa da coluna vertebral. Observa-se um pequeno grau de curvatura lateral na maioria das colunas, provavelmente relacionado com o uso da mão dominante.

esfeno-, em formato de cunha; refere-se a uma estrutura de formato triangular, que termina em uma margem fina em um dos lados.

esfíncter, banda concêntrica de músculo em torno de uma cavidade ou passagem estreitada.

espasmo, contração muscular involuntária, rápida e violenta, que resulta habitualmente em alguma contorção da parte do corpo que está sofrendo a contração.

espinhoso, com espinhas ou semelhante a uma espinha.

esplâncnico, pertencente a vísceras.

espleno-, baço. Ver também lieno-.

espondil-, vértebra.

estenose, estreitamento.

estereocílios, projeção superficial imóvel (fixa) de uma célula. Encontrados nas células ciliadas da orelha interna e nas células colunares pseudoestratificadas do epidídimo.

estiloide, em formato de espiga pontuda ou pilar.

estratificado, disposto em camadas; que apresenta mais de uma camada.

estria, tiras ou marcas paralelas.

estroma, tecido conectivo ou de sustentação básica de um órgão.

eversão e **inversão**, ocorrem nas articulações entre (1) o tálus e o calcâneo (*articulação talocalcânea*, também denominada *articulação subtalar*), e (2) a *articulação transversa do tarso*. A articulação transversa do tarso é formada pela união do tálus com o navicular e do calcâneo com o cuboide. O plano dessas articulações forma um ângulo de 90° com o da articulação talocalcânea. A **eversão** é uma combinação de pronação e abdução do antepé. A rotação externa ou lateral do pé move a planta do pé lateralmente; esse movimento é denominado eversão. A **inversão** é uma combinação de supinação e adução do antepé. Quando a planta do pé faz rotação medial e volta-se medialmente, o movimento é denominado inversão. A inversão tem amplitude de movimento muito maior do que a eversão.

ex-, exo-, fora de.

excreção, descarga ou eliminação de materiais, como dejetos. Se o material excretado tiver alguma utilidade para a função corporal interna ou externa (p. ex., sêmen), ele provavelmente foi secretado, e não excretado, embora não exista um acordo universal sobre isso. Ver secreção.

exocitose, remoção de matéria de uma célula.

exócrino, *exo* = fora, *crino* = separado; refere-se às glândulas que se separam de superfícies epiteliais clássicas.

extracelular, fora da célula, como o tecido conectivo que sustenta células e espaços vasculares.

extrínseco, que vem do exterior. Com referência a uma área específica (p. ex., polegar, mão, pé), os músculos extrínsecos são aqueles que se originam fora da área específica, mas que se inserem nessa área específica e exercem um efeito sobre ela. Ver intrínseco.

F

face articular, superfície pequena, plana ou ligeiramente côncava. As superfícies cartilagíneas planas de uma articulação podem ser denominadas faces articulares, como nos processos articulares das vértebras.

facilitação, melhoria ou auxílio em um evento.

fagócito, célula que engloba fragmentos ou outras substâncias particuladas em seu citoplasma por endocitose. Os fagócitos com núcleo segmentado são denominados leucócitos polimorfonucleares (*neutrófilos*); os fagócitos mononucleares (da linhagem de monócitos-macrófagos) são conhecidos por vários nomes, dependendo de sua localização – por exemplo, macrófagos, monócitos do sangue, histiócitos dos tecidos conectivos, células de Kupffer do fígado, células alveolares dos pulmões, microglia da parte central do sistema nervoso. Muitas células que realizam a fagocitose em determinadas substâncias não são consideradas nem denominadas fagócitos.

fagocitose, a captação de fragmentos ou outras substâncias particuladas por uma célula.

fáscia, termo genérico para descrever uma ou mais camadas de tecido conectivo frouxo ou denso não modelado. A tela subcutânea (fáscia superficial para alguns anatomistas), frequentemente infiltrada por tecido adiposo, encontra-se imediatamente abaixo da pele. A fáscia muscular (fáscia profunda para alguns anatomistas) envolve a musculatura esquelética e preenche espaços entre a tela subcutânea e estruturas mais profundas e entre os ventres musculares (estrutura miofascial). Extensões da fáscia muscular formam septos intermusculares, sustentam vísceras (p. ex., fáscia endopélvica), atuam como bandas fibrosas e sustentação de feixes neurovasculares. Camadas microscópicas menores de tecido conectivo (p. ex., perimísio, endomísio, túnicas vasculares) não constituem uma fáscia muscular, embora possam ser extensões distantes dela. Essas extensões de tecido conectivo denso, integradas com tendões, ligamentos, periósteo e osso, fundem-se em uma construção única, resistente à maior parte das forças, exceto as mais traumáticas.

fascículo, feixe.

fenestração, abertura (em uma parede); as fenestrações entre os pedicelos dos podócitos nos capilares glomerulares fornecem passagem para o filtrado glomerular do capilar para a cápsula glomerular.

fibras, filamentos alongados de tecido, por exemplo, fibras musculares vivas (células ou suas partes), fibras de tecido conectivo (produtos celulares não vivos), fibras nervosas vivas (extensões de corpos celulares).

fibras de Sharpey, bandas fibrosas de ligamentos, tendões e/ou periósteo que se inserem diretamente no osso.

fibrila, estrutura alongada menor que uma fibra e parte dela.

fibroso, referente a fibra ou com qualidade semelhante à de fibra; estrutura fibrosa.

fibular, a parte lateral (fibular) da perna.

filamento, pequena fibra delicada; em biologia, estrutura de comprimento frequentemente menor do que uma fibrila, que, por sua vez, é menor do que uma fibra.

filtração, movimento de um líquido pela aplicação de determinada força, como pressão, vácuo ou gravidade.

-fise, parte em crescimento.

fissura, fenda estreita ou sulco profundo.

fixação, processo na preparação de tecidos para exame microscópico. O tratamento de tecido fresco com fixador preserva a sua estrutura, impedindo a autólise e a degradação bacteriana.

flácido, sem tônus; desnervado; frouxo ou mole.

flebo-, referente a veia.

foice, estrutura com formato de foice.

foice inguinal, tendão composto por fibras do músculo transverso do abdome e músculo oblíquo interno do abdome que faz um arco sobre o funículo espermático e se insere na linha pectínea do púbis. Ver p. 51.

forame, abertura ou perfuração em uma estrutura, como o osso, para a passagem de um vaso sanguíneo ou nervo.

forame isquiático

maior, o forame superior formado pelos ligamentos sacroespinal e sacrotuberal na incisura isquiática maior do osso do quadril; o músculo piriforme é a estrutura central que atravessa o forame; acima dele passam artéria e nervo glúteos superiores; abaixo dele, artéria e nervo glúteos inferiores, nervo isquiático, nervo pudendo e artéria pudenda interna, nervo cutâneo femoral posterior e nervos para os músculos obturador interno e quadrado femoral.

menor, o forame inferior formado pelos ligamentos sacrotuberal e sacroespinal dentro da incisura isquiática menor; os vasos pudendos internos, o nervo pudendo e o tendão do músculo obturador interno e o nervo para o músculo obturador interno passam através dele. O nervo e os vasos pudendos continuam através do forame e entram no canal do pudendo, na parede lateral da fossa isquioanal.

fossa, área deprimida ou oca; cavidade.

fusiforme, com formato de fuso; formato semelhante a um bastão afunilado em ambas as extremidades.

fuso, estrutura arredondada e afunilada.

G

gânglio, grupamento de corpos de neurônios na parte periférica do sistema nervoso.

gastr-, estômago.

gastrintestinal, estômago e intestino.

genea-, origem.

genital(is), do latim, pertencente ao nascimento. Refere-se às estruturas reprodutivas; em sentido amplo, o termo se refere aos órgãos genitais externos de ambos os sexos.

glabro, sem pelos; revestimento epidérmico liso.

glia, ver neuroglia.

glico-, doce, referente a açúcar ou carboidrato, por exemplo, glicogênio (amido), glicoproteína (complexo de açúcar-glicoproteína).

glicoproteína, composto orgânico que consiste em carboidrato e proteína.

glicosaminoglicano, cadeia longa de açúcares duplos (dissacarídios) conectados por um grupo contendo nitrogênio (amina); *glico* = açúcar, *glicano* = polissacarídio. Anteriormente denominado *mucopolissacarídio*. As proteínas combinadas com **glicanos** são denominadas *proteoglicanos*.

glomérulo, pequeno grupo de vasos ou terminações nervosas, como no glomérulo renal.

glosso, língua.

gonfose, aparafusado. Ver classificação das articulações, estrutural.

H

hálux, primeiro dedo do pé.

haustros, saculações do intestino grosso mantidas sob tensão por faixas longitudinais de músculo liso (tênias).

hem-, sangue.

hemático, referente a sangue ou a alguma estrutura carreada pelo sangue.

hematócrito, a medida do volume de eritrócitos em um tubo de sangue centrifugado; o próprio tubo é denominado *tubo de hematócrito*.

hematoma, *hemat* = sangue, *oma* = tumor ou edema. Acúmulo de sangue sob a pele, a fáscia ou outra membrana extracelular.

hematopoese, formação de células sanguíneas, ocorre na medula óssea e, no início da vida, no fígado e no baço; as células sanguíneas incluem os eritrócitos e os leucócitos.

hemi-, metade.

hemopoese, ver hematopoese.

hemorragia, sangramento; vazamento de sangue de vasos sanguíneos para os tecidos adjacentes ou para a superfície do corpo.

hemorroida, dilatação varicosa de uma veia, que faz parte do plexo retal superior/inferior (hemorroidário) de veias.

hemossiderina, forma de armazenamento do ferro.

heparina, glicoproteína presente em muitos tecidos, que tem propriedades anticoagulantes (que afinam o sangue).

hepat-, fígado

herniação, protrusão através de uma parede ou estrutura semelhante.

heterogêneo, variado, como em uma mistura de elementos não uniformes.

Hg, mercúrio (símbolo químico).

hiato, uma abertura.

hidroxiapatita, $(Ca_3(PO_4)_2)_3 \cdot Ca(OH)_2$, composto mineral ou inorgânico que constitui a substância mineral dos ossos e dos dentes. Uma estrutura muito semelhante é encontrada na natureza, fora do corpo.

hiper-, excessivo.

hiperplasia, número aumentado de células normais.

hipertonia, aumento da tensão muscular; resistência aumentada ao alongamento do músculo.

hipertrofia, aumento de volume do músculo.

hipo-, inadequado ou reduzido.

hipoestesia, redução da sensibilidade.

histamina, molécula nitrogenada, cujos efeitos incluem a contração do músculo liso e a dilatação dos capilares.

hister-, útero.

HIV, vírus da imunodeficiência humana.

homeostasia, estabilidade do meio interno em que células, tecidos e órgãos contribuem e respondem a estímulos químicos, resultando na estabilização das influências sobre a atividade celular em uma ampla variedade de condições, e mantendo um ambiente normal duradouro.

homogêneo, de qualidade uniforme.

I

-íase, patologia, presença de.

íleo-, íleo do intestino delgado.

ílio-, ílio do osso do quadril.

impacto, ter um efeito sobre algo; contato; irritação.

imuno-, refere-se ao sistema imune ou a alguma atividade ou parte desse sistema.

imunossupressão, supressão da atividade do sistema imune (linfoide); também denominada *imunodepressão*.

inato, de nascença, congênito.

indiferenciado, uma estrutura que não foi dissecada, física ou metaforicamente, em partes constituintes. Além disso, pode significar ausência de estrutura. A *anaplasia* é uma perda da diferenciação ou diferenciação reversa.

inervação, suprimento de um ou mais nervos para uma parte do corpo.

infarto, área de tecido morto em decorrência da interrupção do suprimento sanguíneo para o tecido.

infecção, invasão das células, tecidos ou líquidos corporais por microrganismos, resultando habitualmente em lesão celular ou tecidual, inflamação e resposta imune.

inflamação, resposta vascular à irritação, caracterizada por rubor, calor, edema e dor; pode ser aguda ou subaguda (com mais de 2 semanas de duração ou crônica).

infra-, sob, abaixo de.

inibição, restrição ou influência restritiva.

inominado, sem nome. Termo inicialmente aplicado ao osso do quadril por Galeno; aplicado pela primeira vez à artéria por Vesalius.

inter-, entre; por exemplo, interescapular; entre as escápulas.

intercalado, inserido entre.

interface, superfícies em que uma está frente à outra; voltado para uma superfície.

interstício, **intersticial**, no meio de algo; entre duas ou mais estruturas mais definidas. Em anatomia, o termo costuma ser empregado para se referir a espaços entre estruturas, habitualmente espaços de líquido entre espaços de líquido mais definidos (p. ex., os espaços de tecido conectivo vascular, frouxo, extracelular entre vasos sanguíneos e túbulos renais, denominados *tecido intersticial*); espaço/tecido. O termo também pode ser usado para se referir aos espaços extracelulares.

íntima, a parte mais interna.

intra-, dentro de; por exemplo, intracelular, dentro de uma célula.

intravenoso, através ou dentro de uma veia.

intrínseco, parte de uma área específica, que não se estende além dessa área (p. ex., polegar, mão, pé). Os músculos que se originam e se inserem dentro da região da mão são conhecidos como músculos intrínsecos (da mão). Ver extrínseco.

inversão, ver eversão.

-ite, inflamação. O termo não especifica a causa da inflamação; por conseguinte, não significa infecção, mas pode referir-se à inflamação induzida por uma infecção ou associada a ela.

J

jejuno, jejuno do intestino delgado.

joelho, qualquer estrutura do corpo curvada como um joelho, por exemplo, o joelho do corpo caloso; a região entre a coxa e a perna.

jugular, referente ao pescoço ou a uma estrutura semelhante. Especificamente, refere-se às veias do pescoço, assim denominadas.

L

lábio, qualquer margem carnosa.

labiríntico, interconectado, sinuoso, como em uma série de passagens entrelaçadas.

lácero, lacerado, abertura irregular.

lacrimal, referente a lágrimas.

lacuna, cavidade ou depressão semelhante a um lago.

lamela, estrutura fina semelhante a placa; pode ser circular, conforme observado no sistema de Havers dos ossos.

lâmina, camada.

lâmina basal, camada fina de fibrilas de colágeno entrelaçadas que atua como interface entre células epiteliais (e algumas outras células não epiteliais) e o tecido conectivo. Observada apenas ao microscópio eletrônico.

laringo-, referente a laringe.

latência, inatividade. Em geral, um período entre momentos de atividade.

latente, ver latência.

-lema, cobertura ou bainha.

lepto-, delgado.

leptomeninges, pia-máter e aracnoide-máter combinadas.

lesão, ruptura anatômica em qualquer nível de organização corporal em resposta a uma força externa (p. ex., contundente, penetrante, elétrica, radioativa, térmica).

leuco-, branco.

levantador, que ergue, elevador.

lieno-, baço.

ligamento, tecido conectivo que conecta o osso com outro osso; além disso, fixação peritoneal entre órgãos.

linfático, refere-se ao sistema de vasos envolvidos na drenagem de determinados líquidos corporais (linfas).

linfocina, produto dos linfócitos ativados, que entra em solução e influencia as respostas imunes, aumentando, em geral, a destruição do antígeno.

linfoide, refere-se ao tecido ou sistema de órgãos (sistema linfoide ou imune) cuja estrutura básica consiste em linfócitos e tecido reticular.

lip-, referente a lipídios, gordura, triglicerídios (compostos de glicerol e três ácidos graxos); pode ser combinado com proteína (lipoproteína).

-lise, destruição ou dissolução.

-listese, deslizamento.

lito-, pedra.

litotomia, remoção de uma pedra (cálculo).

lordose, curvatura do dorso observada nas regiões cervical e lombar, em que a convexidade é dirigida anteriormente. Anatomicamente, refere-se a qualquer curvatura do dorso assim descrita; em ortopedia, trata-se do exagero da curvatura descrita.

G-10

lume, cavidade, espaço ou túnel dentro de um órgão.

lunar, referente a lua; semilunar, em formato de meia-lua.

luteína, pigmento amarelo (lipocromo) da gordura e da gema dos ovos, bem como do corpo lúteo.

lúteo, referente ao corpo lúteo.

M

macro, grande (p. ex., macromolécula).

magno, grande.

major, maior, termo normalmente usado em anatomia para diferenciar dois tamanhos de uma estrutura. Ver também *minor*.

-malacia, amolecimento, como ocorre na desmineralização do osso; alterações na matriz de um tecido, que resultam em perda do turgor ou da qualidade elástica.

mam-, referente a mama.

manual, referente a mão.

mão, parte mais distal do membro superior. O esqueleto da mão consiste nos ossos carpais e metacarpais e nas falanges. Une-se ao antebraço na articulação do punho (radiocarpal).

marcha, modo de andar, correr ou se movimentar.

mastigação, o ato de mastigar.

mastoide, em formato de mama.

-máter, mãe, ver dura-máter, aracnoide-máter e pia-máter, na p. 81.

matriz, substância basal fluida ou viscosa, frequentemente de aparência amorfa e homogênea, muitas vezes incolor. Diversos compostos orgânicos e minerais podem estar dispersos nela.

meato, abertura ou passagem.

mediador, uma substância que influencia; substância que atua indiretamente, mas que exerce influência em uma reação ou em sua indução.

mediar, influenciar.

mediastino, divisão mediana; a região entre os pulmões no tórax.

medula, parte interna.

mega-, grande, enorme (p. ex., megacariócito).

-megalia, aumento.

membrana basal, lâmina basal e camada contígua de tecido colágeno. Observada ao microscópio óptico, controla a difusão e o transporte para dentro e para fora da célula.

menin-, referente às meninges.

meninges, dura-máter, aracnoide-máter e pia-máter, envoltórios da medula espinal e do encéfalo e da parte inicial dos nervos cranianos e espinais.

menisco, estrutura fibrocartilagínea em formato de crescente, associada a algumas articulações sinoviais.

ment(o), referente ao queixo (p. ex., forame mentual).

mesênquima (mesenquimal), tecido conectivo embrionário, frequentemente com células totipotentes.

mesotélio, epitélio que reveste as grandes cavidades (fechadas) do corpo (p. ex., pleura, peritônio e pericárdio). É de origem mesenquimal, e não ectodérmica, e tem propriedades diferentes daquelas dos epitélios clássicos.

meta-, mudança, alteração.

metr-, útero.

micção, expulsão de urina fora do corpo.

micro, pequeno (p. ex., microtúbulo).

microrganismo, um dos grupos de microrganismos, incluindo bactérias, vírus, fungos, protozoários e outras formas de vida microscópicas).

mielina, membranas celulares comprimidas das células de Schawnn no SNP e dos oligodendrócitos no SNC dispostas circunferencialmente em camadas, em torno dos axônios. Composta de colesterol, componentes de ácidos graxos, fosfolipídios, glicoproteínas e água.

mielo-, medula; refere-se habitualmente à medula espinal.

mielopatia, déficit neurológico em consequência de lesão ou doença da medula espinal.

mineralização, processo de deposição de minerais (complexos de cálcio), particularmente na formação e remodelagem dos ossos, bem como na formação dos dentes.

minor, menor. Ver também *major*.

mio-, referente a músculo.

mioepitélio, células epiteliais contráteis. Localizado habitualmente na base das células glandulares, com processos semelhantes a tentáculos que envolvem as células secretoras. Particularmente proeminente nas glândulas sudoríferas, mamárias, lacrimais e salivares.

mioglobina, molécula de proteína do músculo contendo pigmento e oxigênio.

miosina, a principal proteína do músculo associada à contração e ao relaxamento das células musculares.

miríade, grande número.

mitigar, diminuir o impacto; remover algo para melhorar a situação geral. Tornar-se menos doloroso ou prejudicial.

mmHg, milímetros de mercúrio. A unidade de um sistema de medição de pressão, em que a extremidade aberta de um cilindro (tubo) graduado a vácuo é colocada em um recipiente de mercúrio líquido. A pressão da atmosfera ou do líquido exercida sobre o mercúrio empurra para cima o mercúrio no cilindro. A distância de deslocamento do mercúrio no tubo é medida em mmHg e reflete a pressão imposta.

mix(o)-, muco.

mm, milímetro.

modulador, um elemento controlador.

modular, induzir mudança.

motor, referente a movimento; no que concerne ao sistema nervoso, refere-se à parte relacionada com os movimentos.

muco, secreção de certas células glandulares, composta, em grande parte, de glicoproteínas em água, formando uma consistência de gel escorregadio, mais espesso do que o líquido seroso.

mucosa, túnica, tecido de revestimento de cavidades internas abertas para o meio externo. As células epiteliais/glandulares secretam muco sobre a superfície livre do revestimento, que consiste em células epiteliais de revestimento, glândulas e tecido conectivo subjacente e nervos/vasos. Podem apresentar uma camada fina de músculo.

mucoso, referente a muco.

multi-, muitos.

muscular, referente a músculo ou camada formada por músculos.

musculoesquelético, que consiste em músculo, ossos, ligamentos, tendões, fáscias e articulações.

musculoligamentoso, que consiste em músculo e ligamento.

musculotendíneo, que consiste em músculo e tendão.

mutação, alteração na forma ou na qualidade, como uma mutação que ocorre de modo aleatório em um cromossomo e que exerce várias influências sobre a estrutura ou a função corporal.

N

naso-, nariz, nasal.

necrose, estado de morte celular ou tecidual.

nefro-, rim. Ver também renal.

nervos cranianos; classificação funcional (ver p. 83): A classificação dos neurônios dos nervos cranianos baseia-se na embriologia do tronco encefálico. Cada nervo craniano apresenta tipos de fibras funcionalmente diferentes. Algumas são sensitivas, outras provêm de glândulas ou da túnica mucosa de revestimento das cavidades viscerais e outras ainda são realmente especiais e incomuns (p. ex., receptores visuais e auditivos). Cada uma delas tem a sua própria classificação. Entre os neurônios motores, essas fibras podem inervar as células musculares, fazendo com que as glândulas produzam secreções; ou podem suprir músculos "viscerais" que se originam dos arcos faríngeos embrionários; ou ainda podem suprir músculos esqueléticos clássicos, como músculos da ATM ou músculos faciais. Não há nenhum equivalente nos nervos espinais. Os nervos cranianos são representados por algarismos romanos (I, II, III etc.). Um décimo terceiro nervo craniano (n.c. zero) é muito controverso e, em geral, não é atualmente aceito.

Classificação de nível 1: GERAL (**G**) e ESPECIAL (**E**).

Geral refere-se à organização dos níveis 2 e 3.

A classificação **especial** inclui:

(1) **neurônios aferentes sensitivos especiais (ASE):** de receptores visuais (II) e auditivos/do equilíbrio (VIII);

(2) **neurônios aferentes viscerais especiais (AVE):** de receptores olfatórios (I) e gustatórios (VII, IX, X);

(3) **neurônios eferentes viscerais especiais (EVE):** para músculos derivados dos arcos faríngeos (viscerais) embrionários, como os músculos da mandíbula, da face, da boca, da laringe e da faringe: V, VII, IX, X e XI.

Classificação de nível 2: SOMÁTICO (**S**) e VISCERAL (**V**).

Somático refere-se aos somitos embriológicos a partir dos quais surgem a pele, os músculos e as articulações (parede corporal ou soma):

(1) **neurônios aferentes somáticos gerais (ASG):** face (V), orelha externa (VII, IX, X).

(2) **neurônios eferentes somáticos gerais (ESG):** músculos do olho (III, IV, VI); músculos da língua (XII).

Visceral refere-se aos derivados dos arcos faríngeos, por exemplo, músculos da face, cavidade oral e faringe; refere-se também aos neurônios da divisão autônoma do sistema nervoso da cabeça ao períneo que suprem "vísceras" (órgãos com cavidades, músculo liso e glândulas):

(1) **neurônios aferentes viscerais gerais (AVG):** de mecanorreceptores (VII), mecanorreceptores, barorreceptores, quimiorreceptores (IX, X), receptores sensitivos nas vísceras do tórax e do abdome (X);

(2) **neurônios eferentes viscerais gerais (EVG):** para as glândulas salivares (VII, IX); inervação do músculo liso e das glândulas das vísceras do tórax e do abdome (X).

Classificação de nível 3: aferente (**A**) (sensitivo) e eferente (**E**) (motor).

nervoso, (significado anatômico) referente ao sistema nervoso.

neuro-, nervoso, referente a uma estrutura nervosa ou ao sistema nervoso.

neurológico (neurologia), relacionado com distúrbios do sistema nervoso, inclusive quando observados no contexto clínico.

neurônio, célula nervosa.

neuroglia, células de sustentação não condutoras do sistema nervoso, incluindo astrócitos, oligodendrócitos, epêndima e microglia do SNC, bem como as células de Schwann e as células satélites do SNP.

neurovascular, referentes a nervos e vasos, como em um feixe neurovascular.

nociceptor, receptor para dor.

nuca, região cervical posterior; região da nuca.

núcleos da base, termo usado por neuroanatomistas/neurocientistas para descrever a massa *especial* de neurônios grupados em núcleos na base dos hemisférios cerebrais que medeiam sinais do córtex motor no movimento voluntário.

O

óculo-, olho.

oculto, escondido.

oft-, relativo a olho.

-oide, que tem forma semelhante; semelhante a.

-oma, tumor.

ombro, parte do corpo onde o membro superior se une ao trono; especificamente a articulação do ombro e a área circundante, incluindo a parte superolateral da escápula e parte distal da clavícula (área acromioclavicular).

omni-, todos, universalmente (p. ex., omnidirecional, em todas as direções).

oof-, relativo ao ovário.

óptico-, relativo a olho.

or-, boca.

orbe, esfera, estrutura redonda.

G-12

orbicular, arredondado, circular.

órbita, a cavidade óssea que contém o bulbo do olho.

organela(s), pequena estrutura funcional no interior do citoplasma celular.

orqui-, testículo.

os-, osso.

osciloscópio, instrumento que possibilita a visualização da linha de base e de ondas de alterações da voltagem elétrica.

-ose, condição ou estado de (p. ex., a artrose é um termo genérico para se referir a uma patologia articular).

ósseo, referente ao osso.

ossificação, centro primário de, o principal centro de formação do osso na diáfise ou centro do osso em desenvolvimento.

ossificação, centro secundário de, um centro satélite de ossificação, como na epífise.

ossificação endocondral, formação de osso por substituição de cartilagem por cartilagem calcificada.

ossificação intramembranosa, formação de osso diretamente a partir de células osteoprogenitoras no tecido conectivo embrionário (mesênquima) ou no tecido fibroso adjacente a um osso fraturado. Não existe nenhum estágio intermediário de formação ou de reposição de cartilagem.

osso imaturo, ver osso reticulado.

osso lamelar, osso maduro, caracterizado por camadas organizadas ou lamelas de osso.

osso maduro, ver osso lamelar.

osso primário, ver osso imaturo.

osso reticulado, osso imaturo caracterizado por disposições aleatórias de tecido colágeno, sem a organização lamelar típica observada no osso mais maduro.

osso secundário, ver osso lamelar.

osteo-, referente a osso.

osteoblástico, referente às células formadoras de osso (*osteoblastos*).

osteoclástico, referente às células destruidoras do osso (*osteoclastos*).

osteoide, semelhante a osso; osso não mineralizado.

osteoprogenitora, célula primitiva que tem o potencial, quando estimulada, de se transformar em uma célula formadora de osso (osteoblasto).

ostomia, estoma, orifício ou abertura.

-ostomia, procedimento cirúrgico para criar uma abertura artificial.

oxi-, oxigênio.

P

palpar, tocar ou sentir (técnica comum de exame clínico).

palpável, que pode ser tocado.

papila, projeção de tecido semelhante a um mamilo.

paqui-, espesso.

paquimeninge, dura-máter.

par(a)-, adjacente.

parênquima, substância funcional de um órgão.

paresia, fraqueza causada por paralisia incompleta.

parietal, referente a uma parede ou parte externa.

-patia, doença.

pavimentoso, semelhante a uma placa, fino. Em geral, refere-se às células epiteliais finas e planas.

pé, a parte mais distal do membro inferior. O esqueleto do pé consiste nos ossos tarsais, metatarsais e falanges. Articula-se com a perna no tornozelo (articulação talocrural).

pé anserino, pata de ganso. Refere-se aos tendões (músculos sartório, grácil e semitendíneo) que em conjunto se inserem na face medial da parte proximal da tíbia.

ped-, pé.

pedal-, referente a pé.

pedicelo, processo muito pequeno que se estende a partir de uma célula; assemelha-se a um pé pequeno (p. ex., os pedicelos dos podócitos envolvidos ao redor dos capilares glomerulares na cápsula glomerular no rim).

pedículo, processo semelhante a um pé; haste estreita.

pedo-, criança.

pedúnculo, haste estreita, especificamente massas de substância branca no SNC.

peito, tórax.

pelve, o anel ósseo formado pelos dois ossos do quadril, o sacro e o cóccix.

penado, em formato de pena.

-penia, deficiência ou diminuição.

penicilado, semelhante a um pincel ou caneta.

peri-, em torno de.

pericôndrio, o envoltório fibroso das estruturas cartilagíneas (exceto as articulares), contendo vasos sanguíneos, fibroblastos e condroblastos (células imaturas de cartilagem). Trata-se do sistema de sustentação das estruturas cartilagíneas.

periférico, afastado do centro, perto da periferia ou em direção a ela.

perineal, referente à região inferior da pelve.

periodontal, em torno de um dente.

periósteo, o envoltório fibroso em torno de um osso, contendo células osteoprogenitoras, osteoblastos, fibroblastos e vasos sanguíneos; atua como sistema de sustentação vital do osso.

peristalse, ondas de contrações musculares rítmicas e coordenadas nas paredes de uma cavidade ou de um órgão tubular, induzidas por hormônios ou outros fatores secretados e por nervos da divisão autônoma do sistema nervoso.

perna, parte do membro inferior entre a articulação do joelho e a articulação do tornozelo.

perpendicular, referente a um plano em ângulo reto (90°) com outro plano que o intercepta.

petroso, semelhante a uma rocha.

-pexia, fixação ou suspensão.

-pial, referente à pia-máter.

piel-, pelve.

pinocitose, ingestão celular de líquido.

pio-, pus.

-plasia, referente a desenvolvimento ou crescimento.

plasm-, referente à substância de alguma estrutura, por exemplo, citoplasma (substância celular).

-plastia, correção cirúrgica.

plexo retrofaríngeo de veias, local do plexo venoso vertebral que drena os seios da dura-máter e que os conecta com as veias pélvicas por meio dos sistemas das veias ázigo e cava. Em caso de traumatismo da região cervical anterior conjugado com hiperextensão da coluna vertebral, pode haver hemorragia silenciosa, devido ao traumatismo do plexo venoso no espaço retrofaríngeo, podendo resultar em exsanguinação se a hemorragia não for identificada precocemente.

pneumo-, ar.

pod-, processo semelhante ao pé, que se estende a partir do corpo de uma célula; refere-se também a uma célula com processos semelhantes a pés.

poli-, muitos ou multi-.

polimodal, com muitas modalidades; os receptores polimodais respondem a vários estímulos diferentes.

polo (polar), cada extremidade de um eixo, como nos polos norte e sul da Terra. Refere-se também aos processos de um neurônio (p. ex., unipolar).

polpa, tecido esponjoso macio, frequentemente vascularizado.

pós-, atrás de, após, posterior a.

pré-, na frente de, anterior a.

precursor, predecessor, cuja existência precede algo que será formado a partir dele.

pro-, em frente de.

prócero, músculo longo e delgado.

processo articular, protuberância óssea, em que há uma superfície cartilagínea para articulação com outra superfície semelhante.

processo neuronal, extensão de um neurônio, contendo citoplasma/organelas e limitada por uma membrana celular. Um processo neuronal (dendrito ou axônio) faz parte de uma célula viva.

processo ósseo, projeção a partir de uma superfície.

procto-, reto.

prolapso, afundamento ou deslocamento de uma estrutura, como o afundamento do útero para dentro da vagina.

própria, comum.

proteína, cadeia de aminoácidos de comprimento variável.

proteoglicanos, cadeia de polissacarídios (carboidratos) conectados a um núcleo de proteína; material de ligação.

proteolítico, que produz digestão ou degradação de proteínas.

protuberância, projeção a partir de uma superfície.

proviral, refere-se ao DNA viral que foi integrado ao DNA da célula hospedeira.

pseudo, falso. Em anatomia ou medicina, que tem a aparência de uma estrutura ou fenômeno, mas que de fato não é essa estrutura nem esse fenômeno, por exemplo, pseudounipolar.

pterigoide, semelhante a asa.

-ptose, que cai, pendente.

pubescente, que está alcançando a maturidade sexual.

pudendo, de *pudor*, estar envergonhado. Refere-se à genitália externa, geralmente do sexo feminino.

punho, carpo, a região entre o antebraço e a mão.

punho caído, condição em que os músculos extensores do punho estão fracos ou paralisados. O punho não consegue ser mantido em extensão e, portanto, "cai" quando se tenta manter a mão na horizontal ou verticalmente para cima. Em geral, essa condição resulta de lesão do nervo radial.

Q

quad-, quatro.

quadrado, de quatro lados; retangular, habitualmente quadrado.

quadrante, um quarto de um círculo.

quadril, osso do quadril; região da articulação do quadril.

queil-, lábio.

queratina, uma escleroproteína insolúvel e fibrosa. Trata-se do principal constituinte da camada externa dos epitélios pavimentosos estratificados da pele (camada córnea, ver p. 19), dos pelos e do esmalte dos dentes (p. 138).

querato-, pele externa.

quir(o)-, mão.

R

radi-, raio.

radic-, raiz.

radiculite, inflamação/irritação da raiz de um nervo.

radiculopatia, alteração das raízes nervosas, caracterizada por alteração do reflexo tendíneo profundo (de estiramento), perda sensitiva (dormência objetiva) e fraqueza muscular.

razão, relação ou proporção fixa entre duas coisas; por exemplo, 1:4 significa que há uma unidade para cada quatro outras unidades.

refluxo, fluxo reverso.

renal, referente ao rim. Ver também nefro-.

repolarização, mudança elétrica no tecido excitável, afastando-se da polaridade neutra (p. ex., aumento da polaridade de 0 para 90 milivolts.)

resíduo, matéria remanescente após processamento e extração de outras partes.

retículo, pequena rede.

reto-. Ver procto-.

retro-, para trás, posterior; oposto de ântero-.

retroalimentação, relação de comunicação entre duas estruturas, por exemplo, em que o produto (secreção) de uma substância induz inibição ou facilitação da secreção de outra substância. A retroalimentação negativa reflete efeito inibitório, enquanto a retroalimentação positiva reflete relação de facilitação.

retrofaríngeo, refere-se ao espaço imediatamente anterior à coluna vertebral e posterior à faringe. Contém vasos sanguíneos.

retropé, parte do pé posterior à articulação transversa do tarso (articulação talonavicular e articulação calcaneocubóidea).

retroperitônio, a área posterior à camada posterior do peritônio parietal. Situa-se anteriormente aos músculos da parede posterior do abdome e inclui os rins, os ureteres, a parte abdominal da aorta e ramos diretos, a veia cava inferior e tributárias diretas, o pâncreas e os colos ascendente e descendente.

revestimento, que circunda ou envolve.

rostral, semelhante a um bico; em direção ao topo da cabeça; especificamente, para se referir a processo semelhante a um bico na parte anterior do encéfalo.

rotundo, redondo.

S

salping(o)-, referente às tubas uterinas.

sarco-, carne.

-scopia, inspeção ou exame de.

sebo, óleo que recobre a superfície da pele, secretado pelas glândulas sebáceas (ver p. 19).

secreção, elaboração de um produto por uma glândula em um ducto, vaso ou cavidade. Ver excreção.

seio, cavidade ou canal. Um *seio venoso* é um canal grande, maior do que uma veia comum, como os seios venosos da dura-máter na cavidade do crânio e os seios venosos do baço (seios esplênicos); um *seio aéreo* é uma cavidade no osso revestida de túnica mucosa respiratória.

sela turca, concavidade do osso esfenoide que, em sua face superior, contém a hipófise sob um diafragma de dura-máter (diafragma da sela). Em cada lado da sela encontra-se um seio cavernoso do sistema venoso da dura-máter.

selar, em formato de sela.

semi-, metade ou parcialmente.

semilunar, em formato de meia-lua.

sensitivo, que responde a estímulo, desencadeando uma consciência de contato, pressão, temperatura e/ou dor; inervação.

sensorial, referente a sensação (p. ex., toque, percepção e temperatura, visão).

septo, parede ou extensão de uma parede; estrutura que separa.

septo pelúcido, septo vertical de dupla parede (bilaminar) que atua como interface dos ventrículos laterais; ocupa a linha mediana dentro da curvatura anterior do corpo caloso no qual estão inseridas as duas lâminas. Essas placas delgadas separam as duas cavidades dos ventrículos laterais. Fazendo protuberância nos ventrículos em ambos os lados do septo estão as cabeças dos núcleos caudados. O septo está inserido posteriormente ao fórnice em formato de arco. Não está relacionado com os núcleos septais.

serosa, túnica, tecido de revestimento de cavidades fechadas para o meio externo, que consiste em uma camada de células pavimentosas ou cúbicas e tecido conectivo subjacente.

seroso, aquoso; ver soro.

serotonina, molécula nitrogenada com numerosas funções, incluindo atuação como neurotransmissor, inibidor da secreção gástrica e vasoconstritor.

sesamoide, em formato de ervilha. Refere-se, em geral, a pequenos ossos existentes na mão e no pé. O maior osso sesamoide é a patela. Esses ossos são formados dentro dos tendões ou ligamentos, em pontos de tensão.

-sial, referente à saliva.

sim-, ver sin-.

sin-, junto, com, adjacente.

sinartrose, ver classificação das articulações, funcional.

sincondrose, ver classificação das articulações, estrutural.

sindesmose, ver classificação das articulações, estrutural.

síndrome da cauda equina, irritação/compressão da cauda equina, resultando em sinais e sintomas bilaterais, que podem incluir incontinência vesical e intestinal, fraqueza dos músculos dos membros inferiores, comprometimento sensitivo do períneo até os dedos dos pés e alterações dos reflexos.

sínfise, ver classificação das articulações, estrutural.

sinostose, ver classificação das articulações, estrutural.

sinovial, refere-se a um líquido viscoso de consistência semelhante à da clara de ovo crua. Esse líquido e a membrana que o secreta revestem articulações livremente móveis (articulações sinoviais), bolsas e bainhas de tendões.

síntese, formação de uma estrutura a partir de partes menores; integração de partes.

sinusoide, semelhante a seio; refere-se habitualmente a vasos porosos e de paredes finas nas glândulas. Os sinusoides, que, em geral, são ligeiramente maiores do que os capilares, variam quanto à estrutura, dependendo de sua localização.

sistema de Havers, disposição cilíndrica de células ósseas e suas lacunas, assim designadas em homenagem a C. Havers, um anatomista do século 17; a cavidade tubular central, o canal de Havers, contém vasos. Observado no osso compacto.

SNA, divisão autônoma do sistema nervoso.

SNC, parte central do sistema nervoso, que consiste no encéfalo e na medula espinal.

SNP, parte periférica do sistema nervoso, que consiste nos nervos cranianos e espinais e na divisão autônoma do sistema nervoso.

sobrescrito, pequeno número ou letra escrito acima do subscrito, como em $ARM_C{}^1$. Usado para a identificação de um termo ou estrutura relacionado com o termo descritivo de origem, por exemplo, três ramos de uma artéria com subscrito C podem ser identificados pelo sobrescritos C^1, C^2 e C^3.

soluto, uma substância dissolvida em um solvente, como sal de cozinha e água. A água é o solvente universal; uma grande rocha em um rio mais cedo ou mais tarde irá se dissolver.

soma, o corpo de alguma estrutura; por exemplo, corpo celular e parede corporal.

somático, referente ao corpo ou à sua parede, por exemplo, o corpo celular de um neurônio; em termos de organização, contrasta com as *vísceras* (órgãos que contêm cavidades).

soro, qualquer líquido límpido; refere-se também ao plasma sanguíneo sem as proteínas plasmáticas (da coagulação).

sub-, sob, abaixo de.

subcondral, sob a cartilagem; especificamente, o osso adjacente à cartilagem articular.

subcutâneo, sob a pele.

subdural, abaixo da dura-máter; entre a dura-máter e a aracnoide-máter e subsequentemente a pia-máter e o encéfalo ou a medula espinal.

subscrito, pequena letra ou número escrito abaixo do termo principal, como em ARM_C, usado para a identificação relacionando uma estrutura com o seu termo descritivo.

substância branca, substância do encéfalo e da medula espinal, que consiste em axônios em grande parte mielinizados, dispostos na forma de feixes ou tratos. Tem aparência branca no encéfalo vivo ou preservado.

substância cinzenta, substância do encéfalo e da medula espinal, que consiste, em grande parte, em corpos celulares de neurônios, glia e processos amielínicos. Conjuntos de substâncias cinzentas são geralmente denominados núcleos ou centros.

sulco, depressão linear em um osso.

supra-, acima de.

suprassegmental, acima dos segmentos da medula espinal, isto é, o encéfalo. Os tratos que têm o seu percurso predominantemente pelo encéfalo são conhecidos como *tratos suprassegmentais*.

sutura, tipo de articulação fibrosa ou óssea, caracterizada por superfícies em formato de V que se encaixam, como no crânio.

T

tabaqueira anatômica, depressão na face posterior da mão, entre os tendões do músculo abdutor longo do polegar e músculo extensor curto do polegar no lado radial e o músculo extensor longo do polegar no lado ulnar (ver p. 57). O assoalho da "tabaqueira" é o osso escafoide. No passado, tabaco era consumido na forma de pó ou rapé, e a "tabaqueira" anatômica era usada para depositá-lo e aspirá-lo.

tarsal, tarso-, tornozelo.

tecido mole, qualquer tecido que não contenha minerais; por exemplo, que não seja osso nem dente. Refere-se, em geral, aos tecidos miofasciais.

tegmento, região de substância cinzenta em ambos os lados do aqueduto do mesencéfalo.

tegumento comum, a pele.

tendão, tecido conectivo denso modelado que conecta o músculo esquelético ao osso ou a outro músculo. Pode ser semelhante a um cordão ou a uma lâmina (aponeurose).

tendíneo, referente a tendão.

tendinite, inflamação do tendão.

-tomia, cortar; por exemplo, apendicectomia.

-tomo, sufixo que significa corte; refere-se também a um instrumento de corte, como o micrótomo.

tênia do colo, fita de músculo longitudinal na camada muscular externa do intestino grosso (exceto o reto e o canal anal).

tônus, tensão normal no músculo, resistente ao estiramento.

toracocentese, introdução de uma agulha oca através da parede torácica na cavidade pleural para remover líquido.

tórax, região entre o pescoço e o abdome.

tornozelo, tarso. A região entre a perna e o retropé, incluindo a articulação talocrural.

totipotente, dotado da capacidade de se desenvolver em várias linhagens celulares diferentes. As células indiferenciadas do mesênquima, os pericitos e algumas outras células têm essa capacidade.

trabécula, feixe de osso ou faixa resistente de tecido conectivo dirigida internamente para sustentar a estrutura interna, por exemplo, baço, osso em desenvolvimento.

trabecular, que apresenta uma estrutura esponjosa ou semelhante a uma treliça, com espaços visíveis.

transcriptase, enzima (polimerase) dirigida pelo DNA para facilitar a síntese de uma única fita de RNA estruturalmente complementar a uma fita de DNA.

transcriptase reversa, polimerase (enzima) dirigida pelo RNA para facilitar a síntese de uma fita simples ou dupla de DNA estruturalmente complementar a uma fita de RNA. Na infecção das células pelo HIV, a transcriptase reversa dirigida pelo RNA possibilita a transcrição de sequências do RNA viral em DNA de fita dupla; esse DNA é então integrado ao DNA da célula hospedeira. O DNA combinado é denominado DNA proviral.

trato, grupo de axônios na parte central do sistema nervoso, como os tratos reticulospinal, rubrospinal, tetospinal, vestibulospinal, corticospinal, espinotalâmico e espinocerebelar. Refere-se também a um sistema tubular, como o sistema urinário e o sistema digestório.

traumatismo, resposta anatômica ou psíquica a uma lesão.

treliça, grupo de membros (feixes) reunidos de modo a formar uma estrutura de sustentação.

trocanter, processo grande, especificamente, dois processos da parte proximal do fêmur.

tróclea, estrutura em formato de polia.

-trófico, sufixo relativo a um estado nutricional, por exemplo, hipertrófico (crescimento aumentado).

trombo, coágulo dentro de um vaso sanguíneo, obstruindo o fluxo.

trombose, condição em que há formação de coágulos ou trombos dentro de um vaso ou vasos.

tronco, a parte do corpo, excetuando-se a cabeça e os membros.

tubérculo, pequena protuberância áspera em um osso.

tuberosidade, saliência de um osso, geralmente maior do que um tubérculo e menor do que um processo.

túbulo-, referente a uma estrutura tubular; quando combinado com "-alveolar", como em *tubuloalveolar*, refere-se a uma glândula que apresenta um ducto tubular.

túnica, referente a um revestimento ou bainha; uma camada.

turca, cujo formato lembra o da sela de montaria turca.

U

uni-, um. Uma glândula unicelular é uma glândula constituída de uma única célula.

unidade, coisa ou quantidade única; a parte básica de um complexo de partes.

urogenital, referente às estruturas dos sistemas urinário e genital (reprodutor).

V

vácuo, espaço desprovido de ar e, portanto, sem pressão. No sentido relativo, a pressão diminuída da cavidade torácica durante a inspiração representa um vácuo parcial, que retira o ar proveniente de um espaço de maior pressão.

vacuolização, formação de pequenas cavidades ou orifícios; parte de um processo degenerativo da cartilagem durante o desenvolvimento ósseo.

varicosidade(s), veia(s) aumentada(s), de formato irregular e altamente tortuosa(s). As varicosidades são observadas mais frequentemente em veias superficiais dos membros inferiores e dos testículos/escroto.

variz, vaso aumentado e tortuoso.

vascular, referente a vasos sanguíneos ou linfáticos ou ao suprimento sanguíneo.

vaso, canal tubular para o transporte de líquido, como sangue ou linfa.

vaso dos vasos, vaso que supre um vaso de maior calibre.

vasoconstrição, constrição de um vaso, habitualmente pelo músculo liso circular presente na parede do vaso.

vasodilatação, dilatação de um vaso, habitualmente por relaxamento da camada circular de músculo liso existente no vaso.

veia emissária, veia que drena um seio venoso da dura-máter e que atravessa o crânio por um forame.

ventrículo, cavidade.

vestíbulo, entrada, cavidade ou espaço.

via comum final, o neurônio motor inferior que surge no corno anterior da medula espinal e que termina em um músculo ou em uma glândula.

vilosidade, projeção digitiforme de tecido, como no sistema digestório ou na placenta.

viral, referente a vírus.

vírion, vírus único, também denominado *partícula viral*, que consiste em material genético (DNA ou RNA) e revestimento proteico (*capsídio*).

vírus, elemento de um grupo de agentes infecciosos extremamente pequenos, que consistem em material genético e revestimento proteico. Um vírus não tem capacidade de metabolismo e, por esse motivo, necessita de um hospedeiro para a sua replicação. Ao ligar-se a uma molécula de superfície na membrana celular, uma partícula viral é envolvida pela membrana celular e transportada para dentro do citoplasma, infectando, assim, a célula.

víscera, referente a órgãos com cavidades; cavidade visceral.

viscoso, estado líquido ou semilíquido, no qual as moléculas sofrem atrito significativo durante o movimento.

vômer, osso em formato de relha de arado.

X

xeno-, estrangeiro.

xero-, seco.

Z

zigapófise, processo articular de uma vértebra; refere-se também a uma articulação entre vértebras (articulação zigapofisária).

zigo-, referente a uma junção ou união; unido.

Índice Alfabético

Os termos estão indexados em categorias genéricas (artéria, osso, ligamento, forame, processo, nervo, veia e assim por diante). Por exemplo, se quiser localizar uma artéria específica, procure em "Artérias". Os componentes dos sistemas estão indexados em "Sistema". A referência principal entre as diversas páginas citadas está em negrito.

A

Abdução, definição, 21
Abertura
- mediana/lateral, 82
- superior da pelve, 35, 36
Acetábulo, 35, **37**
Acrossoma, do espermatozoide, 156
Actina, 12
Adipócito, 9
Adução, definição, 21
Aferente, definição, 69
Agonista (motor primário), 43
Alavanca, 42
Alvéolo, 4
- glandular, 8
- respiratório, 131, **132**
Amígdala, 73
Ampola
- da orelha interna, 98
- da tuba uterina, 160
Anáfase, da mitose, 7
Anastomoses, 106, **107, 109-119**
- circum-escapulares, 109
Anel
- fibroso, 25
- inguinal profundo, 49
- inguinal superficial, 49
Anfiartrose, 20. *Ver também*
   classificação das articulações, G-8
Ângulo subpúbico, 36
Antagonista, 43
Antebraço, **31**-32
- pronação, **31**, 43
- supinação, **31**, 43
Anticorpos, **121**, 122, 125, 126
Antígenos, **121**, 122-123, 125
Aorta, 104, 107, **111**
Aparelho
- justaglomerular, 148
- lacrimal, 95

Apêndice(s)
- omentais, 141
- vermiforme, **126**, 141
Apendicite, 126
Aponeurose
- do músculo bíceps braquial, 55
- do músculo oblíquo externo, 49
- do trato iliotibial, 59
- epicrânica (escalpo), 44
- palmar, 56
- plantar, 65
Aqueduto do mesencéfalo, 80
Arco
- da aorta, 103, **111**
- do atlas
- - anterior, 26
- - posterior, 26
- dorsal, digital, arterial, do pé, 110
- longitudinal, lateral, do pé, 40
- medial, do pé, 40
- palatofaríngeo, **135**
- palatoglosso, 126, **135**
- palmar, profundo/superficial, **109**
- plantar, arterial, 110
- tendíneo (da pelve), 50
- transverso, do pé, 40
- zigomático, **22**, 45
Área
- auditiva do córtex cerebral, 73
- da fala de Broca, **73**
- de Wernicke, do córtex cerebral,
   interpretação da linguagem, 73
- límbica, do córtex cerebral, **73**, 74
- visual, do córtex cerebral, 73, 96
Aréola, 162
Artéria(s), *Ver também* Sistema
   circulatório
- alveolar
- - inferior, 107
- - superior, 107

- anastomoses, joelho, 110
- - descendente, 110
- - inferior lateral, 110
- - inferior medial, 110
- - superior, 110
- aorta, 111, 112
- - arco da, 104, 106, **111**
- - parte
- - - abdominal, 48, 91, 110, **111**,
      112, **113**, 145, 155
- - - ascendente, 104, **107**, 111
- - - torácica (descendente), 48,
      107, **111**
- - seio(s), 106
- arco, palmar,
- - superficial, 109
- - profundo, 109
- arqueada, do pé, 110
- auricular posterior, 107
- axilar, 107, **109**
- basilar, 108
- braquial, 109
- - profunda, 109
- bronquial, 111
- carótida
- - comum, 107, 109, **111**
- - externa, 107
- - interna, **107, 108**, 115
- cerebelar
- - inferior anterior, 108
- - inferior posterior, 108
- - superior, 108
- cerebral
- - anterior, 108
- - média, 108
- - posterior, 108
- cervical transversa, 107
- cervical
- - ascendente, 107
- - profunda, 107

I-2

- - superficial, 107
- circunflexa
- - anterior do úmero, 109
- - posterior do úmero, 109
- cística, 112
- colateral, média, 109
- cólica
- - direita, 112
- - esquerda, 112
- - média, 112
- comunicante
- - anterior, 108
- - posterior, 108
- coronária, **106**, 111
- costocervical, tronco, 107, **111**
- digital
- - dorsal, do pé, 110
- - palmar, comum, 109
- do bulbo do pênis, 113
- do bulbo do vestíbulo, 113
- do ducto deferente, 113
- do labirinto, 108
- dorsal do pé, 110
- dorsal, da escápula, 107
- dorsal, do clitóris, 113
- epigástrica
- - inferior, **110**, 119
- - superior, **111**, 119
- esofágica, **111**
- facial, 107
- - transversa, 107
- espinal, anterior, 108
- esplênica, 111, **112**, 124
- estrutura das, 102
- femoral, 61, 88, **110**
- - circunflexa
- - - lateral, 110
- - - medial, 110
- - profunda, 110
- - - perfurante, 110
- fibular, 110
- - circunflexa, 110
- frênica, inferior, 111
- gástrica
- - esquerda, 111, **112**, 139
- - direita, 112, 139
- gastroduodenal, 112, 139
- gastromental, **112**
- - esquerda, 112, 139
- - direita, 112

- glútea
- - inferior, 110, **113**
- - superior, 110, **113**
- hepática
- - comum, 111, **112**, 139
- - esquerda, **112**, 139
- - direita, **112**, 139
- ilíaca, comum, **110**, 111, 113
- - externa, 110, **111**, 113
- - interna, 110, 111, 112, 113
- - - tronco anterior, 113
- - - tronco posterior, 113
- iliolombar, 113
- intercostal
- - anterior, 111
- - posterior, 111
- - suprema, 107, **111**
- interóssea
- - comum, 109
- - recorrente, 109
- lenticuloestriadas, 108
- lingual, 107
- lombares, 111
- marginal, 112
- maxilar, 107
- meníngea, média, 107
- mesentérica
- - inferior, 111, **112**
- - superior, 111, **112**
- metatarsais, dorsais, 110
- musculofrênica, **111**
- nutrícias, do osso, 17
- obturatória, 110, **113**
- occipital, 107
- oftálmica, 107
- ovárica, 111
- pancreaticoduodenal
- - inferior, 112
- - superior, 112
- plantar
- - digital, 110
- - lateral, 110
- - medial, 110
- - metatarsal, 110
- poplítea, 110
- profunda do pênis, 113
- pudenda, interna, 112, 113
- pulmonar, 104
- radial, 109
- - recorrente, 109

- ramo escrotal posterior, 113
- ramos, para o colo sigmoide, 112
- ramos, para o intestino
  delgado, 112
- rede acromial, 109
- renal, e relações, 111, 144
- retal
- - inferior, **112**, 113
- - média, **112**, 113
- - superior, 112
- retiniana, 94
- revisão das principais artérias, 114
- sacral,
- - lateral, 113
- - mediana, 111, 113
- subclávia, **107**, 109, 111
- subescapular, 109
- supraescapular, 107
- suprarrenal, 111
- temporal, superficial, 107
- testicular, 111
- tibial
- - anterior, 110
- - posterior, 110
- - recorrente, 110
- tireocervical, tronco, 107
- tireóidea
- - inferior, 107
- - superior, 107
- torácica, interna, 107, **111**
- - lateral, 109
- - superior, 109
- toracoacromial, 109
- tronco braquiocefálico, 107,
  109, **111**
- tronco celíaco, 111, **112**, 153, 154
- ulnar, 109
- - colateral
- - - inferior, 109
- - - superior, 109
- - recorrente
- - - anterior, 109
- - - posterior, 109
- umbilical, fetal, 113
- uterina, 113
- vaginal, 113
- vasos dos vasos, 102, 106
- vertebral, 107, **108**
- vesical
- - inferior, 113

- - superior, 113
Arteríola(s)
- aferente, 147, **148**
- bainhas linfoides periarteriolares, 124
- central, 124
- eferente, 147, 148
- estrutura da(s), 102
- pulmonar, 132
Articulação(ões) (sistema articular), 20
- acromioclavicular, 29
- carpometacarpais, 33
- cartilagíneas, 20
- cilíndrica, 20
- classificação, 20
- condilar, 20
- condiloide, 26, 28
- costocondrais, 26, 28
- costotransversária, 26, 28
- costovertebrais, 26, 28
- da mão, 33
- do carpo, 33
- do cotovelo, 32
- do joelho, 38, **39**
- do ombro, 29, **30**
- do quadril, 35, 37
- do tornozelo, 40
- dos processos articulares, 25
- elipsóidea, 20
- esferóidea, 20
- esternoclavicular, 29
- esternocostal, 29
- falângicas, 33, 40
- fibrosa, 20
- fixa, 20
- gínglimo, 20
- intercarpais, 33
- interfalângicas, 33
- intermetacarpais, 33
- interpúbica, 35, 37
- manubriesternal, 28
- metacarpais, 33
- metatarsais, 40
- patelofemoral, 39
- plana, 20
- processo articular, 25
- radiocarpal, 33
- radiulnar
- - distal, 32

- - proximal, **32**, 33
- sacroilíaca, 35, 36, **37**
- selar, 20
- sinovial, 20
- suturas, 22, 23
- talocalcânea (subtalar), 40
- tarsais, 40
- temporomandibular (ATM), 24
- tibiofibular, 38
- umerorradial, 32
- umeroulnar, 32
Árvore bronquial, **127**, 132
- brônquio(s), 127, 132
- - bronquíolo respiratório, 132
- - lobares, 132
- - principal, 132
Assoalho pélvico, músculos do, 50
- abertura
- - inferior da pelve, 35, 36
- - superior da pelve, 35, 36
- cíngulo do membro inferior, 35-37, 50-51
- parede da pelve, músculos, 50
Assoalho perineal, 51
Astrócitos, protoplasmáticos, 13
Atlas, 26
Átrio(s), 104, 105, 106
Autócrina, 149
Axônio(s), revestimento, 13
- pós-ganglionar, **91**, 92, 93
- pós-sináptico, 70
- pré-ganglionar, 91, 92, 93
- pré-sináptico, 70

B

Baço, 121, 124
Bainhas linfáticas periarteriolares (BLPA), 124
Banda
- A, do músculo esquelético, 12
- ATM
- - anterior, 24
- - posterior, 24
- I, 12
Barreiras anatômicas, na imunidade, 122
Basófilos, 100
Bigorna, orelha média, 97
Bile, 134, **143**
- ductos, 142, **143**

Bolsa(s), **20**, 30, 39
- do olécrano, 31, 32
- infrapatelar, 30
- omental, 138
- pré-patelar, 39
- subacromial/subdeltóidea, 30, **53**
- suprapatelar, 39
Broto periosteal, 18

C

Cabeça,
- artérias da, 107, 108
- músculos da expressão facial, 44
- músculos da mastigação, 24, 45
- nervos, **83**, 91-**93**
- veias, 115
Cálículo gustatório, 99
Camada
- epitelial, 94, 146
- gelatinosa, células ciliadas, nas ampolas, sistema vestibular, 98
- papilar, da derme, 16
- superficial, 65
Canal(is)
- anal, 134, 141
- carótico, 108
- da raiz, do dente, 136
- de Havers, **10**
- de Schlemm, 95
- de Volkmann, 10
- do poro, 99
- do pudendo, 113
- espinal, 84
- gástrico, 134
- pilosos, 16
- sacral, 27
- semicircular, 97, 98
- vertebral, 27
Capilar(es), 102, 150
- linfático, 120
- peritubulares, 148
- rede, 101
Cápsula, glomerular, do túbulo renal, 147
- da articulação sinovial. *Ver* articulação específica
- do baço, 124
- do linfonodo, 125
- interna, substância branca cerebral, 74

I-4

Cartilagem, 10
- alar maior, 128
- aritenóidea, 130
- articular, 10, **17**, 20, 37
- corniculada, 130
- costal, 28
- cricóidea, 130
- cuneiforme, 130
- do septo nasal, **128**
- elástica, 10
- epiglótica, 10, 130
- fibrosa (fibrocartilagem), 10
- hialina, **10**, 17
- tireóidea, 130
Caudal, termo de posição/direção, 2
Cavidade(s)
- abdominopélvica, **5**
- aberta, 5
- corporais, introdução, 5
- - fechada, **5**
- do crânio, **5**
- dos ventrículos, SNC, 80
- medular, **17**, 18, 19
- nasal, 22, 23, 127, **128**, 129
- oral, 8, 134, **135**, 137
- pélvica, 5, 35
- pericárdica, 103
- peritoneal, 138
- sinovial, 24
- torácica, 5
- uterina, 160
- vertebral, 5
- visceral, 5
Ceco, 141
Célula(s)
- absortiva, 140
- alfa (A), 154
- bastonete, 94
- beta (B), 154
- célula T, 121
- célula-tronco T, 123
- cone, 94
- da túnica mucosa
- - do duodeno, 140
- - do estômago, 139
- de memória, 121, **122**
- de Merkel, **15, 90**
- de Paneth, duodeno, 140
- de Schwann, 13
- de Sertoli, 156

- de sustentação, 97, 156
- - do calículo gustatório, 99
- - vestibular, 97, 98
- delta (D), 154
- dendrítica, da epiderme, 15
- divisão das, 7
- do estroma, 123
- do músculo cardíaco, 11
- do músculo esquelético, 11-12
- do músculo estriado, 11
- do músculo liso, 11
- endócrina, do estômago, 139
- enteroendócrina, 140
- fagócito (macrófago), 121-122
- fibroblasto, 156
- formatos, 6
- generalizada, 6
- hepática, 142
- intersticial, do testículo, 156
- lipídica, 9
- macrófago (fagócito), 121-122
- mastócito, 9
- mastóideas, 129
- mitose, 7
- muscular, 42
- *natural killer* (NK), 121, **123**
- parietal, do estômago, 139
- pavimentosa, 8
- plasmócito, **122**, 124-126
- principal, do estômago, 139
- receptor, 98, **99**
- secretora, 156
- T auxiliar, 121
Cemento, 136
Centríolos, 6
Centrômeros, 7
Centros germinativos, 125, 126
Cerebelo, 76
Ciclo menstrual, **161**
- fase proliferativa, 161
- fase menstrual, 161
- fase secretora, 161
Cinetocoros, 7
Cíngulo
- do membro superior, 29
- do membro inferior, 35
Circulação
- aberta, 124
- colateral. *Ver* Anastomoses
- linfática, 120

- linfócito, 120
- pulmonar, 101
- sanguínea, **101**
- sistêmica, 101
Circundução, 21
Cisterna(s), 82
- do quilo, 120
Citoplasma, 6
Clavículas, 29
Clitóris, 158
Coagulação, 100
Cóanos, 128
Coccígeo, 50
Cóccix, **27**, 35, 51
Cóclea, 97
Colágeno, 9
Colículo, 76, 96
Colo do útero, 160
Colo, 141
Coloide, 152
Coluna vertebral, 25
Comedão fechado, 115
Comissuras, 74
- anteriores, não mostradas
- corpo caloso, 74
- posteriores, não mostradas
Complemento, 122
Complexo de fibrocartilagem
  triangular (CFCT) do punho, 33
Complexo de Golgi, 6
Complexo QRS, 105
Concha, 128-129
Condrócitos, 10
Cone medular, 77
Conjuntivas, 95
Contração muscular, graus de, 71
Contralateral, definição, 2
Coração
- câmaras do, 101, **104**
- grandes vasos do, 102, 104
- relações do, **103**
- revestimentos do, 103
Cordão(ões)
- esplênicos, 124
- medular do linfonodo, 125
Córnea, 94, 95
Corneócitos, 15
Cornos, anterior/inferior/posterior
- da medula espinal, 77
- dos ventrículos laterais, 80

Coroa, 136
- radiada, 74, 75
Corpo
- *albicans*, **159**, 161
- caloso, 74
- cavernoso, 157
- cavidades abertas, 5
- cavidades e revestimentos, 5
- cavidades fechadas, 5
- da unha, 23, 129
- esponjoso, 157
- hemorrágico, 159
- lúteo, **159**, 161
- planos e cortes anatômicos, 1
- posições e direções, 2
- sistemas, 3, 4
Corpúsculo de Pacini, 90
Corte (plano) transversal, definição, 1
Córtex, 123
- auditivo, 73
- cerebelar, 76
- cerebral, **73**, 74
- da glândula suprarrenal, 153
- motor, 79
- profundo (paracórtex),
  do linfonodo, 125
- renal, 146
- sensitivo, 78, 90, 99
- temporal, 73
- visual, 96
Costelas, 26, 28, 48
Cotovelo, 31, 32, 34
Coxa, 60, 62
Cranial, definição, 2
Crânio, 22, 23
Cripta, intestinal, 140
Crista
- da orelha interna, 98
- neural, 72
Cromatina, 7
Cromossomos, 7
Cúpula, 98
Curvatura sacral, 36

D

Decussação, 78
Deglutição, 46, **137**
Dendrito, 13
Dentes, 134, 135, **136**
- serotino (do siso), 136
Dentina, 136

Dermátomos, **89**
Derme, 15, **16**
Desnervação, 11
Desvio de septo, 23, 128
Diáfise, 17, 18
Diafragma. *Ver* Músculos
  esqueléticos
Diapedese, 125
Diartrose, 20
Diástole, 104
Diencéfalo, **75**
Diferenciação, 121
Disco
- articular, ATM, 24
- esternoclavicular, **29**
- intercalado, 11
- interpúbico, 35
- intervertebral, 25, 27
- óptico, (olho), 94
Divisão
- autônoma do sistema nervoso
  (SNA). *Ver* Sistema nervoso
- craniossacral, 68, 91, **93**
Ducto(s)
- alveolar, 132
- biliar, 142, **143**
- cístico, 143
- coclear, 97
- coletor, 147
- deferente, 155, 156
- eferente, 156
- ejaculatório, 155
- endolinfático, 97
- hepático, 143
- interlobular, 162
- lacrimonasal, 129
- lactífero, 162
- linfático, 120
- pancreático, 143
- semicircular, 97, 98
- torácico, 120
Duodeno, 134, 140

E

Eferente, 69, 83
- visceral especial (EVE), 83
Ejaculação, 155
Ejeção, do leite, 162
Elementos figurados, 100
Eletrocardiograma (ECG), 105

Embolia pulmonar, 117
Eminência
- hipotenar, 57
- tenar, 57
Encéfalo, 68, 107-108
- tronco encefálico, 76
Endocárdio, 103
Endocitose, 70
Endolinfa, 97
Endométrio, 160
Endomísio, 42
Endósteo, 17
Eosinófilos, 100
Epiderme, 15-16
Epidídimo, 49, 155, **156**
Epífise, 17
Epiglote, 137
Epimísio, 42
Epinefrina, 153
Epitálamo, 75
Ereção peniana, 157
Eritrócitos, 100
Escápula, 29, 30, 46
Esclera, 94
Escroto, 155
Esfenoide, 23, 129
Esmalte, 136
Esôfago, 134, 137, **139**
- através do diafragma, 48
- parte cervical, 130
Espaço
- capsular, do glomérulo, **147**, 148
- subaracnóideo, 77, 81, **82**
Espermátides, 156
Espermatócitos, 156
Espermatogênese, 156
Espermatogônias, 156
Espermatozoides, 155, 156
Espinhas, 115
Estase, 117
Esterno, 28, 133
Estiramento, 85
Estômago, 134, 137, 139
Estrato
- basal, 15
- córneo, 15
- espinhoso, 15
- granuloso, 15
- lúcido, 15
Estriado, 74

I-6

Estribo, 97
Estrogênio, **151**, 158, 159, **161**
Estroma, 124, 159
Estrutura(s)
- retroperitoneais, 138, **145**
- somática, 14
Etmoide
- seios aéreos, 129
- osso, 22, 23
Eversão, definição, 21, 63
Exocitose, 70
Expiração, 133
Extensores. *Ver* Músculos
  esqueléticos
Exteroceptores, 90

F

Face, ossos, 22, 23
- músculos da, 44
- nervo facial, 83
- suprimento sanguíneo, 107
Fagócitos
- e imunidade adaptativa, 121-126
- e imunidade inata, 122
Falanges, 40
Faringe, 127, **130**, 134
Fáscia
- cremastérica, 49
- espermática
- - externa, 49
- - interna, 49
- látea, 59
- muscular, 14, 162
- perineal, 157
- renal, 145
- revestimentos do músculo
  esquelético, 42
- toracolombar, 54
- transversal, 49
Fascículo(s)
- atrioventricular (AV), 105
- de músculo esquelético, 42
- lateral, do plexo braquial, 87
- medial, do plexo braquial, 87
- posterior, do plexo braquial, 87
Fase lútea, ciclo menstrual, 159
Feixe, neurovascular, 42
Fibra muscular. *Ver* Célula muscular
Fibras, tecido conectivo
- de colágeno, 9, 10

- elásticas, 9, 10
- reticulares, 9
Fibroblasto, 9
Fígado, **142**, 143
Filamento(s), 12
- terminal, 77
Filtrado glomerular, 148
Fímbrias, 159, 160
Fissuras, do hemisfério cerebral, 73
Fixadores, 43
Flebite, 117
Flexão, definição, 21
- plantar, definição, 21, 64
Foice do cérebro, 81
Folículo(s), 16, 152
- de Graaf, 159
- linfoide, 124, 126
- ovariano, 161
- - maduro, 159
- - primário, 159
- - primordial, 159
- - rompido, 159
- - secundário, 159
- tireóideo, 152
Forame(s), definição, 25
- canal do nervo hipoglosso, 23
- da mandíbula, 22
- do crânio, 22, 23
- espinhoso, 23
- infraorbital, 22
- interventricular, 80, 82
- intervertebral, **25**-27, 84, 86
- isquiático
- - maior, 36, 50
- - menor, 36, 50
- jugular, 23, 115
- lacerado, 23
- magno, 23
- mentual, 22
- neural. *Ver* Forame intervertebral
- obturado, 35, 50
- omental, 138
- oval, 23
- redondo, 23
- sacrais, 27
- supraorbital, 22
- transverso, 26, 107, 108
- vertebral, 25-27
Formação reticular, 76
Fórnice, da vagina, 160

Fossa(s)
- do crânio, 23
- infratemporal, 24
- isquiorretal, 51
- oval, 104
Fóvea, 26
- articular, 27
- central, 94
- cervical, 27
- costal, 28
- do processo transverso, 28
- lombar, 27
- torácica, 27
Frênulo
- da glande do clitóris, 158
- dos lábios menores do pudendo, 158
FSH, 151, 161
Fundo gástrico, criptas, 139
Fundo, 160
Funículo, 77
- espermático e envoltórios, 49, 155

G

Gânglio(s)
- cadeia simpática de, 91
- ciliar, 93
- intramural, 93
- ótico, 93
- pterigopalatino, 93
- raiz, posterior, 84
Gengiva, 136
Genitália
- feminina, 158
- masculina, 155, 157
Giro
- do cíngulo, 73
- para-hipocampal, 73
- pré-central, 73
Giro, 73
Glândula(s)
- ácino, acinar, **16**, 135
- alveolar, 162
- bulbouretral, 155, 157
- endócrinas, introdução, 8, 149
- endometrial, 161
- exócrinas, introdução, 8
- hipófise, 149-151. *Ver também*
  Hipófise
- lacrimal, 95
- mamária, 162

- olfatória, 99
- paratireoides, 152
- parótida, 44, 135
- pineal, 75, 149
- próstata, 155
- salivares, 134, 135
- sebácea, 16
- seminal, 155
- seromucosa, 127
- sublingual, 135
- submandibular, 135
- sudoríferas, 16
- suprarrenal, 153
- tarsal, 95
- tireoide, 152
- tubular, 127, 162
- tubuloalveolar, 162
Glicocorticoides, 153
Glicogênio, 154
Glicólise, 154
Gliconeogênese, 154
Glicose, 154
Globo pálido, 74
Glomérulo, 70, 147
Glucagon, 154
Gonfose, 20
Granulações aracnóideas, 81, **82**
Grupo de músculos eretores da
   espinha, 47

H

Haustros, 141
Helicotrema, 98
Hemisfério cerebral, **73**, 74, 80
Hemólise, 100
Hemorragia, menstrual, 161
Hemorroidas, 141
Hiato dos adutores, 61
Hilo
- do pulmão, 131, 132
- renal, 146
Hímen, 158
Hiperextensão, 21
Hipófise, 150
Hipotálamo, **75**, 150, 151
Homeostasia, 149
Hormônio(s), 149
- adrenocorticotrópico (ACTH), 151
- antidiurético (ADH), 151
- do crescimento (GH), 151

- epinefrina (adrenalina), 153
- estrogênio, 151, 158, 159, **161**
- foliculoestimulante (FSH), 151, 161
- gonadotropina coriônica
   humana (hCG), 149
- hipotalâmicos, 151
- insulina, 154
- luteinizante (LH), 151, 161
- norepinefrina, 153
- sexuais, esteroides, 153
- - estrogênio, 151, 158, 159, **161**
- - testosterona, 151, 156
- tireoestimulante (TSH), 151, 152
Humor
- aquoso, 94, 95
- imunidade humoral, 122
- vítreo, 94, 95

I

Íleo, 140
Ilhotas de Lagerhans, 154
Ílio, 35
Imunidade
- celular, 122
- humoral, 122
Inalação, 133
Incisivos, 136
Incisura, 35
- da escápula, 29
- fibular, 39
- isquiática maior, 35
- isquiática menor, 35
- radial, 31
- troclear, 31, 32
Inervação, 11, **71**
Infarto do miocárdio, 106
Infundíbulo, da neuro-hipófise, 150
Inserção, definição, 43
Inspiração, 127, 133
Insulina, 154
Interfase, 7
Interneurônio, **69**, 79, **85**
- facilitador, 85
- inibitório, 85
Interoceptores, 90
Intervalo P-Q, 105
Intestino
- delgado, 134, **140**, 143
- grosso, 126, 134, **141**
Intumescência cervical, 77

Inversão, definição, 21, 63
Ipsilateral, definição, 2
Íris, 94
Ísquio, 35

J

Janela do vestíbulo (oval), 97
Janela redonda, 98
Jejuno, 140
Junção
- epidermodérmica, 16
- neuromuscular, 71

L

Lábio(s)
- glenoidal, 30
- maiores do pudendo, 158
- menores do pudendo, 158
Labirinto
- membranáceo, 97
- ósseo, 97
Lacunas, osso, 10
Lágrimas, lacrimal, 95
Lamelas, osso, 10
Lâmina
- cribriforme, 128
- epifisial, 18
- perpendicular do etmoide, 69, 71
- própria, 14
Laringe, 127, **130**, 137
- cartilagem
- - aritenóidea, 130
- - corniculada, 130
- - cricóidea, 130
- - cuneiforme, 130
- - - epiglote, 130
Lemnisco medial, 78
Lente, 94-96
Leucócitos, 100
LH, 151
Ligamento e pregas vocais, 130
Ligamento(s). *Ver também* Membrana
- amarelo, 25
- anococcígeo, 50, 51
- anular, 32
- calcaneofibular, 40
- colateral, 32, 39
- fibular, 38
- - radial, 32, 33
- - tibial, 38

I-8

- - ulnar, 32
- conoide, 29
- coracoacromial, **53**
- coracoumeral, 29
- costoclavicular, 29
- cruzado, anterior/posterior, 39
- da cabeça do fêmur, 37
- da patela, **38**, 62
- deltoide, 40
- denticulado, 77
- esternoclavicular, 29
- estilo-hióideo, 46
- estilomandibular, 24
- falciforme, 142
- glenoumerais, 30
- - inferior, 30
- - médio, 30
- - superior, 30
- iliofemoral, 36
- iliolombar, 47
- inguinal, **36**, 49, **110**
- interclavicular, 29
- interespinais, 25
- interósseos, 31, 38, 40. *Ver também* Membrana
- isquiofemoral, 36
- largo, 159, 60
- lateral (ATM), 24
- longitudinal
- - anterior, 25
- - posterior, 25
- periodontal, 136
- plantar longo, 40
- poplíteo arqueado, 38
- púbico, inferior/superior, 36
- sacroespinal, 36, **50**
- sacroilíaco
- - interósseo, 37
- - anterior/posterior, 36, 37
- sacrotuberal, **36**, 50, 51
- supraespinais, 25, 26
- suspensor, 94, 162
- talocalcâneo, posterior, 40
- tibiofibular inferior
- - anterior, 40
- - posterior, 40
- transverso
- - do carpo (retináculo dos músculos flexores), 33
- - do acetábulo, 37

- - do joelho, 39
- trapezoide, 29
Linfonodos, 105
Língua, 134, 135, 137
Linha
- arqueada, 49
- do músculo sóleo, 64
- epifisial, 18
- linha M, do músculo esquelético, 12
- linha Z, do músculo esquelético, 12
- nucal superior, 47, **52**
Líquido cerebrospinal (LCS), 77, 80, 82
Lisossomos, 6
Lobo(s)
- da hipófise
- - anterior, 150
- - posterior, 150
- do cérebro, 73
- - frontal, 73
- - límbico, 73
- - occipital, 73
- - parietal, 73
- - temporal, 73
- do fígado
- - caudado, 142
- - hepático esquerdo/direito, 142
- - quadrado, 142
- dos pulmões
- - inferior esquerdo, 131
- - superior esquerdo, 131
- - inferior direito, 131
- - médio direito, 131
- - superior direito, 131
Locais de filtração, 147
Lombar
- intumescência, 77
- plexo, **86**, 88
Lordose cervical, 25
Lúnula, das unhas dos dedos das mãos/dos pés, 15

M

Macrófago, 9
Mácula
- densa, 148
- lútea, 94
Mamas, 151, 162
Mandíbula, 22, **24**, 45
Manguito rotador, 53

Manúbrio do esterno, 28
Martelo, 97
Mastigação, 45
Mastócitos, 9
Matriz, 9, 10
Meato, 128
- acústico, 22, 97
Mecanorreceptores, 90
Mediastino, 103
Medula
- da glândula suprarrenal, 153
- do timo, 123
- dos linfonodos, 125
- espinal, 68, **77**
- - desenvolvimento da, 72
- - papel nos reflexos espinais, 85
- óssea
- - amarela, 17
- - vermelha, 17, 123
- renal, 146
Megacariócitos, 100
Melanina, 15
Melanócitos, 15
Membrana(s)
- basal, 8, 156
- basilar, 97
- celular, 6
- interóssea
- - antebraço, 31
- - perna, 38
- nuclear, 6, 7
- perineal. *Ver* Músculos esqueléticos, Diafragma urogenital, 51
- pós-sináptica, 70
- pré-sináptica, 70
- sinovial, 20, 30
- tectória, 97
- timpânica, 97
- tíreo-hióidea, 130
Membrana interóssea. *Ver* Membrana ou Ligamento
Membros inferiores
- artérias, 110
- músculos, 59-66
- nervos, 88, 89
- ossos, 35, 37-41
- veias, 117
Menarca, 161
Meninges

- aracnoide-máter
- - parte encefálica, 81
- - parte espinal, 77
- da medula espinal, 81
- do encéfalo, 77
- dura-máter, 5
- - parte encefálica, 81
- - parte espinal, 77
- pia-máter
- - parte encefálica, 81
- - parte espinal, 77
- substância cinzenta
- - encéfalo, 73
- - medula espinal, 77
Menisco, 39
Menopausa, 161
Menstruação
- ciclo menstrual, 161
- fatores endócrinos, 150
- papel do ovário, 158
- papel do útero, 160
Mesencéfalo, **72**, 76, 80
Mesentério, 138
Mesossalpinge, 160
Metáfase, da mitose, 7
Metatarso, 40
Metencéfalo, 72, **76**, 80
Microfilamento, 6
Micróglia, 13
Microrganismos e imunidade, 122
Microtúbulos, 6
Mielencéfalo, 72
Mielina, 13
Mineralocorticoides, 153
Miofibrilas, 12
Miofilamentos, 12
Miométrio, 160
Miosina, 12
Mitocôndria(s)
- e testículo, 156
- e músculo, 11, **12**
- introdução, **6**
Mitose, 7
Molar, 136
Monócitos, 100
Movimentadores intrínsecos, 47
Músculo(s) esquelético(s)
- abaixador
- - do ângulo da boca, 44
- - do lábio inferior, 44

- abdução, definição, 21
- abdutor
- - do dedo mínimo (pé), 65
- - do dedo mínimo (mão), 57
- - do hálux, 65
- - curto do polegar, 57
- - longo do polegar, 56
- adução, definição, 21
- adutor
- - da coxa, 51, **61**
- - do hálux, 65
- - do polegar, 57
- ancôneo, 55
- assoalho/parede pélvica, 50
- auricular (da orelha), 44
- bíceps
- - braquial, 30, 54, **55**
- - femoral, 60
- braquial, 55
- braquiorradial, 55
- bucinador, 44
- bulboesponjoso, 51
- circundução, definição, 21
- coccígeo, 50
- constritores da faringe, 137
- coracobraquial, **54**
- corrugador do supercílio, 44
- cremaster, 49
- da expressão facial, 44
- da mastigação, **24**, 44-45
- da pelve, **50**-51, 88
- deltoide, 54
- diafragma
- - da pelve, **50**, 51
- - do tórax, **48**, 13
- - urogenital, 50, **51**
- digástrico, 46
- do "jarrete", coxa, 60
- do períneo, 51
- dorsiflexão, definição, 21
- efetor, em reflexos espinais, 85
- eretor da espinha, 47
- escaleno
- - anterior, 46
- - médio, 46
- - posterior, 46
- esfíncter do ânus
- - externo, 51, 141
- - interno, 141
- espinal, do eretor da espinha, 47

- esplênio
- - do pescoço, 47
- - da cabeça, 46, 52
- estabilização escapular, 52, 67
- esternocleidomastóideo, 46
- esterno-hióideo, 46
- esternotireóideo, 46
- estilo-hióideo, 46
- estriado, 11
- eversão, definição, 21
- eversores, visão geral funcional, 67
- extensão, definição, 21
- extensor
- - curto do polegar, 56
- - - longo do polegar, 56
- - do dedo mínimo, 56
- - do indicador, 56
- - longo do polegar, 63
- - longo dos dedos, 63
- - radial
- - - curto do carpo, 56
- - - longo do carpo, 56
- - ulnar do carpo, 56
- extraocular, 96
- extrínseco
- - do olho, 96
- - do pé, 63, 64
- - da mão, 56
- fascículo, 42
- fibular
- - curto, 62
- - longo, 63
- - terceiro, 63
- flexão plantar, definição, 21
- flexor
- - curto do dedo mínimo, 57, 65
- - curto dos dedos, 65
- - - longo dos dedos, 64
- - - profundo dos dedos, 56
- - - superficial dos dedos, 56
- - curto do hálux, 65
- - - longo do hálux, 64
- - curto do polegar, 57
- - - longo do polegar, 56
- - radial, 56
- - ulnar, 56
- frontal, 44
- fusos, 85, 90
- gastrocnêmio, 64
- gêmeo

I-10

- - inferior, 59
- - superior, 59
- gênio-hióideo, 46
- glúteo
- - máximo, 59
- - médio, 59
- - mínimo, 59
- grácil, 61
- grupo
- - dos músculos
    transversoespinais, 47
- - infra-hióideo, 46
- - suboccipital, 47
- - supra-hióideo, 46
- hioglosso, 46
- ilíaco, 48
- iliocostal, 47
- iliopsoas, 48, **62**
- infraespinal, 53
- integração da ação muscular, 42-43
- intercostais
- - externos, **48**, 133
- - internos, 48
- - íntimos, 48
- - transverso do tórax, 48
- interespinais, 47
- interósseos
- - dorsais, 57, 65
- - palmares, 57
- - plantares, 65
- intertransversários, 47
- intrínsecos
- - do olho, 96
- - do pé, 65
- - da mão, 57
- introdução, 3, **11**, 42
- inversão, definição, 21
- inversores, visão geral funcional, 67
- isquiocavernoso, 51
- latíssimo do dorso, 54
- levantador
- - do ângulo da boca, 44
- - do ânus, **50**, 51
- - - próstata, 50
- - - vagina, 50
- - - iliococcígeo, 50
- - - pubococcígeo, 50
- - - puborretal, 50
- - do lábio superior e da asa do
    nariz, 44

- - da escápula, 46, 52
- longuíssimo, do eretor
    da espinha, 47
- lumbricais, 57, 65
- manguito
- - musculotendíneo, 29, 53
- - rotador, 53
- masseter, 45
- mentual, 44
- milo-hióideo, 46
- movimentos, termos
- - articulação, 21
- - escápula, 52
- - pé, **21**, 63-64
- - polegar/dedos, 57
- multífido, 47
- nasal, 44
- oblíquo da cabeça
- - externo, 49
- - inferior, 47
- - interno, 49
- - superior, 47
- obturador
- - externo, 50, 59, **61**
- - interno, 50, 59
- occipital, 44
- occipitofrontal, 44
- omo-hióideo, 46
- oponente do dedo mínimo, 57
- - do polegar, 57
- orbicular
- - do olho, 44
- - da boca, 44
- palatofaríngeo, 137
- papilar, 104
- pectíneo, 61
- peitoral
- - maior, **54**, 162
- - menor, 52
- piramidal, 49
- piriforme, 50, **59**
- plantar, 64
- platisma, 44
- poplíteo, 64
- prócero, 44
- pronação, definição, 21
- pronador
- - quadrado, 55
- - redondo, 55
- psoas

- - maior, 48, 62
- - menor, 48, 62
- pterigoide, lateral/medial, 45
- pterigóideo, lateral/medial, 45
- quadrado
- - femoral, 59
- - do lombo, 48
- - plantar, 65
- quadríceps femoral, **62**
- redondo
- - maior, 54
- - menor, 53
- reto do abdome, e bainha, 49
- revestimentos, 42
- risório, 44
- romboide, maior/menor, 52
- rotação, definição, 21
- rotadores, 47
- rotadores, visão geral, funcional, 67
- sartório, 62
- semimembranáceo, 60
- semiespinal
- - da cabeça, 46, 47, 52
- - do pescoço, 47
- - do tórax, 47
- semitendíneo, 60
- serrátil
- - anterior, 52
- - posterior
- - - inferior, 47
- - - superior, 47
- sistema de alavanca, 42
- sóleo, 64
- subescapular, 53
- supinação, definição, 21
- supinador, 55
- supraespinal, 53
- tecido, do musculo esquelético, 11
- temporal, 45
- tensor da fáscia lata, **59**, 61, 62
- tibial
- - anterior, 63
- - posterior, 64
- tíreo-hióideo, 46
- tônus, 11
- transverso do abdome, 49
- trapézio, 52
- tríceps braquial, 54, 55
- vasto
- - intermédio, 62

I-11

- - lateral, 62
- - medial, 62
- visão geral funcional, 67
- zigomático
- - maior, 44
- - menor, 44
Músculo(s) liso(s)
- dartos, 49
- do sistema reprodutor, 91-93
- do sistema urinário, 146
- eretores dos pelos, 16
- inervação, 91-93
- introdução, 3
- músculos intrínsecos
  do olho, 95, 96
- - ciliar, 96
- - dilatador da pupila, 96
- - parassimpático (SNA), 93
- - esfíncter da pupila, 96
- - simpático (SNA), 91, 92
- nas vísceras, 14
- tarsal (de Müller), 95
- tecido muscular liso, 11
- traqueal, 127
Músculos do tronco
- da parede do abdome, **48**, **49**
- da pelve, 50
- da região inguinal, 49
- do dorso, 47
- do períneo, 51
- do pescoço, 46, 47
- do tórax, 48
- flexores do punho e das
  articulações das mãos, 56, 67

N

Narinas, 128
Nariz, 22, 128
Néfron
- cortical, 147
- justamedular, **147**, 148
Neurilema, 13
Neuroglia, 13
Neuro-hipófise, 150
Neurônio(s), 13, 69
- associação, 69
- bipolar, 13
- classificação funcional, 69
- interneurônio, 69
- introdução, 13

- motor, **69**, 79, 85
- multipolar, 13
- organização, 68
- parassimpático, 140
- pós-ganglionar, **69**, 91-93
- pré-ganglionar, **69**, 91-93
- secretor, 150
- sensitivo, **69**, 78, 85
- sinapses, 70
- unipolar, 13
Neurotransmissores, 13, 69, **70**
- químicos, 70
Neutrófilos, 100
Nistagmo, 98
Nó
- atrioventricular (AV), 105
- de Ranvier, 100, 120, **125**
- sinoatrial (SA), 13
Norepinefrina, 153
Núcleo(s)
- amígdala, 73, 74
- caudado, 74
- célula, 6
- cerebrais, 73, 74, 76
- cutâneo, 78
- da base, 73
- do cerebelo, 76
- do hipotálamo, 75, **150**
- globo pálido, 74
- grácil, 78
- lentiforme, 74
- paraventricular, 75
- pulposo, 25
- putame, 74
- subcortical, 73
- substância negra, 74
- subtalâmico, 74, 75
- supraóptico, 75
Nucléolo, 6, 7
Nucleoplasma, 6
Núcleos da base (SNC), 73, 74
- lâmina basal, 156
- segmento basal, 132

O

Ocitocina, 151
Olécrano, 31
Olfato, 83, **99**, 135
Olfatório
- bulbo, 99

- trato, 99
Olho, **94-96**
Oligodendrócitos, 13
Omento, 138
Onda
- P, 105
- T, 105
Oócito, 159
Orelha, 97
Órgão(s)
- espiral (de Corti), 97
- neurotendíneos, 85, 90
Órgãos-alvo, hormônios, 149, 151
Orientações do corpo, 1
Origem muscular, definição, 43
Ossificação endocondral, 18
Osso. *Ver* Sistema esquelético
- escafoide, 33
- pisiforme, 33
Osteoblastos, 18
Osteócitos, 10
Otólitos (estatocônios), 98
Ovário, 158, **159**, 160
- estroma, 159
Ovulação, 161
Óvulos, 158, 159

P

Paladar, 83, 99, 135
Palato, 128, **135**, 137
Pâncreas, ilhotas, 154
Papila(s)
- circunvaladas, 99, 135
- dérmica, 16
- filiformes, 99, 135
- fungiformes, 99, 135
- ileal, 141
- mamária, 162
- renal, 146
Paracórtex, de linfonodo, 125
Paratireoides, glândulas, 152
Paratormônio, 152
Parte
- laríngea da faringe, 130, 137
- nasal da faringe, 130, 137
- oral da faringe, **130**, 137
- parassimpática, 68, **91**, 93
- periférica do sistema nervoso
  periférico (SNP). *Ver* Sistema
  nervoso

I-12

- simpática, **91, 92**
- simpática (toracolombar). *Ver* SNA

Parte central do sistema nervoso
  (SNC)
- cerebelo, 76
- - córtex, cerebelar, 76
- cérebro, 73
- - córtex cerebral, 73
- - hemisférios cerebrais, 73
- - núcleos, subcorticais, 74
- - tratos, substância branca, 74
- circulação do LCS, 82
- - classificação dos neurônios, 69
- - desenvolvimento, **72**
- diencéfalo, 75
- - epitálamo, 75
- - hipotálamo, 75
- - tálamo, 75
- medula espinal, 68, 77
- meninges
- - encefálicas, 81, 82
- - espinais, 77
- nervos cranianos, 83
- - abducente (VI), 83
- - acessório (XI), 52, **83**
- - facial (VII), 83
- - glossofaríngeo (IX), 83
- - hipoglosso (XII), 83
- - oculomotor (III), 83
- - olfatório (I), **83**, 99
- - óptico (II), **83**, 92, 93
- - trigêmeo (V), **83**, 89
- - troclear (IV), 83
- - vago (X), **83**, 93
- - vestibulococlear (VIII), **83**, 97, 98
- nervos espinais, 84-90. *Ver também*
  SNA
- - axilar, 87
- - cutâneo do antebraço, medial, 87
- - cutâneo sural
- - - lateral, 88
- - - medial, 88
- - - tibial, 88
- - - ulnar, 87
- - dermátomos, 89
- - do membro inferior, 88
- - dorsal, da escápula, 87
- - esplâncnico, **91, 92**, 153
- - femoral, 88
- - - cutâneo lateral, 88

- - - cutâneo posterior, 88
- - fibular
- - - comum, 88
- - - profundo, 88
- - - superficial, 88
- - glúteo
- - - inferior, 88
- - - superior, 88
- - ílio-hipogástrico, 88
- - ilioinguinal, 88
- - integração neuromuscular, 71
- - intercostais
- - - 1º, 86
- - - 2º a 11º, típicos, 86
- - isquiático, 59, **88**
- - mediano, 88
- - motor, 88
- - musculocutâneo, 88
- - nervos dos vasos, 102
- - obturatório, 88
- - para os músculos do jarrete, 88
- - periférico, 68
- - plantar
- - - lateral, 88
- - - medial, 88
- - plexo(s), 86
- - - braquial, 86, 87
- - - cervical, 86
- - - lombar, 86, 88
- - - lombossacral, 86, 88
- - - sacral, 86, 88
- - pudendo interno, 88
- - radial, 87
- - raízes, espinais, 84
- - ramo perineal, 88
- - revestimentos, 86
- - safeno, 88
- - - ramo infrapatelar, 88
- - sensitivo, 69
- - subcostal, 86
- - supraescapular, 87
- - torácico longo, 87
- - tronco lombossacral, 88
- parte periférica do sistema nervoso
  (SNP)
- - divisão autônoma (SNA), **91-93**
- - - parte parassimpática, **93**, 140
- - - parte simpática, **91-92**
- tronco encefálico, 68
- - mesencéfalo/mesencéfalo, 76

- - rombencéfalo/metencéfalo, 76
- - rombencéfalo/mielencéfalo, 76
- ventrículos, 80
- - forame interventricular, 80

Pata de ganso
  (pé anserino), **60**, 61, 64
Patela, 38, 62
Pé, ossos, 40
- ligamentos. *Ver* Ligamentos
- músculos, 63-65
Pedicelos, 147
Pedúnculo cerebelar, 76, 78
Pele
- derme, 16
- epiderme, 15
- estrato basal, 15
- estrato córneo, 15
- estrato espinhoso, 15
- estrato granuloso, 15
- estrato lúcido, 15
Pelve, 35-37, 50-51
Pênis, 155, 157
- artéria dorsal do pênis, 113
- artéria profunda do pênis, 113
- bulbo, 113, 157
- glande, 113, **157**
Peptídio natriurético atrial (PNA), 149
Pericárdio, 103
Perimísio, 42
Períneo, 51, 113
Periósteo, **17, 18**
- do crânio, 81
Peritônio
- lâmina parietal, 5, **138**, 139, 141
- - bolsa omental, 138
- - fáscia espermática interna, 49
- - ligamento largo, 158-160
- lâmina visceral, 5, 138-141
- mesentério, 138
- - mesocolo, sigmoide, 138
- - mesométrio, 160
- - - mesossalpinge, 159, 160
- - mesovário, 159
- - omento,
- - - maior, 138
- - - menor, 138
- - retroperitônio, 145
Pirâmides, 76, 79
Placa(s)
- ateromatosa, 106

I-13

- de Peyer, 126
- motora, 15
- neural, 72
Placenta e hormônios, 149
Plano(s)
- coronal, 1
- e cortes, 1
- frontal, definição, 1
- mediano, 1
- sagital, 1
- transversal, 1
Plasma, 100
- células plasmáticas, **9**, 121
Plasmalema, 11
Platisma, 44
Pleura, 5, 131
- cavidade, 131
- derrame, 131
- parietal, 131
- recesso, 131
- - costodiafragmático da pleura, 131
- - costomediastinal da pleura, 131
- visceral, 131
Plexo
- braquial, 86, 87
- cervical, 86
- de Purkinje, 105
- lombar, 86, 88
- pterigóideo, 115
- sacral, 86, 88-89
- visceral do sistema nervoso.
   Ver Sistema nervoso, divisão
   autônoma (SNA)
Pneumotórax, 131
Podócitos, 147
Polos, de um neurônio, definição, 13
Polpa
- branca, 124
- vermelha, 124
Pomo de Adão (proeminência
   laríngea), da laringe, 130
Ponte, do tronco encefálico, 76
Pontes cruzadas, 12
Posição, anatômica, 2, 21
Posterior, definição, 2
Prega(s)
- circulares, 140
- gástricas, 139
- neurais, 72

- vestibular, laringe, 130
- vocal, 130
Prepúcio, 158
Pressão intraocular (PIO), 95
Pressorreceptores, 148. *Ver também*
   Interoceptores, 90
Processo
- articular, 25, 26
- central, 69
- ciliar, **95**
- condilar da mandíbula (ATM), **24**, 45
- coracoide
- - da escápula, 52, **53**
- - da mandíbula (ATM), **24**, 45
- espinhoso, 26
- estiloide, 45, 46
- mastoide, 22, 23, 129
- periférico, 69, 84
- transverso, 26, 47
- xifoide, 28
Prófase, da mitose, 7
Profundo, definição, 2
Progesterona, 151
Prolactina, 151
Promontório, do sacro, 50
Pronação, 21
Proprioceptores, 90
Prosencéfalo, 72
Proximal, definição, 2
Púbis, 35, 51
Pudendo feminino, 158
Pulmões, pleura, 5, 131. *Ver* Sistema
   respiratório
Pupila, 94
Putame, 74

Q

Quadril, osso do, **35**-37
Queratinócitos, 15
Quiasma óptico, 96

R

Rádio, 31, 32
Rafe, do bulboesponjoso, 51
Ramo(s)
- anterior, **84**, 86
- comunicante branco, 91
- comunicante cinzento, 91
- da mandíbula, 22
- do clitóris, 158

- isquiopúbico, 51
- posterior, 84, **86**
Rampa
- do tímpano, 98
- do vestíbulo, 98
Receptores
- classificação, 69, 90
- de dor, 78, 85
- de estiramento muscular, 90
- de insulina, 154
- de pressão, 78
- de temperatura, 78
- do tegmento, 16
- glicogênio, ilhotas
   pancreáticas, 154
- gustativos (do paladar), 99
- olfatórios, 99
- sensitivos, 13, 69, 78, 90
- - derme, 16
- - epiderme, 15
Recesso
- anterior, da fossa isquioanal, 51
- costodiafragmático, 131
- costomediastinal, 131
- lateral, do canal vertebral, 84
Rede
- do testículo, 156
- reticular, 125
Reflexo
- espinal, 69-70, 85
- miotático, 85
- monossináptico, 85
- polissináptico, 85
Região
- anal, 51
- anorretal, 141
- cervical, 25-26
- - anterior, 46, 51
- - posterior, 46
- glútea, 59
- infra-hióidea, 46
- inguinal, 49, 120
- lombar, 27
- sacral, 27
- supra-hióidea, 46
- torácica, 26
- urogenital, feminina, 51
- - estruturas, 113, 158
- urogenital, masculina, 51
- - estruturas, 113, 155

I-14

- vertebral, 25
Resposta inflamatória, 122
Retículo
- endoplasmático, 6
- sarcoplasmático, 12
Reticulócitos, 100
Retina, 94
Retináculo
- dos músculos extensores do
  punho, 57
- dos músculos extensores, superior/
  inferior, 64, 65
- dos músculos flexores (ligamento
  transverso do carpo), 33, 57
Reto, 134, 141
Retroalimentação negativa,
  hormonal, 151
Revisão, músculos do membro
  inferior, 66
- músculos do membro superior, 58
- visão geral dos grupos, 67
Ribossomos, 6
Rins, 144, **145**-148
Rombencéfalo, 72
Rostral, definição, 2

S

Sacro, 25, **27**, 35, 37
Saculações, 141
Sáculo, 97, 98
Sangue, 100
- circulação do sangue, 101
- elementos figurados, 100
- - eritrócitos, 100
- - leucócitos, 100
- - - basófilos, 100
- - - eosinófilos, 100
- - - linfócitos, 100
- - - monócitos, 100
- - - neutrófilos, 100
- - trombócitos (plaquetas), 100
Sarcolema, 11, 12
Sarcômero, 12
Sarcoplasma, 11
Sebo, 16
Secreção hormonal, 149
Segmento
- broncopulmonar, 132
- móvel, 25, 47
- T-P, 105

Seio(s)
- cavernoso, 115
- células etmoidais, 22, 23
- células mastóideas, 129
- coronário, 106
- da aorta, 106
- da dura-máter, 115
- frontal, 129
- intercavernoso, 115
- lactíferos, 162
- medulares do linfonodo, 125
- occipital, 115
- paranasais, 129-130
- petroso, 115
- renal, 146
- reto, 115
- sagital, 81, 82, 115
- sigmóideo, 115
- subcapsular, 125
- trabecular, 125
- transverso, 115
Sela turca, 150
Sêmen, 155
Sentidos especiais
- auditivo, 76, **97**, 98
- córtex sensorial, 73, 78
- olfato, **99**
- paladar (gustação), 83, **99**, 135
- sistema vestibular, 76, **97**, **98**
- sistema visual, **94, 95, 96**
Sinapse(s)
- elétrica, 70
- introdução, 70
- química, 70
Sinartroses, 20
Sincondroses, 20
Sindesmoses, 20
Sinergistas, 43
Sínfise púbica, 51
Sinusoides
- baço, 124
- linfonodos, 125
- medula óssea vermelha, 17, **123**
- sistema porta do fígado, 118
- sistema porta-hipofisário, 150, 151
- timo, 123
- vasos sanguíneos, 102
Sistema
- articular, 3, 17-41
- ázigo, 116

- circulatório, 100-119
- condução cardíaca, 105
- de Havers, 10
- digestório, 134-143
- endócrino, 149-154
- esquelético, 17-41
- extrapiramidal, 79
- linfático (imune), **121**-126
- linfático, 120
- musculoesquelético, 17-67
- nervoso
- - parte central, 72-82
- - parte periférica, 83-90
- - - divisão autônoma
      (visceral), **91-93**
- piramidal, 79
- porta
- - do fígado, 118
- - hipofisário, **150**, 151
- - introdução, circulatório, 101
- reprodutor, 155-158, 162
- respiratório, 127-133
- tegumento comum, 15, 16
- urinário, 144-148
- vascular, 100-119
- vestibular, **97-98**
Sistema articular. *Ver* Articulações
Sistema auditivo, 97-98
- orelha externa, 97
- - meato acústico externo, 97
- - membrana timpânica, 97
- - pavilhão auricular, 97
- orelha interna, 97
- - canais semicirculares, 97, 98
- - célula ciliada, 97
- - célula de sustentação, 98
- - cóclea, 97
- - ducto coclear, 97
- - ducto endolinfático, 97
- - ducto semicircular, 97, 98
- - janela da cóclea (redonda), 97, 98
- - labirinto membranáceo, 97
- - labirinto ósseo, 97
- - membrana basilar, 97
- - membrana tectória, 97
- - nervo craniano VIII, 83, 97
- - órgão espiral (de Corti), 97
- - rampa timpânica, 97, 98
- - rampa vestibular, 97, 98
- - sáculo, 97, 98

I-15

- - utrículo, 97
- - vestíbulo, 97, 98
- orelha média, 97
- - janela do vestíbulo (oval), 97
- - membrana timpânica, 97
- - ossículos
- - - bigorna, 97
- - - estribo, 97
- - - martelo, 97
- - tuba auditiva
    (faringotimpânica), 97
Sistema ázigo. *Ver* Veias
Sistema biliar
- canalículos bilíferos, 143
- - ducto, 134, **143**
- - dúctulo, 143
- ducto cístico, 143
- ducto hepático, 143
- esfíncter do ducto biliar, 143
- vesícula biliar, 134, **143**
Sistema cava, **116**, 119
Sistema circulatório. *Ver também*
    Artérias, Veias
- aorta, 111
- artérias cerebrais, 107, **108**
- artérias coronárias, 106
- artérias do períneo, 113
- artérias pélvicas, 113
- artérias/veias dos membros
    inferiores, 102, **110, 117**
- artérias/veias dos membros
    superiores, 109, 114, 119
- circulação, esquema da, 101
- coração, 101, **104**
- - envoltórios, 103
- eletrocardiograma (ECG), 105
- sangue, 100
- - vasos sanguíneos, 102
- sistema ázigo, **116**, 119
- sistema cava, **116**, 119
- sistema das artérias carótidas, 108
- sistema de condução
    cardíaco, 105
- sistema porta do fígado, 101, 118
- veias cardíacas, 106
Sistema de condução cardíaco, 105
Sistema de túbulos transversos, 12
Sistema digestório
- ânus, 134, **141**
- canal anal, 141

- colo. *Ver também* Intestino grosso
- - ascendente, 141
- - descendente, 141
- - sigmoide, 141
- - transverso, 141
- deglutição, 46, 130, 137
- dentes, 135, 136
- duodeno, partes do, 140
- esôfago, **134**, 137, **139**
- - e deglutição, 137
- - esfíncter inferior, 139
- - parte cervical, 137
- - piloro, 139
- estômago, 139
- - enzimas digestivas, 139
- - parede, 139
- - regiões, 139
- - túnica mucosa, 139
- faringe, 130, 137
- fígado, 134, **142**, 143
- - ducto hepático, **142**, 143
- - sistema porta do fígado, 118
- intestino
- - delgado, **140**, 143
- - - prega circular, 140
- - grosso, 126, **141**
- introdução/visão geral, 4, **134**
- peritônio, 5, **138**
- reto, 141
- sistema biliar, 142, **143**
- túnica mucosa
- - cavidade oral, 126, 134, **135**
- - intestino delgado (duodeno), 140
- - intestino grosso, 141
- - pâncreas, **143**, 154
- - - ducto, 143
- - - glândulas exócrinas, 154
- - - ilhotas, **154**
Sistema endócrino, 3, 8, **149**-154
- coração, átrios, 149
- gastrintestinal, 140, **149**, 153
- glândula(s)
- - pineal, 149
- - tireoide, 149, 152
- - paratireoides, 149, 152
- - suprarrenais, 153
- - - córtex, 153
- - - medula, 153
- hipófise, 150-153
- hipotálamo, 150, 151

- ilhotas pancreáticas, 143, 154
- placenta, 149
- rins
- - células justaglomerulares, 148
- - mácula densa, 148
- testículos, 149, **156**
- timo, 149
Sistema esquelético (ossos)
- alveolar, 136
- calcâneo, 40
- cartilagem, articular, 10
- cíngulo
- - do membro inferior, 35
- - do membro superior, 29
- clavícula, 29
- cóccix, 27
- - vista perineal, 51
- compacto, 10, **17**
- conchas nasais, 128-**129**
- costela, 26, 28
- crânio, 22, 23
- cuneiforme, 40
- da face, 22
- escafoide, 33
- escápula, 29
- esfenoide, 22-23
- esponjoso, 10, 17
- esqueleto apendicular, 19
- esqueleto axial, 19
- esterno, 28
- estrutura dos ossos longos, 17
- etmoide, 22-23
- - lâmina perpendicular, 23
- falanges
- - da mão, 33
- - do pé, 40
- fíbula, 38
- frontal, 22-23
- hamato, 33
- hioide, **46**, 137
- ílio, 35
- introdução aos ossos, 4, 10
- ísquio, 35
- labirinto
- - membranáceo, 97
- - ósseo, 97
- lacrimal, 22
- mandíbula, 22, 24
- manúbrio do esterno, 28
- maxila, 22-23

I-16

- meato acústico
- - externo, 22
- - interno, 23
- medula óssea, 121
- nasal, 22, 23, **128**
- navicular, 40
- occipital, 22-23
- olécrano, 55
- ossificação endocondral, 18
- osso capitato, 33
- osso cuboide, 40
- osso curto, classificação, 19
- osso irregular, classificação, 19
- osso plano, classificação, 19
- osso trabecular (esponjoso), 17
- ossos carpais, 33
- ossos metacarpais, 33
- ossos metatarsais, 40
- ossos tarsais, 40
- palatino, 22-23
- parietal, 22-23
- patela, 38
- pelve, 35
- - feminina, 36
- - masculina, 36
- periosteal, 18
- piramidal, 33
- pisiforme, 33
- processo pterigoide, lâmina
    lateral/medial, 22
- processo xifoide, 28
- púbis, 35
- punho, 33
- quadril, **35**-37
- rádio, 31
- sacro, 37
- semilunar, 33
- sesamoide, 19
- tálus, 40
- temporal, 22-24
- tíbia, 38
- trapézio, 33
- trapezoide, 33
- ulna, 31
- úmero, 29
- vértebras
- - cervicais, 25, **26**
- - coccígeas (cóccix), 25, **27**
- - lombares, 26, **27**
- - sacrais, sacro, 26, **27**

- - torácicas, 25, **26**
- vômer, 22-23
- zigomático, 22-23
Sistema extrapiramidal, 79
- trato, 79
Sistema imune, 4, 100, **121**
- baço, 121, **124**
- imunidade
- - adaptativa, 121-122
- - inata, 121-122
- linfonodo, 120-122, 125
- medula óssea
    vermelha, 17, 121, 123
- tecido linfático associado à túnica
    mucosa (MALT), 121, **126**
- timo, 121, 122, **123**, 149
Sistema límbico, 73
Sistema linfático
- drenagem, 120
- introdução, 3, 4, 121
- lácteo, duodenal, 140
- linfa, 120, 125
- linfedema, 120
- linfócitos, 100
- - B, **121-126**
- - circulação dos, **120**, 123, 125
- - T, **121-126**
- linfonodos, **120**, **125**
- - localizações palpáveis, 120
- nódulos linfáticos, 139, 140
- órgãos linfáticos, **121-126**
Sistema muscular
- câmaras do coração, 104
- ciliar, 96
- drenagem venosa, 106
- músculo cardíaco, 11
- sistema de condução cardíaco, 105
- suprimento sanguíneo, 106
Sistema porta do
    fígado, 101, 118, 142, 143
Sistema reprodutor,
    feminino, 4, **158**-162
- artérias do períneo, 113
- ciclo menstrual, 151, 159-**161**
- glândulas mamárias, 162
- músculos do períneo, 51
- ovário, 158, **159**, 160
- tubas uterinas, 160
- útero, 160-161
- vagina, 160-161

Sistema reprodutor,
    masculino, 4, **155**-157
- artérias do períneo, 113
- espermatozoides,
    desenvolvimento, 155, 156
- estruturas urogenitais, 157
- músculos do períneo, 51
- testículos, 155, 156
Sistema respiratório
- cavidade/septo nasal, 128
- faringe, 130
- laringe, 130
- mecanismo da respiração, 133
- pleura, 131
- pregas/ligamentos vocais, 130
- pulmões, lobos, 131
- rima da glote, 130
- seios paranasais, 130
- traqueia, 131, 132
- - carina, 131
- túnica mucosa respiratória
    (micro), 127
- unidade respiratória, 132
- vias respiratórias
    inferiores, 127, 132
Sistema (trato) urinário
- arteríola
- - aferente, 147
- - eferente, 147
- bexiga urinária, 144
- cálices
- - maiores, 146
- - menores, 146
- cápsula renal, 147
- circulação renal, 147
- corpúsculo renal, 147
- córtex, 147
- glomérulo, 147
- introdução, 4, **144**
- medula, 147, 153
- - papila, 147
- néfron, 147-148
- - cortical, 147
- - justamedular, 147
- pelve renal, 146
- relações, 144, 145
- rins, 145, **146**, 147
- túbulo renal
- - alça de Henle, 147
- - função tubular, 147-148

- - túbulo coletor, 147
- - - ducto, 147
- - - ducto papilar, 147
- - túbulo contorcido distal, 147
- - túbulo contorcido proximal, 147
- ureter, 146
- - cálculos, localização, 144
- - túnica mucosa, 146
- - - epitélio de transição, 146
- - - lâmina própria, 146
- - túnica muscular, 146
- - túnica serosa, 146
- uretra, 144, 157
- - parte esponjosa,
    corte transversal, 51
- - parte membranácea, 51
- - parte prostática,
    corte transversal, 51
- urina, 144, **146**, 148
Sistema vascular. *Ver* Sistema
  circulatório, Artérias, Veias
Sistema vestibular, 97-98
Sistema visual, 94-96
Sístole, 104
SNA, **91-93**. *Ver também* Sistema
  nervoso
SNC. *Ver* Sistema nervoso
Somatostatina, 154
Soro, 100
Staphylococcus, 136
Substância
- branca, **73**, 74, **77**
- - subcortical, 74
- cinzenta, 73, 77
- fundamental, 9. *Ver também*
    Matriz
- negra, 74
Subtálamo, 75
Sudorese, 16
Sulco(s)
- do cérebro, 73
- intertubercular, 54
- terminal, 99
Superficial, definição, 2
Superior, definição, 2
Supinação, **21**, 42

T

Tálamo, 75, 78
Tálus, 40

Tecido(s)
- conectivo, 3, 6-14. *Ver também*
    Células
- - adiposo, 9
- - areolar, frouxo, 9
- - denso não modelado, 9
- - de sustentação, 10
- - fibroso, 9
- denso modelado, 9
- epitelial, 8, 14, 127
- - colunar, 8, 127
- - cúbico, 8
- - espermatogênico, 156
- - estratificado, 8
- - globular, 8
- - pavimentoso, 8
- - simples, 8
- hematopoético, 17, 18, **123**
- integração, 14
- linfático, 120
- - associado à túnica
      mucosa, 121, **126**, 135, 141
- - células, 100, **120**, 123
- muscular, 11
- nervoso, 13
- retrodiscal, 24
Tegumento comum, 3
- derme, 16
- epiderme, 15
Tela
- subcutânea, **9**, 14, 16, 157, 162
- submucosa, 14
Telencéfalo, **72, 80**
Telófase, da mitose, 7
Tendão, 30, 42
- centro tendíneo do diafragma, 48
- do calcâneo, 64
- foice inguinal, 49
- pata de ganso (pé anserino), **60**, 61
Tênias do colo, 141
Tentório do cerebelo, 81
Terminações de Ruffini, 90
Testículos, **156**, 157
- e revestimentos fasciais, 49
Testosterona, 151, 156
Timo, **123**, 149
- timócitos, 123
Tireoide, glândula, 149, **152**
- tiroxina, 152
Tonsilas, 126, 135

Trabéculas, ósseas, 10, 17, 18
- dos linfonodos, 125
- esplênicas, 124
Traqueia, **127**, 131, 132
Trato(s)
- corticospinal, 79
- - anterior, 79
- - lateral, 79
- de associação, 74
- digestório. *Ver* Sistema digestório
- do SNC, **74**, 78, 79
- espinocerebelar, 78
- espinotalâmico, 78
- extrapiramidal
- - reticulospinal, 79
- - vestibulospinal, 79
- piramidal, 79. *Ver* Trato
    corticospinal
- reticulospinal, 79
- rubrospinal, 79
- - hipotalâmico-hipofisário, 150
- - iliotibial, 59, 60
- talamocortical, 78
Tríade, do fígado, 142
Trígono
- cervical lateral, 46
- da bexiga, 144
Trocanter maior, **38**, 59
Trombócitos, plaquetas, 100
Tromboflebite, 117
Trombos, 117
Trombose, 115, 117
- seio cavernoso, 115
- venosa profunda, 117
Tronco
- braquiocefálico, **106**, 107, 111
- celíaco, 111-112
- ilíaco,
- - anterior, 113
- - posterior, 113
- lombossacral, 86, **88**
- pulmonar, 103, **104**
Tuba
- auditiva, 97, **129**
- uterina (de Falópio), **158**, 159, 160
Túber isquiático, 35, 36
- limites do períneo, 51
Tubérculo
- infraglenoidal, da escápula, 55

I-18

- maior do úmero, 29, **53**
- menor do úmero, **29**, 53
- púbico, **35**, 51
- supraglenoidal, da escápula, 55
Túbulo
- contorcido proximal, 147
- tubo neural, 72
- túbulos seminíferos, 156
Túnica mucosa, 5, **14**

U

Ulna, 31, 32
Úmero, **29**, 30, 32, 34
Unhas, dedos/pés, 15
Unidade
- funcional de um organismo, 6
- motora, 71
Ureter, 144, 146
Útero, 158, **160**, 161
Utrículo, 97
Úvula, 135

V

Vacúolos, 6
Vagina, **158**, 160-161
- prolapso da, 160
Valva(s), 102
- arteriais, 104
- atrioventricular direita
   (tricúspide), 104
- atrioventricular esquerda
   (bicúspide), 104
Válvula venosa, 102
Varicosidades, 117
Vasos
- linfáticos, 102
- sanguíneos, 102
Veia(s)
- acompanhantes, **109**, 117
- angular, 115
- arco venoso dorsal, 117
- auricular, posterior, 115
- axilar, 109
- ázigo e tributárias, 116
- basílica, 109
- braquial, 109
- braquiocefálica, 109, **115**, 116
- - direita, 115
- cava

- - inferior, 111, **116**, 117, **118**
- - superior, 111, 116
- cefálica, 109
- cerebral
- - magna, 115
- - profunda, 115
- - superior, 115
- cística, 118
- classificação, 102
- digitais, 117
- - dorsais da mão, 109
- - dorsais do pé, 117
- - plantares, 117
- diploicas, 115
- do fígado, **118**, 142
- emissária, 115
- esofágicas, anastomose com a veia
   cava superior, 118
- facial, 115
- - profunda, 115
- femoral(is), 116, 117
- - circunflexas
- - - laterais, 117
- - - mediais, 117
- - profunda, 117
- frênicas, 116
- gástrica, esquerda/direita, 118
- gastromental, esquerda/direita, 118
- glúteas
- - inferiores, 117
- - superiores, 117
- hemiázigo, 116
- - acessória, 116
- hepática, 116
- - sistema porta, 118
- - - anastomoses, 118
- - e tributárias, 118
- ilíaca
- - comum, **116**, 117
- - externa, **116**, 117
- - interna, **116**, 117
- intercostal
- - 1ª superior, 116
- - anterior, 116
- - posterior, 116
- intermédia
- - do antebraço, 109
- - do cotovelo, 109
- introdução, 102
- jugular

- - anterior, 115
- - externa, 109, **115**, 116
- - interna, 109, **115**, 116
- lingual, 115
- lombar, 116
- - ascendente, 116
- marginal
- - lateral (do pé), 117
- - medial, 117
- maxilar, 115
- mesentérica
- - inferior, 118
- - superior, 118
- metatarsais, 117
- obturatórias, 117
- pancreáticas, 118
- plantar, arco
- - digital, 117
- - lateral, 117
- - medial, 117
- - metatarsal, 117
- - profundo, 117
- plexo pterigoide, 115
- poplítea, 117
- porta do fígado, 118
- - porta-hipofisária, **150**, 151
- pulmonar, 102, **103**, 104, 106, 132
- renais, 116
- retal(is)
- - inferiores, 118
- - médias, 118
- - superior, 118
- retromandibular, 115
- revisão das principais veias, 119
- seio(s)
- - cavernoso, 115
- - confluência dos, 115
- - da dura-máter, 115
- - intercavernoso, 115
- - occipital, 115
- - petroso
- - - inferior, 115
- - - superior, 115
- - reto, 115
- - sagital
- - - inferior, 115
- - - superior, 115
- - sigmóideo, 115
- - transverso, 115
- sinusoides
- - esplênicos, 124

- - estrutura, 102
- - hepáticos, 142
- - linfáticos, 125
- subclávia, 109
- - direita, **115**, 116
- - esquerda, 116
- subcostal, 116
- suprarrenal, 116
- temporais, superficiais, 115
- tibiais, anteriores, 117
- tireóidea(s)
- - inferior, 116
- - médias, 115, **116**
- - superior, 115, **116**
- torácicas, internas, 116
- vertebral, 115
Veias perfurantes, definição, 117
Ventral, definição, 2
Ventrículos, encefálicos, 80-82
- desenvolvimento, 72

- padrão de fluxo, 82
Ventrículos, do coração, 104
Vênulas
- endoteliais altas (VEA), 120, **125**
- pulmonares, 132
Vértebras
- cervicais, 26
- coccígeas, 27
- coluna vertebral, 25
- distúrbios, 25
- forame, 25
- lombares, 27
- sacrais, 27
- torácicas, 26
Vertigem, 98
Vesícula(s)
- biliar, 134, **143**
- sinápticas, 70
Vestíbulo
- do labirinto ósseo, **97, 98**

- perineal, 158
Via
- internodal, 105
- neuronal, 76
Vibrissas, 128
Vilosidades
- cisternas subaracnóideas, **81**, 82
- do intestino delgado, 140
Víscera, 14
- estrutura visceral, 14

Z

Zona
- fasciculada, da glândula
  suprarrenal, 153
- - glomerulosa, 153
- - pelúcida, 159
- - reticular, 153
- H, do músculo
  esquelético, 12